Leben
LERNEN
Klett-Cotta

Zu diesem Buch

Viel zu oft lassen sich PaarberaterInnen und -TherapeutInnen von der wütenden, verzweifelten oder feindseligen Atmosphäre in den gemeinsamen Sitzungen anstecken. Dann sinkt die Beratungsqualität, die Erfolgsaussichten und der Spaß an der Arbeit gehen gegen null. Besser für beide Seiten ist es, mit gesundem Abstand, aufmerksamer Beobachtung und einer guten Portion Humor in die Stunde zu gehen. Das Praxishandbuch, entstanden aus der jahrzehntelangen Erfahrung des Autors als Paarberater und Dozent an einer zentralen Ausbildungseinrichtung für BeraterInnen und PaartherapeutInnen, bietet das umfassende Rüstzeug dazu.

Martin Koschorke, Paarberater und Familientherapeut, hat 34 Jahre lang am Ev. Zentralinstitut für Familienberatung (EZI) in Berlin BeraterInnen und TherapeutInnen ausgebildet; aktuell ist er in verschiedenen Ländern in Supervision, Aus- und Fortbildung von Paarberatern tätig; er lebt in Frankreich.

Hinweis zum Download von Zusatzmaterialien und Informationen
Ergänzende Informationen, Übungen und Materialien können Sie aus dem Internet herunterladen, indem Sie das Buch auf der Website des Verlages (www.klett-cotta.de/lebenlernen) suchen und dort dem Link zum Download-Material folgen.

Geben Sie dort den Code ein: Y6TFV3W2

Alle Bücher aus der Reihe ›Leben Lernen‹ finden Sie unter:
www.klett-cotta.de/lebenlernen

Martin Koschorke

Keine Angst vor Paaren!

Wie Paarberatung und Paartherapie gelingen kann

Ein Praxishandbuch

Mit Zeichnungen von Klaus Martin Janßen

Klett-Cotta

Leben Lernen 259

Klett-Cotta
www.klett-cotta.de

Printed in Germany
Umschlag: Hemm & Mader, Stuttgart
Titelbild: Evi Fersterer: »Eintracht am Berg«:
letzten endes sind es die jahre,
die uns gleich machen
uns eins werden lassen wie altes holz
das schwarzbraun wird unter der sonne
in der stille der zeit.

Gesetzt aus der Minion von Kösel, Krugzell
Gedruckt und gebunden von Kösel, Krugzell
ISBN 978-3-608-89137-9

Bibliografische Information der Deutschen Nationalbibliothek
Die Deutsche Nationalbibliothek verzeichnet diese Publikation in der
Deutschen Nationalbibliografie; detaillierte bibliografische Daten
sind im Internet über <http://dnb.d-nb.de> abrufbar.

Inhalt

Einleitung
Spaß an Paarberatung – Paare beraten, ohne sich anzustrengen

Das Leben als Paar soll Spaß machen. Paare finden sich zusammen, um miteinander glücklich zu sein. Sie möchten Liebe und Lust empfinden, Zuneigung erfahren, angenehme Zeit miteinander verbringen, Höhepunkte erleben, die Aufgaben und Schwierigkeiten des Lebens gemeinsam meistern und freudige, ärgerliche oder schmerzliche Erfahrungen miteinander teilen.

Paarberatung oder Paartherapie soll Paaren, die den Spaß an ihrer Beziehung verloren haben, dabei behilflich sein, diesen Spaß wieder neu zu entdecken.

In Paarberatungen wird oft erbittert miteinander gekämpft, enttäuscht oder voller Wut geschrien, verletzt, gekränkt oder ratlos geschwiegen. Es werden Lösungen und Strategien, Vorwürfe und Feindbilder, Einstellungen und Illusionen überprüft. Es wird an vergessene Gemeinsamkeiten angeknüpft, aber auch an verletzliche Stellen jedes Einzelnen gerührt. Möglicherweise werden verlorene Hoffnungen, Träume und Sehnsüchte freigelegt, der Zugang zu verschütteten oder versiegten Kraftquellen gefunden. Es wird geschaut, ob Auswege aus den Sackgassen des Paares möglich sind, ob die Partner einlenken oder sich verzeihen können. Die Konsequenzen zukünftiger Schritte werden erwogen, für das Paar gemeinsam und für jeden einzeln. Es wird auch Neues überlegt, probiert, vielleicht sogar eingeübt – für das Paar, für jeden der Partner. Während der Gespräche mag die Atmosphäre schwanken zwischen gespannt und erleichtert, nachdenklich und schwer, zuversichtlich und angestrengt. Nicht selten wird auch gelacht. Denn nicht nur das Wiederentdecken oder Neuentwickeln von Spaß an der Beziehung, **auch die Paarberatung selber soll Spaß machen,** so weit wie möglich.

Das gilt in erster Linie für Sie als Beraterin oder Berater, Therapeutin oder Therapeut. Sie werden – da bin ich ziemlich sicher – nicht dafür bezahlt, dass Sie sich von der Atmosphäre, die das Paar mitbringt, anstecken oder vergiften lassen. Sie werden auch nicht ausreichend dafür bezahlt, die Probleme des Paares zu übernehmen, anstelle des Paares zu leiden oder für das Paar nach Lösungen und Auswegen zu suchen.

Das Paar soll sich ruhig ein bisschen anstrengen. Ihnen aber soll es gut gehen während Ihrer Arbeit. **Sie sollten überwiegend Spaß haben an Paarberatung.**

Ich hoffe, auch das Lesen dieses Buches macht Spaß.

Gestatten Sie dazu einige Hinweise:

- Sie können in diesem Buch einfach nur blättern.
- Sie können sich an Kernsätzen entlanghangeln. Es lässt sich nicht immer vermeiden, dass man sich als Beraterin oder Berater im Beziehungsdickicht des Paares verfängt. Da hilft bisweilen ein Satz, um wieder mehr Abstand und Klarsicht zu gewinnen. Ich habe daher eine Reihe von hilfreichen Kernsätzen hervorgehoben. Sie sehen zum Beispiel so aus:

Die Probleme des Paares sind das Eigentum des Paares.

- Sie müssen mit dem Lesen nicht unbedingt vorne anfangen. Sie können auch mit dem Thema beginnen, das Sie am meisten anspricht. Vielleicht sind Sie vor allem an praktischer Beratungsmethodik interessiert, etwa: Wie mache ich einen Beratungskontrakt, der mich schützt? Wie konfrontiere ich, verständnisvoll und wirksam? Worauf sollte ich bei Hausaufgaben achten? Im Inhaltsverzeichnis finden Sie ohne Mühe die entsprechenden Kapitel.
- In **Teil 1** fasse ich anhand einiger Grundsätze zusammen, wie Paarbeziehungen generell funktionieren.
  Teil 2 und 3 nennen Schritte und Regeln der verschiedenen Stadien der Paarberatung, von der Eröffnung über die Mittelphase bis zum Abschluss.
  Teil 4 wirft einen Blick auf eine Auswahl spezieller Paarsysteme.

Wenn Sie nicht gerade frisch mit Paarberatung beginnen, wird Ihnen in diesem Buch manches oder vieles bekannt vorkommen. Umso besser: Dann werden Ihre Erfahrung und Ihr persönliches Beratungskonzept ja bestätigt. Vielleicht sind Sie andererseits mit bestimmten Sicht- und Vorgehensweisen, die ich vorschlage, nicht einverstanden. Auch das ist gut, denn es bekräftigt Ihre eigene Position.

In den Jahrzehnten, in denen ich Paarberater in verschiedenen Ländern aus- und fortgebildet und als Supervisor begleitet habe, haben sich mir zwei Erfahrungen eingeprägt:

Erstens: Ab einem gewissen Erfahrungsniveau geht es kaum noch darum, ob eine beraterische oder therapeutische Intervention richtig oder falsch ist. Vielmehr stellt sich die Frage: Welche *Vorteile* hat sie, welche *Nachteile* birgt sie? Meistens hat der Berater zu jedem Zeitpunkt des Beratungsprozesses die Wahl zwischen verschiedenen Interventionen – viele Wege führen nach Rom. Welches Vorgehen sich dem Berater oder Therapeuten im jeweiligen Moment als das vorteilhafteste nahelegt, hängt im wesentlichen von drei Faktoren ab: seinem Theorie- bzw. Beratungskonzept, seinem methodischen Ansatz (der schließt seine praktische Erfahrung ein) und seiner Persönlichkeit. Äußere Einflussfaktoren wie Vorgaben durch die Beratungsstelle, die Praxisgemeinschaft, gesetzliche Regelungen usw. lasse ich einmal beiseite.

Zweitens: Je mehr Ihnen das theoretische Beratungskonzept und der methodische Ansatz persönlich entsprechen, je mehr Sie sich Ihrer Persönlichkeit bewusst sind, Ihre Stärken und deren Kehrseiten kennen, desto wirksamer werden Sie arbeiten. Wer seinen eigenen Beratungsansatz und -stil entwickelt hat, braucht sich meist nicht mehr groß anzustrengen – die Einfälle und Interventionen kommen wie von selbst. Paarberatung kann dann wirklich Spaß machen.

Wer länger als Paarberater oder Paartherapeut arbeitet, entwickelt eine bestimmte Beratungsroutine. Sie vermittelt Sicherheit und erleichtert das beraterische Vorgehen. Routine kann aber auch zur Falle werden. Sie kann dazu verleiten, eigene Einsichten und Regeln nicht mehr ganz so genau zu befolgen. Auch erfahrene Berater tun darum gut daran, sich hin und wieder auf ihre Grundlagen zu besinnen und ihr Konzept einem Check zu unterziehen.

Ihren persönlichen Beratungsstil zu finden, zu überprüfen oder weiterzuentwickeln, damit Sie möglichst unangestrengt arbeiten können – dazu möchte Sie dieses Buch anregen.

TEIL 1

Paare

Wie Partnerschaft funktioniert

1 Paarbeziehungen und Paarkonflikte verstehen

Ein ganz gewöhnlicher Abend – drei Paare daheim

Vorsichtig dreht *Franz* den Schlüssel in der Wohnungstür. Aber es hat nichts genützt. *Gaby* hat ihn doch gehört.

»Du bist ja spät«, begrüßt sie ihn, halb vorwurfsvoll, halb resigniert. »Immer bist du weg!«

»Ja ja«, murmelt er zur Verteidigung, »es ging nicht früher. Du kannst dir nicht vorstellen, was heute wieder los war in der Firma, von morgens bis abends, ohne Pause!«

»Und der Kleine hat dich auch nicht gesehen!«, fährt sie fort.

»Ich weiß, ich weiß. Aber was soll ich machen? Zum Schluss musste ich noch mit einem Mitarbeiter reden.«

»Und ich? Wer redet mit mir? Nie hast du Zeit für mich! Den ganzen Tag bin ich allein mit dem Kleinen. Ich finde, *wir* müssten mal miteinander reden!«

»Worüber denn?«, entgegnet er irritiert. »Über Dinge, die sich nicht ändern lassen?! Darüber sollten wir gerade nicht reden. Das sollten *wir* vergessen und uns einen schönen Abend machen.«

»Was ist denn mit dir los?«, fragt *Ingo* und schaut besorgt zu Susanne hinüber. »Irgendwas nicht in Ordnung?«

Susanne sitzt zusammengekauert auf dem Kanapee. Sie sieht ihn nicht an. »Tu doch nicht so, als ob du nicht weißt, was los ist! Das weißt du ganz genau! Ich will ein Kind!«

»Aber das geht doch nicht, wegen des Betriebs. Den haben wir zusammen aufgebaut. Das war unser gemeinsamer Traum. Wir sind doch glücklich gewesen bisher, auch ohne Kinder.«

»Ja, wir haben ein glückliches Lebens zu zweit, das stimmt. Aber ich möchte ein Kind und kann mir nicht vorstellen, alt zu werden ohne Kinder. Kinder sind doch etwas Schönes!«

»Das musst gerade du sagen, mit deiner Kindheit! Und du weißt genau, ich kann mit Kindern nicht, und wenn ich bloß an die Gören meiner Kusinen denke … Nein danke!«

»Ich verstehe nicht, warum du mich so abblockst bei etwas, das mir wichtig ist!«

»Aber als wir vor zwölf Jahren geheiratet haben, da warst du doch völlig einverstanden, dass wir keine Kinder haben!«

»Aber damals war ich 25, jetzt bin ich 37! Man entwickelt sich im Leben!«

Georg ist ein Fußballfan. Das war er schon, lange bevor er *Nina* kennenlernte. Ein leidenschaftlicher Fußballer ist er auch heute noch, inzwischen sogar als ehrenamtlicher Trainer in der Jugendabteilung des Vereins. Nina wusste von seiner Fußballbegeisterung. Zu Beginn ihrer Beziehung hatte sie ihn danach gefragt, er hatte geantwortet: »Meine Priorität bist du!«

Nina arbeitet nachts im Krankenhaus, regelmäßig von 20 bis 8 Uhr. Georg ist ebenfalls berufstätig, er tut auch viel im Haus. Er kümmert sich, wenn sie tagsüber schläft und er da ist, um die drei Kinder. Der Älteste ist 15, die beiden Mädchen, Zwillinge, sind 11. Die Zwillinge nimmt er auch zum Fußball mit.

Freitags, am Abend bevor sie zur Arbeit geht, spielt sich zwischen Nina und Georg gelegentlich ein – bisweilen lautstarkes – Ritual ab, das beide nicht weiterbringt und sie stattdessen immer häufiger verärgert, verletzt und feindselig zurücklässt.

Nina, in halb vorwurfsvollem Ton: »Können wir morgen Nachmittag nicht etwas zusammen machen? Wir verbringen kaum noch gemeinsame Zeit!«

Was konkret sie gemeinsam machen will, sagt sie allerdings nicht. Vielleicht weiß sie es selber nicht so richtig. Sie verspürt nur den Impuls: Ich will mit ihm zusammen sein, mir fehlt etwas. Damit schiebt sie Trennungsgedanken, die gelegentlich in ihr aufsteigen, erst einmal beiseite.

Georg, genervt, defensiv: »Aber, das ist Samstagnachmittag, da bin ich beim Fußball. Was hast du gegen meinen Sport? Ich nehme auch die Mädchen mit, dann hast du deine Ruhe!«

Dass Nina Sehnsucht nach ihm hat und nach Zeit mit ihm, kommt bei Georg nicht an. Er nimmt nur einen Angriff wahr, auf sein Hobby, mit dem er sich identifiziert – also einen Angriff auf seine Identität und auf den Wiedergutmachungshandel (»ich nehme die Mädchen mit«), den er Nina als Ausgleich für seine Abwesenheit vorschlägt.

Sie findet: Wenn wir schon so verrückte Arbeitszeiten haben – und daran lässt sich nicht rütteln –, dann sollten wir wenigstens am Wochenende viel Zeit gemeinsam verbringen. Sich allein ausruhen ist das genaue Gegenteil von dem, was sie am Samstagnachmittag will.

Er findet: Ich tue schon so viel für die Familie, da kann man mir doch nicht mein Hobby nehmen. Zu Hause Kaffee trinken oder Familienunternehmungen machen ist das genaue Gegenteil von dem, was ich am Samstagnachmittag will.

Fragen – Warum?

Die drei Abendgespräche werfen eine Fülle von Fragen auf. Einige möchte ich benennen.

Warum schleicht sich *Franz,* der im beruflichen Leben erwachsen seinen Mann steht, wie ein kleiner schuldbewusster Junge in seine eigene Wohnung? Warum begrüßt ihn *Gaby* teils wie eine vorwurfsvolle Mutter, teils wie ein kleines Mädchen? Warum greift sie ihn an, obwohl sie sich offensichtlich nach ihm sehnt? Warum flieht er blitzschnell hinter eine Verteidigungsmauer aus Beschwichtigungen (»Ja ja«, »Ich weiß, ich weiß«), Entschuldigungen und Ausflüchten, obwohl er gute Gründe für sein spätes Kommen hat und sich über Anerkennung seines stressigen Jobs freuen würde? Warum fällt es Gaby und Franz, die jeder für sich und beide zusammen, so viel leisten, so schwer, sich dafür gegenseitig Wertschätzung oder gar Dank auszudrücken? Warum fordern sie wie selbstverständlich vom anderen Verständnis für die eigenen Bedürfnisse und Belastungen ein, ohne ihm dasselbe zu geben? Warum äußern sie das, was ihnen wichtig ist, nämlich ihre Bedürfnisse, aggressiv – im Angriff (aktiv aggressiv) oder im Rückzug (passiv aggressiv) –, also zielsicher auf eine Weise, die den Partner[1] nicht öffnet, sondern verschließt? Warum können sie sich nicht zugestehen (jedenfalls nicht

[1] Um nicht immer »Partner bzw. Partnerin« sagen zu müssen, akzeptieren Sie bitte, dass ich im weiteren Text den Ausdruck »Partner« sowohl für Frauen als auch für Männer verwende.

in diesem Moment), dass sie beide recht haben, dass die Wünsche eines jeden berechtigt sind? Warum stehen sich ihre Lösungsstrategien – miteinander reden, spätabends auch über Konflikte reden einerseits, Konflikte beiseite lassen und den Feierabend genießen andererseits – so unvereinbar gegenüber?

Wie kommt es, dass *Susanne* und *Ingo* eine so existenzielle Frage wie einen Kinderwunsch fast im Nebenher verhandeln? Wie kommt es, dass Ingo sich eine Partnerin ausgesucht hat, für die ein Kind wichtig ist? Wie kommt es, dass Susanne den Kinderwunsch, der in ihr schlummert, offensichtlich so lange überhören konnte? Zugleich: Wie kommt es, dass Ingo den Kinderwunsch, der in Susanne lebt, so lange übersehen hat? Wie kommt es, dass Susanne sich für einen Partner entschieden hat, für den Kinder keinen Platz haben neben dem Traum von der Verwirklichung in einem eigenen Betrieb? Wie kommt es, dass beide ihre Paarbeziehung als glücklich erleben, obwohl sie der festen Überzeugung sind: Der andere verweigert mir etwas Existenzielles und »weiß das ganz genau«? Und wie kommt es, dass sowohl Ingo als auch Susanne die innere Entwicklung des anderen in den letzten 12 Jahren im Hinblick auf das, was ihr oder ihm wichtig ist im Leben, verpassen, übersehen, abblocken, ignorieren konnten – wie auch immer?

Was hat *Nina* davon, dass sie sich einen fußballbesessenen Partner ausgewählt hat? Was meinte sie, als sie *Georg* vor Beginn ihrer festen Beziehung nach seiner Fußballbegeisterung fragte? Was hat sie gehört, als er sagte: »Du bist meine Priorität!«? Was hat er gemeint, als er diesen Satz sagte? Warum fordert sie gemeinsame Zeit gerade am Samstagnachmittag, wo im Fußball erfahrungsgemäß am meisten los ist, wo Trainings oder Spiele stattfinden? Fordert sie den gemeinsamen Samstag, weil sie ein schlechtes Gewissen hat, denn tagsüber, wenn sie schläft, braucht sie Rücksicht und steht als Mutter nur eingeschränkt zur Verfügung? Was an gemeinsamer Zeit – mit ihr als Partnerin, mit den Kindern als Familie – schlägt Georg als Ausgleich für den Samstagnachmittag (und gegebenenfalls auch für Spiele am Sonntag) vor? Tut er im Haushalt und für die Familie so viel, weil er ein schlechtes Gewissen hat wegen des Fußballs? Ist sie einverstanden, dass er die Mädchen zum Fußball mitnimmt? Nimmt er die Mädchen mit, damit sie nicht meckert und er auf dem Beziehungskonto ein Guthaben ansammeln kann?

Für *alle* drei – und viele andere – *Paare* stellt sich außerdem die Frage: Warum verhandeln sie über Beziehungskonflikte, die zumindest schwierig, wenn nicht unlösbar sind, ausgerechnet am Abend, wo sie normalerweise müde sind und eigentlich – allein oder gemeinsam – etwas Nettes unternehmen sollten? Jeder vernünftige Mensch kann doch vorhersagen, dass das kaum gut gehen wird.

Die Unterscheidung von allgemeiner und spezieller Diagnostik

Ob die oben geschilderten Paare den Weg in Paarberatung oder Paartherapie suchen werden, ist ungewiss. Viele Paare lösen ihre Konflikte selbst. Sie mobilisieren Energien, um mögliche Wege zu finden. Die Bewältigung der Krise mag eine Weile dauern, sie mag mit schmerzhaften Erfahrungen verbunden sein. Doch die gemeinsame Erfahrung, eine ernsthafte Krise allein, ohne Unterstützung von außen, überwunden zu haben, kann Zuneigung und Vertrauen vertiefen, die Paarbeziehung stärken und Wachstumskräfte freisetzen.

Andererseits lässt sich beobachten: Manche Paare kommen auch erst recht spät, bisweilen zu spät in die Beratung[2]. Zu lange haben sie versucht, allein zurechtzukommen. Immer noch haben sie gehofft, der Konflikt werde sich von selber lösen. Daher suchen sie fachliche Hilfe nicht bereits, wenn sie ein Problem haben, sondern erst, wenn das Problem sie hat. Ständiges Reden über die Probleme oder permanentes Schweigen lässt sie nur immer tiefer in die Sackgasse hineinfahren. Schließlich bewegt sich nichts mehr. Sie verstehen den anderen nicht mehr und auch nicht, was in ihrer Beziehung los ist.

Eine Erfahrung aus der Paarberatung ist:

> **Die Probleme, derentwegen Paare in Beratung kommen, sind meist schwerwiegender und tiefgründiger, als es zunächst den Anschein hat.**

---

[2] Paarberatung oder Paartherapie? Warum ich für die beraterisch-therapeutische Arbeit mit Paaren den Ausdruck »Paarberatung« bevorzuge, finden Sie auf S. 241 ff.

Die Beraterin oder der Berater[3] braucht Zeit, die Bemühungen und die Konflikte des Paares, deren Gründe und Hintergründe ansatzweise zu erfassen. Ohne ein Verständnis des Paares, seiner Situation, seines Weges, seiner Dynamik und seines Potenzials kann der Berater dem Paar wenig nützen. Gemeinsam mit den Partnern die Beziehung zu erkunden ist hingegen ein erster Schritt, der häufig bereits eine gewisse Erleichterung verschafft und Perspektiven eröffnet. Vorausgesetzt, der Berater übernimmt nicht, ohne es zu merken, Atmosphäre und Probleme des Paares.

An dieser Stelle unterscheide ich gerne zwischen allgemeiner und spezieller Diagnostik von Paarbeziehungen. Um sich im Dickicht der Paarprobleme und -konflikte zurechtzufinden, brauchen Klienten und Berater Orientierung und eine gewisse Übersicht.

Allgemeine Diagnostik von Paarbeziehungen

Die allgemeine Diagnostik vermittelt Einsicht in die Grundregeln von Paarbeziehungen, ein Verständnis davon, wie Partnerschaft heutzutage funktioniert.

Diese Regeln oder Gesetzmäßigkeiten gelten für alle Paare, die eine Liebes- und Lebenspartnerschaft eingehen unabhängig davon, ob sie je mit Beratung oder Therapie in Berührung kommen. Dem Paarberater eröffnet die allgemeine Diagnostik Fenster, durch die er auf Paare und ihr Verhalten blickt. Sie erlauben ihm, besser zu erfassen, wie Paare grundsätzlich ihre Beziehung, ihre Kommunikation, ihr Konflikt- und Lösungsverhalten usw. gestalten und warum sie es tun. Bestandteile einer solchen Theorie sind etwa die Leitwerte moderner Partnerschaft, die Prinzipien der Partnerwahl, der unausgesprochene Partnervertrag, die verschiedenen Ebenen einer Paarbeziehung, die Unterscheidung von verliebter und erwachsener Partnerschaft, die Regeln respektvoller, gewaltloser Kommunikation, die Prinzipien der menschlichen Territorialität, die Dynamik innerhalb von Beziehungssystemen und ande-

[3] Um nicht immer »Beraterin und Berater« oder »Therapeutin und Therapeut« sagen zu müssen, akzeptieren Sie bitte, dass ich im weiteren Text den Ausdruck »Berater« und »Therapeut« sowohl für Frauen als auch für Männer verwende. Im methodischen Teil ab S. 119 bedeutet B sowohl Beraterin als auch Berater.

res. Zu Beginn einer Beratung können solche theoretische Schneisen das Erkunden und Nachfragen des Beraters leiten und zu einem rascheren und tieferen Verständnis des Paares verhelfen. Darüber hinaus liefern sie in der Regel Hinweise, wo in einer späteren Phase des Beratungsprozesses Einstellungen, Verhaltensweisen, Absprachen oder Entschlüsse des Paares bekräftigt oder verändert, neu verhandelt und eingeübt oder wo neue Zukunftsperspektiven erarbeitet werden sollten.

Spezielle Diagnostik von Paarbeziehungen

Die spezielle Diagnostik hingegen vermittelt »Verstehenslandkarten«, d. h. Einblick in und Verständnis für die Dynamik spezifischer Paarkonflikte oder Paarkonstellationen wie etwa Streit- und Kampfpaare, depressive Paare, Suchtpaare, Angstpaare, Gewaltpaare, Bewunderungspaare, Paare, die miteinander verschmelzen wollen oder viel Distanz brauchen usw.

Im akademischen Konkurrenzkampf, im Wettlauf der psychologischen Schulen und therapeutischen Richtungen zählen Theorien wenig, die nicht mit abstrakten Begriffen oder komplizierten Fremdwörtern gespickt sind. Solche Theorien möchte ich Ihnen nicht bieten. Berater und Therapeuten sind erst einmal Praktiker, nicht Theoretiker. Für sie gilt der Satz der amerikanischen Therapeutin Fanita English:

> Unsere Wirksamkeit als Berater und Therapeuten besteht im Einfach-Sein, nicht im Kompliziert-Sein.

Allerdings ist Einfach-Sein nicht immer einfach. Wer komplexe Zusammenhänge nicht einfach wiedergeben oder erklären kann, hat sie möglicherweise noch nicht ganz durchschaut – und sollte vielleicht erst einmal weiter nachfragen.

Der Nutzen von Theorien: Erkenntnis- und Handlungshinweise

Den Nutzen diagnostischer Landkarten und anderer theoretischer Konzepte messe ich an folgenden Kriterien: Sind sie einfach und verständlich? Vermitteln sie Orientierung und Übersicht? Ermöglichen sie Erkenntnis und Verständnis der Struktur und der Konflikte einer Paarbeziehung? Helfen sie verstehen, wo die Partner verletzt sind, warum sie sich blockiert oder handlungsunfähig fühlen, aber auch, wie sie sich gegenseitig blockieren und handlungsunfähig machen? Geben sie Hinweise dafür, wieso die Partner den jeweils anderen gerade so »formen«, dass sie ihn nicht ertragen können? Erklären sie, warum Paare in einer Beziehungskrise vom anderen Veränderungen fordern, die für sie selber ganz einfach, für den anderen jedoch kaum oder nur schwer zu verwirklichen sind? Liefern sie zugleich Handlungsempfehlungen, wie im Beratungsprozess vorzugehen ist, welche Verhandlungs-, Lern- bzw. Veränderungsaufgaben sich möglicherweise für das jeweilige Paar ergeben?

Landkarten und Stadtpläne, die Übersicht vermitteln, lassen Einzelheiten oft weg. Insofern sind sie unvollständig und ergänzungsbedürftig. Wer in der Beratung einem Paar gegenübersitzt, das zu einem ersten Gespräch kommt, wird meistens mit Gefühlen, Eindrücken und Informationen bombardiert. Da gilt es zunächst den *Überblick* zu bewahren. Dabei können einfache Konzepte, die möglicherweise auch vereinfachen, nützlich sein. Später kann man, um mehr ins Detail zu gehen und tieferen *Einblick* zu gewinnen, an wichtigen Stellen die Lupe noch einmal ansetzen. Man kann dann verfeinerte oder differenziertere diagnostische Landkarten heranziehen.

Im Folgenden nenne ich eine Reihe allgemeiner Beziehungsgrundsätze. Sie sind aus jahrelanger praktischer Arbeit mit Paaren gewonnen. Sie sind speziell für die beraterisch-therapeutische Begleitung von Paaren entwickelt – also nicht aus der Einzel- oder Familientherapie bzw. allgemeinen Erkenntnissen einer der zahlreichen psychologischen Schulen oder therapeutischen Ansätze abgeleitet. Diese Erfahrungs- oder Leitsätze bzw. Unterscheidungen haben sich beim Erkennen und Verstehen von Paaren, bei der praktischen Arbeit mit ihren Beziehungen und Problemen als nützlich erwiesen. Jedem der folgenden 11 Kapitel füge ich auch mögliche Handlungsempfehlungen an, die sich aus diesen Grundsätzen für ein mögliches Erkunden, Nachfragen, Verstehen und Konfrontieren usw. zu Beginn und im weiteren Verlauf der Beratung ergeben.

2 Sich selbst nicht aufgeben – das neue Grundgesetz moderner Partnerschaft

In den vergangenen Jahrzehnten haben sich in den westlich geprägten Gesellschaften die Lebensbedingungen von Frauen und Männern grundlegend gewandelt. Damit hat sich, in kurzer Zeit, auch die Situation *zwischen* den Geschlechtern geändert. Eine neue Beziehungs-»Verfassung« ist in Kraft getreten. Viele Paare haben das noch nicht mitbekommen. Sie haben Mühe, es zu begreifen und in die Tat umzusetzen.

Für das Zusammenleben als Paar legt ein neues Grundgesetz neue Spielregeln fest.

Beziehungsgrundsatz Nr. 1

Artikel 1 der neuen Partnerverfassung lautet:
Keiner soll sich selbst aufgeben – denn beide sind ebenbürtig und haben die gleichen Rechte.

Dieser »Artikel« ist zugleich ein erster Beziehungsgrundsatz moderner Partnerschaft. Junge erwachsene Frauen werden nicht mehr mit »Fräulein« angeredet, sondern mit »Frau«. Bei der Eheschließung muss sie nicht mehr ihren »Mädchen«-Namen aufgeben, sondern kann Biografie und Namen weiterführen. Es ist nicht mehr undiskutiert selbstverständlich, dass automatisch sie auf Beruf oder Erwerbstätigkeit verzichtet, wenn die Kinder kommen. Es ist nicht mehr selbstverständlich, dass automatisch sie mitzieht, wenn ein beruflicher Wechsel des Mannes den Umzug in eine andere Stadt oder ein anderes Land erfordert. Sie hat Anspruch auf ihr eigenes Einkommen. Usw. Denn *beide sind ebenbürtig:* Beide haben grundsätzlich den gleichen Anspruch darauf, zufrieden und glücklich zu sein. Jeder hat das Recht, seine Lebens- und Berufspläne zu verwirklichen. Dadurch ändert sich auch das Selbstverständnis der Männer. Auch sie nehmen neue Rechte wahr, z. B. als Väter.

Die Anweisung »Gib dich nicht selbst auf – lebe!« entspricht einem *Grundprinzip des Lebens.* Dieses Prinzip wohnt jedem lebendigen Wesen inne. Wer lebendig ist, trägt den Impuls und »Auftrag« in sich: »Lebe! Überlebe! Lass dich nicht unterkriegen!«

Als Beziehungsgrundsatz Nr. 1 hat »Keiner soll sich selbst aufgeben« Folgen für die Beziehung der Partner zueinander. Der Satz hat *Vorteile:* Er eröffnet Freiheitsräume: Die Partner können ihr Leben, jeder für sich und beide zusammen als Paar, individueller, flexibler, freier und potenziell befriedigender gestalten als früher.

Der Satz hat indessen auch *Konsequenzen:* Die neuen Spielräume haben ihren Preis: Nichts ist mehr selbstverständlich. Wollen die Partner faire, für beide gleichermaßen befriedigende Lösungen finden, dann sollten sie in der Lage sein,

- miteinander zu reden. In langjährigen oder konflikthaften Paarbeziehungen bedeutet miteinander reden erst einmal: Hören. Hören. Hören. Konkret heißt das:
- die unterschiedlichen, möglicherweise gegensätzlichen Interessen und Wünsche des anderen anhören, sie achten, sie ernst nehmen, sie – statt sie abzuwerten oder zu bekämpfen – stehen lassen und die Spannung ertragen, dass sie den eigenen Wünschen und Interessen vielleicht widersprechen, teilweise oder total;
- miteinander verhandeln, Kompromisse finden, Vorschläge machen oder annehmen, die den Interessen und Bedürfnissen beider Raum geben, möglicherweise auch eigene Wünsche oder Pläne – vorübergehend oder dauerhaft – zurückstellen oder auf sie verzichten;
- die Konsequenzen von Kompromissen oder Verzicht akzeptieren, Alternativen entwickeln, Ausgleich oder Entschädigungen für Verzicht vereinbaren, die Wirksamkeit dieser Vereinbarungen von Zeit zu Zeit überprüfen.

Diesem Grundsatz liegt die Vorstellung zugrunde: Die Partner sind voneinander unterschiedene Personen. Unterschiede zwischen ihnen betrachten sie als Reichtum ihrer Beziehung, auch wenn diese im Alltag oft Spannungen oder Schwierigkeiten schaffen. Paare sind in der Lage, offen und gleichberechtigt darüber zu sprechen. Gegensätzliche Interessen sind ein normaler Bestandteil ihres Beziehungsalltags. Über gegensätzliche Wünsche und Bedürfnisse können sie realistisch, konstruktiv und fair verhandeln – das heißt, beide können das Ergebnis akzeptieren. Auf diese Weise verhindern sie, dass ihre Unterschiedlichkeit einen Beziehungskrieg verursacht und offener oder unausgesprochener Ärger die Beziehung nachhaltig beeinträchtigt.

Kehren wir kurz zu den eingangs geschilderten Paaren zurück. Gaby hat wegen des Kindes einen Teil ihrer Lebenspläne, nämlich ihre Berufstätigkeit, aufgegeben – zumindest vorübergehend. Offensichtlich erwartet sie dafür von Franz Verständnis, wenn nicht eine Kompensation. Wie die aussehen könnte – etwa mehr gemeinsame Zeit von Franz mit ihr, mit dem Kind –, sagt sie in dieser Szene nicht so, dass Franz das gut hören könnte. Auch Franz möchte sicher nicht auf das Kind oder die Beziehung zu Gaby verzichten, andererseits aber auch nicht seine Vorstellungen – in diesem Fall die beruflichen – aufgeben oder reduzieren. Wie alle ihre Anliegen zusammenpassen, dafür haben Gaby und Franz die richtige Formel noch nicht gefunden. –

Nina hat Georg mit seiner Fußballleidenschaft, vielleicht sogar wegen seiner Spielbegeisterung »eingekauft«; er allerdings hat den Eindruck, er müsse seine innerste Identität aufgeben, wenn er ihrem Wunsch nach Gemeinsamkeit am Wochenende nachgibt. Er will sich aber nicht selbst aufgeben. Auch Nina möchte sich selbst nicht aufgeben, ihre Vorstellung und ihren Wunsch nach einer Liebes- und Lebensbeziehung mit Georg. Daher weigert sie sich, sich mit der Zuschauerrolle beim Fußball zu begnügen. Darum hat sie Trennungsgedanken. –

Noch einmal heftiger ist der Konflikt zwischen Susanne und Ingo. Ein Kinderwunsch bzw. der Entschluss, kein eigenes Kind zu wollen, entspringt den tiefsten Schichten unseres Seins. Mit dem endgültigen Entscheid in die eine oder andere Richtung geben Menschen möglicherweise einen Anteil ihrer persönlichen Identität auf. Dieser Konflikt lässt sich normalerweise ja auch nicht mit einem Kompromiss lösen.

Für die Beratung ergibt sich aus Beziehungsgrundsatz 1 zunächst die Frage: Wie ist es möglich, dass keiner der Partner sich selbst aufgibt und beide – bei Wünschen, die sich gegenseitig ausschließen – trotzdem eine gemeinsame Basis finden? Nicht indem jeder unbeirrt oder unbeirrbar auf seinem Recht und Standpunkt beharrt, sondern indem beide Schritte aufeinanderzu machen, um Lösungen auszuloten, die den Interessen und Bedürfnissen jedes einzelnen und beider zusammen Platz lassen. Oder – falls eine Einigung derzeit nicht möglich sein sollte – in Ruhe die Konsequenzen dieses Tatbestandes zu bedenken.

Die Beratung böte dann einerseits die *Plattform* für ein solches Verhandeln und Nachdenken. Andererseits könnte die Beratung bzw. die Haltung und das Vorgehen des Beraters zugleich ein *Modell* sein. Die Paare würden erleben, dass jeder Partner seinen gleichberechtigten Platz in Beratung und Partnerschaft hat. Sie würden sehen und erfahren, dass Unterschiede und gegensätzliche oder unvereinbare Interessen ein normaler Bestandteil des Lebens als Paar sind. Sie würden möglicherweise auch einüben, wie ein Aufeinander-Zugehen konkret aussehen kann. Einzelne Schritte eines solchen Verhandlungsprozesses ergeben sich etwa aus den Konsequenzen, wie sie oben auf Seite 30 f. beschrieben sind.

3 Alle Verantwortung fair teilen – das neue Grundgesetz moderner Partnerschaft

Haben beide Partner gleiche Rechte und gleiche Ansprüche, so hat das Auswirkungen auf die Übernahme von Aufgaben und Verantwortung. Aus Artikel 1 der neuen Partnerverfassung folgt mit einer gewissen Zwangsläufigkeit:

Beziehungsgrundsatz Nr. 2

Artikel 2:
Jeder ist bereit, alles zu machen – denn beide haben die gleichen Pflichten.

Dieser *Beziehungsgrundsatz Nr. 2* »Beide haben grundsätzlich die gleiche Verantwortung« gilt vor allem für den Binnenbereich der Partnerschaft, für das tägliche Zusammenleben. Natürlich bestehen zwischen Frauen und Männern körperliche Unterschiede: Sie ist vielleicht etwas kleiner und nicht ganz so kräftig wie er. Er hingegen kann keine Kinder kriegen und stillen. Aber davon einmal abgesehen gibt es heutzutage normalerweise keinen Grund, dass nicht jeder der Partner jede der anfallenden Aufgaben in Familie oder Haushalt übernimmt: Geld verdienen, Wäsche waschen, einkaufen, Auto reparieren, kochen, Baby wickeln, Fenster putzen, Probleme mit der Versicherung regeln, zum Elternabend gehen, Steuererklärung ausfüllen.

Das war vor zwei Generationen, zur Zeit unserer Großeltern, noch anders, vielleicht sogar noch zur Zeit unserer Eltern. Da konnte jeder Partner vom anderen ein bestimmtes Verhalten erwarten, fast wie selbstverständlich. Es gab festgelegte Rollen. Jeder Rolle war ein bestimmter Aufgaben- und Tätigkeitsbereich zugeordnet.

Heutzutage ist in den meisten Paarbeziehungen die traditionelle komplementäre Verteilung der Aufgaben hinfällig geworden. Wenn er erwerbstätig ist und sie auch, dann gibt es keinen Grund, dass nicht auch er und sie jede Arbeit in Haus und Familie übernimmt (wiederum mit Ausnahme von Gebären und Stillen des Säuglings). Grundsätzlich sollte also jeder bereit sein, alles zu machen.

Das heißt aber nicht, dass jeder notwendigerweise auch alles macht: Die Partner können sich absprechen.

Sie können die Aufgaben verteilen, wie sie es möchten, wie es ihnen, ihren Vorlieben, ihrer Geschicklichkeit, ihren Lebensumständen usw. entspricht. Etwa: Er kocht und putzt, sie wäscht das Auto und verwaltet das Geld. Oder er kauft ein und kocht am Wochenende, während sie mit den Kindern zum Sport geht.

Auch Artikel 2 formuliert ein *Strukturprinzip menschlichen Lebens:* Das Zusammenleben von Menschen, das Überleben der Menschheit ist nicht möglich ohne ein Mindestmaß an Zusammenwirken und Gegenseitigkeit, an geregelten Sozialbeziehungen und Kultur. Diesem Strukturprinzip liegt wiederum ein generelles *Organisationsprinzip des Lebens* schlechthin zugrunde: »Je besser ein Organismus seine Umgebung wahrnimmt« und sich auf sie einstellt, »desto größer sind seine Überlebenschancen«. Das gilt vom Einzeller bis zum hochkomplexen menschlichen Organismus (Lipton 2009, S. 39).

Auch dieser zweite Beziehungsgrundsatz hat *Folgen* für die Beziehung der Partner zueinander.

Von *Vorteil* ist wiederum: Die Partner können die Aufgaben- und Lastenverteilung sowohl individueller, freier und potenziell befriedigender als auch flexibler – und damit wirksamer – gestalten als früher.

Konsequenzen:

- Die Partner müssen miteinander *verhandeln,* das heißt dem anderen zuhören, mit ihm reden. Sie müssen sich verstehen und sich verständigen – beides hat mit Verstand zu tun. Sie müssen sich einigen, wer was übernimmt. Diese Einigung muss einigermaßen ausgewogen und fair (d. h. für beide annehmbar oder befriedigend) sein, sonst sammelt sich über kurz oder lang auf dem Beziehungskonto Ärger an.
- Die Partner haben sich darum häufig auf eine Aufgabenverteilung einzustellen, die neu für sie ist und für die sie keine Vorbilder haben, weil die Vorbilder ihrer Kindheit oft noch traditionell organisiert waren. Die Umstellung auf Unbekanntes kann Unsicherheit und Verwirrung schaffen. Das indessen führt nicht selten dazu, dass Paare zwar eine *zeitgemäße Aufteilung der Aufgaben wünschen, zugleich jedoch an überholten Vorrechten und Verhaltensweisen festhalten.*
- Wenn nichts mehr selbstverständlich ist, dann beziehen die Partner auch nicht mehr selbstverständliche Belohnung und Wertschätzung aus ihren Tätigkeiten, wie das früher der Fall war. Sie müssen lernen, sich gegenseitig für das, was sie im Alltag tun und leisten, *Anerkennung und Dank auszusprechen* – das ist für die meisten Paare etwas völlig Neues.

Noch einmal zusammengefasst: Besagt der erste Artikel der Beziehungsverfassung: »Ich gebe mich nicht auf – und du gibst dich nicht auf«, dann folgt daraus logischerweise Beziehungsgrundsatz 3:

Beziehungsgrundsatz 3

Keiner versucht den anderen zu ändern.

Jedes Bemühen, den Partner zu ändern, wäre demnach ein »Verfassungsbruch«. Die Partner verzichten darauf, den anderen zur eigenen Sicht- und Verhaltensweise zu bekehren. Stattdessen halten sie sich an Beziehungsgrundsatz 4:

Beziehungsgrundsatz 4

Über Unterschiede wird geredet, über gegensätzliche Lösungsvorstellungen wird verhandelt.

Damit wird das partnerschaftliche Miteinander heutzutage anstrengender. *Nichts ist mehr selbstverständlich.* Früher bezogen Eheleute einen Großteil ihrer emotionalen und sozialen Anerkennung und Wertschätzung aus ihrer Umgebung oder daraus, dass sie einfach ihre Rollen erfüllt haben. Das gilt nur noch eingeschränkt. Wer sich heute in einer Paarbeziehung vom anderen bedienen lässt, ohne »Danke!« zu sagen oder seinen Arbeitsanteil zu übernehmen, erntet zunehmend Ärger. In dieser Hinsicht müssen Paare umlernen:

Beziehungsgrundsatz 5

Die Partner sprechen sich Wertschätzung und Dank aus für das, was jeder tut und leistet.

Das kann durch Worte geschehen, durch eine Berührung, eine nette SMS, eine Einladung ins Kino oder ins Restaurant oder einfach durch einen freundlichen Blick.

Schauen wir noch einmal auf zwei der oben vorgestellten Paare. Gaby und Franz stecken in der Klemme zwischen Vergangenheit und Gegenwart: Derzeit funktionieren sie nach dem traditionellen Rollenschema: Gaby ist zur Zeit nicht berufstätig, sie kümmert sich um das Kind. Franz verdient das Geld und erwartet als Belohnung dafür einen konfliktfreien Gut-Fühl-Abend. Zugleich erwartet Gaby jedoch, dass Franz ein moderner Vater ist, der Zeit mit dem Kleinen verbringt – damit sie auch einmal entlastet ist, damit sie Zeit für sich hat. Franz hält ihren Anspruch erst einmal für berechtigt, sonst würde er sich nicht so verteidigen. Er verhält sich aber nicht wie ein moderner Vater, sonst wüsste er, dass man als Vater eines Kleinkindes auch einmal auf seine wohlverdiente abendliche Erholung verzichten muss. – Georg und Nina scheinen weiter zu sein. Georg engagiert sich im Haus und mit den Kindern, so viel er kann. Zugleich erwartet er allerdings, dass sein männliches Privileg, sein Hobby, ohne Abstriche respektiert wird. Eine Regelung, die den Bedürfnissen beider Partner Rechnung trägt, die gegebenenfalls einen Ausgleich für Verzicht auf sein Hobby beinhaltet, haben Nina und Georg noch nicht im Blick.

Für die Beratung legt Beziehungsgrundsatz 2 nahe, die Verteilung der häuslichen Aufgaben und Belastungen konkret und ausführlich zu erkunden, vor allem wenn Kinder da sind. Wer macht was und wie viel? Ist die Aufgabenverteilung abgesprochen, ist sie fair, stimmen ihr beide zu, sind beide damit zufrieden, d. h., empfinden beide: Ich tue meinen Anteil und du tust deinen Anteil? Geben die Partner sich Anerkennung für das, was sie leisten, können sie sich dafür gegenseitig danken? Haben sie Ausgleich oder Kompensationen vereinbart für den Fall, dass die Belastungen vorübergehend oder auf Dauer ungleich sind? Werden vereinbarte Kompensationen von beiden als angemessen und befriedigend erlebt, werden sie im Alltag auch eingehalten?

> Gleichberechtigte Partnerbeziehung ist für viele Paare ein unbekanntes, neues Terrain. Oft stehen Paare vor der Aufgabe, neue Regeln zu lernen.

Dieses neue Modell von Paarbeziehung setzt sich im Alltag der Paare unterschiedlich schnell durch. Bisweilen geschieht es sehr langsam. Schwierigkeiten der Beteiligten haben häufig weniger mit Defiziten der Beziehung zu tun als vielmehr mit einer Unkenntnis der neuen Regeln. Als ob die Paare in ein unbekanntes Land versetzt seien, mit fremder Sprache und anderen Gewohnheiten. Oftmals folgen die Paare zwei Leitbildern zugleich, dem der traditionellen Beziehung, das Männern und Frauen ein festgelegtes Rollen- und Machtverhältnis zuschreibt, und dem der zeitgemäßen Partnerschaft, das Frauen und Männer grundsätzlich auf eine Ebene von Belastungen und Rechten stellt. Zahlreiche Konflikte und Missverständnisse in Paarbeziehungen erklären sich aus dieser Ungleichzeitigkeit der Werte, Leitbilder und der entsprechenden Verhaltensweisen.

Eine der Aufgaben von Paarberatung ist es, den Partnern beim Einüben dieser neuen Spielregeln behilflich zu sein.

Doch auch wenn den meisten Paaren nicht so richtig bewusst ist, dass eine neue Partnerverfassung in Kraft getreten ist: Die genannten Artikel 1 und 2 schärfen den Gerechtigkeitssinn. Ungleichgewichtige Arbeitsteilung, vor allem wenn sie nicht abgesprochen ist, wird häufiger als ungerecht empfunden. Verliebtheit oder Liebe mag solche Empfindungen eine Zeit lang überdecken. Auf Dauer kann sich unterschwelliger Ärger und Groll ansammeln – ein Nährboden für Konflikte. Eine als unfair empfundene Aufteilung der Arbeitsbelastungen ist nicht selten auch die verborgene Ursache sexueller Störungen.

Das neue »Grundgesetz moderner Partnerschaft« entspricht westlichen Werten. Dieses Leitbild – Frau und Mann sind grundsätzlich gleichwertig und gleichrangig – liegt auch der Theorie und Methodik von Paarberatung in den westlichen Ländern zugrunde (vgl. hierzu den theoretischen Ausflug »Partnerschaft« auf der Website des Verlags; Hinweise dazu auf S. 2 dieses Buches). In der Beratung von Paaren aus anderen Kulturen, in denen das Verhältnis der Geschlechter traditionell bzw. hierarchisch bestimmt ist, können sich Schwierigkeiten ergeben. Die Beratung mag an Grenzen stoßen.

Den 3. Artikel des neuen »Grundgesetzes« für Paarbeziehungen finden Sie auf Seite 113.

4 Territorien und Grenzen in der Paarbeziehung

Wir mögen es nicht, wenn uns jemand körperlich zu nahe tritt. Ohne dass wir etwas dazu tun, schlägt unser Organismus Alarm: Das Herz pocht schneller. Der Atem wird kürzer. Die Augen weiten sich. Muskeln spannen sich an. Wir fühlen uns unwohl. Wir weichen zurück. Oder werden aggressiv. Wir fühlen uns bedrängt.

Schon Blicke können bedrängen. Ein Mann schaut eine Frau etwas zu lange an. Das kann als Übergriff erlebt werden und unangenehme Empfindungen hervorrufen. Ein Mann schaut meine Partnerin in meiner Gegenwart etwas zu lange an: Das kann bei mir als Mann aggressive oder defensive Impulse wecken, weil ich es als unangemessenes Eindringen in den Bereich unserer Zweierbeziehung empfinde, vielleicht sogar als ein Stück illegitimer Inbesitznahme. In früheren Zeiten war »Fixieren« ein Grund zum Duellieren: Wer einen anderen unverwandt anstarrt, tut ihm etwas an. Er überschreitet eine Grenze, er tritt ihm körperlich zu nahe.

Natürlich gibt es kulturelle Unterschiede. In südlichen Ländern ist es durchaus üblich, dem Nachbarn während eines lebhaften Gesprächs die Hand auf den Arm zu legen, ihn also auch körperlich zu berühren. In nördlichen Ländern gilt das als Übergriff und ist eher tabu. Es gibt auch individuelle Unterschiede: Wer sich selbstsicher fühlt oder gut drauf ist, wird einen lästigen Blick vielleicht bloß fragend, herausfordernd oder lächelnd erwidern.

Andererseits mögen wir es nicht, wenn Menschen, die uns nahestehen, uns überhaupt nicht beachten, uns behandeln, als existierten wir nicht, als seien wir Luft, ein Nichts. Wenn schon nicht Aufmerksamkeit und Wertschätzung, dann doch wenigstens Beachtung der Tatsache, dass wir anwesend sind. Den Partner übersehen, ihn links liegen lassen wirkt abwertend und kränkend. Als sei er physisch überhaupt nicht da, als werde das Existenzrecht des Betreffenden bestritten. Es ist eine Form der Missachtung, ein feindlicher Akt.

Platz haben wollen und Beachtung finden, diese beiden gegensätzlichen Pole territorialen Empfindens und Verhaltens, entsprechen vorbewussten Bedürfnissen unseres Organismus. Die unangenehme Erfahrung, nicht genug Raum zu haben, machen wir vielleicht schon im Mutterleib, spätestens jedoch im Kinderzimmer, wenn ein Geschwister unser Spiel zerstört und dadurch in unseren Lebensbereich eindringt. Jugendliche markieren gerne mit »Unordnung« die Grenzen des Reviers, das sie als ihr persönliches beanspruchen. Völker führen Kriege, um Lebensraum zu verteidigen. Beim Fußball ist die Konzentration des männlichen Sexualhormons Testosteron im Speichel der Spieler vor Heimspielen deutlich höher als vor Spielen auswärts. Beim Heimspiel verteidigen sie ihr Revier, und Testosteron steigert das räumliche Vorstellungsvermögen und die Reaktionsschnelligkeit. Raumempfinden und -verhalten ist uns offensichtlich angeboren. Aber auch das Gegenteil, das Empfinden, nicht beachtet zu werden, löst von klein auf Körperreaktionen aus.

Verliebte Paare sind im Allgemeinen wenig empfindlich, was Abgrenzungen innerhalb ihrer Beziehung anbetrifft. Und den anderen übersehen ist gewöhnlich auch nicht ihr Problem. Im Gegenteil, der andere ist fast immer willkommen. Frisch Verliebte können sich meist nicht nahe genug sein. Die Türen stehen offen. Man möchte mit ihm oder ihr eins sein, mit dem anderen verschmelzen. Man sucht Nähe, nicht Abstand.

Respekt vor Grenzen

Das ändert sich, wenn die erste Verliebtheit verflogen ist. In der folgenden Phase der Paarbeziehung – ich nenne sie gerne die erwachsene Partnerphase (mehr dazu unten ab Seite 88) – erleben die Paare häufig Überraschungen. Sie machen eine Reihe von Entdeckungen. Die haben oft mit dem Terrain oder Territorium ihrer Beziehung zu tun, allerdings ohne dass die Paare das so nennen.

Entdeckung Nummer eins: Die Partner merken mit der Zeit, dass sie nicht nur ein verliebtes Paar mit *Gemeinsamkeiten* und einem Nähebedürfnis sind, sondern auch zwei verschiedene Personen, von denen *jeder seinen eigenen Bereich,* sein eigenes Revier beansprucht. Die Partner verbringen Zeit gemeinsam, aber jeder braucht auch Zeit für sich. Sie haben gemeinsame Überzeugungen, Gewohnheiten, Vorlieben – zugleich hat aber jeder seine eigene Art. Jeder hat seine eigene Vorstellung davon, was Vorrang haben sollte, was weniger wichtig ist. Wie der Abend, das Wochenende, der Urlaub zu verbringen, wie der eigene Raum, aber auch das gemeinsame Wohnzimmer einzurichten ist usw. In bestimmten Situationen bevorzugt jeder den eigenen Stil, Aufgaben zu bewältigen, Probleme zu lösen. Zunehmend treten die Unterschiede zutage, die jeder mitbringt oder die sich im Zusammensein mit dem Partner entwickeln.

Wenn alles gut läuft, wandelt sich im Laufe der Zeit Verliebtheit in Respekt. Nach meiner Erfahrung bestehen Frauen noch deutlicher als Männer darauf, respektvoll behandelt zu werden (Beziehungsgrundsatz 6).

Beziehungsgrundsatz 6

Im Alltag äußern sich Liebe und Zuneigung als Respekt. Respekt heißt: Die andere Art des anderen achten, Grenzen nicht überschreiten.

Nicht in den Bereich des anderen eindringen, wenn er dazu nicht bereit ist, nicht dazu einlädt oder die Erlaubnis dazu gegeben hat. Den anderen nicht mit eigenen Vorstellungen, Vorschlägen, Wünschen oder Bedürfnissen bedrängen. Denn das ruft unangenehme Empfindungen hervor. Übergriffe, das Verletzen von Grenzen innerhalb einer Paarbeziehung, werden vom Partner in der Regel als feindlicher Akt, als eine Form von Gewaltanwendung erlebt. Sie führen schnell dazu, dass der andere sich wehrt oder verschließt.

Eine weitere Entdeckung mag sein (es ist Beziehungsgrundsatz 7, zugleich auch ein anthropologisches Axiom):

Beziehungsgrundsatz 7

Bestimmte Bereiche unseres Lebens gehören so sehr zu uns, dass wir jedes Eindringen wie einen körperlichen Angriff empfinden.

Sie kann es nicht haben, wenn er in ihrer Handtasche kramt. Da wird sie ganz kribbelig. Lieber springt sie auf und gibt ihm, was er sucht. Sie mag auch nicht, dass er ihr Handy in die Hand nimmt und auf diese Weise – vielleicht nur aus Versehen – mitbekommt, mit wem sie zuletzt telefoniert hat. Wenn es um ihre Handtasche oder ihr Handy geht, ist sie empfindlich.

Er dagegen wird nervös, wenn sie nur in die Nähe seines Laptops kommt. Denn den hat sie einmal benutzt und dann lief nichts mehr. Sie hat verstanden: Der Computer, das ist ein Teil von ihm selbst. Um Streit zu vermeiden, hat sie jetzt ihren eigenen PC.

Man kann dem Partner zu nahe treten, auch ohne ihn zu berühren.

Offensichtlich endet unsere Persönlichkeit nicht an den Grenzen unserer Haut. Wichtige Lebensbereiche gehören zu unserer Person. Sie sind intimer Bestandteil von uns selbst. Überschreitet jemand diese Grenze, dringt er in das ein, was wir als unser Revier oder unsere Domäne betrachten, so haben wir den Eindruck: Uns selber wird etwas angetan.

Mein Privatbereich gehört nicht nur mir

Bestimmte Bereiche, die ich als mein persönliches Revier betrachte, werden auch von anderen als ihr persönliches Territorium oder Revier beansprucht. Das ist eine dritte, bisweilen recht ärgerliche Entdeckung.

Sie hat es gerne warm, auch im Schlafzimmer, denn wegen ihres eher niedrigen Blutdrucks friert sie leicht. Er hingegen braucht ständig frische Luft. Deshalb lässt er immer Fenster und Türen auf, was sie gar nicht lustig findet. Sie schätzt es auch nicht, dass vor dem Wäscheschrank seine Unterwäsche und seine Socken herumliegen. Denn sie möchte es auch im Schlafzimmer schön haben. Er dagegen meint, es reiche, wenn er einmal in der Woche aufräumt. Schon haben sich die beiden in der Wolle. Schon werfen sie sich charakterliche Defizite vor – ohne so richtig zu verstehen, worum es eigentlich geht.

Jeden Abend, wenn er von der Arbeit heimkommt, stolpert er im Wohnungsflur über Spielzeug, Schultaschen und Schuhe der Kinder. Die Unordnung ärgert ihn. Er betrachtet den Flur als ein Vater-Territorium, das auch in seiner Abwesenheit so zu sein hat, wie er sich das vorstellt. Was er übersieht: Tagsüber gehört der Flur ihm gar nicht. Bis zu seinem Eintreffen ist der Flur Kinder- oder Familienterritorium.

Beziehungsgrundsatz 8

Es gibt Territorien, die wechseln im Laufe des Tages den Besitzer, auch wenn jeder vielleicht glaubt: »Dieses Territorium gehört mir ganz persönlich.«

Der Platz vor dem Fernseher am Abend ist dafür ein schönes Beispiel. In Familien mit Jugendlichen etwa werden heiße Kämpfe um das Badezimmer ausgetragen. Die Lautstärke der Musik oder das Heimkommen nachts am Wochenende sind ebenfalls Themen für ergiebigen Streit. Beim Kampf um Terrain bzw. Territorium geht es nicht nur um räumliche Ansprüche, sondern auch um Zeiträume: Sie hat andere Vorstellungen, wie der Sonntag verbracht werden sollte, als er. Oder um Zuständigkeitsbereiche: Sie möchte auch mal wieder die Konten kontrollieren, oder im Urlaub am Steuer des Autos sitzen. Vielleicht war das bislang seine Domäne. Es geht also um Lebensbereiche. Deren Grenzen indessen sind unsichtbar, überschneiden sich nicht selten oder werden von jedem anders definiert. So kommt es immer wieder zu Verwechslungen, Missverständnissen und Übergriffen.

Tiere markieren ihre Reviere, und sie verteidigen sie. Denn es geht ums Überleben. Menschen verhalten sich nicht anders.

In meinem Revier betrachte ich mich als Chef, da möchte ich bestimmen.

Mein Territorium ist Teil meiner Persönlichkeit, darum möchte ich mich da sicher und wohlfühlen. Darum möchte ich darüber verfügen können. Wenn andere meinen, auch sie hätten in demselben Territorium zu entscheiden, dann gibt es Probleme. Jeder hat den Eindruck, ihm wird etwas genommen. Jeder fühlt sich bedroht.

Beispiel: Hans hat die Arbeit verloren. Sein Selbstwert ist auf dem Tiefpunkt. Wie ein verwundetes Tier sucht er Zuflucht in seinem Refugium. Das ist der Ort, an dem er sich am sichersten fühlt, an den er sich jeden Abend zurückzieht: der Platz vor dem Fernseher. Da sitzt er nun von früh bis spät. Die Kinder beklagen sich bei der Mutter, dass sie nachmittags ihre Kindersendungen nicht mehr sehen können. Der Vater beklagt sich, dass niemand Verständnis für ihn hat in seiner Lage. Und die Mutter beklagt sich, dass schon wieder sie zwischen den Parteien schlichten soll.

Regierungswechsel – alternierende Hierarchien

In der traditionellen Aufteilung der Rollen und Aufgaben war manches einfacher. Jeder hatte seinen Bereich. Er war zuständig fürs Geldverdienen und fürs Sachliche, sie war zuständig für Küche, Kinder und Gefühle. Er hat das Haus gebaut, und sie hat es geputzt. Er hat repariert und sie gebügelt. Das hieß zugleich: Er hatte nichts in der Küche zu suchen und sie nichts in seiner Werkstatt oder seinem Arbeitszimmer (außer zum Putzen). Jeder hatte seine eigene Domäne, sein eigenes Territorium. Die Arbeitsbereiche ergänzten sich, waren aber mehr oder weniger sauber getrennt. Meist war eindeutig, wer wann oder wo das Sagen hat.

Das ändert sich – dies ist die vierte Entdeckung, die Paare machen können – grundlegend, wenn beide für denselben Bereich zuständig sind. Gemeinsame Verantwortungsbereiche erfordern flexible Absprachen.

Die Partner müssen sich einigen, wer wann wo was macht.

Sie müssen Absprachen treffen, wer wann wo bestimmt. Es gibt keine selbstverständlichen Zuständigkeiten und Verhaltensregeln mehr.

Beziehungsgrundsatz 9

Die Partner verabreden, wer wann und wo Chef oder Chefin ist.
Wer Chef oder Chefin ist, bestimmt die Spielregeln.

Zum Beispiel in der Küche. Jeder hat seinen eigenen Arbeitsstil. Wenn sie kocht, ist der Küchentisch voll, denn sie hat gerne alles zur Hand. Er braucht Platz, wenn er kocht. Darum räumt er immer zuerst einmal alles weg. Darüber könnten sie streiten: »Du lässt immer alles rumliegen!« »Du störst mich, weil du mir immer alles wegräumst!« Damit sie sich nicht in die Quere kommen, haben beide gelernt: Beim Kochen ist einer der Chef. Der gibt die Anweisungen, der richtet sich seinen Arbeitsbereich so ein, wie er ihn braucht. Wer nicht Chef ist, arbeitet zu. Wer Chef ist, wechselt, wer Zuarbeiter ist, ebenfalls.

Das Leben in einer flexiblen Hierarchie muss in der Regel erst eingeübt werden. Denn leicht vermischen sich im Kopf der Paare die

Chef/Chefin	Arbeitgeber	Gastgeber	Eigentümer
Zuarbeiter	Angestellter	Gast, Besucher	Benutzer

Spielregeln der Vergangenheit mit denen der modernen Partnerschaft. Beispiel Arbeiten in der Küche: Sie etwa ist ambivalent. Einerseits möchte sie, dass er Essensvorbereitungen fair mit ihr teilt, andererseits erwartet sie, dass die Lebensmittel so eingeräumt werden, wie sie sich das vorstellt. (Das heißt, sie betrachtet die Küche immer noch als ihr Revier.) Ihre Ambivalenz kommt seiner Ambivalenz bzw. Trägheit entgegen: Ihre Anweisungen, wie er einzuräumen habe, nutzt er gerne als Vorwand, sich aus der Küche zurückzuziehen und vor der Küchenarbeit zu drücken. Bei diesem Konflikt verstehen beide nicht richtig, warum sie so unzufrieden ist und er so unwillig.

Beispiel Kindererziehung: Sie möchte, dass er seine Vaterpflichten ernst nimmt und die Kinder morgens für den Kindergarten fertig macht und dort abliefert. Er ist dazu auch bereit, will es jedoch auf seine Art tun. Er möchte nicht ständig von ihr hören, wie er es zu machen habe und was er alles falsch macht. – Sie findet ihn so streng mit den Kindern. Er findet sie so nachgiebig (oder umgekehrt). Darüber können sie streiten. Oder sie sehen ein: Es ist von Vorteil, wenn die Kinder Eltern mit unterschiedlichen Erziehungsstilen haben – vorausgesetzt, die Eltern streiten nicht darüber und mischen sich nicht ein, wenn ein Elternteil an der Regierung ist. Das funktioniert aber nur, wenn die Väter ihre Verantwortung für die Kinder auch wirklich wahrnehmen und die Mütter das Territorium Kinder auch wirklich freigeben.

Beziehungsgrundsatz 10

Jeder Partner nimmt die Verantwortung für den Bereich,
für den er (vorübergehend) zuständig ist, auch wirklich ernst und wahr.
Jeder Partner gibt die Herrschaft und Kontrolle für den Bereich,
für den er (vorübergehend) nicht zuständig ist, auch wirklich ab.

Diese Regel hat Konsequenzen: Beide Partner müssen wissen, wo Glühbirnen oder die Kinderklamotten zu finden sind. Wenn er erwartet, dass seine Frau oder die Kinder Reparaturen selber machen, statt ihn damit zu nerven, dann muss er damit rechnen: Er wird den Werkkasten oder seinen Hobbykeller nicht genauso aufgeräumt wiederfinden, wie er ihn verlassen hat. Oder: Wenn sie nach Hause kommt und hört, dass

Vater und Jugendliche sich lautstark fetzen, dann wird sie sich auf keinen Fall einmischen. Sie sagt vielleicht: »Hallo, ich will euch nicht stören«, und zieht sich schleunigst zurück.

Manche Paare versuchen Revierkämpfe dadurch zu vermeiden, dass sie in getrennten Wohnungen leben oder in getrennten Bereichen einer Wohnung. Das kann Vorteile haben, löst indessen das Territorialproblem nicht vollständig. Denn auch wenn ich bei meinem Partner zu Gast bin, möchte ich mich nicht als Fremder fühlen. Ich möchte wissen, welche Rechte ich habe – das sollte zwischen den Partnern klar oder abgesprochen sein. Auch gegenüber den Herkunftsfamilien (Schwiegereltern) oder in neu zusammengesetzten Familien sind Territorien und ihre Grenzen ein häufiges Problem und daher sorgfältig festzulegen.

In bestimmten bi-kulturellen Partnerschaften betrachtet der Mann die Frau als sein persönliches Territorium, für das er die Verantwortung trägt und das er daher zu kontrollieren hat, während sie seine Eifersucht kaum ertragen kann: Beide verstehen nicht, warum sie sich nicht verstehen.

Das persönlichste und intimste »Territorium«, das wir besitzen, ist unser Körper. Und der Körper des Partners ist sein intimstes »Territorium«. Darum werden körperliche Übergriffe und Verletzungen oder ein Verfügen-Wollen über den Körper des Partners als besonders gewalttätig erlebt. Das gilt sowohl, wenn einer mit dem anderen reden will und das Ohr des Partners als seinen Besitz betrachtet, als natürlich auch, wenn einer Sex mit dem anderen will und dieser dazu nicht bereit ist.

Am Beispiel Sex lässt sich eine Unterscheidung, die auch für die obigen Situationen gilt, besonders anschaulich verdeutlichen: *Ein Territorium ist etwas anderes als die Landkarte dieses Territoriums.* Konkret: »Mein Körper gehört mir und niemandem sonst« – das ist ihr Anspruch, ihre »Landkarte« von ihrem Körper. »Ihr Körper gehört auch mir und hat mir zur Verfügung zu stehen, wenn ich danach verlange.« Das könnte sein Anspruch und sein Orientierungsmuster sein – zwei verschiedene »Landkarten« desselben »Territoriums«, die fast unweigerlich zu Streit führen müssen.

Respektvoller Umgang miteinander wäre: Bedürfnisse und Wünsche des Partners achten, ihn nicht bedrängen, nicht ohne seine Zustimmung in seine Lebensbereiche eindringen. Allerdings:

Den Partner nicht übersehen, für ihn, seine Anliegen und Bedürfnisse aufmerksam und offen sein – auch das ist ein Ausdruck von Respekt.

Kehren wir noch einmal zu den Paaren auf Seite 21 ff. zurück. Den Tag über war Gaby Besitz ihres Kindes; der Säugling und seine Bedürfnisse haben sie beherrscht und kontrolliert. Zum Ausgleich betrachtet sie nun, am Abend, Franz als ihr Zuhör- und Klageterritorium. Franz jedoch wünscht sich ein konfliktfreies Refugium, in das er sich nach dem Stress auf der Arbeit flüchten kann. – Anders bei Georg und Nina. Für Georg ist Fußball der wichtigste Lebensbereich. Die Familie ist ein Neben-Spielfeld, wo er fleißig arbeitet, um das Recht zu haben, auf den Haupt-Spielplatz zurückzukehren. Nina dagegen möchte die Familie zum gemeinsamen wichtigsten Spielfeld machen. – Susanne hat sich – ohne es so richtig zu merken – im Laufe der Jahre aus dem gemeinsamen Paradies (Betrieb) entfernt und in ein anderes »Land« begeben. Beide leiden darunter, dass der andere für das eigene Anliegen und Bedürfnis nicht offen ist und es am liebsten übersehen möchte.

Für die Beratung ergeben die Beziehungsgrundsätze 6 – 10 eine Reihe möglicher Erkundungs-Fragen: Wie hat das Paar sich sein Leben eingerichtet – gibt es genug gemeinsames Terrain? Hat jeder seine eigenen Bereiche? Werden der eigene Bereich, die eigenen Interessen, die eigene Zeit vom Partner respektiert? Hat in der Wohnung des Paares jeder ein – vom Partner und den Kindern unangetastetes – eigenes Revier, ein eigenes Zimmer, zumindest eine eigene Ecke eines Tisches? Hat jeder einen Zufluchtsort, ein Refugium, in das sie oder er sich zurückziehen kann, wenn es einmal nicht so gut geht? Wie fair sind die Aufgaben verteilt? Wie klar sind die gemeinsamen Arbeitsbereiche geregelt – unausgesprochen, abgesprochen? Können die Partner Verantwortung auch wirklich übernehmen oder können sie sie abgeben? Können sie ertragen, dass der andere zeitweilig Chef ist in einem Bereich, der traditionell dem eigenen Geschlecht gehörte? Werden Grenzen respektiert?[4] Einen Wohnungsplan zeichnen zu lassen bringt bei bestimmten Fragestellungen allen Beteiligten Erkenntnisgewinn. Bei sexuellen Proble-

[4] Eine kurze Übung zum Territorialverhalten der Partner finden Sie auf der Homepage.

men etwa: Wo schlafen die Eltern, wo Kinder oder Jugendliche? Bei neu zusammengesetzten Familien: Hat jedes Teilsystem einen eigenen Bereich, eigene Zeiten, Rituale, eventuell sogar ein eigenes Badezimmer? Usw. Bei Konflikten mit Herkunftsfamilien bzw. Schwiegereltern oder Verpflichtungen gegenüber alten Eltern: Ist die Paarbeziehung, für beide eindeutig erkennbar, das Hauptterritorium der Partner? An welchen gemeinsamen Zeiten, Tätigkeiten usw. lässt sich das ablesen?

5 Partnerwahl – Geheimaufträge an den anderen

Auch Liebe auf den ersten Blick kommt nicht aus heiterem Himmel. Nicht der Zufall entscheidet, wenn zwei sich finden. Lange zuvor hat jeder in seinem Inneren die Kriterien sortiert, nach denen er oder sie seine Partnerin oder seinen Partner auswählt. Mit dem Scanner dieser Auswahlkriterien ausgestattet, laufen Beziehungskandidaten über den Heiratsmarkt und checken ab, wer zu ihnen passen könnte und wer nicht. Jedes Auswahlkriterium enthält, ohne dass die Partner das wissen, zugleich eine Sehnsucht, einen mehr oder weniger unbewussten Wunsch – einen geheimen Auftrag an den zukünftigen Lebensgefährten.

Auftrag 1: Sei wie ich. Lass mich in dir mich selber finden.
Der Volksmund sagt dazu:

> Gleich und Gleich gesellt sich gern.

Menschen sind soziale Wesen. Menschliches Leben ist auf Gegenseitigkeit und Bezogenheit hin angelegt, auf den Austausch von Kontakt, »Streicheleinheiten«, Beachtung, Verständnis und Mitempfinden. Über Bindungen an andere Menschen wächst der kleine Mensch zu erwachsenem Menschsein heran. Von Kindesbeinen an schauen wir uns bei anderen ab, wie wir sein sollen. Wir üben Menschsein in Beziehungen ein. Vor dem Ich ist ein Wir. »Werde wie ich bzw. wie wir« ist eine unausgesprochene Botschaft der Eltern. Bei Mama oder Papa sein, wie Mama oder Papa sein ist das Bestreben des Kleinkindes. Wo wir uns wiedererkennen, fühlen wir uns sicher. Wo wir Gleiches entdecken, fühlen wir uns wohl, in unserer Familie, Sozialschicht, Kultur, Heimat, unserem Land. Wo wir Vertrautes finden, fassen wir Vertrauen. Was wir nicht kennen, lässt uns zurückschrecken. Unvertrautes, Fremdes kann Unsicherheit schaffen, Angst machen. In unbekanntem Terrain, in neuen Situationen suchen wir im Reflex nach einem Bekannten oder nach etwas, das wir kennen.

Partnerwahl bedeutet: Ich verlasse bekanntes Terrain – meine Herkunftsfamilie, eine vorherige Beziehung, einen Lebensabschnitt als Single. Ich betrete ein neues, ein unbekanntes, unsicheres Beziehungsterritorium. Darum halten Partner in dieser Phase Ausschau nach Bekanntem, Vertrautem. Partner wählen jemanden, der zu ihnen passt. Mit dem sie übereinstimmen, mit dem sie eins sind, der so denkt und fühlt wie sie, der vergleichbare Vorstellungen und Träume vom Leben hat, den gleichen Geschmack, ähnliche Hobbys usw. Oder von dem sie das zumindest glauben. In jedem Menschen wohnt eine Sehnsucht nach Beziehung und Übereinstimmung.

Damit garantieren die zukünftigen Partner das Überleben ihrer Familien, ihres Stammes. Damit schaffen sie zugleich die Grundlagen ihrer zukünftigen Gemeinsamkeit. Sie entwickeln eine gemeinsame Identität, sie bauen am Fundament ihrer neuen Beziehungs- oder Familienkultur. Es macht Spaß, im anderen Verwandtes, Vertrautes zu entdecken. Sich in ihm wiederzufinden, ist eine zutiefst beglückende und befriedigende Erfahrung.

Hinzu kommt, dass in der Verliebtheitsphase (und auch später) Hormone Verwirrung im Gehirn stiften. Erotische Anziehung und das Verlangen nach sexueller Lust programmieren den Körper, aber auch das Denken, nachhaltig in Richtung Eins-Werden, Eins-Sein.

Dies ist der fusionelle Aspekt der Partnerwahl: Die Sehnsucht nach Verschmelzung liefert die Energie, die erforderlich ist, dass die Partner ihre angestammten und vertrauten Familien- und Lebenswelten verlassen und sich auf das Abenteuer einer Beziehungsneugründung, auf etwas Drittes, Neues einlassen.

Dabei stellt sich die Frage: Entdecken verliebte Partner, die nach

Beziehungsgrundsatz 11

Jede Paarbeziehung braucht ein Mindestmaß an Gemeinsamkeit, sonst haben die Partner keine gemeinsame Grundlage.

Gemeinsamkeit fahnden, den anderen? Oder lieben und wählen sie eigentlich nur sich selbst, was sie selber sind oder waren, was sie sein möchten, bzw. jemanden, der einen Teil des eigenen Selbst darstellt? In der Sprache von Freud (1999, S. 156) wäre das der narzisstische Aspekt der Partnerwahl. Etwas überspitzt könnte man dann sagen: Wenn ich danach Ausschau halte, wo mein zukünftiger Partner mir gleicht, lerne ich ihn eigentlich *nicht* kennen (ähnlich Laing 1973).

Allerdings treten beim Abchecken von Gemeinsamkeiten, beim Überprüfen der Homogenität, unweigerlich auch die Unterschiede zutage. Da, wo der andere anders ist, muss man genauer hinsehen. Da kann man ihn kennenlernen.

Auftrag 2: Ergänze mich. Bereichere mich durch dein Anderssein.
Partner suchen im anderen nicht nur das Gleiche, die Übereinstimmung oder Harmonie. Sie wählen ihren Partner oder ihre Partnerin auch nach dem Prinzip:

Gegensätze ziehen sich an.

Auch dieses Partnerwahlprinzip hat Vorteile für das Überleben der Familie, des Stammes, der Menschheit: Zwei sind mehr und klüger als einer. Das gilt schon für Einzeller und hat vor 750 Millionen Jahren die Weiterentwicklung des Lebens in Gang gesetzt (Lipton 2009, S. 39). Es gilt auch für Menschen: Zwei unterschiedliche Wesen sind lebenstüchtiger und überlebensfähiger als eines. Aber auch jeder der Partner selber profitiert davon, wenn beide verschieden sind.

Frau und Mann finden zusammen oder – bei gleichgeschlechtlichen Paaren – Personen mit unterschiedlicher persönlicher Prägung. Damit tun sich Partner zusammen, die sich an irgendeiner Stelle ergänzen. Wer sich leicht unsicher fühlt, trifft vielleicht auf jemanden, der Sicherheit verspricht. Wer gerne versorgt, sucht sich einen aus, der versorgt werden möchte. Ein sachlicher Typ landet bei einem Gefühlsmenschen, ein kontaktscheuer bei einer Betriebsnudel. Jeder sucht etwas, das ihm nicht so liegt. Dies ist der komplementäre Aspekt der Partnerwahl.

Warum das so ist? Jeder Mensch hat eine Vorder- und eine Rückseite. Jeder hat seine Stärken, Dinge, die er gut kann. Jede Stärke hat unweigerlich ihre Kehrseite. Wer gut und gerne redet, hat oft Mühe beim Zuhören. Wer Probleme aktiv anpackt, hat häufig ein Problem, wenn er geduldig abwarten soll. Partner wählen in der Regel jemanden aus, der sie an einer ihrer Schattenseiten ergänzt, der etwas ist oder kann, was der Betreffende selber nicht so ist oder kann. Jedem menschlichen Organismus wohnt ein Bestreben nach Heil- und Ganzsein inne. Bei körperlichen Verletzungen setzt unser Organismus einen Heilungsprozess in Gang, damit wir wieder unversehrt und ganz werden. Die Psyche, die Seele, arbeitet nicht anders als der Körper.

Ganz, heil, unversehrt, lebendig zu sein ist der Wunsch jedes Organismus. Es ist daher auch eine tiefe Sehnsucht des menschlichen Wesens. Darum hören oder fantasieren kleine und große Menschen so gerne Geschichten, die gut enden. Für Partner, die sich finden, ist das Gefühl »Zusammen sind wir mehr. Mit dir zusammen bin ich selber auch mehr« eine zutiefst beglückende Erfahrung.

Beziehungsgrundsatz 12

Jede Paarbeziehung braucht ein Mindestmaß an Unterschiedlichkeit, sonst fehlt es der Partnerschaft an Leben und Zukunft.

Ohne den Anreiz der Unterschiedlichkeit kann Liebe erkalten, die Beziehung erstarrt oder stirbt. Es gibt Partner, die sind sich sehr ähnlich. Ihr Ideal ist bisweilen so viel Gemeinsamkeit und Harmonie wie nur irgend möglich. Andere Paare sind fasziniert von ihren Unterschieden und ihrer Andersartigkeit. Ob nun so oder so:

Stets wählen Paare ihren Partner nach den beiden Prinzipien zugleich aus: »Gleich und Gleich gesellt sich gern« und »Gegensätze ziehen sich an«.

Aber: Paare, die sich zu nahe sind, drohen zu ersticken. Zu viel Ähnlichkeit und Homogenität produziert nicht selten Langeweile oder Fluchttendenzen. Der Gedanke an Trennung in einer solchen Situation bedeutet erst einmal: Ich brauche mehr Abstand, ich brauche mehr Raum. Auf der anderen Seite gilt: Paare, die zu viel Abstand leben, bekämpfen sich häufig oder erfrieren.

> Um den anderen spüren zu können, braucht man Nähe.
> Um den anderen sehen zu können, braucht man Abstand.

Auftrag 3: Lass mich über mich hinauswachsen.
Im Zusammensein mit dem Partner erfahre ich mich als vollständiger, als ich es allein bin. Ich entdecke vielleicht neue Seiten an mir selber. Durch den Partner angeregt oder verführt, wachsen Verliebte oft über sich hinaus. Mit dem Partner erleben sie Abenteuer, die sie allein nie wagen würden. Sie experimentieren an Stellen, an denen ihre Persönlichkeit eigentlich Schwächen hat, wo sie sich normalerweise unsicher fühlen oder zögern. Zum Beispiel: Er ist eher schüchtern, durch seine kontaktfreudige Partnerin lernt er mit einem Mal Leute kennen, die er vorher nie getroffen hätte – und merkt, das macht durchaus Spaß. Er entdeckt neue Seiten an sich. Er wächst über sich hinaus. Das ist zutiefst befriedigend. Es ist vielleicht nicht von Dauer. Aber er hat doch die Erfahrung gemacht: Ich bin zu mehr fähig, als ich dachte. Dies ist der wachstumsfördernde Aspekt von Partnerwahl.

Unser Partner – oder unser Verliebt-Sein – kann uns dazu verführen, über uns hinauszuwachsen. Zumindest für kurze Zeit Verhalten zu riskieren, das wir uns selber nie zugetraut hätten. Wer verliebt ist, erfährt sich häufig neu, irgendwie runder, vollkommener, macht neue Erfahrungen mit sich selbst – und fühlt sich super dabei.

Auftrag 4: Stille meine Begierde, Neues zu erleben.
Das Bestreben, aufregendes Neues zu erfahren, Abwechslung, Spannendes und Spaß zu erleben, ist neben dem Willen zu überleben und dem Verlangen nach Ruhe, Entspannung und Versenkung eine der drei Triebfedern und Kraftquellen menschlicher Existenz (English 2010, S. 168 ff.). Unbekanntem Neuen zu begegnen kann zwar unsicher machen, ist aber zugleich aufregend und anregend. Am neuen Partner ist

erst einmal alles neu: seine Erscheinung, seine Art, seine Person, sein Körper, seine Geschichte. Neu ist, wo er anders ist als ich und mich möglicherweise ergänzt. Aber auch das Vertraute und Bekannte, das Verliebte aneinander entdecken ist neu, weil der andere neu ist. Und Neues ist reizvoll. Darum fällt den meisten frisch Verliebten zu Beginn ihrer Beziehung der Kontakt zum anderen nicht schwer, ob sie nun miteinander reden oder nicht. Sie sind noch neugierig aufeinander. Sie sind begierig, den anderen zu spüren, zu erfahren, ihn kennenzulernen. Wissensdurst stillen und Neugier befriedigen macht Spaß.

Nach einer Weile jedoch kennt man den Partner. Man kennt seine Geschichte und seine Geschichten. Man weiß, wie er ist, oder glaubt es zu wissen. Wo er ist wie ich, wo er anders ist. Das Miteinanderreden beginnt einzuschlafen. Neugier und Erlebnishunger bleiben unbefriedigt. Nicht selten macht sich Langeweile breit – und das hat Folgen für die Lebendigkeit und Intensität der Beziehung.

Auftrag 5: Bestätige mich als einmalig und unaustauschbar.

»Ich liebe dich.« Diese drei Worte fassen zusammen, was Verliebte sich sagen. Nur was ist das: Liebe? Wie lässt sich Liebe definieren? Wenn ich diese Frage stelle, höre ich nicht selten ein Stottern oder Zögern, auch bei Fachleuten. Eine einfache Definition von Liebe könnte sein: »*Du bist meine Priorität. Niemand sonst. Du bist mir besonders wichtig, wichtiger als andere Menschen. Du bist für mich einmalig. Du kommst in meinem Herzen an erster Stelle.*« Damit grenze ich zugleich andere Menschen aus. Sie sind vielleicht wichtig, aber sie sind nicht prioritär.

Außerhalb von Familie und Liebesbeziehungen sind Menschen grundsätzlich austauschbar, ersetzbar. Verlässt jemand seinen Arbeitsplatz, geht jemand in Rente, so wird er durch jemand anderen ersetzt (sofern die Stelle nicht gestrichen wird). Allein in persönlichen Beziehungen, in Familie, Ehe und Partnerschaft ist das anders. Da sind wir nicht austauschbar.

Beziehungsgrundsatz 13, zugleich ein anthropologisches Axiom

Menschen brauchen Zuwendung, Anerkennung und Wertschätzung so notwendig wie die Luft zum Atmen.

Ohne Zuwendung, ohne liebevolle Worte und Gesten können Säuglinge nicht überleben. Sie verkümmern oder sterben. Ohne Aufmerksamkeit und Beachtung bleiben persönliche Beziehungen kümmerlich. Verliebtheit ist die Geburtsphase einer Paarbeziehung. Ein bislang Fremder teilt mir mit: »Du bist mir der wichtigste Mensch auf der Welt. Mit dir möchte ich leben. Du bist für mich einmalig, unaustauschbar.« Das ist ein Versprechen, das das Herz öffnet. Es ist absolut beglückend. Darum ist der Bruch dieses Versprechen: »Etwas anderes ist mir wichtiger als du« oder gar »Ein anderer Mensch ist mir wichtiger als du. Du bist nicht mehr der wichtigste Mensch für mich. Ich habe dich durch eine andere Person ersetzt« so absolut verletzend.

Auftrag 6: Akzeptiere mich, wie ich bin.

Während Kindheit und Jugend, Ausbildung oder Lehre versuchen Eltern, Lehrer, Professoren und Meister den jungen Menschen zu erziehen und zu verbessern. Darum sind die Worte »Ich liebe dich. Ich liebe dich, so wie du bist«, die ein Verliebter zum anderen sagt, wie eine göttliche Botschaft. Jemand, der mir extrem wichtig ist, akzeptiert mich nicht nur mit meinen Eigenheiten. Er findet mich sogar liebenswert, so wie ich bin, einschließlich meiner Schwachstellen. Liebe mache blind, heißt es, aber das Leben in einer Beziehung öffne die Augen. Verliebte sind jedoch nicht völlig blind. Mag sein, dass sie – soziologisch gesprochen – Komplexität reduzieren. Ein psychologischer Ausdruck dafür wäre »kognitive Dissonanz« (Festinger 1978): Man glaubt, was man glauben möchte. In diesem Fall: Man hört, was man wünscht. Was zur Grundeinstellung positiv passt, wird registriert und aufgewertet; alle unangenehmen Informationen werden aussortiert oder heruntergespielt. Demnach sehen Verliebte die Schwächen des anderen durchaus, etwa, dass sie immer ein bisschen zu spät kommt oder dass er alles immer noch ein bisschen besser weiß. Aber am Anfang finden sie diese Eigenheiten des Partners sympathisch oder rührend. Schwächen werden freundlich angeschaut. Läuft einmal etwas schief, so wird Nachsicht geübt und verziehen dank wertschätzendem Verständnis oder verständnisvoller Wertschätzung.

Kippt dann die Beziehungsatmosphäre nach einer gewissen Zeit um, so wird die »kognitive Dissonanz« in der Regel andersherum eingesetzt: Man hört, was man befürchtet. Man nimmt nur noch die negativen Signale zur Kenntnis und blendet alles Positive aus. Wenn jetzt mit einem Mal Charakterzüge, die früher als sympathisch galten, vom Partner ständig kritisiert werden oder Streit auslösen, dann ist das für den Betreffenden natürlich sehr ärgerlich und verletzend, macht Stress und führt auf Dauer zu einer Atmosphäre von Feindseligkeit.

Auftrag 7: Erlöse mich.
Wir wachsen in Bindungen an andere Menschen auf. Ohne Bindungen fühlen wir uns einsam. Und doch, Bindungen haben eine Kehrseite: Sie sind auch Fesseln. So führt jede Partnerwahl dazu, dass wir zumindest ein bisschen erlöst werden: von der Abhängigkeit von den Eltern, von der Unterordnung unter die Regeln und Eigenarten der Herkunftsfamilie, von den Leistungsanforderungen oder der mangelnden Zuwendung der Mutter, des Vaters usw. Unbewusst wählen Verliebte im Partner häufig etwas, das ihrer Mutter, ihrem Vater gleicht bzw. entgegengesetzt ist. Beispiel: Frank etwa hat als Kind unter einer überkontrollierenden Mutter gelitten. Zunächst sucht er sich im Gegenzug nun vielleicht eine Partnerin, die ihm ganz viel Spielraum lässt, und ist glücklich mit ihr. Nach einigen Jahren indessen findet er, ihm fehle etwas. In einer zweiten Ehe hat er jetzt eine Partnerin, der an ständigem intensiven Kontakt mit ihm liegt, die also das Gegenteil der ersten Partnerwahl verkörpert und eher wieder seiner Mutter gleicht.

Etwas frech formuliert könnte man sagen: In der Partnerwahl findet zielsicher Neurose zu Neurose. Sachlicher ließe sich das Gleiche u.a. mit Begriffen wie Zusammenspiel oder Kollusion beschreiben (Dicks 1967; Laing 1973; Willi 1975 u.a.). Die Eigenart des anderen, die der verliebte Partner reizvoll findet, ist auch von seinem seelischen Kindheitserbe geprägt. So beinhaltet sie zwangsläufig seelische Verletzungen, möglicherweise gar Ersatzgefühle und Traumata. Karin z.B. durfte eifersüchtigen Ärger ihrem jüngeren Bruder gegenüber nie zeigen. Von den Eltern zugelassen war dagegen traurig oder brav sein. Seitdem schiebt sich jedes Mal, wenn sie sich zurückgesetzt fühlt, Trauer an die Stelle der Wut – ein Ersatzgefühl (English 2000, S.106), das sie zu der unbewussten Überlebensschlussfolgerung (English/Karnath 2009, S.50) gebracht hat: »Zuwendung erhalte ich nur, wenn ich traurig bin.« Karins neuer Partner Andy ist von ihrer melancholischen Art sehr angezogen. Damit geraten beide, Karin und Andy, in einen typischen Zwiespalt. Denn Karin hat zwei gegensätzliche Aufträge für Andy bereit. Einerseits: »Akzeptiere mich, wie ich bin (= wie ich mich zeige, nämlich traurig).« Zugleich erhofft sie sich: »Mach mich anders, als ich bin.« Unbewusst hat sie Andy auch ausgewählt, um von ihrem Ersatzgefühl erlöst zu werden, um ärgerlich sein zu können statt traurig. Danach sehnt sie sich, das hat sie, das Mädchen, bei ihren Eltern ja nicht gedurft.

Theo ist ein wunderbarer Partner, ruhig, zuverlässig, wahrhaftig. »Es ist kein Falsch an ihm«, sagt Lisa, seine Frau. Um ihr seine Liebe zu beweisen, hat er Gedichte und Liebesbriefe aus der Literatur abgeschrieben. Er würde gerne selber ausdrücken, was er empfindet, kann es aber nicht. Es ist wie ein Reifen um sein Herz. Lisa ist eher spontan und leidenschaftlich. Sie hat den Auftrag bekommen oder übernommen, ihn von diesem Reifen zu befreien. Nach 35 Jahren erkennt sie, dass sie es nicht kann und auch nicht mehr will – deswegen fühlt sie sich egoistisch, schuldig. Beide sind voller Trauer, dass sie es trotz aller Hoffnungen und Versuche nicht geschafft haben, ihre Beziehung lebendiger zu gestalten. In ihrer Trauer sind sie sich sehr nah – und merken nicht, dass er sie mit seiner Anfrage nach einer möglichen Scheidung von ihrem Erlösungsauftrag erlösen könnte.

Bei der Partnerwahl von Personen, die als Kind oder Jugendliche sexuellen Missbrauch erlitten haben, spielt die Hoffnung auf Erlösung häufig eine Rolle. Sexuell Traumatisierte finden nicht selten Partner, die – vielleicht aufgrund ihrer eigenen Entwicklung – sexuell behutsam oder nicht sehr fordernd sind. Das mag eine Weile gut gehen. Ist die frühere Verletzung nicht zu tief greifend, so kann sich das Paar, dank positiver Atmosphäre und Erfahrungen miteinander, vielleicht in Richtung auf eine reifere Sexualität hin entwickeln. Nur sind die Partner nicht davor geschützt, dass ein unvorhersehbares Ereignis, ein Bild, Erlebnis, Geruch usw. zum Auslöser oder »Trigger« für Rückerinnerungen wird und alte Wunden wieder aufreißt. Ernsthaftere Traumata kann der Partner nicht heilen. Auf Dauer ist er als Therapeut überfordert. Zudem bringt er ja seine eigene Geschichte mit und eigene Bedürfnisse. Hier wird ein Stück therapeutischer Einzelarbeit notwendig sein – im Rahmen der Paarberatung oder unabhängig davon.

Der Wunsch, mittels einer Partnerwahl Erlösung zu erfahren, kann sich auch auf magische Kurzschlüsse beziehen. Beispiel: Jana hat zwei kleine Kinder in die Beziehung mitgebracht, eine Monika von fünf Jahren und einen Marc, der drei Jahre alt ist. Gegen Ende ihrer Schwangerschaft mit Marc ist ihr erster Ehemann gestorben. Jetzt ist sie wieder schwanger, von dem neuen Partner. Sie ist »depressiv«. Sie weiß nicht, ob es ein Mädchen ist oder ein Junge wird. Sie will es nicht wissen. Sie kann die Idee nicht ertragen, dass es ein Junge ist. Wenn es ein Junge ist, will sie das Kind nicht. Ihr zweiter Mann hat sich anfangs auf die Schwangerschaft und das Kind gefreut. Inzwischen nervt ihn, dass sie sich so depressiv verhält und dass sie das Kind nicht will, wenn es ein Junge ist. Dadurch freut er sich weniger auf das neue Kind, was wiederum sie nervt. Er weiß, ob es ein Mädchen oder ein Junge ist. Aber da sie es partout nicht wissen will, will er es ihr auch partout nicht sagen. – In diesem Fall könnte die Bearbeitung der Paarkonflikte damit beginnen, dass die magische Verknüpfung im Kopf der Frau gelöst wird, etwa mit Arbeit an der Frage: »Wäre Ihr erster Mann noch am Leben, wenn Sie damals ein Mädchen zur Welt gebracht hätten?«

Auch die Paare auf S. 21 ff. haben sich bei ihrer Partnerwahl gegenseitig Aufträge gegeben. Ingo z. B. hatte gehofft, Susanne habe ihn akzeptiert, so wie er ist, nämlich mit seinem Wunsch, sich in seinem Betrieb zu verwirklichen. Nun ist er mit einer Erfahrung konfrontiert, die viele Paare machen, die gleiche Interessen haben oder mit Leib und Seele in ein gemeinsames Projekt eingebunden sind: Das Beziehungssystem provoziert einen Gegenschlag. Um im Gleichgewicht zu bleiben, gleicht es das Zuviel an Gemeinsamkeit aus durch den Wunsch nach etwas anderem, das zugleich neues Leben in die Beziehung bringen könnte. – Georg und Nina lebten in einer relativ ausbalancierten Beziehung. Er verkörperte Sportbegeisterung und Lebensfreude, was sie anzog; sie verkörperte Fürsorge und Familiensinn, was ihm nicht fremd ist. Auch Georg hatte gedacht, er sei von Nina akzeptiert, wie er ist, nämlich mit seinem Fußballhobby. Auch dieses Paar steht vor der Aufgabe, ein neues Gleichgewicht, neues Leben, in seine Beziehung zu bringen.

Für die Beratung geben die in der Partnerwahl versteckten Aufträge bzw. Versprechen sowohl Frage- als auch mögliche Verhandlungs- und Handlungsrichtungen vor: Hat das Paar ausreichend befriedigende und lebendige Gemeinsamkeit (Aktivitäten, Gesprächsthemen, Freunde, feste Termine usw.)? Verbringen die Partner, für beide ausreichend, angenehme und anregende Zeit miteinander? Haben ihre Unterschiede Platz in der Beziehung? Hat jeder der Partner genügend Raum und Zeit für sich, für eigene Interessen und Aktivitäten? Wird Andersartigkeit vom Partner zugestanden, respektiert, wertgeschätzt? Kann das Paar, selbst wenn es schon eine Weile zusammen ist, sich mit neuen Themen, Ideen, Zeichen der Zuwendung überraschen? Haben die Partner begriffen, dass jeder geliebt, geachtet und respektiert werden möchte, genau so wie sie oder er ist? Haben sie verstanden, das es keinen Sinn macht, den andern – seine Persönlichkeit, sein Wertesystem, seine Gewohnheiten und Überzeugungen – ändern zu wollen? (Weil es nur Ärger, nutzlosen Streit und Frust bringt und aus zwei Gründen nicht zum Ziel führt: Erstens lässt sich niemand gerne ändern, vor allem nicht durch Streit. Zweitens haben sich die Partner gerade so ausgewählt, wie sie sind – und jetzt soll der andere mit einem Mal ganz anders sein.) Haben die Partner Formen von Konflikt-, Ärger- und Streitmanagement (Koschorke 2011) entwickelt, die sicherstellen, dass sie sich auch bei oder trotz Differenzen überwiegend gut miteinander fühlen?

Hat einer der Partner oder haben beide Erlösungsaufträge erteilt oder übernommen? Können sie diese Aufträge benennen und zurückgeben oder zurücknehmen? Welche Möglichkeiten gibt es, die hinter dem Erlösungswunsch stehenden Probleme innerhalb oder außerhalb der Paarberatung angemessen zu bearbeiten?

6 Der unausgesprochene oder unbewusste Partnervertrag

Frisch Verliebte machen *Erfahrungen* miteinander, angenehme Erfahrungen. Sie sind fasziniert voneinander. Sie versuchen, den anderen auf sich aufmerksam zu machen. Sie bemühen sich um ihn und seine Beachtung. Sie werben um ihn. Sie suchen seine Nähe. Sie lächeln sich an, sie schauen sich in die Augen. Sie sind zärtlich miteinander. Sie sagen sich Worte der Liebe und Zuneigung. Sie öffnen einander ihr Herz. Sie reden miteinander, sie hören sich zu. Auch wenn sie nicht zuhören, wenn der andere redet, so laufen sie doch nicht weg, sondern sind gerne da. Verliebte verbringen Zeit miteinander, so viel wie möglich.

Angenehme Zeit. Sie haben (fast) immer Zeit füreinander. Und wenn sie nicht beisammen sind, sehnen sie sich nacheinander. Der andere fehlt ihnen.

Erfahrungen werden zu Erwartungen

Diese Erfahrungen machen die Verliebten wiederholt miteinander. Es sind überwiegend glückliche Erfahrungen. Was sie spüren, sehen, hören, überzeugt sie. Erfahrungen in der Verliebtheitsphase legen Spuren im Gehirn. (Selbst wenn es sich um Erfahrungen handelt, die die Verliebten möglicherweise gar nicht wirklich machen, sondern nur glauben zu machen.) Ohne groß darüber nachzudenken, gehen die künftigen Partner davon aus: Es wird immer so weitergehen. *Aus Erfahrungen mit dem Partner werden Erwartungen an den Partner:* Was ich jetzt mit ihm erlebe, werde ich auch in Zukunft mit ihm erleben. Denn wie er oder sie sich heute zeigt, so *ist* sie oder er. So wird unter der Hand, ohne dass die Partner darüber reden, ja sogar ohne dass es ihnen so recht bewusst sein mag, *aus Erfahrungen und Erwartungen ein Anspruch* an den anderen, an sein Verhalten und seinen Charakter: An diesem Anspruch messen sie ihn, heute. An diesem Anspruch werden sie ihn messen, auch in Zukunft.

> Jeder Wunsch, jedes unbewusste Bedürfnis, das die Verliebten sich erfüllen, ist zugleich das Versprechen und der Auftrag, sich dieses Bedürfnis auch in Zukunft fraglos zu erfüllen.

Mit Worten, Blicken oder Gesten sagen Verliebte einander: »Ich liebe dich!« Nur drei Worte, eine himmlische Botschaft. Zugleich allerdings, ohne dass die glücklich Verliebten es so richtig mitbekommen, die Unterschrift unter ein emotionales und soziales Tauschgeschäft, unter ein Abkommen, das beide Partner für die Zeit ihres Zusammenlebens bindet.

Aus Erwartungen wird stillschweigend ein Vertrag

Beziehungsgrundsatz 14

Paare, die beschließen zusammenzuleben, gehen einen Partnervertrag ein, in der Regel ohne das so richtig zu bemerken.

Sie merken es nicht, weil diese Vereinbarung meist völlig unausgesprochen getroffen wird und fast immer ungeschrieben bleibt. Zwar ist die Idee, dass der Entschluss zum Zusammenleben in Ehe bzw. Partnerschaft einen Vertragsabschluss darstellt, uralt und Bestandteil des jüdischen, christlichen und islamischen Erbes europäischer und arabischer Gesellschaften. So definiert beispielsweise Immanuel Kant, nie verheiratet, die Ehe als einen »Vertrag zweier Personen verschiedenen Geschlechts zum lebenswärigen wechselseitigen Besitz ihrer Geschlechtsorgane« (Kant 1836, S. 90 ff.). Den meisten Paaren jedoch ist nicht einmal bewusst, dass sie – abgesehen von dem Beschluss »Wir leben und gehören jetzt zusammen« – miteinander einen Pakt oder Kontrakt abgeschlossen haben.

Beziehungsgrundsatz 15

Hauptinhalt dieses Vertrages ist das Versprechen:
Wir befriedigen uns gegenseitig grundlegende Bedürfnisse.

Wie etwa die Wünsche nach Zusammensein und Nähe, nach Individualität und Respekt, nach Kontakt und Austausch. Sie versprechen, füreinander da zu sein und zueinander zu stehen, auch wenn es einmal schwierig wird im Leben. Sie bauen darauf, vom anderen Zuneigung und Wertschätzung zu erhalten, Beachtung und Anerkennung, Liebe und Vertrauen, Zärtlichkeit und Lust zu erfahren, Leidenschaft und Sex. Also: Sie teilen das Leben, und sie teilen die Aufgaben. »Ich bin für dich da und du für mich. Ich befriedige dir deine Bedürfnisse, und du befriedigst mir meine.«

Man kann einen *bewussten* von einem *unbewussten* Partnervertrag unterscheiden oder einen ausgesprochenen von einem unausgesprochenen Vertrag. Ob und wo das Paar zusammenwohnen will, darüber wird in der Regel gesprochen. Daneben wird jedoch meist eher stillschweigend eine bestimmte Form *praktischer Aufgabenteilung* und Kooperation vereinbart: Wer im Beruf bleibt und wer bei den Kindern, wenn Kinder kommen. Wer welche Pflicht im Haushalt übernimmt. Wer für die Außenkontakte der Beziehung sorgt und wer für Atmosphäre und Behaglichkeit im Inneren zuständig ist. Unbewusst werden *psychische und emotionale Rollen* und Komplementärrollen zugeteilt – ohne dass ein Wort fällt: Ich werde immer führen, du wirst folgen. – Ich übernehme keine Verantwortung, dafür bist du da. – Ich habe nie Schuld, wenn etwas schiefläuft. Schuld hast immer du. – Ich bin sicher, du bist unsicher. – Ich habe die Probleme – ich löse die Probleme. – Und so weiter.

Je nach Struktur oder Muster des Paares stehen bestimmte Aufträge stärker im Vordergrund. Bei Versorgungspaaren beispielsweise nimmt der eine die Rolle dessen wahr, der versorgt, der andere die Position dessen, der versorgt wird. Damit sorgt derjenige, der versorgt wird, gleichzeitig dafür, dass der versorgende Partner sein Versorgungsbedürfnis befriedigen, seinen Fürsorgedrang ausleben kann, und umgekehrt. Unabhängig davon, ob das Paar sich in einem Befriedigungskarussell bewegt (»ich versorge« – »ich werde versorgt«) oder sich in eine Befriedigungsspirale hineinsteigert (»je mehr du versorgst, desto weniger muss/kann ich selber für mich sorgen« – »je weniger du selber sorgst, desto mehr muss/kann ich dich versorgen«), beide sorgen, aktiv und passiv zugleich, dafür, dass beide Anteil am Versorgen und Versorgt-Werden haben. So stellen sie in ihrer Beziehung eine gewisse Ausgewogenheit und Stabilität her.

Bewunderungspaare teilen die Aufgaben vielleicht so auf: Einer bewundert und hat an der geernteten Bewunderung Anteil, ohne sich öffentlich zeigen zu müssen; der andere wird bewundert und steht im Rampenlicht, aber eventuell auch in der Kritik der Öffentlichkeit. Damit sorgt das Paar für bewundernde Aufmerksamkeit von außen, von der beide profitieren, schafft ein Gleichgewicht im Inneren der Beziehung und überspielt gleichzeitig grundlegende Zuwendungsdefizite bei jedem Einzelnen.

Bei Suchtpaaren dreht sich das Zusammenspiel oft um das Thema Grenzen einhalten oder das Leben auch mal locker, Grenzen überschreitend, genießen. Bei Alkohol kann das etwa so aussehen: Ein Partner spielt, im Vordergrund der Bühne, die Mama, die den Sohn, der noch an der Flasche hängt, überwacht, kontrolliert, zurechtweist. Im

Hintergrund der Bühne versorgt ein gemütlicher Vater seine irgendwie zu kurz gekommene Tochter mit Alles-nicht-so-genau-Nehmen. Wiederum sorgt jeder für Bedürfnisse des anderen, die dieser sich auf erwachsene Weise nicht selber besorgt, besorgen will oder kann.

Solche bewusst-unbewussten Arrangements entspringen gegenseitigem Interesse. Die Partner nützen sich gegenseitig und stabilisieren die Paarbeziehung, zumindest für eine bestimmte Zeit.

Was genau in einem Vertrag steht, schaut man sich meist erst an, wenn es zu spät ist – wenn der Konflikt da ist. Beim Partnervertrag, den Verliebte miteinander schließen, ist das nicht anders. Dabei handelt es sich auch noch um ein ganz überwiegend stillschweigendes oder unbewusstes Abkommen. Was nicht ausdrücklich abgesprochen ist, darüber kann man verschiedener Meinung sein. Auch Missverständnisse liegen nahe. Er zum Beispiel ist durchaus bereit, sich im Haushalt zu engagieren – aber nach dem traditionellen Muster; sie indessen erwartet einen modernen Partner. Schwerer wiegen jedoch die »Geschäftsbedingungen«, mit denen beide wie selbstverständlich rechnen, die jedoch keiner ausspricht. Es gibt »Geschäftsbedingungen«, die sich auf bestimmte Lebenssituationen oder Familienphasen beziehen. Diese werden z. B. aktuell bei Schwangerschaften, wenn das erste Kind da ist, wenn die Jugendlichen die Familie wieder verlassen usw. (dazu unten auf S. 65 mehr). Daneben gibt es Artikel im »Kleingedruckten«, die grundsätzlich gelten. Da sie in vielen unbewussten Partnerverträgen ungenannt auftauchen, möchte ich einige von ihnen einmal ausdrücklich nennen. Es kann sich beispielsweise um folgende Erwartungen handeln:

- In dich habe ich *Vertrauen*. Dieses Vertrauen ist vollständig. Keine Frage, ich werde dir immer vertrauen, heute und morgen.

  Konkret: Ich habe dir mein Herz geöffnet, du hast mir dein Herz geöffnet. Das wird auch in Zukunft so sein. Du wirst mir immer dein Herz öffnen, und ich werde dir auch in Zukunft immer alles sagen können. Zwischen uns gibt es kein Geheimnis, keine Grenzen, sondern nur *totale Offenheit*. Auf diese Offenheit habe ich Anspruch, das ist doch klar.

- Das Vertrauen in dich gibt mir Sicherheit. Bei dir fühle ich mich *absolut sicher* und geschützt. Darum bin ich mir sicher, dass ich mich bei dir stets sicher fühlen werde.

  Konkret: Ich bin mir sicher, dass ich dich liebe und dass du mich liebst. Nie wirst du jemand anderes so lieben wie mich. Das ist einfach so. Dafür brauche ich nicht einmal etwas zu tun.

- Ich sehne mich nach dir, und du bist da. Ich möchte einen liebevollen Blick von dir oder liebevolles Wort, und du schaust mich zärtlich an. Ich befriedige deine Bedürfnisse, du befriedigst meine Bedürfnisse. Du stehst mir jederzeit zur Verfügung. *Du wirst mir auch in Zukunft jederzeit zur Verfügung stehen.*

  Konkret: Immer wenn ich Zeit mit dir verbringen will, freust du dich darauf.

  Immer wenn ich mit dir reden will, hörst du gerne zu und willst auch mit mir reden. Immer wenn ich nach Sex verlange, hast du genauso viel Lust auf Sex wie ich.

  Immer wenn ich meine Ruhe will, lässt du mir meine Ruhe.

  Denn das alles hat ja geklappt, als wir verliebt waren. Das wird auch in Zukunft klappen wie bisher. Es ist also kein Problem.

- Bisher haben wir uns immer *wie von selbst verstanden*. Du weißt, was ich fühle, wünsche, denke, ohne dass ich es sage. Es ist doch selbstverständlich, dass du mich verstehst, auch ohne Worte.

  Konkret: Ich brauche nicht zu sagen, wie es mir geht – du spürst es.

  Ich brauche nicht auszudrücken, was ich wünsche, du kennst mich.

  Ich brauche nicht mitzuteilen, was ich denke, du weißt es – und das ist Glück.

Berater wissen, dass »immer« und »selbstverständlich« – neben »nie«, »alles«, »nichts«, »typisch«, »normal« und »Das ist doch ganz einfach!« – zu den Giftworten gehören, die Paare benutzen, wenn sie sich end- und ergebnislos streiten wollen.

Bei den eingangs genannten Paaren (S. 21 ff.) haben die mehr oder weniger ausgesprochenen Beziehungsabkommen bislang funktioniert, zum Teil sogar sehr gut. Alle drei Paare sind indessen an einem Punkt angekommen, an dem sie ihre Beziehungsvereinbarung überprüfen (Nina und Georg), einer neuen Situation anpassen (Gaby und Franz) oder neu verhandeln (Susanne und Ingo) müssen.

Für Paarberatung oder Paartherapie ist der stillschweigende oder unbewusste Partnervertrag ein zentrales Konzept. Weder in der beraterisch-therapeutichen Arbeit mit Einzelnen noch in Erziehungsberatung oder Familientherapie lässt sich auf ein Abkommen zurückgreifen, das die Betroffenen miteinander vereinbart haben. Fast alle Probleme, mit denen Paare in Beratung kommen, haben mit der Partnerwahl und den bei dieser Gelegenheit mobilisierten Erwartungen, Versprechen, Hoffnungen, Sehnsüchten, Träumen oder Visionen zu tun. Das wird in der Beratung nicht immer an- oder ausgesprochen. Es bildet jedoch den Hintergrund der Gespräche. Denn im Konflikt misst jeder seinen Partner oder seine Partnerin stets an inneren – oft gar nicht bewussten – Erwartungen und wirft ihm oder ihr vor, diesen »Zusagen« nicht (mehr) zu entsprechen.

Paare, die in Beratung kommen, sind mit ihrem Partnervertrag unzufrieden. Jeder erwartet, dass der andere sich seiner Interpretation des Partnervertrages beugt. Es wird also darum gehen, zu überprüfen, was jeder Partner als Versprechen oder Abkommen einfordert, und mit dem Paar einen neuen, der gegenwärtigen Lebenssituation angemesseneren Vertrag zu erarbeiten.

7 Nach der Partnerwahl: Seelische Buchführung und Bilanzen

Zwischenmenschliches Miteinander ist auf Gegenseitigkeit angelegt. So hieß es oben. Einer der vielen Fachausdrücke dafür ist Reziprozität: Soziale und emotionale Beziehungen sind ein Tauschgeschäft. Das gilt besonders für Menschen, die sich lieben und beschließen, wir wollen in Zukunft zusammenleben.

Hin und wieder ziehen sie Bilanz – jeder überschlägt: Läuft unsere

Beziehungsgrundsatz 16

Mit dem unbewussten Partnervertrag, den zwei Verliebte »abschließen«, eröffnet jeder der Partner zugleich ein seelisches Konto. Dort wird Buch geführt. Die Partner registrieren, ob sie auf ihre Kosten kommen.

Beziehung so, wie ich mir das vorstelle? Werden meine Sehnsüchte und Bedürfnisse im Zusammenleben mit dem anderen ausreichend befriedigt? Erfüllen sich meine Erwartungen? Genauer: Erfüllt der andere meine Erwartungen? Denn die Eigenart dieses Beziehungskontos ist es, dass Guthaben oder Defizite weitgehend vom Verhalten des Partners abhängig gemacht werden.

Zu Beginn einer Partnerschaft ist das positive Konto in der Regel gut gefüllt. Es fällt nicht schwer, sich gegenseitig Wünsche zu erfüllen und Bedürfnisse zu befriedigen. Das Paar sagt sich nette Dinge. Es schenkt sich Wertschätzung und Zärtlichkeit. Meist verbringt es zu Beginn auch viel angenehme Zeit miteinander. Die Partner machen sich hin und wieder Gedanken, womit sie dem anderen eine Freude machen oder ihn überraschen können. Das alles schlägt auf dem Glückskonto positiv zu Buche.

Schaut man genauer hin, so kann man dieses Beziehungskonto noch einmal unterteilen in eine Spalte »Zuneigungskonto« und eine andere Spalte, die man »Verhaltenskonto« oder »Liebesbeweiskonto« nennen könnte. Am Anfang einer Liebesbeziehung werden beide Konten aufgefüllt. Verliebte finden sich nicht nur liebenswert und sympathisch, sie beweisen es sich auch auf vielerlei Weise in ihrem Verhalten.

Solange Partner frisch verliebt sind, solange es Paaren miteinander gut geht, scheint Bilanzieren überflüssig zu sein. Es klappt ja, und das wird als selbstverständlich abgeheftet. Solange es gut geht, nehmen die Partner meist nicht einmal zur Kenntnis, dass sie überhaupt solche Konten haben. Erst wenn sich Mangel einstellt, wenn sich das positive

Beziehungsgrundsatz 17

Abgerechnet wird in Beziehungen in der Regel, wenn das positive Konto leer und das negative Konto hoffnungslos überfüllt ist.

Konto langsam aber sicher leert, wenn sich zugleich auf dem Ärgerkonto immer mehr angesammelt hat, bilanzieren sie bewusst.

Da bemerken die Partner bzw. da stellen sie fest: Mein Konto ist überzogen. Ich komme nicht mehr auf meine Kosten.

Meine Bilanz ist nicht deine Bilanz

Wenn die Konten leer sind, werden sich Partner beim Bilanzieren nie einig. Denn: »Meine Bilanz ist nicht deine Bilanz« (frei nach dem Buchtitel von Rosmarie Welter-Enderlin 2005: Deine Liebe ist nicht meine Liebe). Ohne es zu merken, bilanzieren die Partner in unterschiedlichen Währungen – und beklagen sich dann, dass der andere sie nicht versteht. Sie messen den Partner etwa an den Vorstellungen und Ansprüchen, die sie aus der Verliebtheitsphase mitbringen – nur betrachtet jeder diese Zeit durch seine persönliche Brille, ein Blickpunkt, der von dem des anderen naturgemäß abweicht. Möglicherweise bilanzieren sie in einer Wunsch-Währung, von der der Partner gar nichts weiß. Oder sie haben verschiedene Zeiten und demzufolge auch unterschiedliche Partnerverträge vor Augen. Er z. B. reklamiert auch für die Gegenwart das anschmiegsame und gefügige junge Mädchen, das sie vor zwanzig Jahren war. Sie hingegen hat sich in der Zwischenzeit zu einer selbstständigen und selbstbewussten Frau mit eigenem Lebenskonzept entwickelt und erwartet, von ihm als gleichrangige Partnerin anerkannt und behandelt zu werden. Manche Paare bilanzieren auch in der Währung ihrer Herkunftsfamilien, ihres sozialen Milieus oder ihrer Kultur.

Bilanzieren, ob eine Person körperlich oder seelisch auf ihre Kosten kommt, ist eine Funktion des menschlichen Organismus.

Der Körper bilanziert ständig, ob wir es nun wollen oder nicht. Braucht er Flüssigkeit, schickt er eine Nachricht an das Bewusstsein: »Durst!« Benötigt er Nahrung, dann meldet er »Hunger«. Solange wir genug Luft zum Atmen haben, merken wir normalerweise nicht einmal, dass wir atmen. Auf dem seelischen Konto ist Geben so lange kein Problem, solange ich genug bekomme. Ich kann viel geben, solange ich viel bekomme. Genauer: Ich kann so lange viel geben, ohne ans Bilanzieren und Aufrechnen zu denken, solange ich viel bekomme. Anders herum: Man kann nur geben, was man wirklich hat. Möchte ich mehr geben, als ich habe, gerate ich in Gefahr, den anderen und mich zu täuschen. Ich werde zum Betrüger oder Hochstapler. Das spürt der andere schnell.

Werden also Erwartungen nicht erfüllt, Bedürfnisse nicht befriedigt, dann reagiert der menschliche Organismus: Er empfindet Mangel. In zwischenmenschlichen Beziehungen manifestiert sich Mangel meist als Unzufriedenheit, Missstimmung, Ärger, Wut oder Gewalt. Was bei Paarbeziehungen allerdings auffällt:

Partner äußern ihren Ärger in der Regel nicht sofort, also nicht gleich dann, wenn er zum ersten Mal in ihnen aufsteigt, sondern meist erst viel später.

Warum? Verschiedene Gründe spielen eine Rolle. Zu Beginn einer Beziehung überwiegt im Allgemeinen das Guthaben auf dem positiven Konto bei Weitem. Demgegenüber fällt der Ärger auf dem negativen Konto kaum ins Gewicht. Die Gesamtbilanz ist also trotz Ärgers immer noch positiv. Es mag auch ein unbewusstes Kalkül stattfinden: Ich erwarte weiterhin die Befriedigung meiner Bedürfnisse vom Partner; da wäre es unklug, ihn mit meinem Ärger zu verärgern, denn dann bekomme ich vielleicht gar nichts mehr von ihm. Es kann auch mit der Zweiteilung des Seelenkontos in Zuneigungs- und Verhaltenskonto zu tun haben oder mit der schon erwähnten kognitiven Dissonanz: Negative Eindrücke und Empfindungen passen nicht zu meinem überwiegend positiven Bild vom Partner. Darum werden sie aussortiert und weggesteckt. Aber wohin?

Die seelische Tiefkühltruhe und die seelische Mikrowelle

An dieser Stelle müssen wir uns noch einmal anschauen, wie die menschliche Seele funktioniert. Sie führt nicht nur positive und negative Beziehungskonten, sondern sie ist auch – wie eine richtige Bank – in der Lage, Depots anzulegen. Anders ausgedrückt:

Beziehungsgrundsatz 18

Die menschliche Seele verfügt über eine Art Tiefkühltruhe. Da können Ärger, Verletzungen und Groll sekundenschnell eingefroren und Jahrzehnte lang aufbewahrt werden. Außerdem verfügt die Seele über eine Art Mikrowellen-Gerät: Alte Geschichten lassen sich im Nu wieder aufwärmen.

Und man kann sie dem anderen unter die Nase reiben, etwa wenn Streit angesagt ist. In der seelischen Tiefkühltruhe werden kleine und große Verletzungen eingelagert (z. B. bei Fremdgehen oder Gewalt), aber auch Alltagsgroll, der eigentlich ganz unbedeutend ist, aber doch laufend Missbehagen und Wut provoziert. Zum Beispiel: Er klappt den Klodeckel immer nur hoch, aber nie wieder runter, obwohl sie ihn zigmal darum gebeten hat.

Negative Erfahrungen mit dem Partner, die in der Tiefkühltruhe eingeschlossen sind, betreffen mit Sicherheit Erwartungen, die für den Betreffenden von besonderem Gewicht sind. Meist handelt es sich um Verhalten, das der Betreffende von seinem Partner als selbstverständlich erwartet. Selbstverständliches braucht man nicht auszusprechen, eben weil es selbstverständlich zu sein scheint und Teil der allgemeinen Geschäftsbedingungen der Partnerschaft. Nur sind damit Missverständnissen und endlosen Vorwürfen Tür und Tor geöffnet.

Als selbstverständlich erwartet sie, dass er sich besonders aufmerksam und liebevoll um sie kümmert und sie schützt, wenn sie schwanger ist. Als selbstverständlich mag er betrachten, dass er, wenn sie mit Schwangerschaft und dem Einkauf von Babywäsche voll beschäftigt ist, sich voll in seine Karriere stürzen kann. Mit der Geburt eines Kindes ändert sich für sie ihr Leben grundlegend. Sie wird eine andere Frau (Gottman 2006, S. 250). Das zentralaktive Neuropeptid Oxytocin hat bei ihr die Wehen, den Milchfluss, einen liebevollen Blick auf ihr Baby ausgelöst und auch sonst noch einiges verändert (Peichl 2008, S. 190), während er vielleicht heftig hofft, dass nach ein paar Monaten alles wieder beim Alten ist. Zumindest erwartet er, dass er wieder volle Aufmerksamkeit erhält und nicht ausgeschlossen wird, auch sexuell. Viele Paare kommen über die Enttäuschungen und Verwundungen dieser ersten Familienphase nicht hinweg, sie wahren sie verbittert Jahre und

Jahrzehnte lang auf. Auch für die späteren Paar- oder Familienphasen gibt es vergleichbare »selbstverständliche« Erwartungen.

Für die Beratung ergeben die Konzepte und Bilder dieses Kapitels eine Reihe von Handlungsanweisungen. Zunächst brauchen Paare, die mit tief greifenden Defiziten kommen, ausreichend Verständnis, und zwar zwischenzeitlich vom Berater: Wer am Verhungern ist und auch noch überzeugt: »Das ist die Schuld des Partners, er lässt mich verhungern«, kann nicht großzügig Zuwendung spenden. Er kann dem anderen nicht einmal Ruhe gönnen oder ihm in Ruhe zuhören. Das hat nichts mit bösem Willen, »Abwehr« usw. zu tun. Es hat einfach physiologische Gründe. Eine erste, grundlegende Aufgabe des Beraters ist es, zunächst Verständnis für die Situation des Paares, für die Situation jedes Partners sowie für die Bemühungen jedes Einzelnen zu äußern. Das kann dazu führen, dass der Wettlauf um die Opferposition (»Mir geht es aber viel schlechter als dir!« »Was du getan hast, ist aber viel schlimmer, als was ich gemacht habe«) erst einmal ausgesetzt und die Bilanz jedes Partners in Ruhe einer Überprüfung unterzogen wird. Dem Erfahrungssatz des Beraters folgend »Nichts ist selbstverständlich« werden dabei unausgesprochene Erwartungen und Wünsche, soweit wie möglich, ausgesprochen und damit verhandelbar. Sie werden von Verabredungen unterschieden. Verletzungen brauchen Zeit zum Heilen – das gilt für Körper und Seele gleichermaßen. Tief greifende und seit Langem aufbewahrte Kränkungen und Verletzungen brauchen viel Zeit zum Heilen und möglicherweise ausführliche Wiedergutmachungsarbeit (vgl. dazu unten S. 368 f.). Dabei ist wieder einmal zu berücksichtigen, dass die Seele ähnlich wie eine Bank arbeitet: Negative Äußerungen sind von einer anderen Währung. Sie wiegen wesentlich schwerer als positive. Der menschliche Organismus fühlt sich in einer angenehmen Umgebung am wohlsten. Er ist darauf aus, Wohltuendes und Lustvolles zu erleben. Darum prägen sich schmerzliche und leidvolle Erfahrungen dem Gedächtnis besonders intensiv ein. Meine Erfahrung (ähnlich Gottman):

Beziehungsgrundsatz 19

In Paarbeziehungen braucht es *fünf* positive Zuwendungseinheiten, um *eine* starke negative auszugleichen.

Gerade zu Beginn einer Paarberatung, wenn das Paar zerstritten, gefrustet, zu kurz gekommen und völlig erschöpft bei ihm landet, sollte der Berater diese Regel beachten:

> Die 5:1-Berater-Regel: Fünf mal so viel Verständnis ausdrücken, wie man glaubt, ausgedrückt zu haben. (Siehe dazu auch unten S. 187 f.)

Die Partner haben die Wahl: Entweder sie häufen weiter Enttäuschung auf Enttäuschung an. Oder sie lernen langfristig, künftig erwachsener mit Wünschen und Enttäuschungen umzugehen, denn das Einfrieren von Vorbehalten und Verletzungen in der Tiefkühltruhe kostet viel Lebensenergie, die man nützlicher und angenehmer verwenden könnte. Um sich in Zukunft Zuneigung zu schenken statt Ärger auszutauschen, könnte es sinnvoll sein, die schon erwähnten Grundregeln von Streit- und Ärger-Management in Paarbeziehungen einzuüben (dazu ausführlich Koschorke 2011, S. 111 – 133).

8 Die Folgen der Partnerwahl Beziehungsabhängigkeit und Krisen, Polaritäten und Balance

Zu Beginn empfinden Paare die Wahl des Partners meist als Bereicherung: In der neuen Beziehung erfahren sie auf angenehme Weise Bestätigung und Ergänzung, sie erleben aufregendes Neues und wachsen vielleicht sogar, wenigstens vorübergehend, über sich hinaus. Emotional, sozial und körperlich erscheint die neue Bindung als Glück, als ein Gewinn.

Da fällt zunächst kaum ins Gewicht, dass jeder Partner mit der Partnerwahl und dem Versprechen »Du bist meine Priorität« auch etwas aufgibt oder zumindest einschränkt: seine gefühlsmäßige und soziale Unabhängigkeit. Indem die Partner sich durch ein mehr oder weniger bewusstes Beziehungsabkommen aneinanderbinden, geben sie zugleich ein Stück Selbstständigkeit preis. Rituale wie die feierliche Beerdigung des Junggesellen-Daseins erinnern an diesen Freiheitsverlust. Doch wird der gegenüber dem Zugewinn, den die neue Beziehung verspricht, in der Regel als zweitrangig gewertet: Was Verliebten zu Beginn ihrer Beziehung fehlt, ist nicht die Bewegungsfreiheit, sondern der andere, wenn er nicht da ist.

Diese »Paarwerdung« auf Kosten einer gewissen »Entselbstung« wird durch das Bild der Beziehungswippe treffend veranschaulicht. Partner, die eine Partnerbeziehung eingehen, besteigen die Beziehungswippe und nehmen dort Platz.

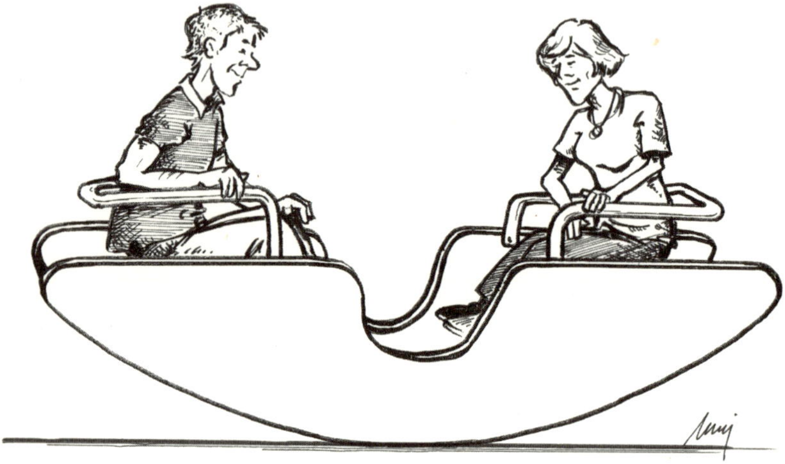

Beziehungsgrundsatz 20

In Zukunft wird, was der eine empfindet, denkt, fühlt und tut,
nicht nur ihn allein betreffen, sondern auch davon abhängig sein,
was der andere empfindet, denkt, fühlt und tut.
Empfinden, Fühlen, Denken und Tun der Partner sind kurzgeschlossen.

Geht es dem Partner gut oder schlecht, so beeinflusst das automatisch das eigene Wohlergehen, Wohlbefinden, Denken und Verhalten, und umgekehrt. Schon ein Stöhnen, Lachen oder Atemanhalten lässt den Partner reagieren.

Wie kommt es, dass Menschen, die gerade den Bindungen der Herkunftsfamilie oder einer vorigen Paarbeziehung entsprungen sind (beides wird bisweilen ja auch als Beziehungsgefängnis erlebt), freiwillig und mit Lust bereit sind, sich in neue Bindungen zu stürzen? Von den Vorteilen, die die Partnerwahl frisch Verliebten bringt, war oben schon die Rede (S. 47 ff.). Ich möchte hier noch eine andere Erklärung versuchen. Dazu mache ich einen kleinen Umweg.

Angst, Scham, Schuldgefühle – drei nützliche Schutzpatrone

Drei Regulatoren garantieren die soziale Geburt des Menschen und schützen den Säugling, das heranwachsende Kleinkind und auch noch den erwachsenen Menschen im Falle existenzieller (körperlicher oder sozialer) Bedrohung:

Anthropologisches Axiom

- Droht dem Menschen Hungertod, Verlassensein oder Gefahr für seine *körperliche oder seelische Unversehrtheit,* so ergreift den menschlichen Organismus **Angst**. Sie lässt ihn »instinktiv« nach *Sicherheit und Schutz* suchen oder rufen, um diesen Existenzbedrohungen zu entgehen – ob es sich nun um einen Säugling handelt oder um einen Erwachsenen.
- Wenn Menschen nicht dem Bild der Umwelt entsprechen, wenn sie nicht so sind, wie sie sein sollen, wenn ihre individuelle *Identität* ihnen nicht Anerkennung und Zugehörigkeit innerhalb ihrer Familie, Sozialgruppe, Gesellschaft oder Kultur garantiert, reagieren sie mit **Scham**. Sie bemühen sich *dazuzugehören*. Eventuell erfahren sie den Stolz der Zugehörigkeit oder die grundlegende Sicherheit der Bindung an eine Sozialgruppe. Sie unterwerfen sich sozialer Kontrolle, d. h., sie beschließen, so zu sein, wie »man« sein soll, wie die relevanten Gruppenerwartungen sie als Person sehen möchten, um nicht ausgeschlossen zu werden oder als soziales Nichts zu gelten.
- Eine mehr oder weniger stark ausgeprägte innere Instanz begleitet die Menschen durchs Leben. Sie beurteilt, was jeder fühlt, denkt und macht. Sie belohnt situationsgerechtes Verhalten mit Wohlbefinden,

Lob oder der Gewissheit, das Richtige zu tun. Sie bestraft mit **Schuldgefühlen**, wenn das *Verhalten* nicht recht ist und von dem abweicht, was erwartet wird. Dieser Instanz werden unterschiedliche Namen gegeben: Gewissen, Über-Ich, Eltern-Ich, Gott usw.

Anthropologisches Axiom

In den frühen Lebensjahren dienen die drei Regulatoren dazu, die »soziale Geburt« (König 1974, S. 71) des Menschen zu fördern. Sie sollen sicherstellen, dass ein Kind sich zu einer Persönlichkeit entwickelt, die sich vor Gefahren zu schützen weiß und in ihrer sozialen Umgebung angemessen bewegt und verhält. (Ein vierter Regulator oder Schutzpatron, nämlich die **Vernunft**, ist vor allem in der frühen Kindheit nur ansatzweise und auch im Erwachsenenalter oft nur unzulänglich ausgebildet. Heftige Gefühls-Tsunamis – seien es solche des Glücks oder solche der Begierde, Wut oder Gewalt – überfluten die Vernunft leicht und rasch und setzen sie häufig – zumindest vorübergehend – außer Betrieb.)

Nun kann man auch die Verliebtheit als eine Geburtsphase betrachten: nämlich die einer neuen Beziehung. Sie führt gewissermaßen zu einer neuen sozialen Geburt der Beteiligten. Am Ende dieses Prozesses verstehen sich beide Partner normalerweise als einer Paarbeziehung zugehörig, als Teil eines Beziehungssystems. Im Verlauf ihres ersten Verliebtseins haben sie dabei – möglicherweise anders als in der Kindheit – mit den drei Regulatoren Angst, Scham und Schuldgefühle überwiegend positive Erfahrungen gemacht:

- Ich kann mich bei dir und mit dir absolut sicher fühlen. Ich brauche keine Angst zu haben, dass du meine seelische und körperliche Unversehrtheit bedrohst, dass du mich verletzt oder verlässt.
- Du und ich, wir gehören einfach zusammen. Darum kann ich mich bei dir und mit dir offen, bloß und nackt zeigen, so wie ich bin, und werde nicht beschämt.
- Was ich tue, wie ich mich verhalte, ist nicht falsch, sondern wird von dir wohlwollend akzeptiert. Du schaust mit freundlichem Auge auf mein Verhalten, meine Schwächen und Eigenarten.

In der Liebesbeziehung mit dem anderen werden also zeitweise der Traum und die Sehnsucht erfüllt, ganz ich selbst zu sein. Sich nicht irgendwie verhalten, darstellen, zusammen- oder zurücknehmen zu müssen. Einfach zu sein, wie ich wirklich bin (Vansteenwegen 2007, S. 23). Diese zutiefst befriedigende Erfahrung – und das darin enthaltene Versprechen von Persönlichkeits- und Freiheitsentfaltung – könnte der emotionale Ausgleich dafür sein, dass jeder Partner in der Paarbeziehung einen Teil seines individuellen Selbst aufgibt. Man kann die Verliebtheitsphase als »positive Traumatisierung« verstehen, die Körper und Gefühl, Denken und Handeln der Beteiligten tief greifend und lange nachwirkend prägt.

Wenn dann nach einer Weile des Zusammenseins der andere nicht mehr mit mir zufrieden ist, wenn er Erwartungen an mich richtet und fordert, dass ich mich irgendwie verhalte, darstelle, zusammen- oder zurücknehme, dann bin ich natürlich bitter enttäuscht. Ich fühle mich aus dem Paradies des bedingungslosen Angenommenseins durch den anderen ausgestoßen. Dieser Verstoß und der Prozess, der dazu führt, wird oft genug nun als negativ traumatisierend erlebt.

Die Bindung an einen Partner macht beziehungsabhängig

Die Tatsache, Teil einer Beziehung geworden zu sein, prägt Empfinden, Fühlen, Denken und Verhalten jedes Partners auch, wenn die Verliebtheitsphase längst vorüber ist. Selbst wenn die Partner sich nicht mehr verstehen, an Trennung denken, ja sogar wenn sie schon länger getrennt sind, fehlt der andere: Fühlen, Denken und Verhalten des einen sind immer noch so programmiert, dass der andere es beeinflusst. In der Verliebtheitsphase haben die Partner in gewissem Sinne ihre »Bauart« geändert. Nach einer Trennung oder Scheidung braucht es meist eine ganze Weile, bis jeder Partner innerlich wieder unabhängig und selbstständig wird.

Das Bild der Beziehungswippe mag das verdeutlichen. Jeder Partner ist Teil eines Empfindungs-, Fühl-, Denk- und Verhaltenssystems geworden. Auch wenn der Partner nicht mehr da ist, bleibe ich – zumindest eine Zeit lang – als Teil auf der Wippe sitzen.

Was die Beziehungswippe veranschaulicht, wird in der Fachsprache

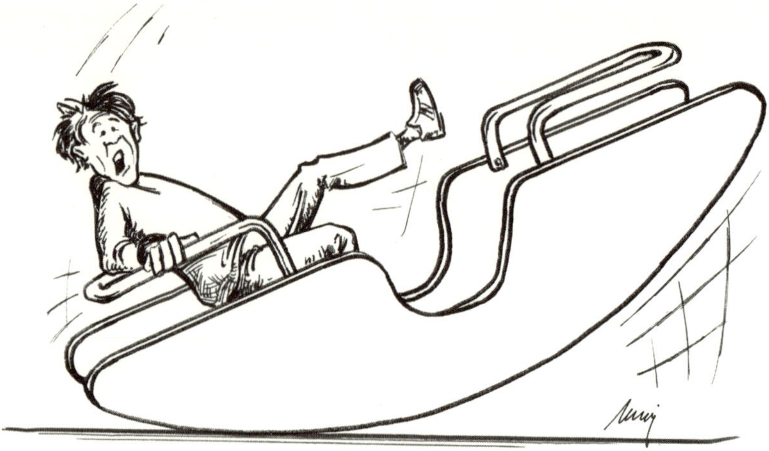

ein *Beziehungssystem* genannt. Ein System definiert sich als ein organisiertes Ganzes, dessen Teile sich miteinander in Wechselwirkung befinden. Die vier Elemente dieser etwas trockenen Definition sind: ein Ganzes und seine Teile einerseits, Organisationsstruktur und Interaktion andererseits.

Das System, das Ganze ist gegenüber außen, im Verhältnis zu anderen oder übergeordneten Systemen, abgegrenzt. Die Grenzen sind im Idealfall deutlich erkennbar und zugleich durchlässig. Nach innen erzeugen diese Grenzen ein klares Zugehörigkeits- oder Wir-Gefühl, also Identität und Selbstdeutung, die diese Beziehung von anderen unterscheidbar machen. Eine Organisationsstruktur steuert Entscheidungs- und Kooperationsabläufe im Inneren. Per Definition setzt ein Wir zumindest zwei Ichs voraus, die sich voneinander unterscheiden, d.h. abgegrenzt sind und in einer irgendwie geregelten Kooperations- und Machtbeziehung zueinander stehen.

Krisen erlauben Beziehungen zu wachsen

Im Gegensatz zu abstrakten, z.B. mathematischen, Systemen sind menschliche Systeme vor Veränderung nicht geschützt. Sie entwickeln sich und wachsen. Es entwickeln und verändern sich das Wir, die Ichs, die Organisation, z.B. die Machtstrukturen, und die Interaktionen. Auch aus der sozialen Umgebung kommen Wachstumsanreize oder

Bedrohungen, die Reaktionen erfordern (Lipton 2009, S. 66). Das hat zwangsläufig mehr oder weniger regelmäßig Anpassungsprozesse zur Folge. Diese verlaufen glatt, oder sie werden als »Krisen« oder »Krisenzeiten« erlebt. Krisen führen, Watzlawick (u. a. 1970) folgend, entweder zu *Veränderungen innerhalb* des bestehenden Rahmens oder zu *Veränderungen des* bestehenden Rahmens. In beiden Fällen ist häufig, etwas vereinfacht dargestellt, eine Abfolge bestimmter Phasen zu beobachten:

Phase	**Verhalten**
▪ Stabilität und Gleichgewicht auf dem Ausgangsniveau	Funktionieren, Wohlbefinden, Befriedigung
▪ Leerlaufen der Beziehung. Nach außen erscheint die Beziehung weiterhin als stabil und funktionsfähig, doch verändern sich die Umstände. Eine an diese Veränderung angepasste Weiterentwicklung der Beziehung wird verpasst	Irritationen werden mit Verwunderung zur Kenntnis genommen oder verdrängt
▪ Destabilisierung. Das Gleichgewicht gerät aus dem Lot und ist ernsthaft bedroht	Störungen, Blockaden, Konflikte treten offen zutage. Stress, Streit, Unwohlbefinden
▪ Sich wieder fangen. Suche nach neuem Gleichgewicht oder neuem Rahmen. Anpassungsbemühungen, Versuche neuer Organisation und Interaktion, Neudefinition von Wir und Ich	Anstrengung, Kampf, Abschied von Vertrautem, Trauer, neue Wege suchen und finden
▪ Neustabilisierung, gegebenenfalls auf einem fortgeschrittenen Niveau	Fortgeschrittenes Funktionieren, Befriedigung mit dem Geleisteten, mit der neuen Situation. Oder, wenn eine Neustrukturierung nicht gelingt, Zerfall des Beziehungssystems

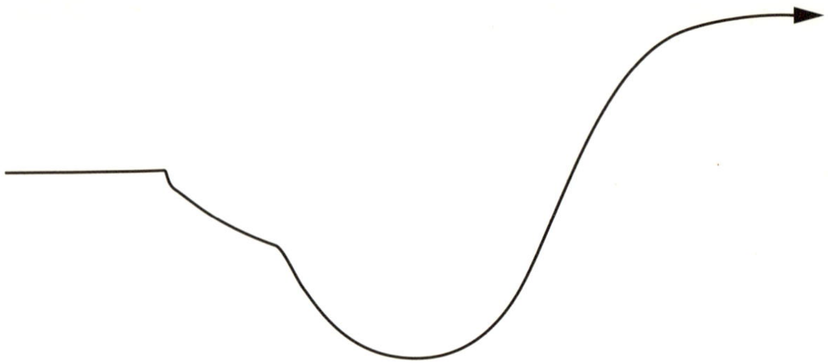

Ausgangs-niveau	Beziehung läuft leer, stagniert	Beziehung aus dem Lot, Krise	Sich fangen, Neuan-passung	Neues Beziehungs-gleich-gewicht

Krisenkurve

Beziehungsgrundsatz 21

Krisen sorgen dafür, dass Beziehungssysteme sich weiterentwickeln, dass sie lebendig und lebensfähig bleiben.

So notwendig Krisen für die Weiterentwicklung eines Paares und des Einzelnen sein mögen: Die mit einer Krise verbundenen Veränderungen belasten die Beteiligten und gehen meist mit tief greifender existenzieller Verunsicherung, Angst und Verwirrung einher. Zwar folgen neue Ideen und neue Lösungen nicht selten auf eine Phase von Chaos, Verwirrung und Niedergeschlagenheit. Doch der emotionale Preis, den die Partner für diese »kreative Instabilität« (Sills 1997, S. 8) zahlen, ist bisweilen hoch.

An dieser Stelle sei auf einen Unterschied zwischen Paar- und Familiensystemen hingewiesen: Familien sind in gewissem Sinne gezwungen, sich ständig zu verändern. Die Kinder und Jugendlichen bilden im Allgemeinen den Motor der Weiterentwicklung: Sie wachsen und reifen unübersehbar, oft zum Bedauern ihrer Eltern. Ganz anders Paarsysteme. Die können sich Entwicklung gegenüber leichter verschließen: Gelegentlich bleiben sie Jahrzehnte hindurch änderungsresistent und leugnen die Tatsache, dass Leben Wachsen und Entwicklung bedeutet, dass nichts bleibt, wie es ist. Indessen:

Beziehungsgrundsatz 22

Je länger eine notwendige Anpassung hinausgeschoben wird, desto heftiger und schmerzlicher ist oft die Krise.

Pol und Gegenpol

Wie aber halten Paarbeziehungen Stabilität aufrecht? Was geschieht genau, wenn das Gleichgewicht verloren zu gehen droht? Wie gewinnen sie es zurück?

Beziehungsgrundsatz 23

Beziehungssysteme funktionieren in Polaritäten.

Polaritäten sind Bestandteil jedes Paarsystems. Mithilfe dieser Spannungsbögen stabilisieren Beziehungen ihr Gleichgewicht. Fast alles kann polar gelebt oder organisiert werden – persönliche Eigenschaften, Verhaltensneigungen, Gewohnheiten, Problemlösungspräferenzen. Das Partnerwahlprinzip »Gegensätze ziehen sich an« sorgt dafür, dass in einer Paarbeziehung meist auch der Gegenpol einer bestimmten Eigenschaft oder Verhaltenstendenz vertreten ist. Oder sich im Laufe der Zeit ausbildet.

Hier eine bunte Mischung solcher Polaritäten aus dem Alltag der Paare. Sie beleben die Partnerschaften. Sie sorgen für Gesprächsstoff, Spannungen und Konflikte, Lachen oder Streit. Sie bieten Material für Satire, aber auch für erbitterte Auseinandersetzung:

»Wir« leben	↔	»Ich« lebe
zusammen sein ist wichtig	↔	für sich sein ist wichtig
Gefühl, Gefühlsmensch	↔	Verstand, Verstandesmensch
an Menschen interessiert	↔	an Sachen, Technik interessiert
kontaktfreudig	↔	zurückhaltend im Kontakt
redselig	↔	still, schweigsam
über normalen Alltag reden	↔	nur über außergewöhnliche Vorkommnisse reden
resolut	↔	unverbindlich
sich leicht entscheiden	↔	Entscheidungen offenhalten
für andere sorgen	↔	für sich sorgen
versorgen	↔	sich versorgen lassen
sich kümmern	↔	genießen
pflichtbewusst	↔	spaßbewusst
Geschirr gleich wegräumen und dann erst genießen	↔ ↔	gleich genießen, Geschirr kann warten
Konsequenzen bedenken	↔	spontan sein, wird schon irgendwie gehen
an Zukunft denken	↔	im Jetzt leben
streng sein	↔	Verständnis haben
konsequent	↔	locker
Regeln einhalten	↔	Ausnahmen zulassen
an der Ampel stehen bleiben	↔	auch bei Rot rübergehen
genau planen	↔	sich überraschen lassen
mit fertigem Einkaufszettel zielgenau einkaufen	↔ ↔	durch den Supermarkt flanieren, sich inspirieren lassen
sparen	↔	ausgeben
auf Nummer sicher gehen	↔	Spaß am Risiko
Abenteuer suchen	↔	sich nach Ruhe sehnen
Neues ausprobieren	↔	Bekanntes bevorzugen
Abwechslung suchen	↔	am Bewährten festhalten
verändern	↔	bewahren, beharren
sich selber helfen	↔	sich helfen lassen
selber ausprobieren	↔	um Rat fragen
Probleme selbst lösen	↔	andere um Hilfe bitten
Probleme ausdiskutieren	↔	unter den Teppich kehren
Probleme lösen durch Reden	↔	Probleme lösen durch Machen
Ärger ständig zurückhalten	↔	sich spontan von Ärger befreien

Streit schnell wegstecken	↔	Streit endlos wiederkäuen
früh ins Bett	↔	spät ins Bett
morgens voll in Form	↔	abends voll in Form
usw.		

Beziehungssysteme fordern und fördern das Funktionieren in Polaritäten

Damit schützt sich das System vor Einseitigkeiten, die das Gleichgewicht der Beziehung beeinträchtigen oder stören könnten. Handlungsabläufe innerhalb der Partnerschaft verlaufen ausgewogener. Außerdem kann die Beziehung den Partner an die »Front« schicken, der für die spezielle Aufgabe besser gerüstet ist. Dadurch werden Handlungsabläufe effizienter.

Aber auch für den einzelnen Partner ist das Funktionieren in Polaritäten von Vorteil. Es muss nicht jeder jede Anforderung in gleichem Ausmaß wahrnehmen. Es muss sich nicht jeder für alles in gleicher Weise zuständig und verantwortlich fühlen.

> Beispiel: Bernd hat seine Kontaktbedürfnisse an seine Frau abgegeben. Nun hat er Ruhe und kann tun, was ihm am wichtigsten ist. Denn sie kümmert sich um die Beziehungen, die jeder Mensch in einem Mindestmaß braucht. Oder: Dorothee lebt ganz im Jetzt. Wenn sie etwas beschäftigt, existiert die Außenwelt nicht mehr. Klingelt das Telefon, plaudert sie mit dem Postboten oder der Nachbarin, dann ist der Topf auf dem Herd völlig vergessen. Das macht ihr auch nichts aus, denn irgendwie weiß sie: Ihr Mann Dieter, der ihre Redefreude gut kennt, hat notfalls ein Auge auf den Herd.

Beziehungsgrundsatz 24

Die Partner delegieren sich Aufgaben. Sie delegieren sich auch psychische und soziale Funktionen.

Dabei betont der Fachausdruck »delegieren« stärker den Aspekt, dass der Einzelne mit dem Delegieren eine Zuständigkeit oder Verantwortung weggibt und sie damit los ist. Gleichermaßen wichtig ist indessen, dass jeder Partner an dem, was er delegiert, Anteil behält. Ohne es aktiv auszuüben, profitiert er davon, dass der Partner das Delegierte tut oder ist. Entsprechend dem Prinzip:

Was beim einen ist, ist auch beim anderen,

wenn auch in verschiedenem Ausmaß oder möglicherweise in unterschiedlicher Ausprägung. Auch »Verstandesmenschen« haben Gefühle, auch »Gefühlsmenschen« haben Verstand. Auch Technik-Freaks brauchen Kontakte, auch Kontakt-Fans benutzen Technik. Insofern haben derartige Zu- oder Festschreibungen etwas Künstliches, sie spitzen zu. Damit erschweren sie zugleich ein flexibleres Miteinander.

Wiederum kann die Beziehungswippe diesen Gesichtspunkt »Auch was ich weggebe, bleibt bei mir« veranschaulichen: Die Wippe als Ganzes stellt das Gemeinsame dar, die Sitze verkörpern die unterschiedenen Positionen der Partner. Kontaktbedürfnis beispielsweise ist eine Dimension des Lebens als Paar, mit den beiden Polen »viel« und »wenig«. Die Partner besetzen die gegensätzlichen Pole dieses Spannungsbogens, je nach Situation und Notwendigkeit, vor allem aber entsprechend ihrer persönlichen Prägung und Vorliebe. Oder: Kindererziehung spielt zwischen den beiden Polen »verständnisvoll« und »konsequent«, denn Kinder brauchen sowohl klare Regeln als auch Verständnis, d. h. bisweilen Ausnahmen von den Regeln.

Beziehungsgrundsatz 25

Das Verhalten des einen bewirkt und »produziert« das Verhalten des anderen.

Das Besetzen der gegensätzlichen Pole geschieht in Paarbeziehungen wie von selbst. Es kann als Zeichen gelesen werden, dass das System »gesund«, beweglich reagiert. Denn das Gleichgewicht zu verlieren, ungleichgewichtig zu werden, bedeutet Gefahr für die Beziehung.

Polaritäten entwickeln oder verstärken sich im Laufe von Paarbeziehungen. Die Partner verstärken sich wechselseitig in ihrem Verhalten, Denken und Empfinden. Der eine ist nachsichtig und grenzenlos mit den Kindern. Da bleibt dem Partner nichts anderes übrig, als Grenzen zu setzen, sonst gerät das Ganze aus der Balance. Indem der eine streng reagiert, bringt er seinerseits den anderen dazu, Ausnahmen zuzulassen. So »formt« in gewissem Sinne jeder den anderen. Jeder trägt dazu bei, dass der andere sich so verhält, wie er es tut. Der Vielredner produziert den Schweiger, der Schweigende bewirkt das Dauerreden des Partners. Auf diese Weise trägt häufig jeder dazu bei, dass der andere sich so verhält, wie er es eigentlich nicht wünscht.

Diese Sicht von Paarbeziehungen bestätigt sich interessanterweise auch, wenn die Partner sich anders verhalten, als sie es normalerweise tun. Zum einen hängt das Verhalten bzw. das, was gemeinhin Charakter genannt wird, zu einem nicht unerheblichen Teil von der Situation oder vom Kontext ab: Ein zu Hause eher schweigsamer Mann ist am Stammtisch oder im Verein beim Reden kaum zu stoppen. Eine gewöhnlich eher verständnisvolle Mutter steckt, wenn sie allein ist, ihre Kinder bei allem Verständnis doch irgendwann unwiderruflich ins Bett. Zum anderen:

Beziehungsgrundsatz 26

Partner wechseln gelegentlich den Pol.
In beweglichen Beziehungssystemen erfolgen bisweilen Umschwünge.

Ein Beispiel mag das verdeutlichen: Heike übt den Kindern gegenüber gewöhnlich viel Nachsicht, was Rainer, ihr Mann, ihr immer wieder vorwurfsvoll unter die Nase reibt. Heute ist sie genervt und erteilt ein striktes Verbot. Da hört Rainer, zu seinem eigenen Erstaunen, aus seinem Mund den Satz kommen: »Können wir da nicht mal eine Ausnahme machen?«

Entgeistert schaut Heike Rainer an: Er fällt ihr in dem Moment in den Rücken, in dem sie sich einmal konsequent verhält, was er ständig von ihr verlangt. Rainer wundert sich über sich selbst – er weiß nicht so recht, warum er diesen Satz gesagt hat. Heike und Rainer haben jetzt die Wahl: Sie können beginnen, sich endlos zu streiten. Oder sie verstehen: Wir leben in einer Beziehung, die zum Glück ihre Beweglichkeit bewahrt hat.

Was sich in dieser kleinen Szene abspielt, ist »psycho-logisch«. Hält man sich das Bild der Beziehungswippe vor Augen, so könnte man es sogar »psycho-mechanisch« nennen: Wer den einen Pol übertreibt, bringt den anderen Pol dazu gegenzuhalten. Auf diese Weise werden Einseitigkeit und Balanceverlust ausgeglichen. Auch wer gewohnheitsgemäß einen Pol besetzt, bleibt also stets dem Gegenpol verhaftet. Das System produziert Verhalten, das die Beteiligten verwirrt und vielleicht erstaunt. Die Beziehung als ein auf Gleichgewicht bedachtes System bewirkt den Umschlag aus sich selbst heraus. Es setzt sich – zumindest vorübergehend – über persönliche Vorlieben, charakterliche Prägung oder eingespielte Rollen hinweg. Allerdings gilt für diese Gesetzmäßigkeit eine wichtige Einschränkung: Je rigider das Beziehungssystem ist, desto seltener erfolgt ein solcher Umschwung.

Wer hat recht?

Für die Beratung gibt die obige Definition der Paarbeziehung als eines Systems wiederum Fragerichtungen vor. In der Erkundungsphase könnte der Berater sich dafür interessieren, wie viel »Wir« das Paar lebt, wie viel Raum für »Ich« bleibt, ob es sich gegenüber anderen Systemen (z. B. den Herkunftsfamilien) klar genug abgrenzt und trotzdem offen ist für Einflüsse von außen, wie es Interaktions- und Entscheidungsabläufe organisiert, Machtkonflikte löst usw.

Vor allem aber vermittelt das Verständnis der Paarbeziehung als eines Systems gegenseitiger Beeinflussung und Abhängigkeit eine Sichtweise, die Spielraum für Veränderung und Handlungsalternativen eröffnet. Konzentriert sich die Beobachtung auf das Wachsen und Reifen des Individuums, so ist es naheliegend, die Entwicklung der menschlichen Persönlichkeit, ihrer Eigenart und ihres Verhaltens weitgehend frühkindlichen Einflüssen, Erfahrungen oder Lernprozessen zuzuschreiben. Diese traditionelle Perspektive wird ergänzt – und teilweise korrigiert – durch die Annahme, dass Empfinden, Fühlen, Verhalten und Denken des einen Partners in einer Paarbeziehung das Empfinden, Fühlen, Verhalten und Denken des anderen Partners formt, prägt, verstärkt und von ihm abhängt. Diese theoretische Erkenntnis aus Soziologie und Sozialpsychologie hat sich als eine für Beratung und Therapie hilfreiche Sichtweise durchgesetzt. In den USA ist das seit den Fünfziger-, Sechzigerjahren, in Europa und Deutschland seit den Siebzigerjahren des vergangenen Jahrhunderts geschehen. Dieser Blickwinkel verändert zunächst das Verständnis dessen, was als Konflikt des Paares zu betrachten ist: Wird das Tun des einen durch das Tun des anderen bedingt, dann ist der Vorwurf, den Partner sich gegenseitig machen »Ich habe recht. Es liegt an dir. Du bist schuld«, zwar verständlich, aber sinnlos. Die beraterische Kurzformel hieße:

Beziehungsgrundsatz 27

Jeder Partner hat auf seine Weise recht, denn beide sind beteiligt.

Diese theoretische Perspektive hat erhebliche Konsequenzen für das praktische Vorgehen in der Paarberatung.

1. Sind beide Partner an der derzeitigen Situation ihrer Beziehung beteiligt, dann geht es darum, *beide* Partner, ihr Verhalten und ihre Beweggründe, in gleicher Weise zu verstehen und einzubeziehen. Der Berater wird also alles, was er an Gefühlen und Konflikten sowohl von dem einen als auch von dem anderen Partner hört oder wahrnimmt, *zwischen* die Partner platzieren. Bei seinen Zusammenfassungen wird er dieses »zwischen« betonen: »Ich höre/merke, zwischen Ihnen besteht dieses Problem.« Oder er wird »beidhändig« arbeiten: »Sie … und Sie.«

Das Bild von einer Stereo-Anlage kann dieses »zwischen« gut veranschaulichen: Jeder Partner ist Lautsprecher für einen der Pole des Problems. Der Berater jedoch weiß, die gemeinsame Musik wird nicht von den Lautsprechern gemacht, sondern stammt von der CD in der Mitte, *zwischen* den beiden Lautsprechern.

2. Versteht der Berater einen der Partner besser oder hat er einen Partner nicht verstanden, so hat er auch die Beziehung noch nicht verstanden. Er hat noch *keinen Zugang zum Paar*. Er wird sich erst noch Zeit nehmen müssen, den weniger zugänglichen Partner und seine Motive zu verstehen.

Es geschieht recht häufig, dass der Berater einen der Partner schneller und besser versteht als den anderen. Denn die Partner vertreten ja verschiedene Pole. Partner A etwa hat die Verantwortung für die Probleme des Paares übernommen, während B den Pol vertritt: Es läuft doch ganz gut, wir haben kein Problem. Oder A verkörpert den Pol: Probleme aussprechen, B den Pol: Probleme aushalten.

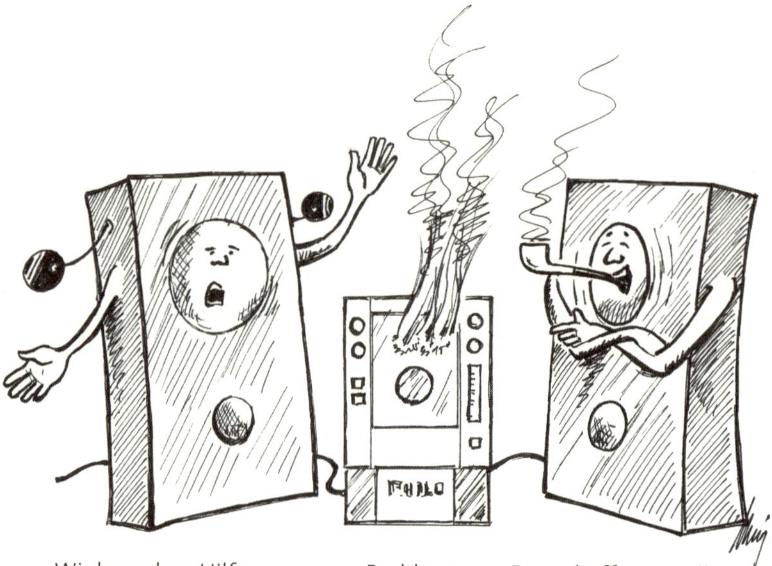

»Wir brauchen Hilfe« Problem »Das schaffen wir allein«

3. Beginnt der Berater mit dem Paar zu arbeiten, ohne jeden gleichgewichtig verstanden zu haben, so verstärkt er den Gewaltzirkel des Paares: »Ich habe recht! Du hast unrecht!« Anders ausgedrückt: Einseitiges Verständnis und einseitige Interventionen verschärfen in der Regel die Probleme: Setzt sich der Berater bei einem der Partner mit auf die Wippe, so klopft er in der Regel das Ungleichgewicht und die Unbeweglichkeit der Beziehung fest. Er spitzt die Polarisierungen des Paares zu.

4. Niemand kennt sich so gut wie Partner, die seit Längerem zusammenleben und nicht mehr frisch verliebt sind. Davon kann der Berater profitieren. Er kann der Klarsicht der Paare vertrauen. Hat jeder Partner auf seine Weise recht, so kann der Berater von den Vorwürfen des einen an den anderen lernen. Denn die Partner beschreiben sich in der Regel ziemlich zutreffend. Oft werfen sie sich gerade das vor, was dem anderen mehr oder weniger unbewusst ist. Sie fordern von ihm eine Verhaltens- oder Charakteränderung an seiner Schattenseite. Also an der Stelle, wo es für ihn am schwierigsten ist, sich zu ändern, weil er seine Kehrseite selber nicht richtig sehen kann.

Frühkindliche Erfahrungen legen Schneisen im Gehirn, die – wenn sie immer wieder begangen werden – zu Trampelpfaden geworden sind.

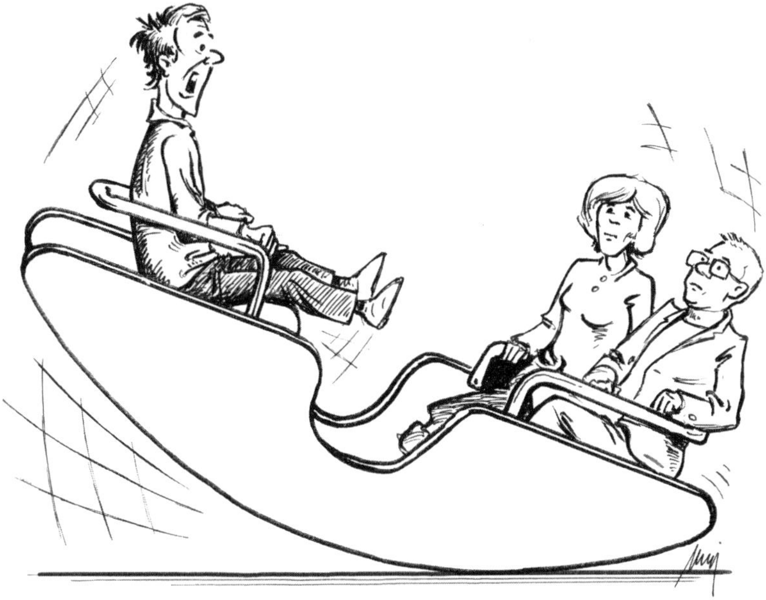

Denen folgen Empfinden, Fühlen, Verhalten und Denken des Betreffenden fast automatisch. Neue Erfahrungen können neue Schneisen legen, allerdings müssen die neuen Wege mehrfach begangen werden, sollen auch sie zu Pfaden werden, denen man spontan und ohne großes Zögern folgt. Anders ausgedrückt: Umlernen ist schwerer als Neulernen, aber es ist nicht aussichtslos, wenn die Betreffenden dazu bereit sind.

5. Sind beide Partner am Konflikt beteiligt, so müssen auch beide an Veränderungsprozessen beteiligt sein, sollen diese auf Dauer Wirkung zeigen. Haben beide Partner recht mit ihrer jeweiligen Sicht, so bedeutet das Heraustreten aus dem verbalen Gewaltzirkel »Ich bin ganz meiner Meinung« bereits eine Veränderung.

Beziehungsgrundsatz 28

Von beiden Partnern gemeinsam lässt sich die Paarbeziehung am wirkungsvollsten bewegen.

Dies ist einer der vielen Gründe dafür, dass bei Partnerkonflikten Einzelberatungen oder -therapien länger dauern als Paarberatungen und in bestimmten Fällen auch kontraindiziert sind (es sei denn, der Berater verfügt über eine Paarperspektive). Andererseits lassen positive Neuerfahrungen in einer Paarbeziehung immer wieder Wunden heilen, die die Partner in die derzeitige Beziehung mitgebracht haben. Insofern lassen sich manche Probleme, die sonst eine Einzelberatung oder -therapie erfordern, im Rahmen einer Paarberatung mitbearbeiten (ausführlicher hierzu S. 316 ff.).

9 In der Verliebtheit stecken bleiben oder erwachsene Partnerschaft leben: Zuneigung im Alltag

Verliebtheit ist die Geburtszeit einer Beziehung. Es ist wie Geburtstag, nur für beide gleichzeitig. Man ist positiv gestimmt. Man freut sich und feiert. Man gibt und schenkt – man bekommt und bedankt sich. So wie frühe Kindheit und Jugend den jungen Menschen besonders intensiv prägen (die »Festplatte« im Gehirn ist ja noch unbeschrieben), so prägt die erste Phase der Beziehung das Paar. Die verliebten Lernerfahrungen, Wahrnehmungen und Eindrücke sollen auch den Alltag prägen, der auf die Verliebtheit unweigerlich folgt. Das hoffen oder erwarten fast alle Paare.

Tatsächlich kann der Alltag die Vertrautheit und Zuneigung der Partner verstärken. Das Paar teilt sich die Aufgaben, löst praktische Fragen, erfüllt Verpflichtungen, bewältigt Probleme. Die Partner machen die Erfahrung: Ich kann mich auf dich verlassen; wir gehören zusammen. Diese Erfahrungen können die Liebe und das gegenseitige Vertrauen bekräftigen.

Nicht selten wird der Alltag jedoch zum Liebes-Killer. Je mehr beide sich aufeinander verlassen und dem anderen vertrauen, desto besser klappt es. Je besser es klappt, desto weniger Zeit brauchen sie, um zusammen zu sein, um miteinander zu reden. Je weniger sie miteinander reden, desto selbstverständlicher wird, was der andere tut.

Beziehungsgrundsatz 29

Bevor die Partner es so richtig bemerken, haben sie sich aus den Augen verloren.

Der Alltag – Achtsamkeit oder Terror

Die Zeiten haben sich geändert. Was mich in der Verliebtheitsphase keine Anstrengung kostete, was mir jede Anstrengung wert war, ohne dass ich mich angestrengt fühlte, ist in der Alltagsphase oft mit Aufwand und Anstrengung verbunden. Dem anderen immer wieder neu seine Liebe beweisen, wird auf Dauer lästig. Um ihn werben fällt nach und nach weg. Auch die unbewussten Aufträge der Verliebtheit (vgl. oben S. 47 – 56) haben ihren Reiz verloren. Für viele Paare entpuppen sie sich als Forderungen oder Illusionen:

- Die Sehnsucht: »Sei wie ich« wird schnell zur Diktatur: »Sei *immer* wie ich = sei, wie ich das will, mir das vorstelle, wie ich dich brauche«.
- Von der Ergänzung, die ich einst als Bereicherung erlebte, bleibt nur noch die Erkenntnis: Du bist anders, als ich dachte. Wir sind *unterschiedlich*.
- Das Über-sich-Hinauswachsen war ja ganz nett, als wir verliebt und verrückt waren. Aber es ist auf Dauer doch *mühsam* und mit Risiken verbunden.
- Meine Neugier kommt bei dir längst nicht mehr auf ihre Kosten, denn inzwischen glaube ich dich zu kennen, in- und auswendig. Es *langweilt* oder nervt mich, wenn du immer dasselbe erzählst.
- Dass ich deine Priorität bin und du mich magst, so wie ich bin, würde ich auch gerne *öfter spüren*.

Spätestens an dieser Stelle entsinnt sich einer der Partner, vielleicht zur Überraschung des anderen, des unbewussten Partnervertrags, den beide als Verliebte geschlossen haben. Doch er erinnert bloß die Hälfte. Er meldet an, was er vom anderen erwartet – und übersieht, was er selber beizutragen hätte. Er fordert ein: »Stehe mir zur Verfügung, wenn ich ein Bedürfnis verspüre, nach Reden, Ruhe, gemeinsamer Zeit oder Sex. Denn haben wir nicht einen Pakt geschlossen, dass wir uns gegenseitig unsere Bedürfnisse befriedigen?« Oder er verlangt: »Verstehe von selbst, was ich brauche, wünsche, fühle oder denke, ohne dass ich es sage oder meine Wünsche mitteile und ausdrücke.« Oder er holt das Kleingedruckte hervor, zum Beispiel die Forderung nach absoluter Sicherheit oder totaler Offenheit (vgl. oben S. 61 f.).

Säuglinge bleiben oder erwachsen werden

Wenn Partner voneinander erwarten, dass sie sich stets wortlos verstehen, dass der andere ihre Wünsche und Bedürfnisse erfüllt, ohne dass sie sie aussprechen, dann verhalten sie sich wie Säuglinge. Säuglinge brauchen in den ersten Monaten ihres Lebens Menschen, die sich in sie hineinversetzen und ohne Worte begreifen, was sie benötigen. Sonst könnten sie nicht überleben. Hingegen:

Anthropologisches Axiom

Erwachsen-Sein heißt: auf angemessene Weise für sich und seine Bedürfnisse sorgen können – und dies auch tun.

Erwachsene sollten in der Lage sein, ihre Wünsche, Bedürfnisse und Anliegen so mitzuteilen, dass sie gehört werden können. Und sie sollten wissen, dass sie keinen Anspruch darauf haben, dass ihre Bedürfnisse in dem Moment befriedigt werden, in dem sie sie verspüren oder anmelden.

In der Phase der ersten Verliebtheit ist der neue Partner (fast) immer willkommen. Meist sind beide sofort bereit, ihre Beschäftigungen zu unterbrechen und dem anderen volle Aufmerksamkeit zu schenken. Das ist im Alltag nicht mehr so. Beruf, Familie, Haushalt und andere Verpflichtungen oder Hobbys beanspruchen Raum. Müdigkeit, Stress, Erschöpfung und Eigeninteressen sorgen dafür, dass die Partner sich nicht jederzeit gegenseitig zur Verfügung stehen. Daraus folgt:

- Wollen die Partner ihre Zuneigung auch im Alltag bewahren, so beachten und respektieren sie die Beanspruchungen und Erholungsbedürfnisse des anderen.
- Wünscht Partner A die ungeteilte Aufmerksamkeit (etwa für eine Mitteilung) oder möchte er Zuwendung von Partner B, so »klopft« er vorher beim anderen »an« und fragt: »Bist du bereit …«

- Partner A teilt dabei kurz mit, was er möchte, warum er es möchte, und falls es sich um ein Gespräch handelt, wie lange es etwa dauern könnte.
- Partner B wendet sich dem anderen zu, legt Fernbedienung, Küchenmesser oder Zeitung aus der Hand, schaut ihm oder ihr ins Gesicht. Damit signalisiert er, dass er dem anderen zuhört und ihn ernst nimmt.
- Ist Partner B nicht in der Lage oder bereit, dem Wunsch von A sofort zu entsprechen, so teilt er es mit. Partner A reagiert weder ärgerlich noch gekränkt.
- Die Partner vereinbaren jedoch einen späteren Termin, der beiden passt. So würden sie es im beruflichen Alltag ja auch tun. Konkret: B schlägt eine Uhrzeit bzw. ein Datum vor. Oder A fragt: »Wann bist du bereit?« B weiß: Wenn ich will, dass A nicht nervt, darf ich A nicht zappeln lassen. Beide wissen: Der Partner hat seine eigenen Aktivitäten und Bedürfnisse; er ist vielleicht anders als ich. Erwarte ich immer wieder, dass er mir und der Befriedigung meiner Bedürfnisse in der Sekunde zur Verfügung steht, in der ich das verlange, dann behandle ich ihn wie einen Sklaven. Unsere Beziehung steht in Gefahr, zur Diktatur zu werden – und das ist das genaue Gegenteil von Liebe, Zuwendung und Respekt.
- Partner, die sich erwachsen verhalten, beherzigen außerdem die Erfahrung: Bitten haben sehr viel mehr Chance, erfüllt zu werden, als Forderungen oder Klagen. Aber ihnen ist auch bewusst: Eine Bitte ist nur eine Bitte, wenn der andere sie ablehnen kann.
- Auch wenn es darum geht, den Alltag zu bewältigen oder praktische Fragen zu regeln, zeigt sich oft, wie verschieden die Partner sind.
  Sie haben nun die Wahl: ihre Unterschiedlichkeit zu leugnen und sich zu streiten. Das ist ziemlich nutzlos, kostet Anstrengung, bringt in der Regel schlechte Gefühle und selten ein beide befriedigendes Ergebnis.
  Oder sie beschließen: Wir haben gemeinsame Interessen, wir sind ein Team und gehören zusammen, auch wenn wir unterschiedlich sind. Wir suchen eine für beide annehmbare Lösung.
- Bei Beziehungskonflikten ist es besonders wichtig, einen gesprächsbereiten Partner zu haben. Darum gibt es hier zusätzlich ein paar elementare Regeln: Nie nach 21 Uhr über Beziehungsprobleme reden. Nie länger als 20, höchstens 30 Minuten. Werden sich die Part-

ner nicht einig, so vereinbaren sie einen Termin zum Weiterreden, von wiederum maximal 30 Minuten. (Ausführlicher dazu Koschorke 2011, S. 150 f.)

Das Einhalten solcher Regeln kommt Paaren anfangs künstlich vor – bis sie Erfahrungen damit gesammelt haben. Es ist nicht selten ein mühsames Lernen. Der Grundvertrag, die Partner befriedigen sich gegenseitig grundlegende Bedürfnisse, besteht nach wie vor. Geändert haben sich Atmosphäre und Bedingungen:

- nicht mehr jedes Bedürfnis
- nicht mehr jederzeit und gegebenenfalls sofort
- nicht mehr ungefragt und selbstverständlich
- nicht mehr, ohne dass der Partner dazu bereit ist und zugestimmt hat.

Eine neue Form von Liebe

Beziehungsgrundsatz 30

Viele Paare bleiben in der Logik der Verliebtheitsphase stecken wie in einem Gefängnis.

Die verliebte Definition »Liebe heißt, wir erfüllen uns gegenseitig unsere Wünsche« zeigt nun ihre möglicherweise gewalttätige Kehrseite: »Ich muss tun, was der andere will.« Die Paare haben die Wahl – zwischen Forderungen und Zuneigung. Sie können auf ihren angeblichen Rechten bestehen, drohen, klagen oder jammern; sie können sich streiten, gegenseitig angreifen, verletzen oder fertigmachen. Sie können aber auch beschließen: Wir schätzen uns wert, auch wenn der andere nicht immer so ist, wie ich das gerne hätte. Auch wenn er mir nicht

Beziehungsgrundsatz 31

Unterschiede zwischen den Partnern werden im Verlauf der Paarbeziehung nicht verschwinden. Sie werden lebenslang Gesprächsthema bleiben.

immer gibt, was ich brauche. Wir lieben uns, auch wenn wir nicht immer einer Meinung sind.

Die Partner unterscheiden strikt zwischen über Unterschiede reden und sich gegenseitig Unterschiede vorhalten. Über Unterschiede reden setzt verständnisvolle Wertschätzung voraus. Es geschieht in der Absicht, sich zu verständigen, nicht sich gegenseitig abzuwerten oder zu verletzen. Ohne wertschätzende Grundeinstellung sind Bemerkungen über die Andersartigkeit des Partners eine Kritik. Will einer den anderen kritisieren, will er ihm sein Anderssein unter die Nase reiben, so müsste er dazu erst dessen Einwilligung einholen. Es ist nützlich, wenn Partner sich über ihre Unterschiede im Klaren sind: Wo Unterschiede nicht zugelassen werden, schaffen sie sich selbsttätig Raum – oder Ärger.

In der Phase erwachsener Partnerschaft entscheiden sich die Partner für eine andere Art von Liebe: Liebe ist nicht mehr nur: Verschmelzen, In-einander-Aufgehen, Harmonie, Konfliktlosigkeit. Ein Gedicht aus dem 12. Jahrhundert beschreibt diesen Zustand mit verführerischen Worten: »Du bist mein, ich bin dein: des sollst du gewiss sein. Du bist beschlossen in meinem Herzen. Verloren ist das Schlüsselein, du musst immer drinnen sein« – ein Liebesgefängnis. Liebe *nach* der ersten Verliebtheit heißt, sich in Gegenwart des anderen gut fühlen, sich füreinander einsetzen (Vansteenwegen 2007, S. 40), miteinander das Leben teilen und es partnerschaftlich gestalten, auch wenn das bisweilen Anstrengung und Verzicht kostet. In der erwachsenen Partnerphase drückt sich Liebe aus in einer Haltung von Achtung und Respekt.

Dem anderen zuliebe

Darum kann der eine dem anderen zu Gefallen, um ihm zu gefallen, auch Dinge tun, die ihm selbst nicht so am Herzen liegen. Beispiel: Als Verliebte sind die Partner zu allen möglichen Veranstaltungen gegangen und hatten Spaß dabei, einfach weil es Spaß machte, mit dem anderen zusammen zu sein. Heute haben sie nicht mehr an den gleichen Dingen Spaß und gehen doch mit. Es reicht, wenn beim einen Mal einer 100 % Spaß hat und der andere nur halb so viel. Beim nächsten Mal sucht dann der andere etwas aus, das ihm 100 % entspricht, der andere geht mit. Wichtig ist: Beide machen etwas Gemeinsames.

»Dir zuliebe, aus Liebe zu dir« kommt der eine den Bedürfnissen des anderen entgegen. Partner A lässt sich häufiger umarmen und küssen, als A das vielleicht braucht, weil A weiß, für B ist das ein Ausdruck von Nähe und Beziehung. B lässt sich häufiger zu einem Schwatz hinreißen, reden, um zu reden, um miteinander in Kontakt zu sein (nicht um Probleme zu lösen), weil B weiß, das ist für A wichtig.

Voraussetzung ist, dass die Partner für sich selber sorgen lernen. Sie ergreifen die Initiative. Sie warten nicht nur passiv ab, sondern werden aktiv. So wie Erwachsene das tun. Sie sind in der Lage, Wünsche so zu äußern, dass der andere sie hören kann. Ob die Wünsche auch erfüllt werden, darüber können sie verhandeln, ebenso wie sie über Konflikte und gegensätzliche Interessen verhandeln (s. auch S. 35).

Weil die Partner unterschiedlich sind und oft an getrennten Orten beschäftigt, weil sie auch eigenen Interessen nachgehen, ohne sich gegenseitig zu kontrollieren, pflegen sie Inseln des Zusammenseins oder streuen vielleicht in ihren Alltag kleine Gesten der Verliebtheit.

Die Vergnügungssteuer der Partnerwahl

Unterschiede wären leichter zu ertragen, wären sie nicht mit Enttäuschungen verbunden. Auch hier gilt, der Alltag bringt es an den Tag. Nach einer gewissen Zeit des Zusammenlebens wird unübersehbar: Ärger und Ablehnung sind Bestandteil von Paarbeziehungen. Wo zwei nahe beieinander leben, geraten sie zwangsläufig auch einmal aneinander. Will der Kopf das nicht wahrhaben, so reagiert früher oder später mit Sicherheit der Körper.

Ärgerlich ist vor allem: Was der eine am anderen liebenswert fand, was ihn anzog, hat meist eine lästige, unerträgliche Kehrseite. Was den einen in der Verliebtheitsphase am anderen reizte und die Liebe immer heißer werden ließ, reizt ihn heute bis zur Weißglut.

- Früher fand ich so reizvoll, dass du selbstsicher bist. Heute reizt es mich bis aufs Blut, dass du immer alles besser weißt.
- Ich fand so toll, dass du dich gut auf andere einstellen kannst. Heute geht mir deine Entschlusslosigkeit auf den Geist. Nie weißt du, was du willst.
- Ich habe an dir bewundert, dass du so sensibel bist und so viel Tiefe

hast. Heute wünschte ich mir, du kämst manchmal ein bisschen schneller aus deiner Depression heraus.

- Ich fand so erfrischend, dass du spontan und ohne Rücksicht deine Meinung sagen kannst. Heute muss ich mir überlegen, wohin ich dich mitnehme.
- Ich fand großartig, dass du so sachlich bist. Heute wünschte ich mir wenigstens einmal im Jahr eine Gefühlsregung von dir. Usw.

Man kann nicht nur die Vorderseite einer Münze in die Hand nehmen. Unweigerlich ist auch die Rückseite dabei. Für Eigenschaften und Eigenarten des anderen, die sie als Verliebte positiv fanden, müssen Partner im Beziehungsalltag oft eine Vergnügungssteuer zahlen.

Für die Beratung ist die *Unterscheidung von verliebter und erwachsener Partnerschaft ein weiteres zentrales Konzept.* Jeder Partnerphase wohnt eine eigene Logik inne. Diese Unterscheidung zur Kenntnis zu nehmen ist für die Paare oft enttäuschend. Und erwachsenes Verhalten einzuüben ist mühsam. Das zeigt sich bei den drei eingangs geschilderten Paaren (S. 21 ff.) – keines ist in der Lage, so über gegensätzliche Interessen zu reden, dass sich die Beteiligten respektiert fühlen.

Dieses Kapitel liefert Hinweise, in welche Richtung Berater Fragen stellen oder mit dem Paar Lösungen suchen können. Voraussetzung für Veränderung ist allerdings, dass der aus der frühen Verliebtheit stammende Kurzschluss »Ich muss tun, was der andere will« oder »Der Wunsch des einen ist für den anderen ein Befehl« aufgelöst wird. Als Beispiel dafür eine kleine Szene aus einer Beratung.

Das Paar hat sich geeinigt: Die Frau kann einen Wunsch an ihren Partner äußern. Die Frau A legt los. Der Berater bemerkt am Gesicht des Mannes, dass dieser schon nach kurzer Zeit nicht mehr zuhört.

Berater unterbricht die Frau.
Frau: Ich bin aber noch nicht fertig!
Berater: Ihr Mann hört aber nicht mehr zu.
Frau: Das kenne ich. Das macht er immer so.
Berater: Da geben Sie sich ja viel Mühe, und Ihr Mann hört gar nicht zu.
Mhm, mhm.
Es hat aber doch eigentlich keinen Sinn weiterzureden, wenn der andere nicht zuhört?

Berater wendet sich an den Mann: Könnte es sein, dass Sie glauben: Wenn meine Frau einen Wunsch äußert, dann muss ich den auch erfüllen?

Mann, heftig: Ja!!

Berater: Moment. Wer sagt denn das? In einer Beziehung hat jeder Partner das Recht, Wünsche zu äußern. Ob der andere die auch erfüllt, das ist eine ganz andere Frage.

Mann: Ach so. Entspannt sich: Na gut.

10 Kommunikation: Reden und Hören, Überreden und Überhören, Polarisieren oder Einlenken

Wenn keiner der Partner sich selber aufgeben soll, müssen sie miteinander reden können, falls unterschiedliche Wünsche und Bedürfnisse auftauchen. Wenn nichts mehr selbstverständlich ist, wenn vor allem nicht mehr selbstverständlich ist, wer selbstverständlich zurücksteckt, müssen beide miteinander verhandeln lernen, falls ihre Interessen gegensätzlich sind. Für frisch verliebte Paare scheint das Miteinander-Reden kein Problem zu sein. Doch sobald sich der Alltag breitmacht, wird es schwierig. »Wir können nicht miteinander reden« ist ein häufiger Anlass, Paarberatung aufzusuchen.

> Wer einen anderen Menschen verstehen will, muss hören, was er *meint,* nicht nur, was er sagt.

Dieser Grundsatz gilt für jedes menschliche Miteinander, besonders aber für Berater oder Therapeuten – und für Paare. Was meint ein Paar, wenn es sagt: »Wir können nicht miteinander reden!«? Überträgt man das abstrakte Fremdwort Kommunikation ins Deutsche, so ergibt sich sehr konkretes Verhalten: Reden und Hören, Hören und Reden. Also:

So reden, dass der Partner oder die Partnerin es hören, es aufnehmen kann. So zuhören, dass man aufnimmt, was Partnerin oder Partner sagen möchte bzw. meint. Diese Definition von Kommunikation ist enger gefasst als die zweifellos zutreffende Beobachtung der allgemeinen Systemtheorie: »Man kann nicht nicht kommunizieren« (Watzlawick u. a. 1967). Sie erlaubt es Paaren und Beratern, die Wirksamkeit von Kommunikation an konkretem Verhalten zu überprüfen.

Kommunikation, Sich-miteinander-Verständigen, kann zum Beispiel gelingen, wenn das Paar (aber auch der Berater) sich an zwei Regeln hält:

Erstens: Unterbrich den anderen nicht. Höre ihm ruhig und aufmerksam zu, denn sonst nimmst du ihn nicht ernst.
Zweitens: Unterbrich den anderen sofort, wenn du ihm nicht mehr zuhören kannst, denn sonst nimmst du ihn nicht ernst.

Die Doppelregel zu beachten ist allerdings eine Kunst. Sie setzt voraus, dass die Partner sich wertschätzen, sich respektieren und grundsätzlich bereit sind, dem anderen ihr Ohr zu leihen. Ein Paar, das sich pausenlos zu- oder totredet, teilt dagegen mit: »Wir können nicht mehr aufeinander *hören*.«

Kommunikation in festgefahrenen Paarbeziehungen bedeutet erst einmal: Hören, hören, hören.

Wie kommt es nun aber, dass zwei, die sich heiß geliebt und sich versichert haben: »Ich möchte mit dir leben. Du bist der liebste Mensch für mich«, die sich früher vielleicht stundenlang zuhören konnten, jetzt nichts mehr voneinander hören wollen? Es geht wohl um mehr als um Kommunikation. Offensichtlich steht hinter dem Wunsch, sich zu verständigen, ein grundlegenderes Bedürfnis, nämlich die Sehnsucht bestätigt zu bekommen: »Ich und meine Anliegen sind immer noch wichtig für dich!« Während die Partner Alltags- oder Beziehungsthemen verhandeln, bilanzieren sie: »Komme ich bei dir noch auf meine Kosten? Bin ich noch Priorität für dich? Erfüllst du mir noch, was du mir einst versprochen hast, nämlich meine Bedürfnisse? Warum muss ich für etwas kämpfen, was mir doch zusteht?« Usw. Die Partner werfen sich unausgesprochen gegenseitig den Bruch des Beziehungsvertrages vor, so wie sie ihn interpretieren. Sie teilen mit, und sie teilen auch aus: Frust, Enttäuschung, Ärger.

Das Abkommen des Paares (s. o. S. 57 ff.) soll sicherstellen, dass grundlegende Bedürfnisse der Partner befriedigt werden. Ist die Befriedigung existenzieller Bedürfnisse infrage gestellt, fühlt sich der menschliche Organismus existenziell bedroht. Angst tritt auf oder Ärger und Wut oder beides.

Anthropologisches Axiom

Bei existenzieller Bedrohung reagieren Menschen wie die Tiere: Sie greifen an, sie fliehen oder sie stellen sich tot.

Bei Angst, Ärger und Stress reagiert auch der Körper. Das Herz schlägt schneller, der Blutdruck steigt, Muskeln spannen sich, der Blick wird starr oder unbestimmt, das Gesicht rötet sich oder wird blass, die Stimme wird lauter oder versagt. Gefühle überschwemmen den Verstand: Adrenalin und Noradrenalin schießen ins Gehirn. Opinoide unterdrücken Schmerzen und hemmen Gedächtnisfunktionen (genauer zu den entsprechenden neurochemischen Maßnahmen des sympathischen Nervensystems Peichl 2008, S. 190). Der Organismus reduziert seine Funktionen. Er konzentriert sich ganz auf ein einziges Ziel: das Überleben sichern. Er ist auf Panik eingestellt, auf Kampf, Flucht oder Sich-unsichtbar-Machen – und nicht auf Zuhören und Offenheit.

Ärger und Wut sind ganz normale Empfindungen, wenn die Partner sich bedroht fühlen. Ärger ist außerdem ein völlig berechtigtes Gefühl, wenn ich zusätzlich das Empfinden habe: »Mir geschieht Unrecht, der andere hält unser Abkommen nicht ein!« Partner in Ärger sind nicht bereit, dem anderen in Ruhe zuzuhören. Sie sind dazu körperlich auch gar nicht in der Lage. Was sie brauchen und was sie möchten, ist: Ärger loswerden.

Zu Beginn einer Beratung kommt das Paar häufig voller Frust und Ärger. Der Berater wird daher dem Ärger des Paares erst einmal satt Raum lassen. Er wird nicht eilig nach Lösungen fahnden, auch wenn das Paar ihm den Druck, schnell Lösungen zu finden, auf den Schoß gesetzt hat. Denn der Berater hat keine Angst vor dem Ärger des Paares. Er wird sich auch nicht unnütz anstrengen, etwa vorschnell lösungsorientierte Fragen stellen, um die unerträgliche Spannung zwischen den Partnern oder im Raum rasch aufzulösen. Denn er spürt, das ist jetzt nicht der Zeitpunkt. Er weiß (ähnlich Gottman 1997):

Beziehungsgrundsatz 32

In jeder Paarbeziehung gibt es lösbare Probleme.
Aber es gibt auch unlösbare Probleme – weil die Partner unterschiedlich sind und weil jede liebenswerte Eigenschaft unvermeidlich eine Kehrseite hat.

Indem das Paar über Ärger spricht, teilt es bereits – wenn zunächst auch nur negativ – Bedürfnisse mit. Beim Sprechen über Ärger und die dahinter liegenden Wünsche, Bedürfnisse und Erwartungen werden sich Wege abzeichnen, die lösbaren Probleme von den unlösbaren zu unterscheiden, die lösbaren Probleme vielleicht etwas befriedigender zu regeln und bei den unlösbaren Problemen zu Entschlüssen oder Entscheidungen zu gelangen.

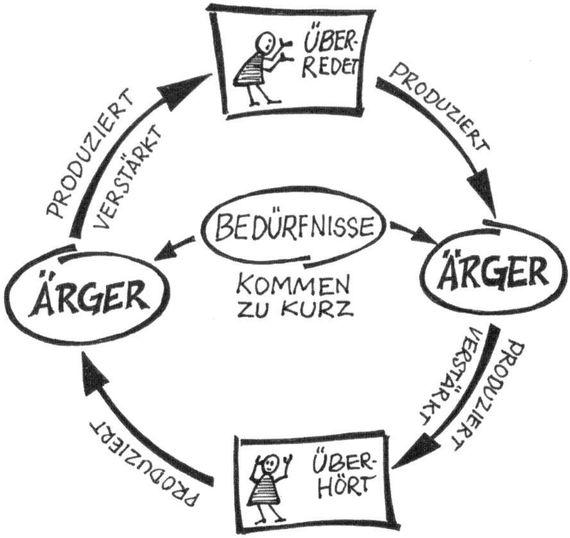

Ärger-Bedürfnis-Karussell

Das Defizit-Karussell

Paare, die klagen: Wir können nicht miteinander reden, können die Klagen des anderen nicht mehr hören. Sie haben sie schon so oft gehört. Sie haben für das Anliegen des Partners kein offenes Ohr mehr. Vielleicht liegen sie sich in den Ohren (stellen Sie sich das bitte einmal konkret vor!). Die Ohren sind vollgestopft mit Vorwürfen, Enttäuschungen, Anklagen.

Jeder hat auf seine Weise recht: »Ich komme zu kurz!«
Aber keiner gibt dem anderen recht: »Du kommst zu kurz!«

Weil sie so bedürftig sind, bestehen die Partner darauf, vom Gegenüber Verständnis zu bekommen. Je mehr sie auf ihren Ansprüchen und Erwartungen bestehen, desto weniger erhalten sie normalerweise. Je weniger sie bekommen, desto mehr werden sie auf ihren Forderungen bestehen. So geraten sie in ein Streit- und Abwertungskarussell hinein, das sich immer schneller dreht. Oder die Auseinandersetzung eskaliert zu einer Spirale, die sich immer höher schraubt und doch keinen Millimeter weiterführt.

Die Eskalationen in diesem Defizit-Karussell können nach Bateson (1972) *symmetrisch* angelegt sein: Je mehr, lauter, aggressiver A redet, desto heftiger, lauter, aggressiver redet B zurück. Und umgekehrt: Beide schlagen mit Worten und Forderungen aufeinander ein. Oder die Beteiligten gestalten ihre Eskalationen *komplementär*: Je mehr A bedrängt, desto mehr zieht B sich zurück. Je stärker B sich zurückzieht, desto heftiger drängt A.

Es ist schon tragisch: Keiner fühlt sich wohl. Jeder hofft, vom anderen etwas zu bekommen. In diesem Moment kann jedoch keiner dem anderen etwas geben. Beide sind in einem *doppelten Teufelskreis* von Überreden und Überhören, Überhören und Überreden gefangen. Einerseits: *Je mehr* ich überrede, *desto* mehr überhörst du – je mehr ich überhöre, desto mehr überredest du. Andererseits: Ich überrede dich, *damit* du überhörst – ich überhöre dich, damit du dauernd redest. Denn sonst müsste ich ja ernsthaft und aufmerksam zuhören. Beide sorgen so dafür, dass das Rad sich immer schneller dreht. Oben (S. 79 ff.) wurde schon darauf hingewiesen: Jeder produziert und verstärkt beim anderen das Verhalten, das er nicht will, das er nicht ertragen kann. Jeder macht den anderen zu der Person, die er hasst. Jeder sorgt auf seine Weise dafür, dass alles beim Alten bleibt. Keiner ist schuld. Beide sind beteiligt. Darum sind beide auch verantwortlich für das, was geschieht.

Der amerikanische Paarforscher John Gottman (1994b; 2006, S. 41 ff.) hat, aufbauend auf Beobachtungen von Bakker/Bakker-Rabdau (1973, S. 63 ff., S. 93 ff.), versucht, diese Zirkel-Dynamik mit einem Bild zu veranschaulichen. Er führt vier apokalyptische Reiter ins Feld: Vorwurfshaltung, Verachtung, Abwehrhaltung und Sichabschotten. Eine permanente Vorwurfshaltung führt auf Dauer zu Verachtung des Partners, eine ständige Abwehrhaltung zum Sichabwenden, Sichverweigern, Sicheinmauern. In seinen Beobachtungen zahlreicher amerikanischer Paare findet Gottman Vorwurfshaltung und Verachtung überwiegend bei den Frauen, Abwehrhaltung und Mauern vor allem bei den Männern.

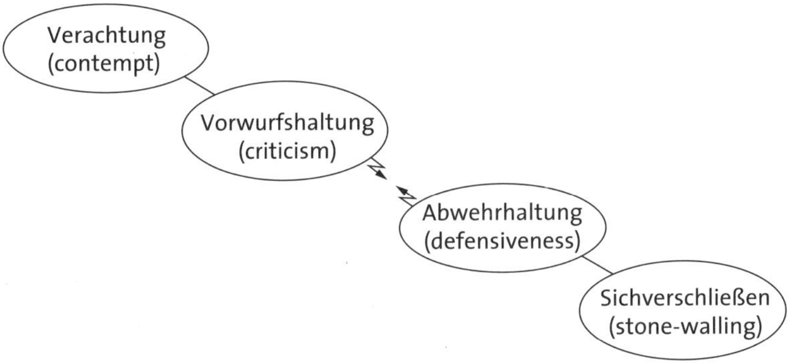

Nach meiner Erfahrung läuft Vorwurfs- und Abwehrhaltung auf dasselbe hinaus: Wer beginnt, den anderen zu verachten, *verweigert* ihm *Achtung*. Wer sich immer mehr verschließt, *verweigert* dem anderen *Beachtung*. Verachtung und Sicheinmauern bedingen sich gegenseitig. In beiden Positionen verschließen sich die Partner, beide schenken dem anderen nicht mehr die Zuwendung und Wertschätzung, nach der er sich sehnt. Beide ziehen sich zurück und landen schließlich bei einer Mischung aus Gleichgültigkeit und Ärger. Auch Sichabschotten ist eine Form von Missachtung. Wer angreift und wer sich zurückzieht, hängt nach meiner Beobachtung eher vom verhandelten Thema, von der Situation, von der Familienphase, vom Lebensalter der Partner und natürlich von jedem einzelnen Paar ab. Mag es zunächst auch so aussehen, als bestünden Frauen in unserer Kultur häufiger auf gemeinsamen Gesprächen und Beziehungsklärung und Männer öfter auf gemeinsamem Sex, so erfolgt nicht selten während der Auseinandersetzung ein Umschlag (s. o. S. 81). Ohnehin produzieren, wie wir schon sahen, die Partner das Verhalten des anderen weitgehend gegenseitig. Daraus ergibt sich die folgende Spirale von Überreden – Überhören – Überreden – usw., von Unverständnis und Sich-unverstanden-Fühlen:

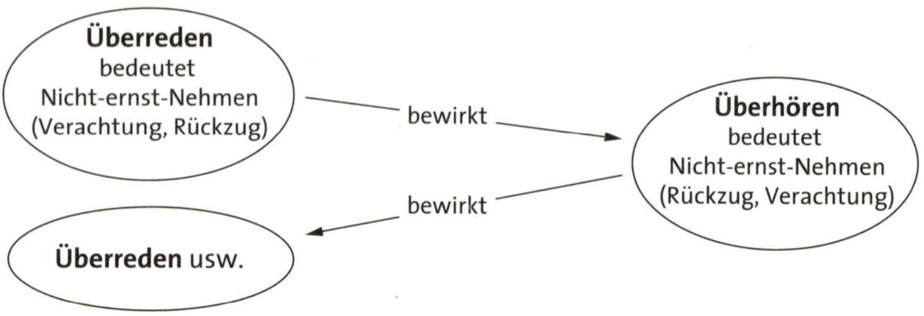

Polarisierungen bestärken sich von selbst

Wenn ich überrede, nehme ich eine Position *über* dem anderen ein – zugleich bin ich ihm jedoch *unter*legen, denn im Grunde ohnmächtig. Wenn ich überhöre, *ducke* ich mich weg – zugleich bin ich jedoch sehr *mächtig*: Der andere kann reden, wie er will, er erreicht nichts. Ich lasse alles an mir ablaufen. Dieses Karussell kann sich endlos drehen. Es kann sich aufschaukeln und in eine Spirale hineinsteigern: Je weniger jeder sich verstanden fühlt, desto mehr versucht er, den anderen zu überzeugen. Je mehr jeder sich bemüht, den anderen von seinem Recht zu überzeugen, desto mehr fühlt sich jeder unverstanden, blockt ab oder versucht seinerseits, den anderen zu überzeugen. Die Situation erscheint ausweglos oder spitzt sich zu. Die Wiederholung der immer gleichen Erfahrung bewirkt wechselseitige Verstärkung. Der Preis ist hoch: Die Anstrengung ist enorm, die Wut auch. Aber nichts bewegt sich nach vorne, im Gegenteil. Die Enttäuschungen stapeln sich und hinterlassen Spuren auf der Seele. Beide sind enttäuscht, traumatisiert und traumatisieren sich gegenseitig. Aus lauter Verzweiflung versteifen sie sich aufs Recht-Haben, verfestigen ihre Positionen, kommen zu kurz und entfremden sich ständig weiter bis hin zu Trennung oder Gewalt.

Motor für dieses Defizit- und Streitkarussells ist das Bemühen, die *Beziehung* und *sich selbst* im Gleichgewicht zu halten. Für die *Beziehung* lässt sich das wiederum am Bild der Beziehungswippe veranschaulichen: Will ich die Position des anderen zu meinen Gunsten bewegen, so muss ich meine Position verstärken:

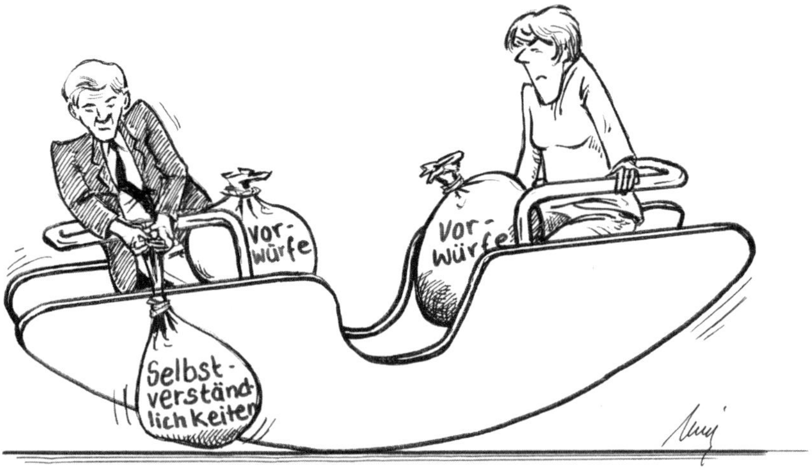

Indem der eine seiner Position mehr Gewicht verleiht, erreicht er scheinbar sein Ziel. Zugleich bringt er den anderen jedoch in eine unerträgliche Situation: Der andere ist machtlos, kann sich nicht mehr bewegen, »verhungert« und muss sich darum seinerseits bemühen, diese Position unter allen Umständen zu verhindern oder zu verlassen.

Aber auch der *Einzelne* ist existenziell darauf angewiesen, sich im Gleichgewicht zu halten.

Anthropologisches Axiom

Menschen haben nicht nur einen körperlichen, sondern auch einen seelischen Gleichgewichtssinn, der fast automatisch reagiert, wenn sie etwas unausgewogen finden.

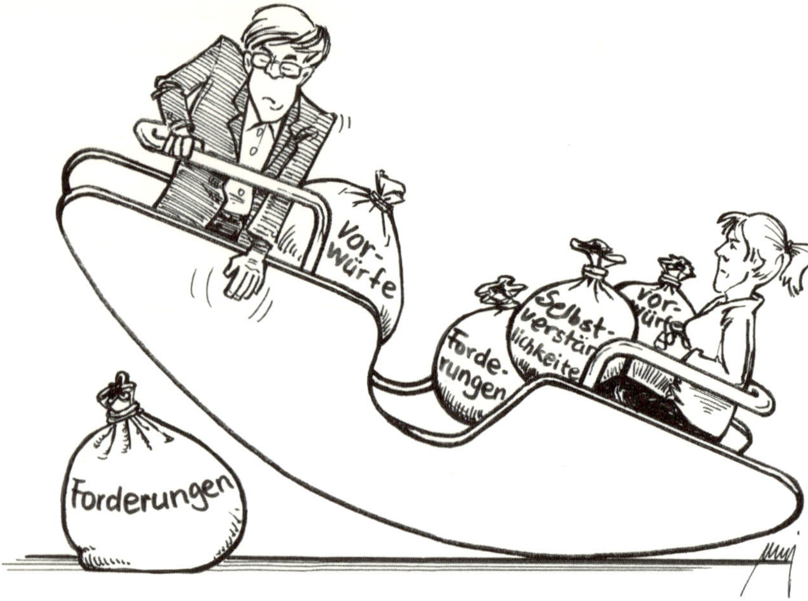

Darum reagieren Partner wie im Reflex auf unzutreffende oder übertriebene Äußerungen oder wenn sie sich ungerecht behandelt fühlen: »Mag ja sein, dass du ein bisschen recht hast mit deiner Behauptung oder deinem Vorwurf« – dieser Teil des Satzes wird jedoch nicht gesagt, ist vielleicht auch gar nicht bewusst –, »aber was du sagst oder wie du es sagst, ist es übertrieben und ungerecht. Darum halte ich dagegen« – dieser Teil des Satzes wird ausgesprochen.

Anthropologisches Axiom

Der einzelne Mensch hat oft in ein und demselben Moment gegensätzliche Impulse.

Das verwirrt nicht nur den Betroffenen selbst. Auch nach außen erscheint die betreffende Person in Gefühlen und Verhalten als widersprüchlich, sprunghaft, uneindeutig, unentschlossen. Die Person wirkt gelähmt, hin und her gerissen usw. »Ambivalenz« nennen wir die Außenansicht dieses inneren Zustandes eines Individuums. Und da es mehr als zwei Teile unseres Gehirns sind, die miteinander im Widerstreit liegen können, sprechen die neurobiologischen Fachleute von der »Multiplizität unseres Selbst« (Peichl 2008, S. 186; Damasio 2002; u. a.).

Zuspitzen oder Einlenken

Beziehungsgrundsatz 33

Paare im Konflikt neigen dazu, gegensätzliche Impulse oder Pole zwischen sich aufzuteilen und zuzuspitzen.

Ambivalenzen, genauer: die zusammengehörenden Pole ein und desselben Spannungsbogens (siehe die Polaritäten oben S. 77 ff.), werden zwischen den Partnern aufgespalten. Vertritt der eine den Pol »mehr Ordnung und Verantwortung«, so muss der andere auf mehr Lockerheit und Spaß bestehen, sonst wird es für beide unerträglich. Fordert der eine Elternteil vom anderen mehr Konsequenz gegenüber den Kindern, so muss der andere für mehr Verständnis eintreten, sonst gerät die Kindererziehung aus der Balance.

Dabei hat solch ein Streit für die Beteiligten auch Vorteile: Jeder kann sich im Recht fühlen. Jeder kann sich zu Recht als Opfer der Uneinsichtigkeit, Einseitigkeit oder Übertreibungen des anderen empfinden. Er muss die Ambivalenz, die Spannung des Widerspruchs der gegensätzlichen, aber zusammengehörenden Pole nicht in sich aushalten. Er kann sich Selbsteinsicht und Kontrolle seiner Gefühle sparen und auf den anderen einschlagen, denn der hat ja unrecht. Aus diesem Grund bleibt der eine dabei, den anderen zu überreden: Damit der andere überhört. Und umgekehrt. Bloß kommen bei diesem Vorgehen Verstand und Verständigung zu kurz. Meist führen derartige Dispute nicht weiter. Im Gegenteil, sie stabilisieren den Konflikt oder verschärfen ihn und verhindern Lösungen.

Hier bestätigt sich die Beobachtung, dass die Partner sich nicht wie selbstständige und erwachsene Individuen verhalten, sondern wie zwei Teile einer einzigen »Beziehungsperson«. In dieser Paareinheit kann jeder seinen Pol und seine Position so starr und unnachgiebig vertreten, weil beide auf ein und derselben Wippe sitzen und der andere den ergänzenden Gegenpol so satt und unnachgiebig verkörpert.

Für die Beratung stellt sich die Frage: Wie lässt sich dem Defizit-

und Abwertungskarussell entkommen? Der Berater kommt unter die Räder, wenn er in diesen Teufelskreis mit einsteigt. Gibt er einem der Partner recht, ohne den anderen zu berücksichtigen, wendet er sich dem einen zu, ohne auch den anderen einzubeziehen, so verstößt er gegen das im Paarsystem verankerte Rechts- und Gleichgewichtsempfinden. Das Paar bzw. einer der Lautsprecher der Beziehung wird spontan und heftig reagieren, wenn vielleicht auch nicht sofort erkennbar. Gibt der Berater indessen dem berechtigten Bedürfnis jedes Partners Raum – Zuwendung erfahren, nicht zu kurz kommen, mit seinem Anliegen gehört, verstanden und anerkannt werden usw. –, so müssen beide nicht mehr oder nicht mehr so massiv ums Überleben kämpfen. Der Berater vermittelt dem Paar zwischenzeitlich etwas von dem, was die Partner sich zum gegenwärtigen Zeitpunkt (noch) nicht geben können: *wertschätzendes Verständnis.* Erst wenn die Mischung aus Beziehungssehnsucht und Beziehungsangst ihren Platz gefunden hat, wird es möglich sein, Grundregeln konstruktiver und gewaltloser Kommunikation zu praktizieren, zu vermitteln und im weiteren Verlauf der Beratung oder zu Hause einzuüben.

Ziel könnte sein, entweder

- etwas von der Zuwendung, der Hör- und Redebereitschaft der Phase der ersten Verliebtheit wieder zu entdecken und zu beleben; oder
- die Erfahrungen konstruktiver Problemlösungen, die das Paar in bestimmten Bereichen seines Zusammenlebens macht, auch für die Regelung kontroverser Themen zu nutzen; oder
- die Grundregeln respektvoller Auseinandersetzung und achtsamen Redens und Verhandelns zu lernen oder zu bekräftigen.

Wie Paarverständigung befriedigender verlaufen kann, wird in Partnerseminaren oder auch in Einzelübungen im Verlauf einer Paarberatung geübt. Die geläufigsten Anregungen sind:

- Zuhören (statt zureden)
- Sich kurz halten (statt lange Reden schwingen)
- Persönliches Empfinden und Gefühle mitteilen (statt mit Sachargumenten um sich schlagen)
- Zuneigung und Sehnsucht zum Ausdruck bringen (statt Vorwürfe oder Vorschriften machen)
- Sagen, was man wünscht und braucht (statt sagen, was man nicht wünscht oder nicht möchte)

- Von sich selber sprechen, Sätze mit »ich« beginnen (statt die »Du-Du-Pistole« zücken)
- Sicherstellen, dass ich den anderen verstanden habe, wiedergeben, was der andere gesagt hat (statt gleich gegenzuhalten)
- Sicherstellen, dass der andere mich verstanden hat (statt einen draufzusetzen)
- Bitten und bieten (statt fordern und klagen).

Wenn es darum geht, einen Konflikt zu regeln oder wenn Spannungen in der Luft liegen, ist es klug, folgende Hinweise zu beachten:

- Die Bereitschaft zu einem Konfliktgespräch einholen (statt den andern zu überfallen). Beziehungsweise
- einem Termin, jetzt oder später, zusagen und verbindlich einhalten (statt den anderen zappeln zu lassen)
- Zeitbegrenzungen für Konfliktgespräche vereinbaren und sich daran halten – nie länger als 20, höchstens 30 Minuten (statt sich stundenlang ergebnislos zu nerven)
- Gespräch unterbrechen und sich vertagen, wenn keine Lösung in Sicht ist (statt erfolglos auf sofortiger Konfliktlösung bestehen)
- Pausen zum Sich-Beruhigen und Nachdenken vorsehen (statt den Druck zu erhöhen)
- Nie nach 21 Uhr abends (wenn beide tagsüber arbeiten) über Konflikte sprechen (statt sich um einen entspannten Abend, um Ruhe und Schlaf zu bringen)
- Bei einem aktuellen Vorfall oder Wunsch bleiben (statt eine Generalabrechnung vorzunehmen)
- Als störend erlebte Ereignisse konkret benennen (statt allgemeine Behauptungen aufzustellen und Giftworte wie: immer, nie, alles, nichts, selbstverständlich, normal/nicht normal, typisch zu verwenden)
- Verhalten des Partners beschreiben (statt seine Person oder seinen Charakter zu analysieren)
- Eigenbeteiligung bei Pannen und eigene Fehler eingestehen (statt die Schuld nur beim anderen zu suchen)
- Dem Partner, und dadurch der Beziehung, eine Chance lassen (statt auf Fehlern herumzuhacken)
- Den ersten Schritt zur Beilegung eines Konfliktes tun (statt auf Einlenken des Partners zu warten)

- Neues Verhalten und Entgegenkommen des Partners anerkennen und bestärken
- Wertschätzung und Dank aussprechen für das, was der Partner leistet
- Über den Zirkus, den wir als Paar gerade veranstalten, herzhaft lachen.

Stufen der Gesprächsfähigkeit

All das klingt ganz einleuchtend und vernünftig – wenn man bei Trost ist. Aber wer ist das schon, sobald Streitlust, Enttäuschungswut oder Resignation zuschlagen? Der Berater kann hier eine hilfreiche Rolle spielen. Ein Anfang könnte sein: Die Partner überhören sich nicht mehr, d. h., sie laufen nicht mehr voreinander weg. Sie überreden sich nicht mehr, d. h., sie überfahren einander nicht. Ein großer Schritt ist getan, wenn sie in der Lage sind, Wünsche positiv zu äußern, sodass der andere sie hören kann. Das setzt voraus, dass die Partner Spannung aushalten können und nicht fliehen. Dass sie sich in der Beziehung einigermaßen sicher fühlen.

Schwieriger zu lernen ist es, statt den Kontakt zu meiden: rechtzeitig und angemessen »Stopp!« zu sagen, *bevor* man sich überfahren fühlt; nach dem Konflikt zurückkommen und sich entschuldigen; trotz erlebter Kränkung einlenken und Brücken bauen. Trotz ungelöster Konflikte angenehme Zeit miteinander verbringen – das alles ist hohe Kunst. Sind die Partner vor oder in ihrer Beziehung nachhaltig verletzt oder traumatisiert worden, so werden sie ihre Kommunikation nicht verbessern können, ohne dass Verletzungen und Traumata ansatzweise oder ausführlich zur Sprache gekommen sind, ein Prozess, an dem beide beteiligt sein sollten.

11 Drei Ebenen von Partnerschaft

Gestatten Sie einen kurzen Rückblick. Im späten 19. Jahrhundert dauerte in Mitteleuropa eine Ehe durchschnittlich 31 Jahre. Die Zahl der Geburten pro Familie lag im Schnitt bei 5. Die Kinder kamen früh. Von 31 Ehejahren verbrachte das Paar normalerweise ein einziges Jahr allein, ohne Kinder. Dieses erste Ehejahr war jedoch meist schon von der Erwartung auf das erste Kind oder auf die erste Schwangerschaft geprägt. Und bevor das letzte Kind verheiratet war und das Elternhaus verließ, war häufig einer der Ehepartner bereits verstorben.

Heutzutage verbringen Paare 40, 50 oder 60 Jahre in einer Paarbeziehung, wenn auch nicht immer mit demselben Partner (»sukzessive Polygamie« nennen das die Soziologen). Die durchschnittliche Geburtenzahl pro Frau liegt näher an 1 als an 2. Rund ein Fünftel der Paare bekommt keine Kinder.

Diese Zahlen zeigen einen großen Umbruch im Verhältnis von Familie und Paarbeziehung an. Früher war die Familie (im Sinne von Vater, Mutter und eigenen Kinder) die übergeordnete Einrichtung. Die Zeit der Partner zu zweit, ohne Kinder, war nur das kurze Sprungbrett zu einem langen Familienleben. Heute ist die Familienphase mit minderjährigen Kindern oder Jugendlichen ein relativ kurzes Durchgangsstadium im Verlauf eines möglicherweise langen Lebens in Partnerschaft(en). Vatersein wird so zu einer vorübergehenden, wenn auch zeitaufwendigen – stressigen und/oder befriedigenden – Nebenbeschäftigung, Muttersein zu einer zwischenzeitlich intensiven – belastenden und/oder erfüllenden – Vollbeschäftigung neben anderen Vollbeschäftigungen. War einst die Frau von früh an mit dem Muttersein voll ausgelastet, auch wenn sie auf dem Feld mitarbeiten oder in bestimmten Berufsklassen hinzuverdienen musste, so hat sie heute vor der nicht selten relativ späten Geburt des ersten Kindes eine mehr oder weniger gleichberechtigte berufliche Identität und Unabhängigkeit erworben. Spätestens nach der intensiven Familienphase mit einem oder mehr als einem kleinen Kind kann sie – theoretisch – ihre berufliche Aktivität wieder aufnehmen. Das verändert die Macht- und Abhängigkeitsverhältnisse in den gegenwärtigen Paar- und Familienbeziehungen grundlegend. Die Ehe als Stabilitätsrahmen und soziales Schutzinstrument für die schutzbedürftige Mutter, weil diese sich um den schutzbedürftigen Nachwuchs kümmert, verliert an Bedeutung. Die Paarbeziehung emanzipiert sich von der Vorherrschaft der Familie. Die Partner sind nicht mehr überwiegend Eltern. Doch die Notwendigkeit, die Paarbeziehung zu stabilisieren, sprich die Versorgung der die Kinder versorgenden Mutter sozial und gesetzlich zu sichern, tritt in den Hintergrund. Die Paarbeziehung wird auflösbar, vielseitig und persönlich gestaltbar und damit allergisch gegenüber hierarchisch strukturierter Machtausübung und Abhängigkeit. Sie dient zunehmend dem Ziel der Befriedigung emotionaler Bedürfnisse der Partner und ihrem Wunsch nach Gestaltung eines gemeinsamen Lebens. Sorgt kein äußerer Rahmen mehr für den Bestand der Institution, so werden Dauer und Stabilität der Beziehung eine Leistung des jeweiligen Paares und ihrer Fähigkeiten, ihr Zusammenleben für beide befriedigend und konstruktiv zu gestalten.

Die Partner als Liebende, Lebensgefährten und Eltern

Der geschilderte Differenzierungsprozess erlaubt es, in Partnerschaften mit Kindern deutlicher als bisher verschiedene Ebenen zu unterscheiden.

Beziehungsgrundsatz 34

Die Partner sind, unter anderem, Lebensgefährten, Liebende und Eltern. Jede dieser Ebenen hat eine eigene Logik, ein eigenes Wertsystem, eine eigene Hierarchie und eine eigene Zeitdimension.

Als *Lebensgefährten* beispielsweise richten die Partner sich eine Wohnung ein oder bauen ein Haus und beziehen es. Sie gestalten den Alltag. Sie kaufen ein, putzen, sorgen für die alltäglichen Bedürfnisse, feiern Feste, verbringen gemeinsam Wochenenden, Urlaub und planen vielleicht sogar miteinander ihr Leben als Rentner. Die Lebensgefährten-Ebene ist auch der Bereich, in dem sie beruflich tätig sind. Solange sie zu zweit sind, ohne Kinder, leben sie heutzutage normalerweise durchaus gleichberechtigt. Es gibt keine Hierarchie, zumindest potenziell. Es macht Spaß, sich das Leben frei zu gestalten. Als Lebensgefährten sind sie, wenn alles glatt läuft, wie ein gutes Gespann, das seinen Lebenskarren durch dick und dünn zieht mit dem Blick nach vorne und dem Wunsch, gemeinsam etwas aufzubauen.

Als *Liebende* haben die Partner eine ganz andere Beziehung zueinander. Da schauen sie sich liebevoll an, nehmen einander in die Arme und vergessen den Augenblick. Sie versuchen, in Liebe Zeit zu verbringen. Was um sie herum ist, verliert an Bedeutung.

Als *Eltern* bewegen sie sich wiederum auf einer anderen Ebene. Das Augenmerk gilt dem Nachwuchs; der sorgt auch dafür, dass er nicht übersehen wird. Das Paar blickt auf die nachfolgende Generation. Zugleich sind beide mit einem Mal hineingestellt in eine Altershierarchie, in eine Abfolge von Generationen. Kinder brauchen Schutz, vor allem wenn sie klein sind. Wie schon gezeigt, braucht der Elternteil, der sich um die Kinder kümmert, seinerseits Schutz und kann, zumindest vorübergehend, nicht voll berufstätig sein. Mit einem Mal leben die Partner in Ungleichheiten, in einer Abhängigkeits-Hierarchie. Es ist kaum möglich, voll beruflich tätig zu sein und zugleich entspannt Vater oder Mutter eines Säuglings – oder es entsteht unheimlicher Stress.

Lebensgefährten
Liebende
Eltern

Beziehungsinfarkt

Die Aufbauphase der Familie ist eine sehr intensive Zeit. Die Kinder sind klein und verlangen volle Aufmerksamkeit, die Eltern starten in den Beruf oder sind dort gefordert, vielleicht wird auch noch ein Haus gebaut oder umgebaut. Da bleibt nicht viel Zeit für Begegnungen auf der Liebenden-Ebene. In diesem Stadium greifen die Partner auf das Depot an Zuwendung und Wertschätzung zurück, das sie in der Verliebtheitsphase hoffentlich angelegt haben: Sie leben davon, dass sie wissen, dass sie sich lieben. Sie leben von dem Rückgriff auf ungestörte gemeinsame Zeit, die sie früher einmal miteinander verbracht, von den netten Sachen, die sie sich früher gesagt haben. Leider geschieht es häufig, dass der Stress in der frühen Familienphase überhandnimmt. Auf der beruflichen Ebene sehen sich die Partner oft gerade in der Aufbauphase hohen Anforderungen gegenüber. Als Eltern haben beide viel zu tun. Beruf und Familie fressen die ganze verfügbare Zeit, die Liebesbeziehung kommt zu kurz. Zusätzlich sammeln sich Enttäuschungen an: »Ich dachte, du würdest das machen.« »Ich dachte, du würdest mich da schützen.« »Ich dachte, du würdest mir das abnehmen.« »Ich dachte, du hättest Spaß am Reden!« »Ich dachte, du hättest Spaß am Sex!!«

Beziehungsgrundsatz 35

Fließt zwischen den Partnern nicht mehr ausreichend Liebe, Wertschätzung und Verständnis, verstopft die Kommunikationsverbindung als Liebespaar, so droht dem Paar der Beziehungsinfarkt.

Jeder fühlt sich unzureichend versorgt und »ernährt«.

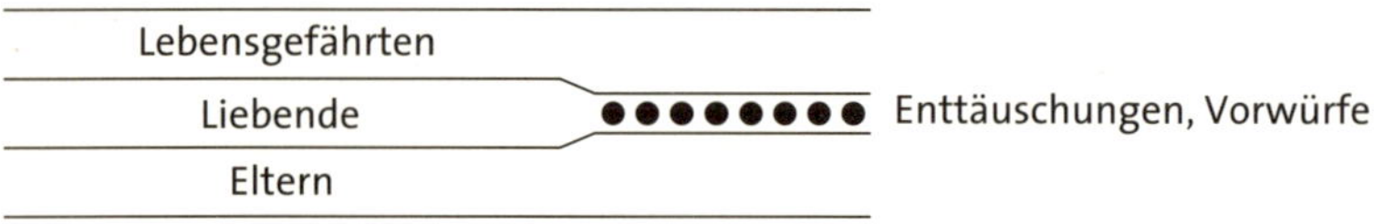

Beziehungsinfarkt

Im Gegensatz zur ersten Phase ihrer Beziehung, als die Partner Zeit füreinander hatten und sich mit Worten und Gesten der Liebe verwöhnten, erlebt sich das Paar als zu kurz gekommen: getrennt durch eine unsichtbare Mauer aus unerfüllten Erwartungen, Wünschen und Träumen, aus Routine, Langeweile, Frust und Vorwürfen. Einer oder beide bekommen Trennungsfantasien. Die sind berechtigt: Die Partner müssen sich von etwas trennen.

Für die Beratung liefert die Unterscheidung der drei Dimensionen des Paarlebens ein nützliches Raster, um gemeinsam herauszufinden, womit die Partner ihre Zeit verbringen und was in ihrem Leben faktisch Priorität besitzt. Dass sie für die zentrale Dimension ihrer Beziehung, für Liebe und Zärtlichkeit, für den Bereich, der ihnen Energie für die Bewältigung des Alltags liefern sollte, keine Zeit mehr haben oder keine Zeit mehr aufwenden, wirkt angesichts des Zuwendungsmangels, mit dem die Paare in die Beratung kommen, spontan überzeugend. Oft habe ich Paaren den Beziehungsinfarkt aufgezeichnet und das Blatt nach Hause mitgegeben. Kollegen haben das Gleiche getan und berichtet, wie angeregt die Partner dann zu Hause weitergeredet haben. Es geht darum, auch bei äußerst knapper Zeit Oasen der Gemeinsamkeit als Liebende (nicht nur als Eltern oder Alltagspartner) zu schaffen oder sich Signale zu senden bzw. Symbole zu entwickeln, die daran erinnern: »Du bist meine Priorität!«

12 Sich weiterentwickeln

Wachsen und sich entwickeln ist Teil des Lebens. Kinder möchten häufig ganz schnell groß werden und erwachsen sein. Erwachsene möchten oftmals lieber jung bleiben. Aber es hilft nichts. Nichts schützt uns vor dem Ablauf der Zeit und den Erfahrungen, die wir dabei machen.

Mit 45 haben Menschen nicht die gleichen Empfindungen, Zukunftspläne und Träume wie mit 20 oder mit 60. Der Körper entwickelt sich, unser Gehirn und unser Gedächtnis, unsere Muskeln und Gelenke, damit unsere Beweglichkeit, Leistungsfähigkeit und Reaktionsgeschwindigkeit. Die Bedürfnisse ändern sich. Die Gebärfähigkeit ist irgendwann beendet. Es wandeln sich Sexualverlangen und Sexualverhalten. Ebenso entwickelt sich unsere Persönlichkeit. Die Lerngeschichte des Einzelnen ist nie abgeschlossen. Mit 50 haben wir nicht dieselben Ansichten und Aussichten wie mit 15 oder 80. Erfolge und Misserfolge, Glückserfahrungen und Schicksalsschläge hinterlassen Spuren in unserem Selbstbild und unserer Selbstsicherheit. Die soziale Umgebung erfordert Anpassungen oder vermittelt Wachstumsanreize. Die Umwelt ändert sich und die Lebenslagen: Schwangerschaften und Kinder bekommen, ungewollte Schwangerschaft und Abbruch, Kinderlosigkeit, eigene Krankheiten oder Krankheiten in der Familie, Unfälle, Pflegebedürftigkeit eines Elternteils oder des Partners, Berufswechsel, Arbeitslosigkeit, Rente, finanzielle Sicherheit oder Schulden.

Auch die »Persönlichkeit« der Beziehung entwickelt sich. Die Lerngeschichte des Paares ist ebenfalls nie abgeschlossen. Die Erfahrung des Einzelnen ändert sich wie auch die Erfahrungen miteinander. Das tägliche Zusammenleben mit einem anderen Menschen hat unweigerlich einen gewissen Hobeleffekt: Man schleift sich gegenseitig Ecken ab oder arbeitet Kanten heraus. Das Basisabkommen, das die Partner verbindet und zusammenhält, will immer wieder überprüft und mit den Aufgaben und Möglichkeiten der jeweiligen Lebens-, Partner- oder Familienphase in Einklang gebracht werden. Tun die Partner das nicht bewusst, dann macht es ihre Seele von selbst, vielleicht ohne dass sie es wollen: Sie zieht Bilanz. Dann ist es oft aber schon zu spät.

Als Paar wachsen / In der Beziehung wachsen

Jede Familienphase stellt das Paar vor spezifische Anforderungen. Neben praktischen Verpflichtungen steht dabei gewöhnlich eine emotionale Aufgabe *im Vordergrund*, an der das Paar wachsen oder scheitern kann. (Ich folge hier Rhoda 1977. Vgl. auch Willi 1985 und andere.)

1. Phase vor Geburt des ersten Kindes:

Intimität entwickeln	↔	Desillusionierung/Idealisierung
vertrauen	----	misstrauen

2. Frühe intensive Familienphase (von der Geburt des ersten Kindes bis zu Kindergarten oder Schule):

Bereicherung, Erfüllung finden	↔	Auslaugen, Leerlaufen
geben	----	bekommen

3. Individuation der Familienmitglieder (von Schulbeginn bis zur Vorpubertät):

Individuation	↔	Scheinharmonie
sich lösen	----	festhalten

4. Jugend in der Familie (Pubertät und Adoleszenz):

Kameradschaftl. Beziehung entwickeln	↔	in Isolation geraten
sich (neu) finden	----	sich verlieren

5. Auflösung der Familie (die erwachsenen Kinder verlassen das Nest endgültig, die Eltern finden sich im leeren Nest wieder):

Erwachsene Beziehungen pflegen	↔	Binden/Verstoßen
Für das Paar: neu/wieder zueinander Ja sagen	----	resignieren, Langweile, Überdruss empfinden

Die Ankunft des ersten Kindes ist ein Härtetest für das Paar, der erste Besuch von Kindergarten oder Schule nicht selten eine Zerreißprobe. Pubertierende bedeuten Dauerstress. Beim Loslassen der Jugendlichen kann das Paar seinen Meisterbrief in Elternschaft machen, wenn es zu den jungen Erwachsenen steht, auch wenn diese Berufs-, Partner- oder andere Wahlen treffen, die die Eltern nicht billigen. Jede Familienphase hat das Potenzial zu einer oder mehreren Krisen (vgl. oben S. 74 ff.), zu Weiterentwicklung, Neubelebung oder zum Festfahren in der Sackgasse.

In einer Welt, in der nichts sicher ist, außer dass nichts sicher ist, können Eltern ihren Kindern nicht Modell sein, wenn sie sich Veränderung verweigern. Vorbei ist die Zeit, in der Mädchen mit dem Vorbild der Mutter im Kopf und Jungen mit dem Vorbild des Vaters im Kopf gut durchs Leben kamen. Was Kinder und Jugendliche heute im Lebensbuch ihrer Eltern lesen sollten, ist die ständige Bereitschaft zu wachsen, sich zu entwickeln, sich infrage zu stellen, Wandel gegenüber offen zu sein.

Aus dem allen ergibt sich der dritte Artikel im Grundgesetz moderner Partnerschaft

Beziehungsgrundsatz 36

Artikel 3 der neuen Partnerverfassung:
Jeder entwickelt sich weiter. Ständig.

In diesem Satz findet ein weiteres *Grundprinzip des Lebens* (vgl. oben S. 30 und 33) seinen Ausdruck: *Leben bedeutet Wachsen, Reifen und Vergehen*; nichts im menschlichen Leben ist ewig und unveränderlich. Wo Partner nicht im Kontakt bleiben über innere Veränderungen, neue Lebensziele und Wünsche, kann es zu Spannungen, Erstarrung und Beziehungstod kommen. Kurioserweise bleiben gerade die am ehesten jung und lebendig, die akzeptieren, dass sie sich entwickeln, älter und reifer werden und nicht bleiben, wie sie sind.

Eine der wichtigsten Wachstumsaufgaben der Paare ist die tägliche Bereitschaft, Unterschiedlichkeit zu akzeptieren und zu integrieren nach der Devise: »Wir sind uns einig, dass wir uns nicht immer einig sind. Trotzdem möchte ich mit dir zusammen leben, denn ich fühle mich gut mit dir: Du stehst in meinem Herzen an erster Stelle.«

Dies im Alltag zu begreifen und in die Tat umzusetzen ist nicht immer einfach. Jede Krise kann bedeuten, alte Gewissheiten und Gewohnheiten aufzugeben, d. h. Sicherheiten zu verlieren. Jede Krise fordert das Paar und die Partner heraus, Bilanz zu ziehen: Was möchten wir? Wovon träumen wir? Was können wir? Was will ich? Bin ich so, wie ich sein möchte? Kann ich so sein, wie ich sein will? Wer bin ich? Wer will ich sein?

Sich mit diesen grundlegenden Fragen auseinanderzusetzen in einer Phase, in der beide Partner voller Ärger, Resignation oder Verzweiflung sind, außerdem zu kurz gekommen und verunsichert – das ist wirklich anstrengend. Alle Versuche, den anderen zu ändern, haben in die Sackgasse geführt. Die Partner sind also auch noch mit der Einsicht konfrontiert:

Der eine Partner kann den anderen nicht ändern.
Aber man kann sich selber ändern.
Vor allem: *zwischen* den Partnern kann sich etwas ändern.

Wohl kann ich den anderen bitten, sein Verhalten zu ändern. Indem ich ihn auf eine Weise bitte, die er hören kann, habe ich vielleicht selber mein Verhalten geändert.

Für die Beratung ergibt sich daraus noch einmal der Hinweis, sich Zeit zu nehmen, genau verstehen zu wollen und Verständnis auszudrücken. Paare in einer Krise sind häufig auch in Bezug auf Veränderung bzw. Beharren-Wollen extrem polarisiert, und dies schon seit einiger Zeit. Sie ändert sich, er schaut weg. Er ändert sich, sie schaut weg. Vielleicht jeweils in der Hoffnung, es wird sich mit der Zeit geben bzw. der andere wird schon merken, dass ich etwas anderes brauche. Die Frage ist wieder: Können die Partner einen Schritt aufeinanderzu machen?

Wenn ein Partner sagt: »Ich bin, wie ich bin. Ich habe mich gefunden«, dann kann das Selbstgewissheit und Selbstbewusstsein ausdrücken. Es kann andererseits auch eine Waffe sein, die vor Weiterentwicklung schützen soll. Wer sich Veränderung nicht vorstellen kann oder will, schränkt seine Wachstumsmöglichkeiten ein. Das Leben kann verarmen, man sieht und erlebt weniger. Wer immer Säugling bleibt, von der Flasche abhängig (wie manche Alkoholiker), oder ein kleiner Junge, der nur spielen will, seine Spielleidenschaft inzwischen sogar zum Beruf gemacht hat, riskiert, das Leben zu verpassen. Nicht wachsen wollen ist eine starke Waffe im Kampf der Geschlechter. Die Folge ist nicht selten Trennung.

Paare tun gut daran, sich für den Alltag des Partners zu interessieren und die Kenntnis vom anderen auf dem Laufenden halten. Vor allem Männer tun sich damit manchmal schwer. John Gottman (2006, S. 123 ff.) meint zudem, dass Männer auch lernen sollten, auf die Klugheit der eigenen Frau zu hören und sich von ihr beeinflussen zu lassen, mit ihr die Entscheidungsmacht teilen, sogar beim Autokauf.

Manche Paare müssen begreifen, dass der Partner »eine andere Sprache« spricht. Frauen neigen häufig zu Beziehungsreden, Männer zu Lösungsreden (Koschorke 2011, S. 46 f., 106 f.). Das führt oft zu schmerzlichen und bitteren Missverständnissen. Wollen sich die Partner miteinander verständigen, müssten beide einen Schritt machen auf den anderen zu: bereit sein, diese Sprachunterscheide als eine Realität ihrer Beziehung zu begreifen und vielleicht sogar die Sprache des anderen zu lernen.

Wie Paare funktionieren

Merksätze zum Paar als Beziehungssystem

1. Paare kommen in die Beratung, weil *zwischen* den Partnern etwas nicht mehr stimmt.
2. Klient in der Paarberatung ist daher *die Beziehung* des Paares.

3. Paare sind ***Beziehungssysteme***.
4. Das Paar als Beziehungssystem funktioniert in *Polaritäten*.
5. Krisen und Konflikte führen in der Regel zu einer *Zuspitzung* von Polaritäten. Zwischen den Partnern tritt eine *Polarisierung* ein, die eine Verständigung erschwert oder verhindert.
6. Paare funktionieren nach dem *Prinzip von Gemeinsamkeit und Ergänzung*.
7. Daher *wählen* sich *Paare* stets nach dem Prinzip von *Gemeinsamkeit* und *Ergänzung*.
8. Paare in einer Krise leben *nicht mehr ausreichend Gemeinsamkeit* – die gemeinsame Basis ist bedroht.

9. Paare in einer Krise erleben Unterschiede zwischen den Partnern nicht mehr als *Ergänzung* – das Gleichgewicht des Paares ist bedroht. Jeder Partner fühlt sich und seinen Platz in der Beziehung infrage gestellt.

10. Paare sind ***Bedürfnisbefriedigungssysteme***. Die Partner finden sich zusammen, um sich gegenseitig grundlegende Bedürfnisse zu befriedigen.
11. Mit Beginn ihrer Partnerschaft schließen Paare einen überwiegend unausgesprochenen und weitgehend unbewussten *Partnervertrag*.
12. Jeder Partner überwacht (wiederum weitgehend unbewusst), ob sie oder er in der Partnerschaft auf ihre oder seine Kosten kommt. *Die Seele führt Buch und bilanziert.*
13. *Paare in der Krise* klagen beim anderen nicht eingehaltene Versprechen ein. Sie werfen sich gegenseitig einen *Bruch des Partnervertrages* vor.
14. In der Krise können Partner die *Klagen* und Wünsche des anderen *nicht hören*.
15. Darum versuchen sie, *den anderen* zu *ändern*. Damit meinen sie: Ich komme zu kurz – verstehe mich, gib mir etwas.
16. Jeder erwartet den Beginn der Änderung vom anderen. *Änderung* kann jedoch nur eintreten, wenn *beide* dazu bereit sind, z. B. wenn beide bereit sind, sich etwas zu geben.

17. Jeder Mensch und jedes menschliche System ist auf Entwicklung hin angelegt. Daher sind auch Paare ***Entwicklungssysteme***.
18. Entwicklung geschieht häufig in einem Wechsel von Phasen der Nichtkrise und der Krise. *Krisen sind* infolgedessen *normal* und unvermeidlich.
19. Eine Krise zeigt an, dass das Verhältnis zwischen den beiden lebensnotwendigen Tendenzen: Sich-treu-Bleiben und Sich-Verändern, Bewährtes Bewahren und Sich-weiter-Entwickeln aus dem Lot geraten ist. Es muss ein *neues Gleichgewicht* gefunden werden.
20. Wenn Paare in Beratung kommen, steht beim Paar – und meist auch bei jedem einzelnen Partner – *Wachstum* an.

TEIL 2

Platz für jeden

Paarberatung praktisch

Die Eröffnungsphase: Schritte und Erfahrungen

13 Die Anmeldung

Paarberatung beginnt mit der Anmeldung des Paares, zum Beispiel am Telefon. Auch wenn dort gar nicht der Berater oder Therapeut selber sitzt.

> Die Anmeldung ist der erste Kontakt des Paares mit der Beratung. Sie ist daher eine Art Visitenkarte,

die der Berater, die Beratungsstelle oder die therapeutische Praxis von sich, von der Atmosphäre und den fachlichen Regeln des Beratungsgeschehens abgibt. An dem Stil, wie Berater mit Paaren umgehen, lernen Paare, wie sie miteinander umgehen sollten.

Variante 1: B nimmt die Anmeldung selbst entgegen

Susanne hat einer Freundin ihr Herz ausgeschüttet über ihren Konflikt mit Ingo. Die meinte: »Wenn ihr als Paar Probleme habt, dann geht doch in Paarberatung. Wir haben das auch mal gemacht; das hat uns geholfen!« Daraufhin hat Susanne mit Ingo gesprochen. Er ist die ständigen Auseinandersetzungen mit Susanne ebenfalls leid und hat sich grundsätzlich bereit erklärt mitzukommen.

Am Telefon spricht Susanne mit der Beraterin oder dem Berater selbst.
B stellt sich vor.

Beraterin oder Berater (B) hat sich klar, verständlich und freundlich vorgestellt. Damit lädt B die Ratsuchende (Rs) ein, sich ihrerseits klar erkennbar vorzustellen. Die Art und Weise, wie Klienten sich bei Anmeldung präsentieren, kann erste diagnostische Hinweise geben.

Rs: »Mein Mann und ich haben einen Konflikt. Wir können

	nicht gut darüber reden. Können wir zu Ihnen kommen?«	
B:	»Handelt es sich um ein Problem zwischen Ihnen beiden?«	B vergewissert sich, ob es sich um ein Paarbeziehungsthema handelt, für das B zuständig ist, oder ein anderes Problem (Schulden, Alkohol, Erziehung, Psychiatrie usw.), für das B möglicherweise nicht oder weniger kompetent ist.
Rs:	»Ja, es geht um uns beide.«	
B:	»Ist Ihr Mann zu solchen Gesprächen bereit?«	B erkundigt sich sogleich nach der Gesprächsbereitschaft des Partners. Denn B möchte nicht, dass Rs beginnt, den Streit inhaltlich zu schildern. Der zukünftige Klient – das Paar bzw. seine Beziehung – ist beim Telefongespräch ja nur zur Hälfte anwesend.
Rs:	»Ja, wir haben darüber gesprochen.«	
B:	»Gut. Dann schlage ich Ihnen ein erstes Gespräch vor. Bei diesem ersten Gespräch können Sie mich kennenlernen und schauen, ob Sie mit mir können. Und ich kann Sie kennenlernen. Am Ende dieses ersten Gesprächs können Sie entscheiden, ob Sie weitere Gespräche wollen, und ich kann das auch.«	B hält sich die Möglichkeit offen, am Ende des Erstgesprächs über eine Fortsetzung der Gespräche zu entscheiden. Diese Entscheidungsfreiheit hat auch das Paar. Beim Paar ist sie vor allem für die Person wichtig, die die natürliche Skepsis des Paares gegenüber dem Beratungsgeschehen verkörpert.

Es folgen Verhandlungen über einen ersten Termin, gegebenenfalls auch Hinweise, wie die Beratungsstelle oder Beratungspraxis zu erreichen ist, wo man parken kann. B bittet um eine Telefonnummer (falls B unvorhergesehen etwas dazwischenkommt). Dabei sollte indessen die

Vertraulichkeit der Beratung gewährleistet bleiben: Vielleicht möchte das Paar nicht, dass andere Personen im Haushalt erfahren, dass sie zur Beratung gehen.

B: »Damit Sie zeitlich planen können: Ich habe dann 1½ Stunden Zeit für Sie. Wenn wir nicht die ganze Zeit brauchen, ist das auch in Ordnung.«	Beim Erstgespräch sollte jeder Partner seine Sicht der Dinge ein erstes Mal in Ruhe darstellen können. Das dauert häufig mehr als eine Stunde. (Zur Dauer von Beratungsgesprächen s. unten S. 228 f.)

Damit könnte die Anmeldung erst einmal beendet sein, wenn ... ja wenn nicht vorhersehbar wäre, dass es beim Paar zu Hause zwangsläufig irgendwie weitergeht, etwa so:

Susanne: »Ich habe uns zur Beratung angemeldet. Donnerstag, der 21., um 17 Uhr!«

Jetzt sind verschiedene Reaktionen von Ingo denkbar: »Gut. Ich notier' mir das. Ich fahre direkt von der Arbeit dorthin.«

Oder: »17 Uhr?! Das ist viel zu früh!!« Oder: »Beratung? Hatten wir darüber gesprochen? Ich entsinne mich gar nicht mehr ...« »Ja, wir hatten darüber geredet. Aber letzte Woche lief es doch ganz gut. Das brauchen wir doch nicht mehr.« »Ist es eine Frau oder ein Mann? Eine Frau – da brauche ich ja gar nicht mitzukommen. Da steht es ja von vorneherein zwei gegen einen!« »Habt ihr da schon über mich geredet?!« »Was hast du der/dem denn schon alles erzählt? Das glaubst du doch selber nicht, dass die/der nicht mehr wissen wollte!« »Du hast das Gespräch vereinbart. Das heißt, dann bin ich endlich einmal dran!!« »Du hast das Gespräch vereinbart. Heißt das, dass ich da jetzt reden soll!!!« Oder ...

Schon ist möglicherweise der schönste Streit im Gange. Der (nicht selten lange hinausgezögerte) Entschluss, sich zur Beratung anzumelden, löst beim Paar eine Dynamik aus und intensiviert das Beziehungsgeschehen. Jeder Partner bereitet sich bewusst oder unbewusst auf die Gespräche vor und auf seine Rolle dabei. B weiß nie, was genau der anmeldende Partner dem anderen mitgeteilt hat. Darum hat sich als vorteilhaft erwiesen, die telefonische Anmeldung folgendermaßen abzuschließen:

B: »Sagen Sie Ihrem Partner bitte, dass er den vereinbarten Termin bis zum … tag bestätigt. Ich werde ihm die gleichen Dinge mitteilen wie Ihnen.«

Die oder der Ratsuchende mag einwenden (das geschieht, wenn auch selten): »Ich habe das aber doch mit meinem Partner abgesprochen. Er ist einverstanden.« B kann dann wie selbstverständlich entgegnen: »Vor dem ersten Treffen möchte ich kurz auch mit Ihrem Partner gesprochen haben.« Damit stellt B sicher, dass für beide Partner die gleichen Ausgangsvoraussetzungen bestehen und beide dieselben Informationen haben. B vermittelt dem Paar außerdem: Zu Gesprächen ist die Bereitschaft beider erforderlich. Jeder von ihnen ist wichtig und wird in der Beratung seinen Platz haben.

Ruft der Partner dann an, so sagt B etwa: »Ihre Partnerin hat mir mitgeteilt, dass es in Ihrer Beziehung ein Thema gibt, über das Sie mit mir sprechen wollen. Wir haben einen ersten Termin vereinbart. Da haben Sie als Paar die Gelegenheit, mich kennenzulernen. Sie können sehen, ob Sie mit mir können. Und auch ich kann Sie kennenlernen. Am Ende dieses ersten Gesprächs können Sie beide entscheiden, ob Sie weitere Gespräche wollen, und ich kann das auch. Das ist es, was ich mit Ihrer Partnerin besprochen habe. Passt Ihnen der Termin?« Dieses Bestätigungstelefonat ist meist ganz kurz.

Variante 2: B nimmt die Anmeldung nicht selbst entgegen

Häufig nimmt jedoch B die Anmeldung nicht persönlich entgegen. In Beratungsstellen oder Praxisgemeinschaften kann eine Sekretärin mit der Vergabe der Beratungstermine beauftragt sein. Oder die Kollegen teilen sich diese Aufgabe im Wechsel. Dann lässt sich die entscheidende Mitteilung auch zu Beginn des Erstgesprächs machen. B: »Sie beide sind jetzt da und können am Ende der Stunde entscheiden, ob Sie mit mir können, ob Sie weitere Gespräche wollen. Und ich kann das auch.«

Ziel dieses Vorgehens ist, die Anmeldung sachlich und kurz zu halten. Bisweilen ist die anrufende Person total durcheinander, niedergeschlagen oder aufgebracht und braucht erst einmal jemanden, der zuhört. Da ist es eine hohe Kunst, am Telefon das Gefühl zu vermitteln

»Ich höre dir zu und respektiere dich« und das Gespräch zugleich einigermaßen sachlich und kurz zu halten. Denn Paarberatung am Telefon ist schwer möglich: Es ist ja nur einer anwesend.

In manchen Beratungsstellen dienen die Informationen der Anmeldung dazu, die Fälle auf verschiedene Berater mit unterschiedlichen fachlichen oder sprachlichen Kompetenzen oder Vorlieben aufzuteilen. Die Sekretärin ist bisweilen gehalten, möglichst viele Daten zu sammeln (Alter des Anrufenden, des Partners, der Kinder, Berufe, Adresse, Telefon usw.). Dieses Vorgehen mag Vorteile bei der Fallverteilung innerhalb eines Teams haben. Es hat aber auch Nachteile: Die Beratungseinrichtung stellt sich als Behörde vor. Das Vorgehen ist umständlich, denn der Ratsuchende muss ein zweites Mal anrufen, um Termin und Namen des Beraters zu erfahren. Werden zudem am Telefon möglichst viele Probleminformationen gesammelt, die im Grunde in das erste Beratungsgespräch zu dritt gehören, so wird B dazu verleitet, das Paar beim ersten persönlichen Kontakt durch die Brille dieser Informationen zu sehen. Die Informationen sind jedoch die Problemsicht *eines* der Partner oder die der Kollegin – B begegnet dem Paar eventuell nicht unvoreingenommen.

Variante 3: Das Paar zeigt sich ambivalent – ein Partner wünscht keine Beratung.

Gaby und Franz haben einen Säugling. Gaby ist in Mutterschutz, Franz baut seine Karriere auf. Sie hat Spaß am Reden und braucht das Reden, er hat Spaß am Spaß ohne Reden.

B stellt sich am Telefon vor.

Frau (F): Ich bin unglücklich in meiner Beziehung. Mein Mann will nicht mit mir reden. Kann ich mal zu Ihnen kommen?	F berichtet von ihrem individuellen Erleben und von ergebnislosen Lösungsversuchen.
B: Oh, das ist ja schwierig für Sie beide. Ist Ihr Mann zu Beratungsgesprächen bereit? F: Nein. Davon hält er nichts. B: Haben Sie ihn gefragt?	B äußert Verständnis. Zugleich führt B von der individuellen Sicht zur Paarperspektive: »schwierig für Sie beide«.

F: Ja. Er meint, Probleme lösen sich nicht durch Reden, sondern durch Tun. Wir sollten die Probleme vergessen und was Nettes miteinander machen. Aber das reicht mir nicht.	Diese Aufgabenverteilung findet sich häufig bei Paaren: Sie möchte bei Problemen erst einmal reden. Er lebt in der Vorstellung: Bei Problemen muss man handeln. Vielleicht ist er auch ungeübter, über Gefühle zu reden. Daher scheut er sich und möchte nicht unterlegen sein.
B: Hm. Ich möchte Ihnen einen Vorschlag machen. Sagen Sie ihm in einer ruhigen Minute: »Ich brauche dich. Ich möchte dich bitten, ein Mal mitzukommen, mir zuliebe. Da kannst du selber sehen, wie das ist.« Am Ende dieses Gesprächs kann dann jeder von Ihnen entscheiden, ob Sie wieder kommen möchten oder nicht. Wollen Sie das mal probieren?	Im Vorschlag für F formuliert B einen Ich-Satz und eine persönliche Mitteilung. F äußert eine Bitte und ein Bedürfnis. Wenn F ihren Partner wirklich dabeihaben will, ist die Empfehlung von B meist erfolgreich. Wenn sie ihn bittet: »Ich brauche dich«, kann er sich schwerer entziehen. Der Vorschlag »*ein* Mal« lässt ihm seine Freiheit – er muss nicht befürchten, in ein »Redegefängnis« eingesperrt zu werden. Außerdem ist er auch ein bisschen neugierig. Und er bekommt ein gutes Argument für die Zukunft in die Hand: »Ich war ja ein Mal mit, nun lass' mich in Ruhe!«

B hat dann im ersten Gespräch die Gelegenheit, eine Atmosphäre zu schaffen, in der jeder Partner sich verstanden fühlt und seinen Platz findet

Variante 4: Ein Partner wünscht zunächst Einzelgespräch(e)

Georg ist in Panik, denn Nina hat mit Scheidung gedroht. Er versteht nicht warum. Er kümmert sich doch intensiv um Kinder und Haushalt, ist seines Erachtens auch für Nina da. Nur samstags ist sein Fußballtag. Aber das hat sie jahrelang nicht gestört. Georg ist jemand, der nicht Pro-

bleme hat, sondern Probleme löst. Darum hat er über seinen Beratungswunsch gar nicht erst mit Nina gesprochen.

B stellt sich am Telefon vor.

Mann (M): Meine Frau will sich scheiden lassen. Ich weiß wirklich nicht warum. Ich tue doch alles. Kann ich mal zu Ihnen kommen?

B: Haben Sie mit Ihrer Frau über Ihren Beratungswunsch gesprochen?

M: Nein. Ich dachte, dass ich erst einmal allein komme.

Der Entschluss, in einer Beratungsstelle oder Beratungspraxis anzurufen, braucht oft lange Zeit, um zu reifen. Manchmal erfolgt der Anruf aber auch aus einem spontanen Impuls heraus und ist mit dem Partner gar nicht abgesprochen. Der fühlt sich dann vielleicht mehr davon überfahren, dass er nichts davon weiß, als von der Anmeldung als solcher.

Das Anliegen eines oder einer Ratsuchenden, erst einmal allein zu kommen, stellt B vor eine grundsätzlich Frage:

> Wer entscheidet darüber, wie in der Beratung vorgegangen wird: Ratsuchende oder Berater?

Wer legt den Rahmen und die Rahmenbedingungen des Beratungsprozesses fest? (Ausführlich zu Setting S. 234 ff.) Diese Grundsatzfrage stellt sich vor allem Beratern, Therapeuten oder Beratungsstellen, die sowohl Einzel- als auch Paargespräche anbieten. Im Interesse eines niederschwelligen Zugangs zur Beratung (»der Klient soll ankommen können, wie er will«) wird dem Klienten die Wahl des Settings überlassen. Nur: Es ist ein Unterschied zwischen »landen können« und »die Arbeitsbedingungen bestimmen«. Ich möchte das an einem Vergleich deutlich machen: Wer bestimmt, welche Übung bei einer Krankengymnastik notwendig und heilsam ist, welches Gerät während einer Zahnbehandlung zum Einsatz kommt – der »Kunde« oder die Fachkraft? Berater haben das Recht, Setting und Vorgehensweise zu wählen, die sie und die Klienten am besten schützen und die ein zielgerichtetes Arbeiten ermöglichen. Wer demnach davon überzeugt ist, dass Paarprobleme am wirkungsvollsten bearbeitet werden können, wenn beide Beteiligte anwesend sind (die Therapieforschung bestätigt das; Weber 2012, S. 16), wird erst einmal auf Paarberatung als bevorzugter Vorgehensweise bestehen. Wohl lassen sich Konflikte zwischen den Partnern auch in Einzelgesprächen besprechen. Jedoch ist das in der Regel für beide Seiten, Ratsuchende und Berater, mühsamer und zeitaufwendiger. Außerdem lernen die Ratsuchenden in Einzelgesprächen kaum, was sie für zu Hause brauchen: Unterschiede und Gegensätze auszuhalten sowie über Konflikte verhandeln zu können. (Von spezifischen Situationen, die ein Gespräch zu zweit eher ausschließen, sei einmal abgesehen. Dazu können bestimmte Fälle von Gewalt, Missbrauch, frühen Missbrauchs- oder Beschämungserfahrungen zählen.) Aus all diesen Gründen empfiehlt es sich daher auch nicht, mit jedem der Partner vorab ein Einzelgespräch zu führen.

B: Hm. Möchten Sie über etwas sprechen, das mit Ihrer Partnerbeziehung zu tun hat, oder über etwas, das nur Sie allein ganz persönlich betrifft?

M: Nein, es hat schon mit unserer Beziehung zu tun.

B: Dann empfehle ich Ihnen von vorneherein Paargespräche. Das ist die beste Methode bei Paarproblemen. (Wenn B den Eindruck hat, die Person am Telefon versteht Humor, könnte B hinzufügen:) Einzelgespräche sind da nach meiner Erfahrung nur die drittbeste Methode.

M: Und was ist die zweitbeste?

B: Die gibt es nicht.

Die weitere Anmeldung verläuft entsprechend Variante 1 und 3.

Geheiminformationen, Geheimaufträge, Testfragen

Ziel der Anmeldung ist es, einen Termin zu vereinbaren, an dem sich das Paar und B ein erstes Mal treffen. Außerdem werden die Bedingungen für dieses erste Gespräch geklärt. Die telefonische Anmeldung sollte darum einerseits freundlich und einladend verlaufen, andererseits sachlich und kurz sein. Nicht selten versucht der Anrufer die Gelegenheit am Telefon zu nutzen, um der Beraterin oder dem Berater noch schnell eine Geheiminformation zu stecken, wie etwa: »Sie sollten wissen, dass mein Partner eine Geliebte/einen Geliebten hat. Er/sie glaubt, ich weiß das nicht. Ich weiß es aber …« Mag sein, dass der oder die Ratsuchende B durch einen solchen Hinweis auf seine Seite ziehen oder B einen Geheimauftrag erteilen möchte. Vielleicht will der Betreffende auch einfach nur unerträglichen Druck loswerden. Wie dem auch sei, B wird durch solche Mitteilungen zum Geheimnisträger und Geheimverbündeten, gerät unter Kontrolle des Ratsuchenden und verliert seine Freiheit und Unbefangenheit dem Paar gegenüber. Ähnliches gilt bei Kurzdiagnosen, die der Anrufende kostenlos von seiner nicht anwesenden Partnerin liefert: »Meine Frau hat einen Verfolgungswahn« (dabei klagt sie nur über seine Unzuverlässigkeit). Oder für Bemerkungen wie: »Ich möchte, dass Sie meinem Mann den Kopf waschen!« Ein solcher Hinweis könnte B zudem in die Falle locken, schon am Telefon beraterisch nachzufragen: »Was sollte ich ihm sagen?« oder »Warum?«

B wird daher bei solchen Manövern mit gespitzten Ohren hellwach reagieren. Wenn er hört: »Sie sollten aber noch wissen …«, unterbricht er am besten sofort, etwa folgendermaßen: »Das ist zu wichtig, um es am Telefon zu besprechen. Darüber können wir reden, wenn wir uns sehen.« Die Zurückweisung der Rolle des Geheimverbündeten wird mit einer Wertschätzung (»das ist zu wichtig«) verbunden. Notfalls befreit sich B von dem Geheimauftrag durch einen Satz wie: »Das werde ich wieder vergessen. Über alles, was wichtig ist, können wir ja dann zu dritt sprechen.«

Manche Anrufer nutzen die Anmeldung (oder die ersten Minuten des Erstgesprächs) auch, um B zu testen, zum Beispiel mit Fragen wie: Welche Ausbildung haben Sie eigentlich? Welche Theorie oder Methode benutzen Sie? Wie viel Erfahrung haben Sie mit Paaren? Sind Sie verheiratet? Haben Sie eigene Erfahrung mit Scheidung, Pubertierenden, Depression, Magersucht usw.? Wie alt sind Sie? Was halten Sie von der Unauflöslichkeit der Ehe? Und so fort. Hinter solchen Prüffragen verbirgt sich meist eine gesunde und nachvollziehbare Scheu, einem wildfremden Menschen, mag sie oder er auch eine Fachkraft sein, persönliche Gefühle, Schwierigkeiten oder Versagen zu enthüllen. B wird sich an den Verstehensgrundsatz Nr. 1 von S. 94 erinnern: »Wer einen anderen Menschen verstehen will, muss nicht nur hören, was der andere sagt, sondern was er *meint.*« Dementsprechend könnte B antworten: »Ich höre, dass es Ihnen wichtig ist, gut verstanden zu werden.«

Gegebenenfalls folgt eine Sachinformation, z. B. über die eigene Ausbildung, kurz und knapp. Auf Fragen zur persönlichen Situation von B könnte die Antwort lauten: »Das ist eine sehr persönliche Frage. Vielleicht können wir schauen, warum Ihnen das wichtig ist, wenn wir uns etwas kennengelernt haben?« Abschließen könnte B mit dem Hinweis: »Vielleicht überprüfen Sie am Ende der ersten Stunde noch einmal, ob Sie mit mir können. Da können Sie ja entscheiden, ob Sie weitere Gespräche wollen oder nicht, und ich kann das auch.«

Irgendwann im Laufe Ihrer Beratertätigkeit werden Sie diese oder ähnliche Fragen zu hören bekommen.

Testfragen sind vorhersehbar. Sie können also schon vorab in Ruhe Antworten formulieren,

die Ihnen entsprechen. Sie sind dann weniger überrascht. Ob Sie verunsichert und irritiert reagieren oder ruhig und bestimmt – Sie haben das Ergebnis dieses »Beratertests« weitgehend in der Hand. Im letzteren Fall vermitteln Sie dem Paar Sicherheit und Ruhe in einer Lage, in der die Partner sich in der Defensive fühlen und oft extrem beunruhigt oder verunsichert sind.

Eine andere Art von Test kann der Druck eines Paares darstellen, ganz schnell einen Termin bekommen zu wollen, und die Enttäuschung, wenn das nicht geht. Oder auf einem ganz bestimmten Termin zu bestehen: »Ich bin dauernd auf Montage und kann nur freitags von 18 – 19 Uhr.« B bleibt da ganz cool. Aus Erfahrung weiß B: Klienten, die besonders drängen, kommen manchmal gar nicht. Außerdem dürfen die Ratsuchenden enttäuscht sein und B braucht sich nicht unter Druck setzen zu lassen: »Ich höre, dass Sie ganz schnell kommen wollen. Doch dieser Termin ist sehr gefragt. Wenn Sie etwas flexibler sein können, dann gibt es mehr Möglichkeiten.«

Die Paarberatung beginnt mit der Anmeldung, so hieß es oben. Amerikanischen Untersuchungen zufolge stellen sich etwa 20 % des Beratungs- oder Therapieerfolges ein, bevor das Paar dem Berater oder Therapeuten das erste Mal die Hand gegeben hat (J. Gottman, mündliche Mitteilung). Das erscheint einleuchtend: Jeder Partner bereitet sich innerlich auf das erste Gespräch vor, überlegt, was er sagen oder erreichen will, zeigt sich zu Hause etwas freundlicher, um dem anderen nicht Argumente gegen sich in die Hand zu geben. Das positive Verhalten und eine positive Einstellung des Einzelnen können eine positive Wechselwirkung in der Paarbeziehung bewirken.

Die Vereinbarungen, die beim Anmeldungstelefonat getroffen werden, sind ein erstes Abkommen, ein erster Kontrakt zwischen Paar und Berater bzw. Beratungsstelle. Klare Absprachen bereits hier sind ein Modell dafür, wie Kontrakte gemacht werden können. Die Paarberatung als beraterischer Prozess beginnt indessen erst, wenn beide Partner anwesend sind.

14 Der Beratungsraum

Auch wenn Sie selber das Beratungszimmer nur stundenweise nutzen, weil Sie bei einem Kollegen zu Gast sind:

> Der Beratungsraum ist das Territorium der Beraterin oder des Beraters.

Für die Klienten sind Sie der »Eigentümer«. Die Ratsuchenden fühlen sich als Ihre »Besucher« (vgl. S. 43); sie dürfen erwarten, dass sie willkommen sind. Wegen ihres Konflikts bringen die Klienten genug Unsicherheiten mit. So können sie davon ausgehen, dass die Art und Weise, wie Beratungsraum und Beratungsstelle eingerichtet sind, ihre Unsicherheit nicht noch verstärkt.

Wartet das Paar in Ihrer Einrichtung in einem Wartezimmer, so ist sicherzustellen, dass Vertraulichkeit und Anonymität gewahrt bleiben. Holen Sie ein Paar, das Sie noch nicht kennen, im Warteraum ab, so wird der Name der Klienten dort nicht genannt, falls auch noch andere Personen warten. Sie stellen sich mit Ihrem Namen vor: »Wer hat einen Termin bei …?« Sie gehen voran zu Ihrem Raum. Die namentliche Begrüßung der Klienten erfolgt dann bei geschlossener Tür in Ihrem Beratungszimmer.

Zwar ist das Beratungszimmer das Beraterterritorium. Doch:

Haben die Klienten einmal Platz genommen, so gibt es innerhalb des Beratungsraums wieder verschiedene Bereiche: das Territorium des Paares und das Territorium des Beraters.

Die Grenzen dieser Bereiche sind unsichtbar, doch sehr real und für alle Beteiligten deutlich zu spüren. Unter dem Druck heftiger Empfindungen, Gefühle und Probleme dringt das Paar immer wieder in den Beraterbereich ein – B fühlt sich dann leicht unter Druck, bedrängt, überrollt, überfordert, ohnmächtig usw. Überschreitet B die Grenzen des Paarterritoriums, ohne vom Paar dazu befugt zu sein, so ziehen sich die Klienten zurück oder verschließen sich. Bisweilen greifen sie B auch an, oder sie bleiben weg. (Ausführlicher hierzu unten auf S. 178 ff.)

Der wichtigste Platz im Beratungsraum ist der Beraterstuhl.

Wenn Sie nicht funktionieren, funktioniert auch die Beratung nicht oder nicht optimal. Wenn Sie sich auf Ihrem Platz nicht wohlfühlen, sind Sie möglicherweise mehr mit dem beschäftigt, was Sie stört, als offen für das Paar. Schon aus praktischen Gründen wählen Sie darum den Platz, der Ihnen am meisten entspricht. Sie haben durchaus das Recht, Ihren Platz zu kennzeichnen, z. B. mit einer Schreibmappe, oder freundlich zu verteidigen: »Das ist mein Stuhl. Nehmen Sie doch bitte dort Platz.« Manche Berater überlassen den Ratsuchenden die Wahl der Sitze. Das können Sie gerne tun unter der Voraussetzung, dass Sie sich wirklich auf allen Stühlen gleich wohlfühlen. Sonst sind Sie vielleicht erst eine Weile mit Ihren Irritationen beschäftigt, dass Sie nicht auf dem gewohnten Platz sitzen, und nicht bereit für das Paar.

B sollte zum Bereich des Paares ausreichend Abstand haben. B sollte *beide* Partner sehen können, ohne sich anstrengen zu müssen. Klient ist ja die Paarbeziehung, also das, was zwischen den Partnern läuft. Darum sollte B stets wahrnehmen können, wie der andere – auch mimisch – reagiert, wenn der eine spricht. Auch die Klienten sollten sich gegenseitig ohne Mühe sehen können, aber nicht ansehen müssen.

Wenn Sie Einfluss auf die Ausstattung des Beratungszimmers haben: Ungünstig sind schwere Möbel, unbewegliche Sessel oder gar ein

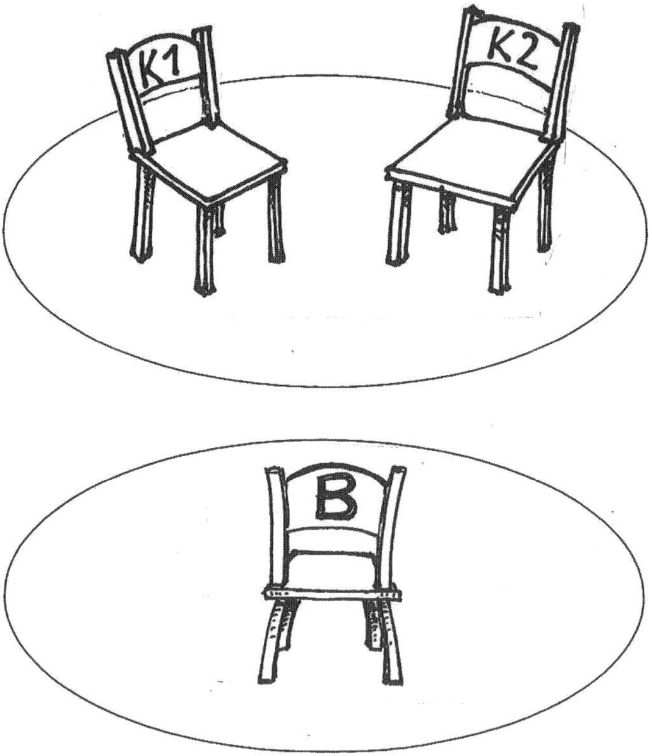

Territorien der Klienten und von B

Sofa für das Paar. Vorteilhaft sind bequeme leichte Stühle aus Holz, Plexiglas usw., die sich bewegen lassen. Denn oft verrücken die Partner ihre Stühle. Wenn einer an den anderen heranrückt, wenn beide zusammenrücken oder sich voneinander abwenden, dann teilt das Paar Ihnen etwas mit. Bevor Sie jetzt beginnen, im Territorium des Paares – Ihren Vorstellungen entsprechend – »aufzuräumen«, indem Sie intervenieren, z. B.: »Schauen Sie Ihren Partner an, wenn Sie mit ihm reden«, sollten Sie verstanden haben, was das Paar Ihnen mit seinen Bewegungen, mit Mimik oder Gestik sagen will. Auch Sie selber brauchen einen leicht beweglichen Stuhl. Wenn Sie sich von den Problemen oder Vorwürfen der Partner erdrückt fühlen, kann es hilfreich sein, einen halben Schritt zurückzurücken, um der Fülle der Themen Raum zu geben. Ihr Verhalten begleiten Sie natürlich mit Worten, etwa: »Oh, das ist ja eine ganze Menge!« Damit geben Sie zugleich ein Modell für

Kommunikation: Verhalten, das in Worte gefasst wird, ist dem Bewusstsein leichter zugänglich und damit eher verständlich.

Manche Berater haben gerne einen Tisch zwischen dem Paar und sich. Darauf können Figuren abgestellt oder Zeichnungen angefertigt werden. Ich habe lieber einen kleinen Glastisch zur Seite zum Ablegen von Dingen, welche die Beziehung veranschaulichen, z. B. Figuren oder eine kleine Spielzeug-Wippe, etwa von Playmobil. Den Raum zwischen dem Paar und mir halte ich gerne frei für eine Übung oder Skulptur. Wie ein Beratungsraum eingerichtet wird, hängt also auch von Beratungsstil und -methode ab. Weniger Einfluss hat man oft auf Größe oder Helligkeit des Raumes. Ein kleines oder dunkles Zimmer kann bedrücken. In einem großen Raum kann man sich verlieren. Ein sehr heller Raum kann blenden. Meist hilft es schon, wenn B das ausspricht, z. B.: »Dieser Raum ist etwas klein. Wenn es Sie stört, sagen Sie es bitte.« Meist steht ja kein anderer Raum zur Verfügung. Doch allein eine störende Empfindung auszudrücken kann entlasten.

Schließlich noch zwei Empfehlungen, die sich sehr bewährt haben:

1. Sorgen Sie wenn möglich dafür, dass Sie nicht direkt mit dem Rücken zur Wand sitzen. Redet ein aufgebrachter Ehemann heftig auf Sie ein und rückt dabei mit seinem Stuhl immer mehr an Sie heran – Sie haben keine Rückzugsmöglichkeit.

2. Sorgen Sie wenn möglich dafür, dass Sie näher an der Zimmertür sitzen als das Paar. Warum? Falls einer der Partner während der Stunde überraschend aufspringt und den Raum verlassen will, können auch Sie aufspringen und sagen: »Ich habe offensichtlich etwas nicht mitgekriegt. Bitte helfen Sie mir zu verstehen, was Sie nicht ertragen.« Einer der Partner ist so unter Druck geraten, dass er oder sie es nicht mehr aushält. B hat es nicht rechtzeitig mitbekommen. Das ist nicht ideal, aber es kommt vor. Indem B das anspricht, zeigt B: »Ich bin nicht unfehlbar. Doch man kann Fehler eingestehen, ohne dass die Welt untergeht.« B signalisiert, dass er wenigstens jetzt den, der aufspringt, verstanden hat. Zugleich gibt B dem Paar ein Modell, wie man mit Fehlern umgehen kann, indem man darüber redet. Meist erhält B auch eine Antwort.

15 Das erste Gespräch: Überblick

Vielleicht haben Sie es schon erlebt: Gut gelaunt erwarten Sie ein neues Paar. Sie öffnen die Tür. Blitzartig springen Sie Spannung, Druck, Stress an. Noch bevor Sie den beiden die Hand gegeben haben, füllt sich Ihr Raum mit unterschwelligem oder offenem Ärger, mit einer Atmosphäre von Frust, Unzufriedenheit, Enttäuschungen, Vorwürfen, Anklagen, Resignation, Racheimpulsen oder Hoffnungslosigkeit. Unsichtbar, aber umso deutlicher zu spüren. Es passiert nicht bei jedem neuen Paar, aber

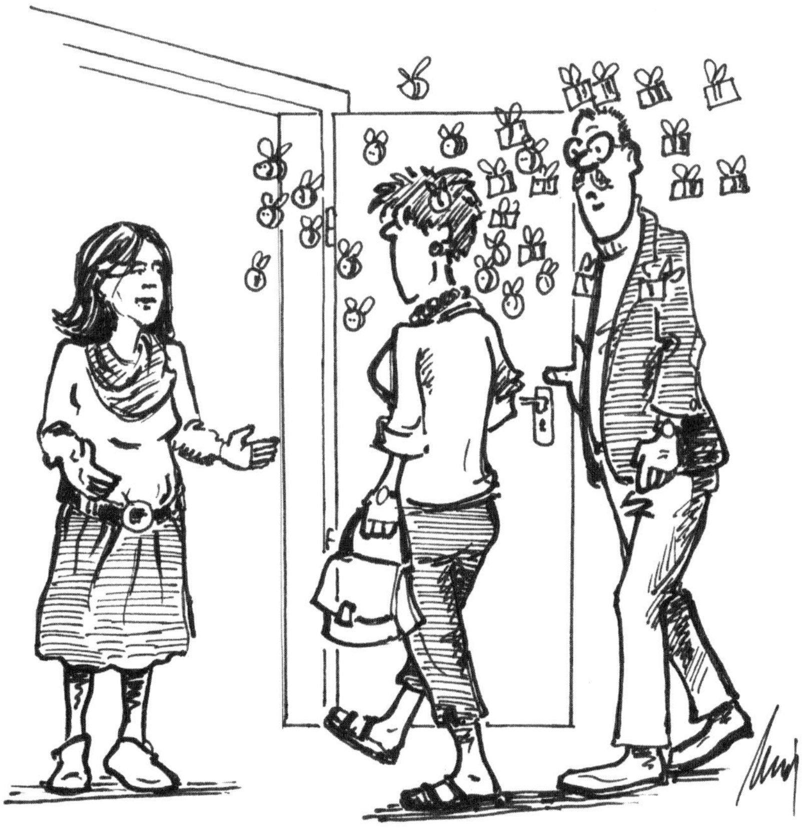

doch hin und wieder. Als habe ein emotionaler Bienenschwarm Sie überfallen. Affekt-Kontagion ist einer der wissenschaftlichen Ausdrücke für dieses Phänomen, von heftigen Gefühlen anderer Menschen angesteckt oder überrannt zu werden.

Waren Sie schon einmal in der Nähe, wenn Bienen ausgeschwärmt sind? Ohne professionelle Ausrüstung bleibt Ihnen nur der Rückzug. Sonst geht es Ihnen schlecht. Und es kann sogar lebensgefährlich werden.

Ihr beraterischer Schutzanzug gegen atmosphärische Ansteckung durch ein hoch emotionales Paar ist eine gute Beratungsmethodik. Sie brauchen eine solche professionelle Ausrüstung, sonst sind Sie dem Paar nicht gewachsen. Denn:

Beziehungssysteme sind stärker als Einzelpersonen. Sie geraten weniger leicht in Abhängigkeit vom Gegenüber.

Grundsätzlich ist das Kräfteverhältnis in der Paarberatung 3 zu 1. Auf der einen Seite: die Frau, der Mann sowie Frau und Mann als gut eingespieltes, zusammengeschweißtes Team (zusammengeschweißt, selbst wenn sie zerstritten sind). Dem stehen Sie als Beraterin oder Berater allein gegenüber. Aber Ihr Schutz ist Ihre Methodik und Ihre fachliche Kompetenz. Die beruht auf Ihrer Erfahrung, auf der Erfahrung derer, bei und mit denen Sie Paarberatung gelernt haben, und derer, mit denen Sie heute zusammenarbeiten. Es gibt Berater, die sagen: Ich brauche keine Methodik, ich mache das so. Nur ist auch dies eine Beratungsmethodik. Meist allerdings eine weniger gute, denn sie liefert B wenig Hinweise und Orientierung, falls B einmal nicht mehr weiterweiß.

Im Folgenden stelle ich Elemente und Schritte beraterischen Vorgehens vor, die sich in der praktischen Arbeit bewährt haben. Ich habe sie auch in der Zusammenarbeit mit internationalen Kollegen überprüft. Diese Regeln sollen Ihnen vor allem dabei helfen, Ihre Arbeitsfreude zu bewahren und sich nicht für das Paar oder anstelle des Paares anzustrengen. Vielleicht nützen Ihnen diese Anregungen dabei, Ihren eigenen Beratungsstil mit Paaren zu finden, zu überprüfen oder weiterzuentwickeln.

Drei Phasen des Beratungsverlaufs:
Eröffnung, Mittelphase, Abschluss[5]

Paarberatungen verlaufen normalerweise in der Abfolge folgender drei Phasen:

- In einer *Eröffnungsphase* machen Sie sich mit dem Paar bekannt, und das Paar lernt Sie kennen. Meist umfasst die Eröffnungsphase das Erstgespräch. Gelegentlich sind mehrere Eröffnungsgespräche sinnvoll.
- In der *Mittelphase* wird an den Anliegen des Paares, genauer: an den zwischen Paar und Berater vereinbarten Beziehungsthemen sowie deren Hinter- oder Untergründen, gearbeitet.
- In einer *Schlussphase* wird der Erfolg des Beratungsprozesses überprüft: Hat das Paar die vereinbarten Ziele erreicht? Und es werden Konsequenzen bedacht. Die Schlussphase kann eine oder mehrere Sitzungen dauern.

Die Unterscheidung dieser Phasen ist nützlich, unabhängig davon, ob ein einmaliges Gespräch mit dem Paar, eine Kurzberatung mit begrenzter Stundenzahl oder ein längerer Beratungsprozess beabsichtigt ist. Jede Phase hat ein bestimmtes Ziel. Paarberatung ist ein zielgerichteter Prozess.

Drei Grundprozesse der Beratung:
Beziehung, Verstehen, Bearbeiten

Neben den genannten drei Phasen des Verlaufs einer Beratung lassen sich drei grundlegende Prozesse unterscheiden. Sie strukturieren jede Beratung oder Therapie von Anfang bis Ende: ein Beziehungs- oder Übertragungsprozess, ein Verstehens- oder diagnostischer Prozess und ein Bearbeitungs- oder therapeutischer Prozess.

In der Eröffnungsphase lassen sich diese drei Grundprozesse besonders deutlich beobachten, unterscheiden und beschreiben:

- Mit dem ersten Kontakt beginnt ein *Beziehungsprozess* zwischen Paar und Berater. Er bildet die Grundlage des Beratungsgeschehens. Je tragfähiger und verlässlicher sich die Vertrauensbrücke zwischen

[5] Das Konzept der Phasen und Prozesse wurde in den 1970er-Jahren am Ev. Zentralinstitut für Familienberatung in Berlin u. a. von meinen Kolleginnen Anne Neumann und Ingeborg Langus ausgearbeitet. Vgl. auch Martin Koschorke 1983, S. 59 ff.

Paar und Berater entwickelt, desto mehr und schneller können sich die Partner öffnen. Die Therapieforschung legt den Schluss nahe, dass für Erfolg oder Misserfolg von Beratung oder Therapie die Qualität, Intensität und Durchsichtigkeit der Beziehung ausschlaggebend sind, weniger die angewandte therapeutische Methode (bei gleicher fachlicher Qualifikation).

- In einem *diagnostischen oder Verstehensprozess* erkunden Paar und Berater gemeinsam Belastungen, Konflikt- und Problembereiche der Partnerbeziehung, die Stärken des Paares bzw. der Partner und jene Bereiche, die einigermaßen konfliktfrei sind oder in denen die Kooperation gut klappt. Sie überprüfen die Wirksamkeit bisheriger Konfliktlösungsversuche und versuchen, die Wechselwirkungen, Gründe und Hintergründe von kontraproduktivem Lösungsverhalten, von Beziehungsängsten und -ärger, von Blockaden, Verletzungen, Traumata usw. zu verstehen.
- In einem *therapeutischen oder Arbeitsprozess* werden konkrete Probleme, auf die Paar und Berater sich geeinigt haben, näher angeschaut, Lösungen, Kompromisse oder Kompensationen gesucht, Alternativen vereinbart bzw. ausprobiert, neues Kommunikations- oder Konfliktverhalten geübt, positives Beziehungsverhalten des Paares bekräftigt usw.

Die genannten drei Prozesse sind eng miteinander verknüpft und verstärken sich gegenseitig: Je fester die Vertrauensgrundlage zwischen B und Paar, desto mehr erfährt B vom Paar und seinem Leben, seinen Möglichkeiten und Schwierigkeiten. Je mehr Einblick in sein Leben das Paar dem Berater gestattet bzw. in den Roman: »Wie ich unser Leben erlebe«, den jeder Partner ständig schreibt, desto zielgerichteter können die Lösungs- und Lernversuche sein, die Paar und B vereinbaren bzw. ausprobieren. Spürt das Paar Erfolge, so festigt das wiederum das Vertrauen in und die Beziehung zu B usw. Die folgende Zeichnung mag das veranschaulichen:

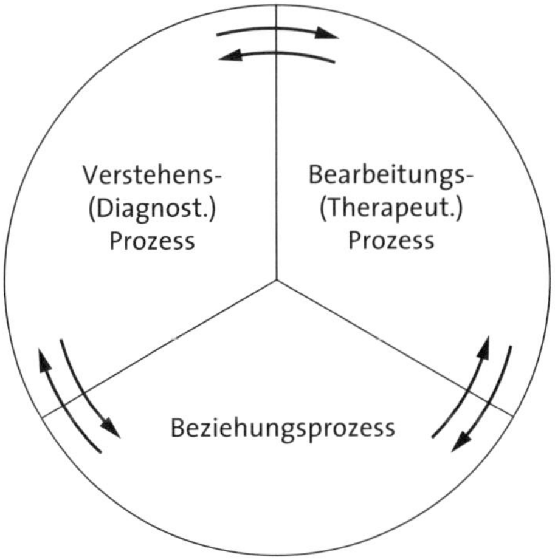

Beziehungs-, diagnostischer und therapeutischer Prozess

In jeder Phase eines mehrstündigen Beratungsverlaufs spielen alle drei Prozesse ihre Rolle. In der *Eröffnungsphase* steht naturgemäß das Miteinander-bekannt-Werden und Kennenlernen im Vordergrund, d. h. der Aufbau einer Beziehung und das diagnostische Erkunden und Sammeln. Der therapeutische Prozess beschränkt sich meist auf das Erarbeiten einer Beratungsvereinbarung. (Obwohl ein genaues Nachfragen des Beraters häufig bereits die Sichtweise des Paares infrage stellt und insofern auch schon einen Veränderungseffekt haben kann.) In *späteren Stunden* wird das Bearbeiten der Konflikte, also das Bemühen um Veränderungen und Lösungen, im Vordergrund stehen. Trotzdem stellt B in jeder Folgestunde noch einmal einen neuen Kontakt zum Paar her und erfährt dabei, wie das Paar sich in dieser Stunde präsentiert und welche Stimmung, Anliegen und Probleme es zu dieser speziellen Sitzung mitbringt.

Auch das Erstgespräch hat drei Phasen. Überblick

Die genannten Grundprozesse geben bereits für das *erste Gespräch zu dritt* eine naheliegende Folge von Schritten vor:

■	Kontaktphase		
■	Problemphase	A	Worin besteht des Problem zwischen den Partnern?
		B	Was hat das Paar bisher mit dem Problem gemacht?
		C	Zusammenfassung: Eine erste paarbezogene Problembeschreibung
■	Kontraktphase	A	Inhaltlich: Welche Themen wollen Paar und B bearbeiten?
		B	Absprachen über Rahmenbedingungen der Beratung

Diese drei Schritte oder Phasen des Erstgesprächs werden im Folgenden ausführlicher dargestellt. Zusätzlich werden dabei Sicht- und Vorgehensweisen beschrieben, die grundlegendes beraterisches Handwerkszeug bilden.

16 Das erste Gespräch: Die Kontaktphase Ziel: Ankommen

Mögliche Schritte dieser ersten Phase im Eröffnungsgespräch sind:

- **Abholen** des Paares im Wartezimmer.
- **Begrüßen.** Jeder Partner möchte wahrgenommen werden. Darum schaut B jeden Partner einen kurzen Augenblick in Ruhe und direkt an, auch wenn der andere sich noch irgendwo hinten im Flur verliert oder schon ins Zimmer gestürmt ist.
- **Sich vorstellen.** B stellt sich gut hörbar mit dem eigenen Namen vor. B spricht jeden Partner mit Namen an. Denn auch verheiratete Paare tragen heute immer häufiger unterschiedliche Familiennamen. Die Anwesenden deutlich mit ihrem Namen anzusprechen, bei diesem und bei weiteren Gesprächen, ist ein Zeichen von Respekt.

- **Im Beratungszimmer Platz finden.**
- **Eventuell: Die ungewohnte Situation ansprechen.** Wenn B beim Paar Scheu, Unsicherheit oder Befangenheit spürt, kann B dem Paar das Ankommen erleichtern mit Fragen, die die Spannung mindern: »Haben Sie gut hergefunden? Sind Sie zum ersten Mal in einer Beratungsstelle?« Auch die Frage nach Personalien kann unsichere Klienten beruhigen, weil sie sich da sicher fühlen. Allerdings gehört nach meinem Empfinden das Ausfüllen eines Statistikbogens, also Fragen nach Alter, Beruf, Adresse usw., wenn überhaupt, eher an das Ende der Stunde: Die Klienten sollen Beratung nicht mit einem Verwaltungsakt verwechseln.
- **An die bisherigen Kontakte der Ratsuchenden anknüpfen.** B sagt z. B.: »Sie, Frau K., hatten das Gespräch hier angemeldet und gesagt, es gebe Probleme in Ihrer Beziehung. Das ist, was ich von Ihnen weiß. Sie, Herr K., hatten den Termin bestätigt.« Oder B sagt zum Mann: »Sie sind jetzt auch da.« B legt offen, was B über das Paar weiß, und signalisiert damit: Hier wird mit offenen Karten gespielt. B wendet sich an die erwachsenen Anteile der Klienten. Ohne deren Kooperation ist ein Erfolg der Beratung nicht möglich.
- **Information über Ziel und Dauer dieses ersten Gesprächs.** B erinnert an die bei der Anmeldung genannten Ziele dieses Gesprächs (vgl. oben S. 120) oder gibt entsprechende Informationen, auch über die *Vertraulichkeit* der Inhalte der Beratung (»Alles, was Sie sagen, bleibt in diesem Raum«).
- **Wie ist es zur Entscheidung über Beratung gekommen?** Diese Frage soll klären: Kommt das Paar freiwillig bzw. aus eigener Initiative oder ist es geschickt worden (von Arzt, Psychiater, Jugendamt, Scheidungsanwalt, Richter usw.)?

Zugewiesene Paare empfinden die Auflage einer Paarberatung oft als Zumutung und Zwang, dem sie sich beugen müssen. Demzufolge sind sie erst einmal rebellisch und widerwillig (meist mehr offen widerwillig, wenn sie aus einfachen Sozialschichten stammen, mehr versteckt widerwillig, wenn sie aus mittleren und höheren Schichten kommen). Soll Beratung Sinn und Erfolg haben, müssen aus Zwangsverpflichteten Klienten werden, die selber etwas wollen. Dabei kann die eine oder andere der folgenden Fragen helfen: »Wie kam es dazu, dass Sie hierher überwiesen wurden? Was wurde Ihnen gesagt, was hier passiert? Was möchten Sie selber, was hier geschehen soll, was nicht? Was genau wurde Ihnen mitgeteilt, weswegen Sie herkommen sollen? Was meinen Sie dazu? Ist es berechtigt, was Ihnen gesagt wurde oder nicht? Was ist berechtigt, was nicht?« Mit solchen Fragen wechselt das Gespräch von der Kontakt- in die Problem-Erkundungsphase hinüber. Zugleich macht es das Paar wieder zu Besitzern ihres Lebens, ihrer Geschichte und Probleme.

Bei Paaren, die aus eigenem Antrieb den Weg zur Beratung gefunden haben, führt die Frage: »Wie ist es zu der Entscheidung gekommen, hierher zu kommen?« meist ins Zentrum des Paarkonflikts. Denn sie rührt möglicherweise an heikle Themen: Wer ergreift die Initiative (»Immer muss ich ...!«)? Wer lässt den anderen machen? Wer übernimmt die Verantwortung? Wer ist zuständig für die Beziehung, für Probleme, für das Unangenehme? Und so fort.

Ich nenne diese Frage daher eine *Trichterfrage:* Ohne Umwege gelangen Sie direkt zum Kern des Konflikts. Die Frage intensiviert und beschleunigt die Gesprächsdynamik, weil sie nach Motivation und Verantwortungsübernahme fragt und nach den Rollen der Partner in der Paarbeziehung. Es ist eine sehr gute Frage, nur muss B damit rechnen: Ich beschleunige das Tempo, denn ich intensiviere den Prozess. Ich darf mich also nicht wundern, wenn ich von der Gesprächsdynamik überrollt werde. Es gibt auch weniger intensivierende Zugänge bei der Erkundung der Anliegen der Partner (siehe S. 141).

Ziel der Kontaktphase im ersten Gespräch ist für das Paar: Im Beratungsraum ankommen, in der Beratung landen, eine erste Orientierung gewinnen. *Für den Berater:* einen ersten Zugang zum Paar gewinnen. Beginnen, eine Brücke des Vertrauens zu bauen. Nicht mehr.

Darum ist diese erste Kontaktphase in der Regel ziemlich kurz. Sie beschränkt sich normalerweise auf einige der oben aufgelisteten Schritte. Sagt B nach der Begrüßung einen Satz wie: »Sie sehen aus wie ein Paar, das sich gut versteht. Was führt Sie her?«, dann sind Sie vielleicht schon nach kürzester Zeit in der Problemerkundungsphase angekommen.

Den meisten Paaren ist das recht: Sie wollen ja so schnell wie möglich ihren Ärger loswerden. Außerdem werden das Kontaktknüpfen und der Aufbau einer Beziehung ohnehin in den folgenden Gesprächsphasen fortgeführt.

Bisweilen sorgen die Paare von sich aus für eine Beschleunigung des Geschehens. Ein Mann verbarrikadiert sich, aus Unsicherheit, zu Beginn hinter Ihrem Schreibtisch. Eine Dame fragt, ebenfalls aus Unsicherheit, als Erstes mit ausladenden Gesten: »Die Bücher haben Sie alle gelesen?! Ach, ist dieses Bild aber schön!!« Ein lautstarkes Streitpaar ignoriert Sie total – Sie sind, vielleicht schneller als Ihnen lieb ist, in der diagnostischen Phase gelandet. Da kann es nützlich sein, sich daran zu erinnern, wie Sie als B die erste Kontaktphase eigentlich gestalten wollten – zu Ihrem eigenen Schutz.

17 Das erste Gespräch: Die Problemphase Wer beginnt?

Einmal angenommen: Der Mann hat telefonisch angemeldet. Darf er jetzt, als Erster, das Anliegen und die Probleme des Paares darstellen? Sozusagen als Belohnung dafür, dass er die Initiative ergriffen hat? Das könnte jedoch die Zurückhaltung der Frau bzw. ihre defensive Haltung verstärken oder belohnen. – Oder soll sie jetzt als Erste reden? Sozusagen als Ausgleich dafür, dass sie noch nicht mit B oder Beratungsstelle gesprochen hat? Damit sie auch eine Chance erhält? Oder um sie aus ihrer Rolle der Zurückhaltung herauszuholen? Oder damit er nicht zu viel Raum bekommt? Wem Sie auch das erste Rederecht zuerteilen, Sie greifen in die Beziehungsdynamik des Paares ein, in das Rollenarrangement, das das Paar getroffen hat – und erschweren sich so das Leben.

Einen offenen Gesprächseinstieg wählen

Ein neutraler Zugang zur Erkundung der Probleme und Problemlösungen könnte etwa so aussehen:

B: »Sie, Herr K., hatten angemeldet. Sie, Frau K., sind jetzt auch da. Ich würde gerne von jedem von Ihnen wissen, was Sie herführt. Wer möchte beginnen, Sie, Frau K.? Oder Sie, Herr K.?« B schaut zwischen beiden hin und her.

Jetzt gibt es verschiedene Möglichkeiten. Die erste: Herr K. beginnt. Mann (M) sofort: »Ich fange mal an. Ich habe ja auch angemeldet …«

Doch bevor Herr K. loslegen und seine Sicht des Konflikts darstellen kann, unterbricht B: »Sind Sie einverstanden, Frau K., dass Ihr Mann beginnt?«

Frau (F): »Jaja.«

»Jaja« ist kein richtiges klares »Ja«, darum sagt B zur Frau: »Sie haben ebenso das Recht anzufangen wie Ihr Mann. Wer beginnt, hat erst einmal einen Vorsprung.«

F: »Nein, ist schon gut. Er soll anfangen.«

B: »Und Sie sagen mir, wenn Sie nicht mehr zuhören können?« Und schaut dabei Frau K. offen ins Gesicht, möglicherweise einige Sekunden, bis eine deutliche Zustimmung kommt.

Hörbereitschaft fördern

Warum unterbricht B den Mann und fragt die Frau: »Sind Sie einverstanden?« Dafür gibt es eine Reihe von Gründen:

- B signalisiert von vorneherein: Ich habe Interesse an *beiden* Partnern, und ich respektiere *jeden* Anwesenden, auch wenn einer jetzt erst einmal nicht reden kann.
- B hat von Anfang an beide Partner im Blick und das, was *zwischen* ihnen läuft. Denn Klient in der Paarberatung ist die Beziehung des Paares, nicht zwei einzelne Personen (vgl. S. 83; mehr zur Sichtweise der Paarberatung unten S. 167 ff.).
- B *schützt* das Paar. Das Paar steht unter Druck. Das zeigt das Paar hier am Verhalten des Mannes. B schützt den Mann vor ergebnislosem Reden, denn Reden in Paarbeziehungen macht nur Sinn, wenn der andere bereit ist zuzuhören. B schützt die Frau vor Zugeredet-Werden, indem B sie auffordert zu unterbrechen, wenn sie nicht mehr zuhören kann.

  So schützt B beide vor Gesten des Genervt-Seins, der Abwertung usw.

- B kommt unergiebigen Redegewohnheiten des Paares von zu Hause zuvor, wie etwa: Erwarten, dass der eine Partner dem anderen jederzeit fraglos zum Reden oder Hören zur Verfügung zu stehen hat. Vergessen, den anderen zu fragen: »Bist du bereit?« Reden wollen ohne zuzuhören. Polarisieren. In den Teufelskreis von Überreden – Überhören – Überreden einsteigen (vgl. oben S. 100 f.) usw. B *ersetzt* unwirksame Kommunikation durch ein Modell des Verstehens, das *Sich-Mitteilen als Wechselwirkung aufmerksamer Zuwendung* begreift:

Basisregel Kommunikation

Was ich gesagt habe, weiß ich erst, wenn ich eine Antwort erhalten habe.

- B scheut sich nicht zu *unterbrechen*. Denn B weiß: Echtes Sich-Mitteilen setzt voraus, dass ich kurzphasig überprüfe, dass ich den anderen richtig verstanden habe. B *gibt* also selber *ein Modell* für wirksames Kommunikationsverhalten.
- B *verlangsamt* den Prozess (vgl. dazu auch S. 247 f.).

Damit macht B zugleich deutlich: Ich habe die Leitung des Gesprächs in der Hand. Dazu ist es günstig, Standardformulierungen im Kopf zu haben: Wie *Sie* gerne eine Paarberatung eröffnen möchten. Die erste Begegnung mit Unbekannten ist in der Regel von Unsicherheit gekennzeichnet. Ritualisierte Formulierungen verleihen Sicherheit. Natürlich können Sie Ihre standardisierte Gesprächseröffnung der jeweiligen Situation anpassen.

Wenn ein Paar sich nicht entscheiden kann

Nicht immer ergreift einer der Partner die Initiative und beginnt mit der Darstellung seines Anliegens. Bisweilen schieben die Partner die Verantwortung hin und her: »Fang du doch an!« – »Nein, fang du an. Ich habe ja angemeldet …« Das kann eine ganze Weile dauern. Es kann B erste Aufschlüsse z. B. über Entscheidungsfreude, Unsicherheit, Verantwortungsbereitschaft usw. des Paares liefern. Oder das Paar sitzt erst einmal eine Weile da und sagt gar nichts. B kann selber zunächst abwarten oder die Spannung aufgreifen mit Bemerkungen wie: »Es ist wohl nicht leicht anzufangen.« »Sie wollen sich gut überlegen, was Sie hier sagen?« »Ich merke, Sie lassen sich gegenseitig viel Raum.« Oder B kommt auf seine Eingangsaufforderung zurück: »Wir haben Zeit. Wer mag beginnen? Was hat Sie hergeführt, Sie und Sie?«

Den anderen nicht aus den Augen verlieren

Wenn nun einer der Partner anfängt, seine Sicht der Beziehung und der Probleme des Paares darzustellen, dann ist das, was er sagt, zwangsläufig einseitig. Seine Sicht ist seine Lesart der Geschichte: »Wie wir unser Leben leben.« Das Paar hat darüber zu Hause vielleicht schon oft ergebnislos geredet, erbittert gestritten oder geschwiegen. Mit dem, was der Erste sagt, treten seine Gefühle zutage: Ärger, Wut, Trauer, Enttäuschung, Vorwürfe, Rechtfertigungen. Das löst natürlich auch beim anderen Gefühle aus. Der sitzt ja mit auf der Beziehungswippe. Er kann die Sicht des anderen schwer ertragen, dessen Einseitigkeit oder Übertreibungen. Ganz schnell möchte er unterbrechen, um richtigzustellen, sich zu verteidigen oder Gegenangriffe zu starten.

Wie kann B da vorgehen? Es gibt im Wesentlichen zwei Wege:

Der eine Weg: Struktur vorgeben

B entscheidet sich, einen nach dem anderen reden zu lassen. Das hat den Vorteil, dass jeder Partner ausführlich zu Wort kommt und seine Sicht gehört wird (vielleicht zum ersten Mal seit langer Zeit). Außerdem kann B gezielt nachfragen und erhält genaue und konkrete Auskünfte.

Diese Strategie hat aber auch Konsequenzen:

- B wird den, der nicht dran ist mit Reden, nicht aus dem Blick verlieren. B wird sich ihm zwischendurch immer wieder zuwenden und z. B. fragen: »Sind Sie noch da?« »Können Sie noch zuhören?« o. Ä. B wird also die ganze Zeit, während der eine spricht, mit den Augen vom einen zum anderen gehen (man nennt diese Technik »weben«). Denn was ihn besonders interessiert, ist ja, wie der andere Partner reagiert, wenn der erste Partner sich äußert. Durch das Weben entsteht so vor seinen Augen ein Bild des Beziehungssystems.

- B muss den Partner, der nicht spricht, vor Angriffen des anderen schützen, sonst kann der, der zuhört, nicht ruhig bleiben. Er unterbricht z. B.: »Stop! Das ist ein Vorwurf – was möchten Sie?« Oder: »Stop! Das ist ein Angriff. Ich merke, Sie sind ganz schön geladen.« Nennt B einen Vorwurf einen Vorwurf und einen Angriff einen Angriff, dann spürt der andere: B hat auch mich im Sinn, und er kann ruhiger bleiben. Häufen sich die Angriffe, so wird die Fülle der Angriffe das Hauptthema. B greift das auf mit einer Bemerkung wie: »Oh, ich merke, da hat sich ganz viel Ärger zwischen Ihnen angesammelt!«

Für B sitzen beide Partner gewissermaßen auf der schon erwähnten Beziehungswippe. Rührt sich der eine auf seinem Sitz, so bekommt es der andere zu spüren, zwangsläufig. Bewegt sich der eine, so gerät auch der andere in Bewegung. Man könnte das als Beziehungsmechanik bezeichnen. (Vgl. oben S. 69 ff. und S. 168 ff.) Ich erinnere auch noch einmal an das Bild von den zwei Lautsprechern (oben S. 73 f.). Beide Partner spielen auf verschiedenen Instrumenten ein und dieselbe Musik. B jedoch weiß: Die Quelle der Töne sind nicht die Lautsprecher, sondern es ist die CD in der Mitte zwischen den beiden Lautsprechern. Die Musik des Paares wird zwischen beiden gemacht.

Eine der wirkungsvollsten Interventionen in der Paarberatung ist (s. S. 83):

> Gefühle und Probleme des Paares werden in die Mitte platziert, zwischen beide Partner.

Da kommen sie her, da gehören sie hin. B sagt z. B.: »Ich spüre ganz viel Ärger *zwischen* Ihnen beiden.« Diese Intervention stimmt immer, wenn B beim Paar Ärger spürt: Hat der eine Ärger, dann normalerweise der andere auch. Hat jedoch nur einer Ärger, dann steht auch dieser Ärger des einen ärgerlich *zwischen* beiden und stört ihre Beziehung.

Warum ist die Intervention: »Ich merke, es gibt sehr viel Enttäuschungen (oder: Druck, Wut, Verletzungen usw.) *zwischen* Ihnen beiden« so wirksam?

- Die Empfindungen und Gefühle des Paares bekommen einen Namen. Damit werden sie überprüfbar und verhandelbar.
- Sie werden akzeptiert. Sie erhalten hier ein Lebensrecht. Das hatten sie zu Hause nicht. Denn dort hat sie der andere als Angriff erlebt und sie darum geleugnet, heruntergespielt, abgewehrt usw. (Vgl. oben S. 98 ff.)
- Sie werden angehört und angenommen: Damit wird der, der sie ausspricht, sie ein erstes Mal los. Auch das geschieht zu Hause nicht, im Gegenteil. Dort bekommt man stattdessen zum eigenen Ärger noch den Gegenärger des anderen auf die Seele gepackt.

Die Theorie hinter diesem Vorgehen: B weiß: Gefühle sind erst einmal weder gut noch schlecht. Sie sind einfach da (Damasio 2005). Heftige Gefühle kann man schlecht einfach abschalten. Sie überschwemmen und blockieren den Verstand. Die Fähigkeit zum Denken und zur Verständigung setzt erst wieder ein, wenn die Gefühle einen anerkannten Ort, eine Art Container, gefunden haben und ihr Autor sie auf diese Weise zumindest ein Stückchen losgeworden ist (vgl. oben S. 72).

»Beidhändig« arbeiten

Eine Variante zur geschilderten Super-Intervention, die Probleme und Gefühle der Partner in die Mitte packt, ist »beidhändiges« Arbeiten (vgl. S. 83). So nenne ich z. B. folgenden Satz: »Ich sehe, Sie bringen ganz viel Enttäuschungen mit – und Sie vielleicht auch.« Oder (zum anderen gewandt): »… und bei Ihnen weiß ich es noch nicht.« Mit dieser Formulierung werden *beide* (Lautsprecher) angesprochen. Damit wird dem Paar signalisiert: Jeder wird gesehen, jeder hat seinen Platz hier und in der Beziehung. B begleitet diesen Satz in der Regel, ohne es selbst zu merken, mit einer doppelten Handbewegung zu jedem hin.

Es ist also durchaus möglich, beim Erstgespräch eine Zeit lang bei einem der Partner zu bleiben, sich mit seiner Sicht der Dinge zu beschäftigen und genau nachzufragen. Voraussetzung ist allerdings, dass dabei der zuhörende Partner und die Paarperspektive nicht aus dem Blick geraten. Weitere Vorgehensweisen, die bewirken, dass der schweigende Partner aufmerksam zuhört, ohne sich einzumischen, wie z. B.

Konkretisieren, Ambivalenzen aufzeigen u. a., werden in den folgenden Kapiteln beschrieben.

Der andere Weg: Kommen lassen

Es gibt auch noch einen anderen Weg, im Erstgespräch die Problemerkundung zu eröffnen: B lässt zu, dass sich beide am Gespräch beteiligen. Das geht ganz gut, wenn die Partner kein hochgradiges Streitpaar sind. Oder solange sie Auskünfte erteilen, die nicht strittig sind. (Z. B.: »Wie viel Kinder haben Sie? Wie alt? Junge oder Mädchen? Wie heißen sie? Wie viel Zeit verbringt jeder mit den Kindern?« Usw.) Der Vorteil dieses Vorgehens: Beide sind ins Gespräch einbezogen. Häufiger Nachteil: Keiner von beiden hat den Eindruck: »Hier habe ich meinen Sack mal richtig leeren können!« B wird also in jedem Fall dafür sorgen müssen, dass jeder Partner seine Sicht der Dinge ausreichend ausführlich darstellen kann.

Das Gegenüber kommen lassen ist eine bewährte Gesprächsstrategie aus der Einzelberatung. Im Gespräch mit Paaren indessen führt »Kommen lassen« oft dazu, dass die Gesprächsdynamik sich verstärkt. Das Gesprächstempo verschärft sich. Warum? Beide Partner stehen zu Beginn in der Regel unter hohem Druck. Je länger B schweigt, desto mehr bringt B die Partner dazu loszulegen, Druck abzuladen, sich darzustellen, die leere Bühne mit der eigenen Sichtweise, mit Vorwürfen und Anklagen zu füllen. Je länger B damit wartet, Verständnis zu äußern, desto weniger hat jeder Partner das Gefühl: »B hat mich verstanden.« Desto mehr werden sie nachlegen. Bei Paaren ist »Kommen lassen« eine intensivierende Gesprächstechnik: Blitzschnell füllt sich die Bühne mit den Problemen und Gefühlen des Paares, seiner Wut, seiner Hilflosigkeit und Verzweiflung – blitzschnell fühlt sich B überfahren und überrollt. Also noch einmal: »Nichts tun« (im Sinne von: keine Struktur vorgeben, dem Paar und seiner Dynamik einfach Raum lassen) ist eine sehr machtvolle Intervention, die häufig hohes Tempo auslöst. Sie können so vorgehen – nur müssen Sie dann auch wissen, was Sie mit der Flut der Gefühle, Eindrücke und Informationen machen.

Dass die Partner sich einander zuwenden und aufmerksam zuhören, wenn sie miteinander sprechen, ist ein langfristiges Ziel der Paarberatung. Am Anfang können Paare das meist noch nicht. Es ist also wenig sinnvoll, diese Fähigkeit gleich in der ersten Stunde einzufordern oder zu üben. B strengt sich nur unnötig an. Ziel der ersten Stunde ist, die Situation des Paares zu verstehen, nicht unbedingt schon, sie zu ändern:

Fehler entstehen häufig, weil B zu viel auf einmal erreichen wollen.

Schließlich sei noch darauf hingewiesen: Wenn Sie, wie oben vorgeschlagen, die Problemerkundung mit dem Satz eröffnen: »Ich möchte gerne von jedem von Ihnen erfahren, was Sie herführt«, und wenn Sie aushandeln, wer beginnt, dann müssen Sie auch dem Zweiten dieselbe Frage stellen, wenn er drankommt. Selbst wenn schon eine halbe Stunde vorbei ist. Sonst reagiert der Zweite ausschließlich oder zu schnell auf das, was der Erste gesagt hat – das Paar bleibt in seinen festen Rollen. Und Sie machen sich unglaubwürdig, weil Sie nicht halten, was sie implizit versprochen haben: Jedem den gleichen Raum zuzugestehen.

18 Das erste Gespräch: Die Problemphase A Ziel: Probleme erkunden und sammeln

Es ist sinnvoll, in der Problemphase zwei Schritte nacheinander zu machen:

- Ein erster *Schritt A:* Die Anliegen des Paares werden dargestellt: Probleme und Konflikte sowie problemfreie Bereiche und Stärken bzw. Ressourcen des Paares werden erkundet und gesammelt, gemeinsam mit dem Paar.
- Ein zweiter *Schritt B:* Es wird erfragt, was das Paar, oder jeder der Partner, bisher genau unternommen hat, um die genannten Probleme zu lösen. Und es wird überprüft, wie effektiv diese Problemlösungen sind oder waren. (Dazu ausführlich S. 158 ff.)

Diese Unterteilung ist vor allem eine Hilfe für die Beraterin oder den Berater. In der Praxis vermischt sich die Erkundung der Probleme häufig mit dem Erkunden bisheriger Problemlösungen. Nur: Ohne die genaue Kenntnis dessen, was das Paar bisher selbst zur Lösung der Konflikte beigetragen oder probiert hat, strengt B sich unnötig an und bleibt zudem unwirksam. Denn B gerät allzu leicht in die Gefahr, für oder anstelle des Paares zu arbeiten. Gerade weil die Konfliktlösungen der Partner ganz überwiegend die Quelle ihrer Konflikte darstellen, gilt es, beide Schritte zu unterscheiden und sich nach einer gewissen Zeit bewusst die Frage zu stellen:

- Weiß ich schon genug über die *Konflikte?*
- Habe ich auch genug über die *Konfliktlösungsversuche* erfahren? *Und haben diese Konfliktlösungsversuche den Konflikt gelöst oder nicht?*

Das Erkunden und Sammeln der Probleme in der *Problemphase A* kann zum Beispiel aus den folgenden oder einigen der folgenden Teilschritte bestehen:

Die Lebenssituation und die Probleme bzw. Konflikte des Paares

- herausfinden
- genau beschreiben lassen
- konkret darstellen lassen
- Wünsche, Erwartungen, Vorstellungen, Träume erfragen
- akuten Anlass finden
- Ambivalenzen Raum geben
- vertiefen
- eingrenzen
- Problem oder Konflikt positiv beschreiben
- Ausnahmen erfragen: Wann, wo treten die Probleme weniger auf?
- konfliktfreie Zonen und Bereiche befriedigender Kooperation herausfinden
- Kraftquellen, Oasen usw. benennen lassen
- ....

Ziel: eine erste Erkundung, wie das Paar seine Lebenssituation, seine Anliegen, Probleme und Konflikte darstellt.

Herausfinden: Worin besteht das Problem, die Probleme des Paares? Was stört sie, was stört ihn? Wo hat sie Ärger, wo er? Welches Verhalten oder Nicht-Verhalten führt gelegentlich oder regelmäßig zum Konflikt, zu Enttäuschung, Wutausbrüchen oder Rückzug? Was beschreibt er, was sie als vordringlichstes Problem? Erkennen die Partner Wechselwirkungen zwischen dem eigenen Verhalten und dem des anderen? Gibt es äußere Umstände oder Belastungen, die den Konflikt verursachen oder anheizen?

Genau beschreiben: Sie etwa klagt: »Die Kinder sind noch klein, mein Mann unterstützt mich nicht genug!« Da wird die genauere Erkundung mit ganz einfachen Fragen beginnen: Wie viele Kinder? Wie alt? In welchem Abstand? Gesund oder häufig krank? Welche Unterstützung erwartet sie genau? Gibt es Absprachen darüber, wer was machen soll? Sind die Absprachen klar? Stimmt seine und ihre Vorstellung von diesen Absprachen überein? Hält sich jeder an die Absprachen? Was leistet sie? Was leistet er? Ist das Paar sich darüber einig, was jeder leistet? Sind die Belastungen, ist die Aufgabenteilung ausgewogen, ist sie realisierbar? Wer bringt die Kinder ins Bett? Wer macht was mit den Kindern? Geben sich die Partner dafür Anerkennung? Lässt sie ihn an die Kinder ran? Akzeptiert jeder den Erziehungsstil des anderen? Was und wie viel arbeitet sie bzw. er außer Haus, in der Wohnung? Seit wann ist sie/er unzufrieden? Was war damals? Usw. Im weiteren Verlauf des Erkundens käme es dann auch zu Fragen, die ich der Problemphase B zuordne: Wann und wie oft hat sie ihm gesagt, dass sie unzufrieden ist? Wann das letzte Mal? Was genau hat sie gesagt, wo, wie, bei welcher Gelegenheit, in welchem Ton? Hat sie sich vorher erkundigt, ob er bereit ist, ihr zuzuhören? Usw.

Konkret darstellen: B fragt nach ein oder zwei Beispielen (aber nicht nach einem dritten, denn wenn B den Konflikt nach zwei Beispielen nicht verstanden hat, dann verwirrt ein drittes Beispiel nur noch mehr). Eine Frau wünscht sich beispielsweise von ihrem Mann: »Ich möchte mit ihm reden.« Der Mann hört: »Sie möchte mir Vorwürfe machen!« Darum hört er von vorneherein weg. In diesem Fall wird B von der Frau wissen sollen, was genau sie ihm denn sagen möchte.

Eine andere Frau wirft ihrem Mann vor, er arbeite so viel, er komme immer so spät heim: »Wir haben keine Zeit mehr zusammen.« Hier könnte die Erkundung mit präzisen Fragen zur Arbeit und zum Tagesablauf beginnen: Was arbeitet sie, was er? Ist jeder mit seiner Arbeit zufrieden? Was für Verpflichtungen und Belastungen haben sie noch (Kinder, Haus, Garten, alte Eltern, Hobbys, Vereine usf.)? Wann verlässt er das Haus, wann sie? Frühstücken sie gemeinsam? Wann kommt sie heim? Wann glaubt er, dass er heimkommt? Wann kommt er wirklich heim? Kündigt er ihr Verspätungen an? Wie? Wie reagiert sie? Bringt er ihr eine Kompensation mit für seine Verspätung? Was tut sie in der Zeit, wenn sie ihn erwartet? Warum wartet sie auf ihn, wenn sie weiß, dass er regelmäßig zu spät kommt? Warum verspricht er ihr, früher heimzukommen, wo er doch genau weiß, dass er es nicht schaffen wird? Ist seine berufliche Belastung vorübergehend oder von Dauer? Welche Mahlzeiten nehmen sie gemeinsam ein? Wie steht es mit dem Wochenende? Haben sie Rituale oder gemeinsame Zeiten, die tabu sind, an denen nicht gerüttelt wird? Wie viel angenehme Zeit haben sie in der vergangenen Woche als Paar gemeinsam verbracht? Wann und wie lange war das genau? Was haben sie gemacht? Was bekommt sie von ihm als Ausgleich dafür, dass er sie so oft allein lässt? Was bekommt er von ihr, dass er sich so für das Familieneinkommen einsetzt?

> Paarberater sind Vertreter von Beziehungsrealitäten.

Zeit ist das Wertvollste, was Menschen und Paare besitzen. Partner, die sich zusammentun, versprechen sich und erwarten angenehme Zeit miteinander, meist ohne das auszusprechen (vgl. oben S. 57 ff.).

> Gelingt es einem Paar nicht mehr, gemeinsam angenehme Zeit zu verbringen, egal aus welchen Gründen, geraten das Wohlbefinden der Betroffenen und die Beziehung in Gefahr.

Denn alle Organismen – vom Einzeller bis zum menschlichen Wesen – fühlen sich wohl in wohltuender Umgebung und gehen unangenehmen oder schädigenden Lebenssituationen erst einmal aus dem Weg. Sie streben nach angenehmen Empfindungen und Lust. Sie meiden nach Möglichkeit Schmerz und Frust.

Fragen wie: »Wie viel angenehme Zeit haben sie in der vergangenen Woche als Paar gemeinsam verbracht?« »Was bekommt jeder vom anderen, wenn sie vorübergehend nicht ausreichend Zeit angenehm miteinander verbringen können?« berühren daher ein zentrales Thema der

Beziehung. »Wir haben keine Zeit!«, ist eine häufige Antwort auf diese Fragen. Die Antwort drückt das Erleben des Paares aus; darum wird B nach allen Belastungen des Paares fragen. Der Satz »Wir haben keine Zeit« ist jedoch zugleich eine Testfrage. B hat die Wahl: Entweder B unterwirft sich und akzeptiert diese Selbstdefinition des Paares: Dann hat B schon verloren. Denn B übernimmt eine unlösbare Aufgabe, nämlich: einem Paar, das keine Zeit hat, Zeit zu verschaffen. Das wird B große Mühe und Anstrengung kosten. Oder B bleibt in seiner Rolle als Vertreter sozialer Realitäten und konfrontiert das Paar mit seinem Widerspruch. Das kann B direkt machen und freundlich fragen: »Wollen Sie warten und wiederkommen, wenn Sie Zeit haben?« Oder etwas verbindlicher: »Alle Menschen haben gleich viel Zeit, 24 Stunden am Tag. Es geht wohl mehr darum: Was ist Ihre Priorität? Was ist Ihnen wichtig: Ihre Beziehung oder Ihre Arbeit?« Usw. Allerdings befindet sich B mit dem Paar noch in der Erkundungsphase. B hat noch keinen Auftrag erhalten zum Bearbeiten eines Themas, zur Suche nach Lösungen, zum Konfrontieren. Darum wird B hinzufügen: »Ich merke, dass Sie eine Reihe von Verpflichtungen haben und es Ihnen schwerfällt, Zeiten für entspanntes Zusammensein zu finden. Ist das eines der Probleme, die wir uns einmal in Ruhe anschauen sollten?« Zeiten angenehmer Gemeinsamkeit kommt dann auf die *Liste der möglichen Themen,* die in der Arbeits- oder Mittelphase der Beratung intensiver bearbeitet werden könnten.

Wünsche, Erwartungen, Vorstellungen, Träume erfragen.
Vorher wird B aber noch einiges konkreter wissen wollen, zum Beispiel:

B: »Sie haben gesagt: ›Wir verbringen nicht mehr gemeinsame Zeit.‹ Was möchten Sie denn mit Ihrem Mann machen?«
Frau (F): »Ich möchte mit ihm zusammen sein.«
B: »Und was genau möchten Sie mit ihm machen?«
F: »Ich möchte mit ihm reden.«
B: »Worüber?«
F: »Über unsere Beziehung!«
B: »Und was möchten Sie ihm sagen?«
F: »Dass wir mehr miteinander reden sollten.«

An dieser Stelle empfiehlt es sich zu stoppen, sonst wird die Frau B als Verfolger erleben. Die Grundbewegung der Beratung ist »vor« und

»zurück« (dazu ausführlicher unten S. 182). Mit den auf Konkretisierung bedachten Fragen ist B sehr nahe an die Frau herangegangen. Vielleicht beginnt sie selber schon zu spüren, wie verschwommen ihre Wünsche sind. Jetzt geht B einen Schritt zurück: »Ich merke, es ist Ihnen sehr wichtig, mit Ihrem Mann zusammen zu sein. Zugleich fällt es schwer, genau zu sagen, worüber sie mit ihm reden möchten?« Wenn die Frau nickt, könnte B hinzufügen: »Ist das ein weiteres Thema, das wir uns einmal in Ruhe anschauen sollten: Was genau Sie ihm mitteilen möchten und was Sie gerne von ihm hören oder spüren würden?«

> Häufig teilen sich die Partner nur mit, was sie nicht wünschen. Einen Beziehungswunsch klar zu äußern ist eine hohe Kunst.

Paare, die imstande sind, sich ihre Wünsche so klar und konkret zu sagen, dass der andere sie gut hören kann, brauchen in der Regel keine Beratung. Wünsche und Träume sind etwas sehr Persönliches. In der Verliebtheitsphase haben die Partner sich Wünsche erfüllt, auch ohne darüber zu reden. Sie dachten, sie haben die gleichen Träume oder die gleiche Vision. Seither leben sie in der Vorstellung und Erwartung: Es wird immer so sein – der andere erfüllt mir meine Wünsche. (Vgl. oben S. 57 ff., 88; ausführlicher zur Kunst des Wünschens: Koschorke 2011, S. 63 ff.) Das ist doch selbstverständlich. Über Selbstverständliches braucht man auch gar nicht zu sprechen. Darauf hat man Anspruch. Daher der leicht vorwurfsvolle Ton dessen, der gemeinsame Zeit einfordert.

Es wird verständlich, warum der Wunsch bzw. die Forderung (in diesem Fall) der Frau dem Mann die Ohren verschließt und ihn ratlos lässt. Er weiß vielleicht wirklich nicht, was sie genau will. Sie kann es ja selber nicht sagen. Wir können aber auch sicher sein, dass er hier in der Beratung die Ohren spitzt. Dass er aufmerksam verfolgt, wenn B es ganz genau wissen will. Das möchte er ja auch.

> Genaues interessiertes Nachfragen hat meist zur Folge, dass sich beide Partner beteiligt fühlen, auch wenn nur mit einem gesprochen wird.

Es mag sein, dass der Mann sich zunehmend entspannt, weil er sich bestätigt fühlt: »Sie weiß ja selber nicht, was sie will.« Es mag sogar sein, dass auf seinem Gesicht ein kleines triumphierendes Lächeln erscheint. B sieht das und könnte z. B. sagen: »Bei mir ist angekommen, dass Ihrer Frau schwerfällt, Worte für das zu finden, was sie möchte. (An beide:) Könnte das sein?« Wenn B einen guten Draht zum Paar hat, könnte B auch direkter vorgehen, um das Gleichgewicht wiederherzustellen, und humorvoll sagen: »Freuen Sie sich nicht zu früh. Ich komme gleich auch noch zu Ihnen!«

Wenn Wünsche klar und annehmbar zu äußern so schwierig ist, wie hier behauptet, dann ist es viel zu früh, darauf zu bestehen, dass die Frau das jetzt schon kann. Es ist tatsächlich ein Thema für die Arbeitsphase, die Mittelphase der Paarberatung (s. S. 272 f.), vielleicht dort auch für Hausaufgaben: »Überlegen Sie doch zum nächsten Mal, was Sie, Frau K., mit ihm, und Sie, Herr K., mit ihr genau gemeinsam machen möchten. Sind Sie dazu bereit?« Eine weitere Hausaufgabe könnte sein: »Überlegen Sie bitte, wie, wann und wo Sie es dem Partner so sagen, dass er es hören kann.«

Das Glück des einen ist nicht immer das Glück des anderen

Impulse für Veränderungen kommen häufig aus der sozialen Umgebung. Ein Schicksalsschlag, zusätzliche Belastungen, der Eintritt in eine neue Familienphase und andere äußere Faktoren können dazu führen, dass ein bislang aufrechterhaltenes Gleichgewicht aus dem Lot gerät. Da kann die Frage nach dem *akuten Anlass* helfen, den Auslöser eines Konflikts einzukreisen, unabhängig davon, ob es sich um eine aktuelle oder eine chronische Krise handelt: »Seit wann besteht dieses Problem?« Eine Antwort auf diese Frage könnte sein: Seit Weihnachten. Was war Weihnachten? Die Schwiegermutter war da. Ist das Tradition, war das zum ersten Mal? Wie lange war sie da? Wer hat sie eingeladen? War das abgesprochen? Waren beide einverstanden, wirklich? Schwiegermutter zu Weihnachten schafft oft Probleme. Hatten das beide vorher bedacht und darüber gesprochen? – Oder die Antwort ist: seit dem Urlaub. Was ist da passiert? Was hat das Paar im Urlaub gemacht? Wer hat das entschieden? Waren beide einverstanden, wirklich? In den Urlaub gehen viele Paare mit hohen Glückserwartungen; das Glück des einen ist nicht immer das Glück des anderen. – Oder die Antwort ist: seit der Geburt unseres zweiten Kindes. Und wie lange ist das her? 15 Jahre. – Mit jeder dieser Antworten tut sich für B ein Hintergrund mit typischen Konflikten auf. So erlauben die Antworten ein tieferes Verständnis der Situation und geben zugleich Hinweise für weiteres genaues Nachfragen.

Kann B sich kein genaues Bild von der Situation und dem Konflikt des Paares machen, dann gerät B in Gefahr, verschwommene Situationsbeschreibungen des Paares mit eigenen Vorstellungen, Erfahrungen oder Fantasien zu füllen.

Ambivalenzen Raum geben. Wir leben in einer Kultur, die Eindeutigkeit fordert. In Beziehungen werden eindeutige Zuwendungssignale und Liebesbeweise erwartet. Berater jedoch wissen:

Anthropologisches Axiom

Ambivalenz gehört zur seelischen Grundausstattung des Menschen. Man kann auf jemanden, den man heiß liebt, zugleich extrem wütend sein.

Menschen schwanken oft zwischen gegensätzlichen Impulsen hin und her (vgl. oben S. 102). Die Frage des Partners »Liebst du mich noch?« verschärft das Dilemma, ein Zögern bei der Antwort wird meist als Beweis der Nicht-Liebe gewertet. Wer von heftigen Gefühlen zerrissen wird, kann sich nicht oder nur schwer entscheiden. Denn was dem bewussten Denken als Widerspruch erscheint – Liebe und Hass, die Sehnsucht mit dem Du zu verschmelzen und der Wunsch totaler Bewegungsfreiheit –, lebt in den Tiefen unserer Seele munter und vergnügt nebeneinander. Der Betreffende jedoch steckt in seinen Gefühlen fest, ihm fehlen Abstand und Übersicht. Darum unterscheiden Berater zwischen »Gefühle beschreiben und benennen« und »Sich zwischen verschiedenen Impulsen entscheiden«. Man kann sich besser bei sich selbst zurechtfinden und entscheiden, wenn man seine Gefühle kennt. Gefühle sind, das wurde schon betont, erst einmal weder gut noch schlecht, sondern sie sind einfach da. Darum ermöglicht B den Ratsuchenden als Erstes, ihre Gefühle auszudrücken, sie zu schildern, zu beschreiben, sie damit in der Beratung zu deponieren.

Ganz praktisch: Sie stellen eine Frage und merken, Ihr Gegenüber zögert. Die Pupillen gehen hin und her. Offensichtlich arbeitet es im Gehirncomputer, aber es kommt keine Antwort. Für diesen Fall habe ich immer verschiedenfarbige Halbkreise bei mir. Ich lege einen roten und einen blauen Halbkreis vor den Betreffenden hin und sage: »Ich habe den Eindruck, Sie haben verschiedene Einfälle. Können Sie einmal sagen, was in Ihrem Kopf ist: einerseits – andererseits?« Fast immer legt der Betreffende dann gleich los. Indem er seine Gefühle ausspricht, bekommt er etwas Übersicht und Abstand und wird vielleicht wieder mehr Chef in seinem eigenen Gefühlsladen. Eine klare Entscheidung zwischen widersprüchlichen Gefühlen ist dann ein zweiter Schritt – und manchmal ein langer mühsamer Weg, der auch schmerzlichen Verzicht bedeuten kann.

Genaue Beraterfragen, das Aufzeigen von Ambivalenzen usw. fördern oft Sichtweisen und Vorbehalte zutage, die die Partner irgendwie gespürt haben, die die Betroffenen jedoch bisher nicht so richtig an sich heranlassen wollten. Insofern bedeutet das verständnisvolle, aber zugleich gezielte Nachfragen von B für das Paar auch eine Konfrontation: mit Widersprüchen, mit Unterschieden, mit gegensätzlichen Einstellungen und Lebenszielen, mit unrealistischen Erwartungen, mit unwirksamem oder kontraproduktivem Lösungsverhalten. Das methodische Problem dabei ist: B hat in dieser Phase der Beratung noch *kein Recht zum Konfrontieren.* Denn B hat vom Paar noch keinen Änderungsauftrag erhalten. B wird daher Widersprüche und Ambivalenzen erst einmal nur benennen und festhalten: »Ich höre, dass Sie da ganz verschiedene Gefühle (oder Wünsche usw.) haben.« B wird zu diesem Zeitpunkt weder versuchen, Widersprüche zu klären, noch sie aufzulösen oder zu bearbeiten. Mag der Druck des Paares, schnelle Lösungen zu finden, auch noch so groß sein – das *Ziel* ist erst einmal *verstehen, nicht lösen.* B weiß also: Lösungen zu finden ist noch nicht dran. Dran ist für B: Anliegen, Probleme und Lebenssituation der Partner genau zu verstehen; für das Paar: seine Anliegen und Probleme ein erstes Mal in der Beratung zu deponieren. Nicht mehr. Macht B hingegen verschiedene Dinge gleichzeitig, dann bleibt B unwirksam. Und strengt sich zudem unnötig an.

> Je langsamer wir vorgehen, desto schneller kommen wir voran.

Vertiefen und eingrenzen. In der Problemphase des ersten Gesprächs – ich nenne sie auch gerne Erkundungsphase – erfährt B eine ganze Menge über das Paar durch das, was die Partner sagen. B erfährt aber mindestens ebenso viel durch das, was die Partner während des Gesprächs miteinander machen. B nimmt Gesichtsausdruck und Körperhaltung, Sichabwenden oder Näherrücken wahr, sieht Augenbewegung und Stirnrunzeln, hört Tonfall und Schweigen, spürt Spannung oder Niedergeschlagenheit, bemerkt die Reaktionen des einen auf den anderen. Eine Fülle von Mitteilungen bestätigen das oder widersprechen dem, was die Partner sagen oder nicht sagen. Verständnisvolles Aufgreifen dessen, was die Partner ausdrücken (wollen), fördert ebenfalls ein vertieftes Verstehen der Situation des Paares. Angesichts dieser Fülle von Informationen und Eindrücken wird B hin und wieder eingrenzen wollen. Etwa mit Fragen wie: »Ich komme noch einmal auf die Anfangsfrage zurück: Was führt Sie her?« »Ich merke, es ist nicht einfach für Sie beide zur Zeit. Was ist denn das größte Problem, für Sie, und für Sie?« »Welches Problem müsste gelöst sein, damit Sie sich wieder gut fühlen?« oder mit der bekannten Wunderfrage (de Shazer 2006, S. 24): »Woran genau würden Sie bzw. Ihr Partner bemerken, dass das Problem nicht mehr besteht?«

Auch das *Schildern befriedigender oder konfliktfreier Bereiche* der Partnerschaft, von Lieblingstätigkeiten mit dem Partner (»Ich bin glücklich/ich finde angenehm, wenn wir …«) gehört in diese erste Phase der Problemerkundung. Benennt das Paar ein konkretes, einigermaßen abgrenzbares Beziehungsproblem, so lassen sich später andere Beratungsziele vereinbaren, als wenn der Konflikt chronisch ist, schon ewig besteht oder wie eine Art generalisierter Beziehungskrebs alle Lebensbereiche des Paares vergiftet. Das Entdecken und Wiederbeleben von Ressourcen wird die gesamte Beratung begleiten. Das Fragen nach Ausnahmen: Wann tritt das Problem weniger auf? Was haben Sie – und was haben Sie – in dieser Zeit anders gemacht? eröffnet Schneisen für positive Lösungen. Die Frage: Was soll denn gleich bleiben, was hat sich bewährt? vermittelt Sicherheit. Das ist besonders wertvoll in einer Situation, wo beide sich durch den anderen und dessen Fordern oder Mauern verunsichert fühlen. Was sich bewährt hat, ist zudem meist etwas Positives, das Wertschätzung oder Sehnsucht der Partner durchscheinen lässt.

Zu Beginn der Paarberatung jedoch möchten die meisten Paare erst einmal Ärger und Enttäuschungen, Frust und Probleme abladen und loswerden. Wenn B das zulässt, wenn B nach einer möglicherweise ausgiebigen Schilderung der Misere des Paares ruhig fragt: »Sind das alle Probleme? Oder gibt es noch mehr?«, dann gibt B zu erkennen, dass die

Fülle der Konflikte sie oder ihn nicht umhaut. Verfügt B über das methodische Repertoire, auch eine geballte Ladung negativer Empfindungen und Erfahrungen verstehend, aufmerksam und gelassen in Empfang zu nehmen, so macht B sich das Arbeiten leicht und strengt sich nicht an. Für die Partner ist das zugleich das Signal: Ihr könnt hier ankommen, so wie ihr euch fühlt – so wie ihr seid.

19 Das erste Gespräch: Die Problemphase B Ziel: Problemlösungen erkunden und sammeln

Mit einer ausführlichen und genauen Erkundung der Probleme und der Lebenssituation des Paares macht B einen großen Schritt auf das Paar zu. B hat sich das Anliegen jedes Partners beschreiben lassen. B hat Verständnis geäußert, konkretisiert und vertieft. Auch Bereiche, in denen es zwischen den Partnern klappt, in denen sie kooperieren, sich wertschätzen oder miteinander Spaß haben, Ausnahmen von den Problemen, die sie herführen, wurden erfragt. B hat den Eindruck: Das Paar hat sich etwas öffnen können. Es hat die Tür zu seinem Leben ein erstes Mal einen Spalt aufgemacht. (Mehr ist zu Beginn auch gar nicht nötig: Denn Vertrauen braucht Zeit und Beziehung muss wachsen.) Um diesen ersten Teil der Problemphase deutlich zu markieren, hat B noch einmal zusammengefasst, was B bisher vom Paar verstanden hat – beide haben genickt. An dieser Stelle angekommen, hat B – zu Recht – den Eindruck: »Ich habe einen ersten Zugang zum Paar gewonnen.« Daraus schließt B häufig: »Jetzt könnte es losgehen.«

Das allerdings stimmt nicht. Denn es gibt ein paar wichtige Dinge, die B noch nicht weiß. Vor allem:

> Probleme sind kein ausreichender Grund, in Beratung zu gehen. Alle Menschen haben Probleme. Wer keine Probleme hat, liegt auf dem Friedhof.

In die Beratung kommen Paare nicht wegen ihrer Probleme. Sie kommen, weil sie ihre Probleme nicht (mehr) befriedigend *lösen* können.

Paare, die zur Beratung gehen, haben zu Hause alles versucht, was in ihrer Macht steht. Nur haben sich ihre Bewältigungsversuche als unwirksam oder unzureichend erwiesen. Die Beziehung funktioniert nicht, wie erhofft. Im Gegenteil. Häufig ist, was die Partner tun, um beim anderen etwas zu erreichen, genau das, was der andere absolut nicht vertragen kann. Dadurch entsteht beim Paar ein fast unerträglicher Druck. Den spürt auch B. Der Druck des Paares wirkt auf B wie ein Appell: »Hilf uns! Schnell! Es ist nicht mehr auszuhalten!« Auch B selbst ist diesem Druck nur ungern ausgesetzt. Darum ist, sobald das Paar seine Probleme geschildert hat, für B die Versuchung groß, sich daranzumachen, die Probleme zu lösen. Damit allerdings ginge B noch näher an das Paar heran, statt die beraterische Grundbewegung (S. 182) zu vollziehen und einen Schritt zurück zu tun, um Abstand und Übersicht zu gewinnen und beweglich zu bleiben.

Wenn B jetzt schon beginnt, nach Problembewältigungsmöglichkeiten zu suchen, wird B scheitern. Und sich nutzlos anstrengen. Denn B kann weder die Probleme des Paares lösen noch das Leben des Paares führen. Für das Leben des Paares ist niemand anders zuständig als das Paar selbst. Auch die Probleme des Paares sind, wie es schon oben (S. 16) hieß, Eigentum des Paares und gehören in die Verantwortung des Paares.

Ziel der Beratung ist es, dem Paar behilflich zu sein, seine Probleme und Konflikte in Zukunft befriedigender zu bewältigen.

Oder die Folgen zu bedenken, wenn sich Probleme und Konflikte des Paares nicht zufriedenstellend bewältigen lassen. Solange B nur die Probleme des Paares kennt, aber noch nicht weiß, was das Paar bislang unternommen hat, kann B auch seine Rolle als Berater nicht wahrnehmen. Außerdem weiß B weder, ob und was das Paar ändern will, noch hat B für Änderungen einen Auftrag vom Paar erhalten.

Probleme und Problemlösungen unterscheiden

Auch die Partner sind, wenn sie ihre Probleme geschildert haben, noch nicht in ihrer Rolle als Klienten angekommen. In die Beratung hat sie der Impuls getrieben: »Es ist nicht mehr auszuhalten« oder »So habe ich mir unsere Beziehung nicht vorgestellt« oder »So kann es nicht weitergehen!« Dieser Impuls weist in zwei Richtungen: einerseits in die Vergangenheit des Paares; andererseits in eine möglicherweise andere Zukunft. In der Problemphase A breitet das Paar meist erst einmal seine Vergangenheit aus. Genaues Nachfragen durch die Beraterin oder den Berater bekräftigt diese Tendenz. Das Paar kann Affekte und Konflikte erst einmal in der Beratung deponieren und dadurch vielleicht etwas ruhiger werden. Nur ist damit noch kein Problem wirklich gelöst, keine Bewegung nach vorne ausgelöst. Häufig bleiben Paar und Berater in den Problemen der Vergangenheit stecken. (In Supervisionen äußert sich das dann darin, dass die Berater meist ganz viel vom Paar erzählen wollen, statt sich ihr Vorgehen in der Paarberatung anzuschauen.)

Das Empfinden »Es muss sich etwas ändern« ist etwas anderes als der Entschluss: »Ich will, wir beide wollen etwas ändern!«

Es ist völlig in Ordnung, wenn B die Lebenssituation des Paares einerseits und seine Konflikte andererseits in Ruhe und ausführlich erkundet – vorausgesetzt, B ist sich bewusst: Weitere Schritte werden folgen. Bislang sitzen B nur zwei Personen gegenüber, die klagen oder anklagen. Ratsuchende, die ihre Probleme in Angriff nehmen, sind das noch nicht: Zu Klienten müssen die Partner erst noch werden.

Dummerweise ist mit dem Ende der Erkundung der Probleme (Problemphase A) oft auch schon das Ende der ersten Stunde gekommen. Dieser Zeitfaktor ist nicht selten der Grund, die notwendigen weiteren Schritte zu übersehen oder zu übergehen. Nur, wer als B nicht genau erfragt, was das Paar bisher zur Lösung seiner Probleme getan hat und wie effektiv diese Versuche waren, gerät in Gefahr, für und anstelle des Paares zu arbeiten, sich nutzlos anzustrengen und die Lust an der Arbeit zu verlieren.

Darum betone ich die Unterscheidung dieser beiden Schritte (A: Erkunden der Probleme des Paares; B: Erkunden der Problemlösungsversuche des Paares) so sehr. B sollte sie als methodische Unterstützung im Kopf haben, selbst wenn im Gespräch mit dem Paar beides oft durcheinandergeht und die Frage nach bisherigen Lösungsversuchen ein nochmaliges Erforschen der Probleme nach sich ziehen kann. B ist ein professioneller Helfer. Wenn B spürt, »die wollen ja«, ist die Versuchung groß, gleich anzufangen und kräftig zu arbeiten. Beratungsmethodik kann B davor schützen, gleich helfen zu wollen: d. h. schnell Probleme zu lösen, die nicht die seinen sind. Und die anzupacken B noch keinen Auftrag des Paares hat.

Auch für das Paar ist die Unterscheidung der beiden Schritte von Nutzen: Das Paar kann beim Schildern der Probleme Druck loswerden und dann vielleicht wieder etwas besser nachdenken, wenn die Frage nach der Eigenbeteiligung gestellt wird.

Problemlösungen erkunden: Ein Überblick

Das Erkunden und Sammeln in der *Problemphase B* kann zum Beispiel aus den folgenden oder einigen der folgenden Teilschritte bestehen:

- Bisherige Problem- und Konfliktlösungen schildern lassen
- Ihre Wirksamkeit überprüfen, ggf. Vor- und Nachteile erörtern
- Positive Lösungen wertschätzen und festhalten
- Bei erfolglosen Versuchen das Bemühen und die Enttäuschung erkennen und anerkennen
- Erkunden: Wie wird der Konfliktbereich derzeit behandelt?
- Problembezug herstellen: Wie sind beide Partner am Problem und an der Problemlösung beteiligt?

Ziel: eine erste Erkundung, was das Paar mit seinen Konflikten macht, wie es seine Probleme löst.

»Was haben Sie denn bisher unternommen?«

Diese Frage konfrontiert das Paar mit seinem Problemlösungsverhalten, mit seinen Enttäuschungen und seiner Verzweiflung, mit seinem streckenweise ergebnislosen Bemühen, beim Partner etwas zu erreichen. B muss die Problemlösungsversuche des Paares erkunden, denn deshalb ist das Paar da. B möchte das Paar nicht beschämen oder vorführen. Ziel ist, die Einsicht in die Vergeblichkeit bisheriger Anstrengungen zu fördern. Das wird umso besser gelingen, je mehr Verständnis das Paar von B im bisherigen Gesprächsverlauf erfahren hat.

Frau (F) in anklagendem Ton: »Wir reden überhaupt nicht mehr miteinander.« B: »Überhaupt nicht mehr?« F: »Überhaupt nicht mehr über uns!!« B: »Und das fehlt Ihnen sehr?« F: »Ja!«	B hat die Wahl, in die Problemphase einzusteigen, z. B. nach ihren Wünschen zu fragen oder danach, *was* sie ihrem Mann denn sagen möchte (vgl. auch S. 152). Oder B fragt nach der Wirksamkeit der Problemlösungen der Frau, z. B. *wie* sie ihren Mann zum Miteinander-Reden zu gewinnen sucht.
B: »Haben Sie das Ihrem Mann gesagt?« F: ärgerlich: »Ja!« B: »Hat das was gebracht?« F: vorwurfsvoll: »Nein!« B: »Und was haben Sie da gemacht?« F: heftig: »Ich hab's ihm noch mal gesagt!!«	Auch hier könnte B problemerkundigend weiter vertiefen, z. B.: Was genau hat sie ihm gesagt? Wann? War er in diesem Moment hörbereit? Usw.
B: freundlich: »In diesem Ton?« F: ärgerlich: »Ja! Immer wieder!« B: »Hat das was gebracht?« F: »Nein!«	Stattdessen fragt B jetzt nach dem Wie.
B: »Hm. Das finde ich interessant. Obwohl Sie genau wissen, dass es so nichts bringt, machen Sie es aus lauter Verzweiflung immer wieder …« Der Mann (M) wird zunehmend aufmerksamer. F: »Irgendwann muss er es ja wohl kapieren!«	B hat noch keinen Auftrag des Paares, daher noch nicht das Recht, die Frau zu konfrontieren. B weist sie jedoch auf einen Widerspruch hin zwischen dem, was sie erreichen will, und dem, was sie tut. B macht das verständnisvoll: »aus lauter Verzweiflung«. Oft erfolgt schon an dieser Stelle

B: »Muss er?« Nachdenklich: »Nach meiner Erfahrung tun Männer gar nicht gerne, was ihr Partner ihnen befiehlt. Frauen übrigens auch nicht.«

der Umschlag: »Ja, was soll ich denn machen?«

F: mutlos: »Ja, was soll ich denn sonst machen?«

B wartet einen Moment. »Wäre das ein Thema, das wir uns mal gemeinsam in Ruhe anschauen könnten: Wie Sie Ihren Mann bitten können, dass er Ihnen ein Stück gemeinsamer Zeit schenkt, ohne dass Sie sich so bemühen müssen und ihn dabei bedrängen und (zum Mann) ohne dass Sie sich bedrängt fühlen? Zeit, die für Sie beide angenehm ist?«

Mit diesem Satz wechselt F ihre Rolle. Bisher hat sie geklagt und angeklagt. Sie hat das Beste getan, was sie tun konnte: Sie hat nicht aufgegeben. Sie hat nicht aufgegeben, ihn zu drängen. Leider hat sie dabei das Gegenteil von dem bewirkt, was sie bewirken wollte. Jetzt tritt mit einem Mal ihre Ratlosigkeit zutage, und dahinter ihre Verzweiflung und ihre Sehnsucht. Mit dieser Öffnung wendet sich der Blick weg von der Sackgasse der Vergangenheit in die Gegenrichtung, in die Zukunft, in der das Paar Lösungen aushandeln kann, die den Bedürfnissen beider etwas mehr gerecht werden.

B: zum Mann: »Sie hatten vorhin gesagt, Ihnen ist Ihre Ruhe wichtig.«

B spürt, es ist Zeit, sich dem Mann zuzuwenden. B stellt ihm die gleichen Fragen wie der Frau.

M: »Ja …« Erläutert ausführlich und umständlich.

B: »Ruhe ist wichtig. Jeder Mensch braucht Ruhe. Wie sorgen Sie denn dafür, dass Sie Ihre Ruhe bekommen?«

M: defensiv, trotzig: »Ich höre einfach nicht mehr hin, wenn sie redet. Ich schalte auf Durchzug!«

Auch er setzt seine beste »Überlebensstrategie« ein: Er flieht nicht, was er am liebsten täte; denn dabei hat er die Erfahrung gemacht: Alles wird nur noch schlimmer. Darum lässt er ihre Worte und Wünsche an sich abtropfen (vgl. oben S. 162).

B: »Hm, funktioniert das?«

M: ärgerlich: »Nee, sie hört ja nicht auf mit ihrem Gelabere!!«

B: sofort: »Das ist eine Abwertung. Ich habe gehört, dass Ihre Frau Sehnsucht nach Ihnen hat. Hm. Bekommen Sie Ihre Ruhe, wenn Sie Ihre Frau angreifen? Funktioniert das?«

»Gelabere« ist eine Abwertung, ein Angriff des Mannes. Wenn B den Einsatz von Waffen nicht sofort stoppt, muss die Frau zurückschießen, um sich zu verteidigen. Man kann den Angriff des Mannes natürlich auch als Appell an seine Frau verstehen: »Hilf mir!«, denn der Mann »weiß« genau, dass seine Frau auf seinen Angriff reagieren wird. Ein Streit käme beiden Partnern sehr gelegen – beide wären weg von der unangenehmen Frage: Was bringen eure Strategien?

M: brummt unwillig: »Nee, natürlich nicht. Aber was soll ich machen? Sie hört ja nicht auf.«

B: »Mal angenommen, Sie entscheiden sich, weiter zum Gespräch hierherzukommen: Wäre das ein Thema, das wir uns mal gemeinsam in Ruhe anschauen sollten: Was kann ich tun, dass ich meinen Mann mit meiner Sehnsucht nach Kontakt nicht verfolge? Was kann ich tun, dass ich meine Frau mit meinem Bedürfnis nach Ruhe und Erholung nicht verhungern lasse? Wie Sie beide besser auf Ihre Kosten kommen?«

B bleibt bei seinem Thema: Bringt deine Strategie (»auf Durchzug stellen«) das, was du erreichen willst (Ruhe)? Auch der Mann landet bei dem Satz: »Was soll ich denn machen?« Damit definiert er sich erstmals ansatzweise als Ratsuchender und eröffnet den Ausblick auf Problembewältigungen, die anders als bisher den Wünschen und Bedürfnissen beider Rechnung tragen.

Probleme und Problemlösungen zusammenfassen

Es ist von Vorteil, am Ende der diagnostischen Erkundungs- und Sammelphase die Probleme und Problemlösungen abschließend noch einmal zusammenzufassen (vgl. hierzu auch S. 192 f.). Dieses Vorgehen verlangsamt den Prozess. B hält inne. Beim Fragen nach den bisherigen Versuchen von Problemlösungen war B wieder sehr dicht am Paar dran. Darum ist jetzt ein bewusster Schritt zurück sinnvoll. B gibt zurück, was B vom Paar verstanden hat. B gibt auch seine Eindrücke zurück. Die Ratsuchenden haben Gelegenheit zu überprüfen, ob B ihre Geschichte richtig verstanden hat. Auf diese Weise werden sie etwas mehr zu Mit-Autoren des Beratungsgeschehens.

Die *Zusammenfassung zum Abschluss der Erkundungs- und Sammelphase* im Erstgespräch kann zum Beispiel aus den folgenden Teilschritten bestehen:

- Verständnis für die gegenwärtige schwierige Situation des Paares, für Belastungen, Enttäuschungen usw.
- Würdigung erfolgreicher Bemühungen und positiver Ansätze, Probleme und Konflikte zu bewältigen; Verständnis für Enttäuschung und Erschöpfung da, wo es nicht so klappt wie gewünscht
- Gemeinsame Probleme, gemeinsamer Konflikt (»Sie beide …«)
- Beteiligung jedes Partners am gemeinsamen Problem (»Sie …« und »Sie …«)
- Verknüpfung der Positionen der Partner (Verhaltenszirkel, »Teufelskreise«)
- Positive Beschreibung des Problems oder des Konflikts

»Da kommen Sie ja beide zu kurz«

B könnte z. B. sagen: »Ich möchte noch einmal zusammenfassen, was ich bisher von Ihnen verstanden habe. Sind Sie einverstanden?

Ich habe mitbekommen: Sie sind zur Zeit in einer sehr schwierigen Phase. Ich erlebe Sie ganz schön unter Druck. Es gibt eine Reihe von Belastungen, die Sie zu bewältigen haben (wird im Einzelnen aufgezählt). Das kostet Sie viel Kraft und Energie. Sie haben mir auch von Bereichen berichtet, in denen Sie sich verstehen (wird im Einzelnen aufgezählt). Da geht es Ihnen gut miteinander. Doch Belastungen und gespannte Atmosphäre zu Hause machen Ihnen seit … zunehmend zu schaffen.

Sie (zur Frau) brauchen es, dass Sie mit Ihrem Mann reden können. Das ist Ihnen sehr wichtig. Danach sehnen Sie sich. Als Sie sich kennenlernten, hat das Miteinanderreden gut geklappt. Deshalb verstehen Sie nicht, warum es da jetzt Probleme gibt. Darum versuchen Sie immer wieder, Ihren Mann zum Reden zu bewegen.

Sie (zum Mann) brauchen ausreichend Zeit für Ruhe. Das ist Ihnen sehr wichtig. Danach sehnen Sie sich. Als Sie sich kennenlernten, hatten Sie den Eindruck: Mit dieser Frau kriege ich, was ich brauche. Doch heute gibt es ständig Streit, wenn ich mich ausruhen und entspannen will.

Ich habe den Eindruck: Sie beide kommen in Ihrer Beziehung zu kurz. Sie beide sind enttäuscht. Dauernd gibt es Missverständnisse und Streit zwischen Ihnen statt Nähe und Entspannung. Ich spüre da eine ganze Menge Ärger und Wut und Unzufriedenheit zwischen Ihnen. Sehe ich das so richtig?

Im Augenblick denken Sie beide: Mein Partner versteht mich nicht! Ich komme zu kurz in dieser Beziehung! Je mehr Sie (zur Frau) sich Mühe geben, ihm verständlich zu machen, wie lebenswichtig für Sie Kontakt und Austausch ist, desto mehr fühlen Sie (zum Mann) sich bedrängt und machen zu. Je mehr Sie (zum Mann) ihr zu verstehen geben, ich brauche Ruhe und Zeit für mich, desto mehr fühlen Sie (zur Frau) sich allein gelassen und denken: Er liebt mich nicht mehr. Das schaukelt sich dann so hoch. Ist das so?

Dabei passen Sie so gut zusammen. Sie ergänzen sich: Sie wollen dafür sorgen, dass Kontakt und Nähe zwischen Ihnen lebendig bleiben. Und Ihnen liegt daran, dass Sie bei allem, was Sie zu tun haben, auch zur Ruhe kommen. Das passt doch eigentlich sehr gut zusammen.«

Während B spricht, schaut B immer wieder von einem zum anderen. Zwischen den Partnern, die sich bisher kaum angesehen haben, huschen kurze Blicke hin und her, vor allem wenn von den Sehnsüchten die Rede ist und davon, dass beide sich ergänzen.

20 Das Paar und seine Beziehung verstehen. Die Sichtweise der Paarberatung

Auf die Problemphase (A: Erkunden von Problemen und Potenzial des Paares; B: Erkunden bisheriger Problemlösungen) folgt im Erstgespräch meist unmittelbar die Kontrakt- oder Vereinbarungsphase (siehe unten S. 194 ff.). Bevor wir zu diesem Schritt der Beratungseröffnung kommen, möchte ich in den Kapiteln 20–22 einige beraterische Grundsätze nennen und Basistechniken aufzählen.

Kein Partner soll sich selbst aufgeben. Das sei, so wurde oben gesagt, ein fundamentaler Beziehungsgrundsatz und gewissermaßen der erste Artikel der neuen, zeitgemäßen »Partnerverfassung« (S. 29). Zugleich, so hieß es, gibt jeder Partner mit der Partnerwahl ein Stück emotionale und soziale Selbstständigkeit auf – »Empfinden, Fühlen, Denken und Handeln der Partner sind kurzgeschlossen« (S. 70). Damit, so scheint es, sind Probleme in Paarbeziehungen unvermeidlich. Vor allem, wenn keiner der Partner bereit ist, seine Vorstellungen von Partnerschaft und vom Partner aufzugeben. Konflikte in Beziehungen wären demnach strukturell vorgegeben.

Das Bild von der Beziehungswippe verdeutlicht anschaulich die Wechselwirkung zwischen den Partnern und das mögliche Dilemma: Auf einer Wippe kann man Spaß miteinander haben, man kann seine Kräfte messen, man kann gemütlich oder langweilig auf und ab schaukeln. Man kann eine Wippe aber auch dazu benutzen, miteinander zu kämpfen und den anderen »verhungern« zu lassen.

Soll es beiden Partnern gut gehen, dann muss sich demzufolge das Augenmerk zwangsläufig auf die Partnerschaft als Wechselbeziehung richten. Dies veranschaulicht auch das Bild von der Stereo-Anlage (S. 83, 146): Die Musik der Beziehung spielt zwischen beiden.

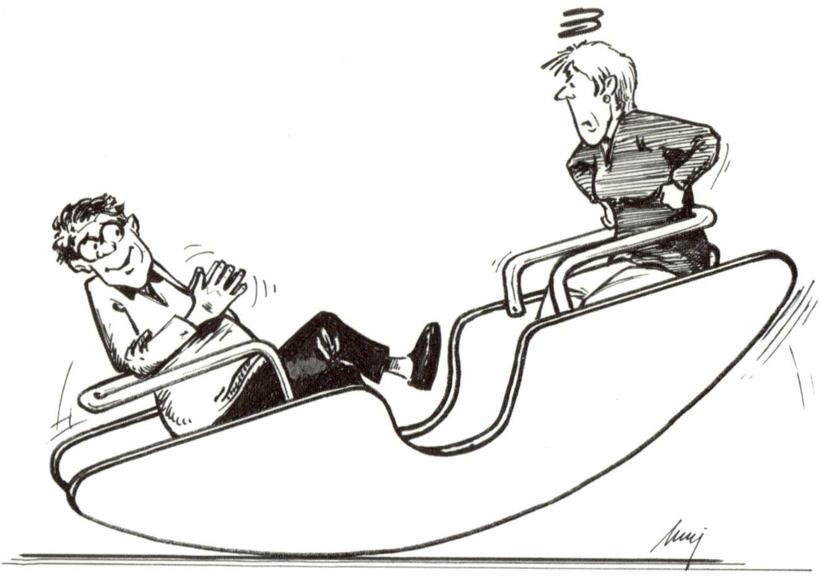

Fünf Basissätze: Die Sichtweise der Paarberatung

1. Klient in der Paarberatung ist die Beziehung des Paares, nicht zwei einzelne Personen.

Es sind die gleichen Personen, die sich einst heiß und innig liebten, weil sie den anderen begehrenswert fanden, so wie er war, die jetzt enttäuscht, vorwurfsvoll oder resigniert sind, wütend aufeinander und sich vielleicht von Herzen hassen. Sie haben genau dieselbe Herkunftsfamilie und Kindheit, dieselbe Biografie und den gleichen Charakter wie zur Zeit der Partnerwahl. Geändert haben sich nicht so sehr Personen und Charaktere, sondern das, was *zwischen* beiden abläuft (vgl. oben S. 79 ff.).

Geändert hat sich, wie schon mehrfach betont, auch der *Kontext:* Gestartet ist das Paar in der »Landschaft der Verliebtheit«. Da hat es die »Landkarte der Verliebtheit« entwickelt. Die ist völlig zutreffend, solange sich das Paar in der Landschaft der Verliebtheit bewegt. In dem Moment jedoch, in dem das Paar in die »Landschaft des Paar-Alltags« übersiedelt, taugt die Landkarte der Verliebtheit nicht mehr. Sie schafft jetzt sogar Verwirrung, denn sie ist ja für ein anderes »Land« geschrieben. Es wird also notwendig, sich der neuen Landschaft anzupassen, eine neue Landkarte zu schreiben oder anzunehmen, die in der neuen Lebenssituation Verhaltensorientierung bietet. Aber das ist nicht Sache des Einzelnen, sondern eine Aufgabe für die *Beziehung*.

2. Wir haben nur einen Klienten – das Paar bzw. seine Beziehung.

Dieser Satz ist eine Vereinfachung. Er dient dazu, angesichts der Fülle von Eindrücken und Informationen, die zu Beginn auf B einstürzen, die Übersicht zu bewahren. Paare kommen in Beratung, weil es derzeit *zwischen* ihnen nicht klappt. Darüber wollen sie reden. Holt B das Paar da ab, wo es sich gefühlsmäßig befindet, dann fühlt sich das Paar verstanden. Und B erleichtert sich die Arbeit.

B wird also in der Regel zunächst einmal nach den Gefühlen und dem Verhalten heute fragen und deren Wechselwirkungen. Nicht gleich nach Herkunftsfamilie, Eltern oder Kindheit (es sei denn, das Paar bringt dies als Konfliktthema ein). B wird wissen wollen: Wie kommt es, dass zwei, die sich früher liebenswert fanden, heute aufeinander wütend sind oder enttäuscht voneinander? Was tun sie heute, dass das so ist? Wie ist es dazu gekommen, seit wann usw.?

Fragen nach Erfahrungen in Kindheit und Jugend, nach den Vorbildern, die Familie oder Eltern geliefert haben, nach Traumata und Überlebensschlussfolgerungen stellen sich meist erst später – wenn es darum geht, Reaktionsmuster zu erkennen und gegenseitiges Verständnis für bestimmtes Verhalten und empfindliche Reaktionen zu entwickeln (S. 316 ff.).

Der Satz »Klient ist, was zwischen den Partnern läuft, also die Paarbeziehung« erklärt, warum B Äußerungen und Gefühle der beiden »Lautsprecher« in die Mitte, zwischen die Partner, platziert, wie oben vorgeschlagen (S. 145). Wird die Beziehung als der Klient angesehen, dann ist es ausreichend und zudem sehr effektiv, als einzelner Berater mit Paaren zu arbeiten. Zugleich schützt diese Sichtweise B davor, einseitig Partei zu ergreifen. Denn:

3. Wenn wir einen der Partner besser verstehen als den anderen, haben wir das Paar noch nicht verstanden.

Es kommt oft vor, dass B einen der Partner schneller versteht als den anderen. Es kann sein, dass B als Frau diese Frau gut versteht und den Mann ganz unmöglich findet. Oder dass B als Mann sich mit dem Mann solidarisiert, weil ihn diese Frau genauso nervt, wie sie ihren Mann nervt. Genauso häufig geschieht aber auch das Umgekehrte: Als Mann versteht B die Frau gut, weil B das Verhalten des Mannes unmöglich findet, usw.

Es hat wenig Sinn, sich seine spontanen Empfindungen und Einfälle zu verbieten. B sollte sie eher nutzen, um zu erfassen, was das Paar und seine Dynamik auslöst, gegenseitig und bei anderen Menschen auch. Irgendetwas muss die Frau, die B vielleicht sympathisch findet, ihrerseits an diesem für B »unsympathischen« Mann angezogen haben. Irgendeinen Gewinn muss sie davon haben, dass sie sich gerade diesen Partner ausgewählt hat. Das gilt es zu verstehen.

Ohnehin wissen Berater, dass Partner sich Aufgaben zuteilen oder delegieren. Der eine verkörpert die Gesprächsbereitschaft, der andere Zurückhaltung und Skepsis. Der eine wirkt offen und zugewandt, der andere abweisend. Der eine redet so viel über die Probleme, weil der andere sie nicht sehen will. Der andere betont ständig: »Es geht doch ganz gut«, weil der Erstere überall Probleme sieht. Der eine redet so viel über Probleme, damit der andere sie nicht sehen muss oder darüber redet. Wer hat recht? Folgt B seiner theoretischen Einsicht »Was beim einen ist, ist auch beim anderen« (S. 80), so wird B wissen: Auch der offene, zugewandte, gesprächsbereite Partner hat eine skeptische Seite. Auch der Unwillige hat einen Mindestanteil Gesprächsbereitschaft, sonst wäre er nicht da. Weil jeder beide Anteile hat – wenn vielleicht auch in unterschiedlichem Ausmaß –, weil beide auf der Beziehungswippe sitzen, kommt es gelegentlich zu Umkehrungen, die B überraschen: Mit einem Mal öffnet sich der bisher so Abweisende, und der andere beginnt zu bremsen.

Versteht B also einen der Partner gut und schnell und den anderen schwer oder nur mit Mühe, so wird B sich für den Zweiten mehr Zeit nehmen – um zu erfassen, was der zweite Lautsprecher, durch sein Reden oder Schweigen, über die Probleme und Dynamik des Paares mitteilt. Welchen Teil der Beziehungsproblematik beider der Unzugängliche oder Skeptische verkörpert. In der Regel ist B dann einem der Kernkonflikte des Paares auf der Spur.

Nicht motivierte Männer in der Beratung gibt es nicht

Wie oft habe ich in Supervisionen die genervte Klage gehört: »Aber der Mann ist nicht motiviert. Er ist nur mitgekommen. Er sitzt da mit verschränkten Armen, wendet sich ab oder schaut aus dem Fenster!!!« Ich antworte dann gerne mit Fragen: »Darf er das? Muss er sich in der Beratung wohlfühlen?« Oder: »Waren Sie mal beim Zahnarzt?« – »Ja.« – »Gehen Sie gerne zum Zahnarzt?« – »Nein.« – »Und trotzdem gehen Sie hin?« – »Es muss ja sein!« Dieses Frage-und-Antwort-Spiel bringt zum Vorschein, dass in ein und derselben Person zwei völlig gegensätzliche Impulse Platz haben können. Einerseits: Ich muss hier sein, denn so kann es nicht weitergehen. Andererseits: Ich bin alles andere als gerne hier. Viele Männer kennen (angeblich) keine Angst. Ihre Gefühle äußern sie in ihrem Verhalten: Sie gehen nicht zur Beratung, oder sie sagen: »Ich bin nur mitgekommen.«

Berater wünschen sich gerne bereitwillige, sympathische Klienten. Das ist verständlich. Nur: Offene Klienten sind viel nützlicher. Der Mann (genauso häufig ist es auch die Frau, vor allem in städtischem

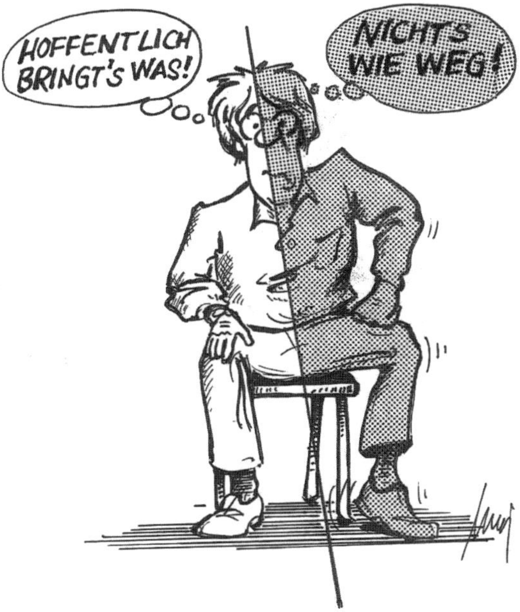

Kontext) bringt seine beiden gegensätzlichen Impulse, seine Bereitschaft und seinen Vorbehalt gegenüber Beratung unverkennbar zum Ausdruck. Seine Beine, die ihn hergetragen haben, und seine Anwesenheit sagen: »Ich bin da.« Seine Körperhaltung und sein Tonfall teilt mit: »Ich will weg.« Das ist im nicht moralischen Sinn viel ehrlicher, als wenn jemand behauptet: »Ich bin bereit, *alles* für unsere Beziehung zu tun« (was sowieso nicht stimmt).

B ist überhaupt nicht gekränkt, dass da jemand sitzt, der mit äußerstem Widerwillen hergekommen ist und dies auch deutlich zum Ausdruck bringt.

Jeder Klient darf in der Beratung erst einmal so ankommen, wie er sich fühlt. Die Sprache dieses Mannes ist sein Verhalten. In dieser Sprache teilt er sich gut verständlich mit.

B: »Ich habe den Eindruck, Sie sind nicht gerne hier und wären am liebsten ganz woanders.«
M: »Das kann man wohl sagen!!«

B zeigt, dass B den Mann verstanden hat. B gibt M dessen Gefühle zurück. Zugleich fasst B die Mitteilung von M in Worte. Damit wird diese Mitteilung verhandelbar.

B: »Sie halten nichts von Beratung?«

B nimmt den Widerwillen von M zur Kenntnis und spitzt zu.

M: »Was soll Reden schon nützen?«
B: »Da ist was dran. Es gibt Situationen, da nützt Reden nichts. Wie lösen Sie denn Probleme?«
M: »Jedenfalls nicht durch Reden.«

M stellt sich als redegeschädigt dar – entweder durch die Beziehung. Oder M lebt nach dem Motto: »Männer haben keine Probleme. Männer lösen Probleme« (Koschorke 2011, S. 46, 106). Reden ist nicht seine Domäne. Daher fühlt M sich beim Reden unsicher und unterlegen und bemüht sich auch in seiner Beziehung, das Reden über Beziehung wenn irgend möglich zu meiden.

B: »Mit immer nur Reden haben Sie keine guten Erfahrungen? Ihnen liegt mehr daran, etwas zu tun?« M: »Ja.« B: »Mhm. Das kann ich gut nachempfinden. Das Ziel von Beratung ist ja auch nicht Reden, sondern dass sich zu Hause etwas ändert.« M: »Wer weiß, ob das hier was bringt!«	M hat seine Vorbehalte zum Ausdruck gebracht. B teilt sie voll: Das Ziel von Beratung liegt in verändertem Verhalten zu Hause, das möglicherweise eine andere Atmosphäre zur Folge hat. B versucht nicht, den Anteil von M, der Vorbehalte und Angst hat, zu überzeugen. B bestätigt vielmehr die Skepsis von M: Sie ist berechtigt, normal und gesund – wer erzählt schon gerne einem fremden Menschen intime persönliche Schwierigkeiten. Vielleicht ist M, zusammen mit seinem Zögern, ein Stück mehr in der Beratung gelandet.
B: »Das weiß ich auch nicht. Mag sein, dass das hier nichts bringt. Die Frage ist, ob Sie bereit sind, es zu versuchen?« M schweigt. B blickt zu M: »Kann ich Sie um etwas bitten? Dass Sie mir sofort Bescheid sagen, wenn Sie den Eindruck haben, das Gespräch hier bringt nichts?« B blickt zur Frau: »Und Sie auch?«	B geht auf die Ohnmachtsängste von M ein. M erhält eine Kontrollmöglichkeit und bekommt dadurch Macht und mehr Sicherheit. Zugleich beteiligt B das Paar am Gelingen der Beratung, indem B dem Paar Verantwortung zurückgibt.

Ziel dieser Passage ist, dass der Mann (und indirekt auch die Frau) sich mit seinen beiden Anteilen verstanden fühlt. Dass er mit beiden Anteilen auf seinem Sitz Platz nehmen kann: mit dem Bein, das mitgekommen ist, und mit dem Bein, das hier so schnell wie möglich weg will.

Nicht nur Reden, auch Verhalten ist eine Sprache.

Man kann das Verhalten des Mannes mit Hargens (2006, S.78) auch positiv deuten: Wer Fragen nicht beantwortet oder nicht beantworten will, ist jemand, der gut für sich zu sorgen weiß. Schweigt der Mann, so ist es nicht Aufgabe von B, ihn, der zu Hause vielleicht unter einer »Rediktatur« leidet, in eine neue Rededikatur zu stürzen. Um sich verständlich zu machen, bedient sich B in der Beratung der Sprache. Doch nicht nur Reden, auch Verhalten ist eine Sprache (vgl. S. 115). Diese – andere – Sprache zu verstehen und wertzuschätzen ist möglicherweise eine Lernaufgabe für den ans Reden gewöhnten Partner – und gegebenenfalls auch für Beraterin oder Berater.

4. In der Paarberatung werden Themen nie einseitig formuliert, sondern stets so, dass beide Partner in die Problembeschreibung einbezogen sind.

Während das Paar über seine Anliegen und Auseinandersetzungen spricht, teilt es nicht nur Paarprobleme mit. Es erlaubt auch Blicke in die Persönlichkeit jedes Einzelnen, sein Gewordensein, seine Stärken und Empfindlichkeiten, seine Art und Weise, Konflikte zu regeln. Wer als Berater oder Therapeut Erfahrung mit Einzelnen hat, gewinnt meist schnell einen diagnostischen Eindruck von jedem der Partner. Bisweilen lenkt das jedoch vom Problem des Paares ab. Beispiel: Eifersucht. Bezeichnen wir jemanden als eifersüchtig, so haben wir ein Bild vom Verhalten und möglicherweise von dem, was landläufig Charakter genannt wird. (Wobei Berater oft beobachten können, dass der »Charakter« einer Person sich wandelt, je nachdem, in welchem Beziehungsfeld oder Kontext der oder die Betreffende sich bewegt.) Das Etikett »Eifersucht« vermittelt aber noch kein Verständnis vom Zusammenspiel des Paares. Wie kommt es, dass der andere dem »Eifersüchtigen« nicht die Sicherheit bietet, die dieser vielleicht braucht? Setzt der andere eventuell selber das Kontrollverhalten in Gang, das mit Eifersucht meist einhergeht? Oder ist Eifersucht ein Arrangement, von dem beide profitieren und das sie deshalb einvernehmlich in Gang setzen: Der eine darf flirten, wenn er es zu Hause bekennt; der andere profitiert von Abenteuern, für die er nichts riskiert? Oder ist der oder die »Eifersüchtige« einfach nur neidisch auf das, weswegen er oder sie den Partner ausgewählt hat, nämlich auf seine Fähigkeit, mit allen Menschen schnell und gut in Kontakt zu kommen? Und so fort. Die Diagnose Eifersucht wäre demnach unzureichend – sie wäre eine einseitige Beschreibung der Probleme des Paares, eine, die nur »auf einem Bein« steht. Um das Paar, um seine Wechselbeziehung zu verstehen, braucht B eine Problembeschreibung, die auf zwei Beinen steht, die die Beteiligung des anderen einschließt.

5. In der Paarberatung reden wir stets zum Paar (auch wenn wir uns nur an einen Partner wenden).

Wenn Sie sich als B im Gespräch längere Zeit einem der Partner zuwenden und ihm zu verstehen geben, dass Sie seine Sicht gut verstehen, bekommen Sie mit großer Sicherheit eine Reaktion des anderen: Er wendet sich ab, verschließt sich (das sieht man an Gesicht und Körperhaltung) oder unterbricht und stört. Mit großer Wahrscheinlichkeit hat er das Empfinden: Sie ergreifen Partei – gegen ihn. So als ob Sie sich auf der Wippe neben den anderen setzen. Er muss nun in der Luft verhungern.

Der Satz »In der Paarberatung reden wir stets zum Paar« gilt nicht nur zu Beratungsbeginn, sondern besonders auch in der Mittelphase: Im weiteren Verlauf der Beratung wollen Sie einen der Partner konfrontieren, oder Sie geben nur einem der Partner eine Hausaufgabe. Es kann sein, dass der andere sich freut (»Siehst du, ich habe es ja immer gesagt«). Es mag auch sein, dass der andere ihn schützt, z. B. indem er Ihre Konfrontation unterbricht. Vergessen Sie also nicht: Auch wenn Sie sich nur mit einem Partner unterhalten – Sie sprechen immer zum Paar. Selbst Partner, die sich heftig angreifen, sind mehr miteinander verheiratet als mit Ihnen.

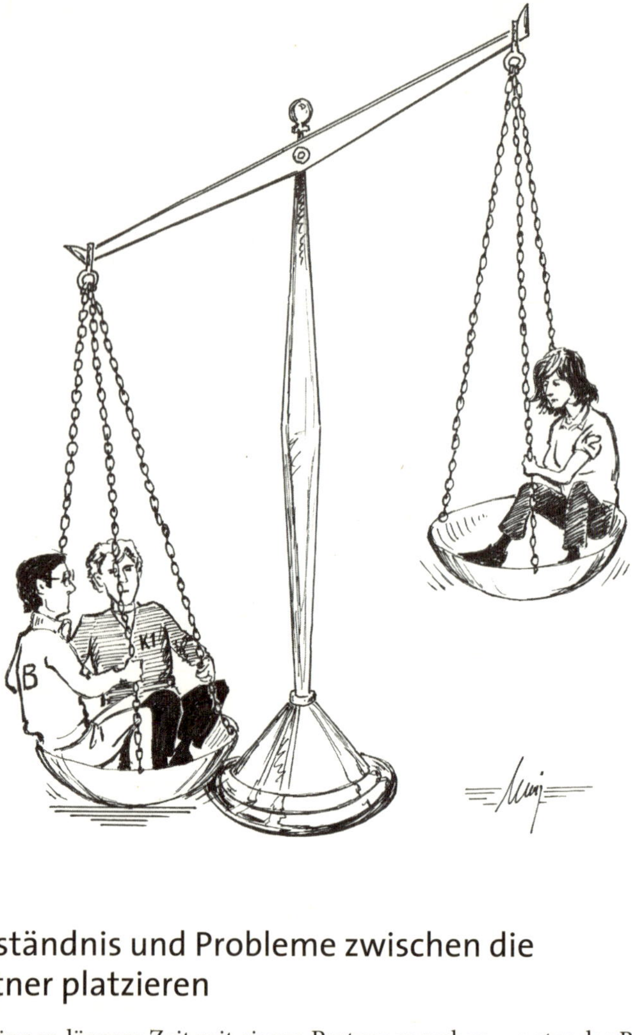

Verständnis und Probleme zwischen die Partner platzieren

Sie können längere Zeit mit einem Partner sprechen – unter der Bedingung, Sie behalten im Kopf: Klient ist die Beziehung. Alles, was Sie einem sagen, betrifft auch den anderen. Darum sind Interventionen, die das »zwischen« betonen (vgl. S. 145), so wirkungsvoll: »Ich merke, Sie beide sind unglücklich.« »Da hat sich bei Ihnen beiden ja eine Menge angehäuft.«

21 »Mein Gefühl ist nicht mein Gefühl.« Überrollt werden oder zugewandt aufnahmefähig bleiben

Ohnmächtig, verwirrt, erschöpft, ratlos

Paare, die in Beratung kommen,

- haben *alles* versucht, was in ihrer *Macht* steht. Darum fühlen sie sich *ohnmächtig.*
- haben ihre Lösungsmöglichkeiten *ausgeschöpft.* Darum sind sie *erschöpft* und *ratlos.*
- bemühen sich immer wieder, den anderen zu erreichen. *Früher* hat er mich *so gut verstanden, jetzt* will er mich mit einem Mal *nicht verstehen.* Darum fühlen sie sich zutiefst *unverstanden.*
- tun *das Beste,* was sie tun können. Tragischerweise *ist* es für den anderen oft genau das *Falsche.* Darum sind sie so *verwirrt* und *verzweifelt.*
- wiederholen *immer wieder* die beste ihnen zur Verfügung stehende Methode, das Problem zu lösen, obwohl sie *unwirksam* ist. Darum sind sie *genervt* und *nerven* den Partner.

Paare, die in Beratung kommen, befinden sich in einer Krise – in einer *Entwicklungs- oder Anpassungskrise:*

- **Altes** Lösungsverhalten funktioniert nicht mehr, *neues* steht noch nicht zur Verfügung.
- **Alte** Absprachen oder Regelungen sind überholt, *neue* noch nicht getroffen, erprobt oder eingespielt.
- **Alte,** einst bewährte Landkarten liefern keine Orientierung mehr. Denn das Paar ist in eine andere Landschaft, die des Beziehungsalltags, umgezogen, hat aber die *neue* Landkarte noch nicht »gekauft« oder gezeichnet.
- Weil der Partner mir meine *Bedürfnisse nicht mehr befriedigt,* kann ich ihm seine auch nicht befriedigen. Das Empfinden eines tief greifenden *Mangels* stellt sich ein.

»Hilfe, dieses Paar macht mich fertig!«

Paaren, die sich zur Paarberatung melden, geht es in der Regel schlecht. Sie kommen, vielleicht schon seit Langem, zu kurz. Sie sind unbefriedigt, voller Ärger und enttäuscht. Oft fühlt sich jeder Partner zutiefst unverstanden und einsam. Immer wieder haben sie versucht, die Probleme selbst zu lösen. Immer wieder hat es nicht geklappt. Der Frust steigt, der Druck auch. Nicht immer, aber häufig stehen Paare beim ersten Gespräch unglaublich unter Dampf. Sie bringen eine unsichtbare Wolke heftigster Gefühle mit (vgl. S. 133). Spannung und Affekte sind gelegentlich fast unerträglich. Das Paar will sie loswerden, koste es, was es wolle. So leert jeder Partner seinen Gefühls-Container über der Beraterin oder dem Berater aus, überschüttet B mit Emotionen und Informationen. Nicht selten fühlt sich B nach kürzester Zeit total überfahren, überwältigt, wie von einer Dampfwalze überrollt, außerstande zu reagieren, und kann vielleicht gerade noch stöhnen: »Hilfe, dieses Paar macht mich fertig!«

B hat von Empathie gehört, der Kunst, sich einzufühlen, von All-

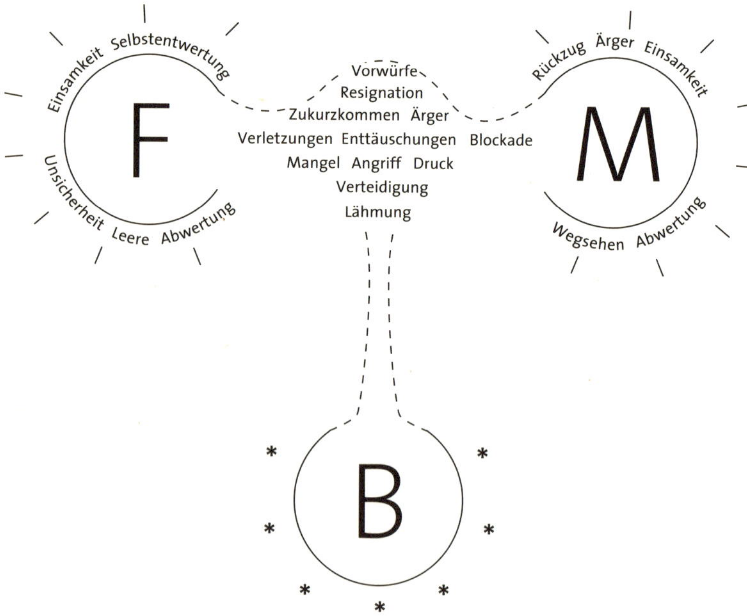

Vor der Beratung: Paar geht es schlecht. B geht es gut

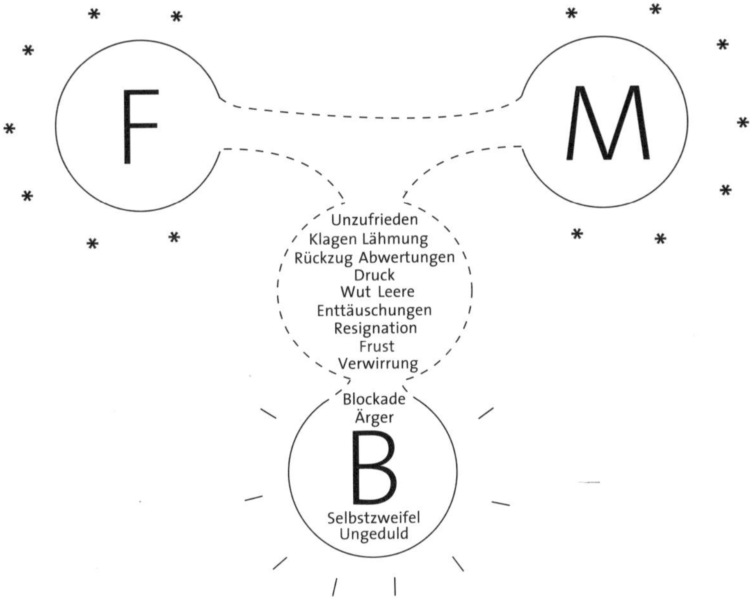

In der Beratung: Paar geht es besser. B geht es schlecht

parteilichkeit, Neutralität und ähnlich schönen Dingen. B möchte offen sein und verständnisvoll. Bloß: B ist dazu momentan gar nicht in der Lage. Denn B ist platt, abgefüllt mit Wut, Ärger und Enttäuschungen des Paares. Das Paar hat die Grenze zum Beraterterritorium überschritten. Es ist mit der Last seiner Gefühle in die Beraterin oder den Berater eingedrungen. Dort hat es seinen Druck deponiert. Unter diesem enormen Druck droht B nun seinerseits hektisch zu werden, nach positiven Beispielen und Ressourcen zu fahnden, vorschnell Lösungen zu suchen oder sich beim Nachfragen in die Zeit der ersten Liebe zu flüchten, als alles noch wunderbar war.

Viele Paarberater oder Paartherapeuten sind schon an dieser Stelle überflutet oder blockiert. Sie befinden sich fast in derselben Lage wie die Partner miteinander: Man kann sein Gegenüber nicht verstehen, während man selber wütend ist bzw. mit der Wut des Paares angefüllt und aufgeladen. Das geht schon rein körperlich nicht. Wenn ein Tsunami aus Spannung, Erregung, starken Empfindungen und Affekten das Gehirn mit Adrenalin und anderen ähnlich wirksamen Schutzhormonen überschwemmt, wenn auch bei Ihnen als Beraterin oder Berater

Blutdruck und Pulsfrequenz steigen, dann sind Sie nicht mehr Sie selbst. Sie sind zu einem Teil des Problemterritoriums der Klienten geworden. Wie bei den Klienten setzen Verständnis und Verstand aus oder sind stark geschwächt.

Man kann nur geben, was man wirklich hat. Man kann nicht Verständnis geben, das nicht vorhanden ist. Gibt man mehr, als man hat, gerät man in Gefahr, zum Betrüger oder Hochstapler zu werden. Man macht sich selbst und den anderen etwas vor. Schein-Verständnis bemerken die Paare ziemlich schnell.

Berater funktionieren nicht anders als die Paare auch. Wer sich überfordert fühlt, überrollt, angegriffen, möglicherweise sogar inkompetent, geht in die Defensive oder greift an. Ins innere Gleichgewicht kommt B erst wieder, wenn er oder sie die Gefühle, die das Paar B in den Leib »gehext« hat, wieder losgeworden ist. Wie kann das fachlich angemessen geschehen?

»Hilfe, dieses Paar macht mich fertig!« – 10 Grundsätze

10 grundlegende Einsichten oder Regeln für das Vorgehen in Paarberatungen können bei Gefühlsansteckung helfen.

1. Die Gefühle des Paares sind das Eigentum des Paares.

Wenn Sie im Laufe der Beratung Gefühle des Paares schlucken – auch wenn Sie das nicht wollen – und Sie geben sie *nicht* zurück, sondern behalten sie bei sich, dann werden Sie zum »Gefühlsdieb«. Ich gehe davon aus, dass Sie im Laufe Ihrer Ausbildung ein Stück Selbsterfahrung oder Selbstanalyse gemacht haben. Dadurch haben Sie sich ein Stück näher kennengelernt. Sie können auf Ihre Stärken vertrauen. Sie kennen auch Ihre Schwächen, die Stellen, an denen Sie verführbar oder empfindlich sind. Sie wissen, wie Sie in bestimmten Situationen reagieren. Sind Sie in normaler Verfassung und spüren beim ersten Paar Langeweile, beim nächsten Paar höchste Kampfbereitschaft, beim dritten Paar ständige sexuelle Erregung und beim vierten Paar tiefste Niedergeschlagenheit, so können Sie mit hoher Wahrscheinlichkeit davon ausgehen: Das hat nichts mit mir zu tun.

2. Die goldene Beratungsregel heißt: Was du in der Beratung spürst, hat mit dem Paar zu tun (erst einmal).

Ich nehme wahr, was die Paare mir atmosphärisch mitteilen. Oder, um ein anderes Bild zu gebrauchen: Die Paare benutzen mich als Container, in den sie ihre Grundstimmung deponieren.

Ein weiterer wichtiger (Arbeits-)Satz in dieser Situation heißt daher:

3. Mein Gefühl ist nicht mein Gefühl.

Es geht also darum, dem Paar sein Eigentum, nämlich seine Gefühle, wieder zurückzugeben, verständnisvoll und wertschätzend. Je spontaner das geschieht, desto entlastender ist es für Sie als B, desto weniger strengen Sie sich an. Beispiel: Sie haben das Empfinden: »Ich fühle mich bedrängt!« Sie tauschen nur ein Wort aus und sagen: »*Sie* fühlen sich bedrängt.« Oder besser noch: »Ich habe den Eindruck, *Sie* fühlen sich bedrängt.« Dabei schauen Sie vom einen zum anderen. Manchmal wird auch nur ein Buchstabe ausgewechselt, aus »mich« wird »sich«: »Dieses Paar macht *sich* fertig!«

Diese kleine Veränderung des Satzes hat in der Regel eine große Wirkung: B fühlt sich tatsächlich nicht mehr bedrängt. Zuvor stand das Paar mit seiner Gefühlsausbreitung B sozusagen auf den Füßen, war in das Revier von B eingedrungen. In dem Moment, in dem B dies wahrnimmt und ausspricht, verschafft B sich Luft, außerdem Abstand und Übersicht. Wird der *Ein*druck von B »Ich fühle mich bedrängt« mit dem Satz »Sie fühlen sich bedrängt« oder der Frage »Fühlen Sie sich bedrängt?« wieder *aus*gedrückt, dann wird das Gefühl bzw. Problem dahin platziert, wo es in Wirklichkeit hingehört, nämlich zwischen die beiden Partner, in das Territorium des Paares.

4. Als Berater geht es uns gut, wenn wir *Eindrücke ausdrücken*, wenn wir durch *Zurückgeben zurückgehen*.

Dieses Vorgehen hat verschiedene Vorteile. B sorgt für sich. B schützt sich vor Invasion und Inflation fremder Empfindungen, Eindrücke und Gefühle. Wie in einer privaten Beziehung gilt auch in der Beratung:

5. Verstand und Verständnis setzen erst dann wieder voll ein, wenn ich mich bedrängende Gefühle losgeworden bin.

Neben Verständnis für die emotionale Situation des Paares bekommt B – aus mehr Abstand – eine klarere Sicht, also diagnostische Informationen über das Paar und dessen Probleme.

6. Werden wir Teil des Beziehungssystems, so stellt sich die Frage: Was will das Paar uns auf diese Weise mitteilen?

Es wird immer wieder passieren – nicht nur in der Eröffnungsphase, sondern auch in späteren Stunden der Beratung –, dass wir in die Gefühle und Probleme des Paares eintauchen: Immer wieder zieht das Paar uns in sein Gefühlsdurcheinander hinein. Der Gefühlsstaubsauger des Paares saugt uns an – wir sitzen hinten im Sack, sehen nicht mehr durch oder können bloß noch husten. Wenn das geschieht, will das Paar uns etwas Wichtiges mitteilen. Nur sind wir momentan nicht in der Lage, das wahrzunehmen, weil die Gefühle des Paares uns lähmen oder vergiften. An dieser Stelle einfach weiterzumachen hat keinen Sinn.

Wer auf den emotionalen Schlitten des Paares mit aufsteigt, darf sich nicht wundern, wenn das Paar mit ihm Schlitten fährt.

Wir müssen runter von diesem Gefühlsschlitten. Wir brauchen erst einmal Abstand vom Paar. Dadurch gewinnen wir auch Übersicht und Handlungsfähigkeit zurück.

7. Die Grundbewegung von Beratung und Therapie ist: vor und zurück, beim Paar sein – dem Paar ein Gegenüber sein.

Beide Bewegungen arbeiten ineinander wie rechte und linke Hand. Wir brauchen eine gewisse Nähe zum Paar, um es zu verstehen und seine Lage zu erfassen. Darum machen wir mit Fragen, Anteilnahme und Wertschätzung Schritte auf das Paar zu. Zugleich brauchen wir Überblick und diagnostische Klarsicht. Durch Schritte vom Paar weg

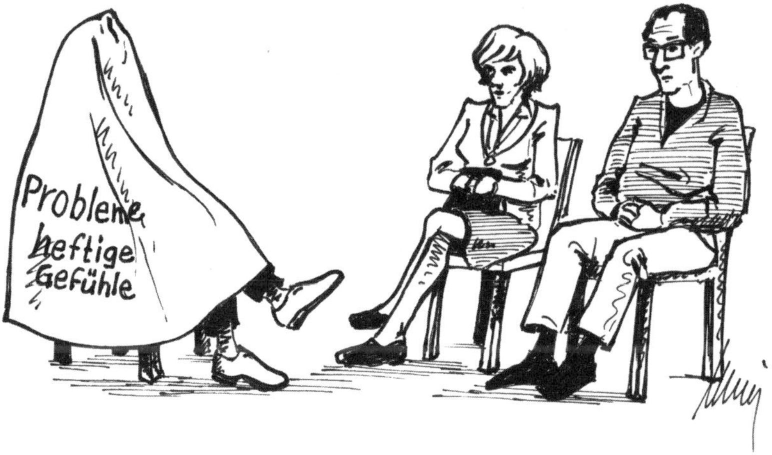

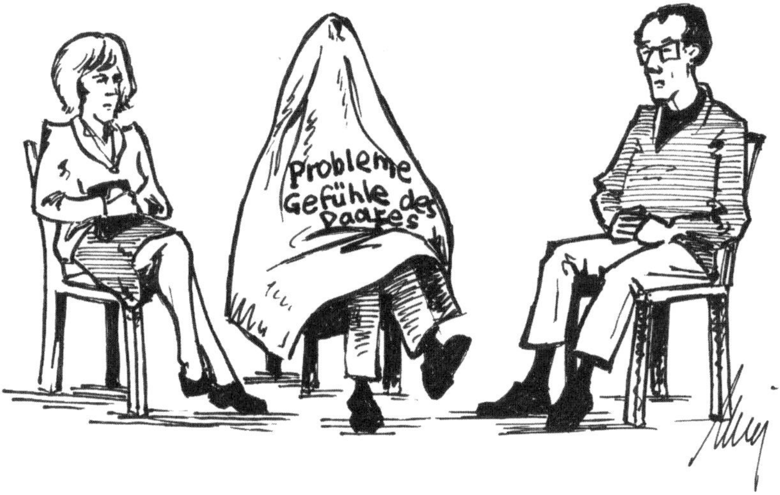

gewinnen wir den notwendigen Abstand. »In«, »out«, »up« lernen amerikanische Berater: Je mehr Übung und Erfahrung wir in der Arbeit mit Paaren haben, desto lockerer und müheloser gelingt nach einer Weile dieses Vor und Zurück, das »in« und »out« sein. B ist dann »up«: B nimmt die fachliche Top-Position ein.

Ganz praktisch: Sie als B verspüren in Ihrem »Bauch« Spannung oder Druck oder unterschwelligen Ärger oder Trauer oder Resignation usw. Es gibt verschiedene Möglichkeiten, dem Sprache zu verleihen: Etwa mit einem Satz, der mit »Ich spüre, merke, sehe, höre, habe den

Eindruck« usw. beginnt. B gibt so seinen Eindruck zurück. Das »ich« signalisiert: Ich kann mich täuschen. Also: »Ich habe den Eindruck, Sie stehen unter einem unheimlichen Druck.« Oder: »Ich spüre ganz viel Ärger (oder Resignation usw.) zwischen Ihnen.« In der Regel wird das Paar mit dem Kopf nicken oder verbal bestätigen, eventuell auch präzisieren oder korrigieren. Oder B stellt Fragen: »Könnte es sein, dass Sie (beide) sehr ärgerlich sind?« Die direkteste Form ist ein knappes: »Da ist ja viel Enttäuschung zwischen Ihnen!« Das kann B aber nur sagen, wenn der Tonfall von B wertschätzendes Verständnis signalisiert und wenn B sich sicher ist, dieser Intervention nicht eigene Gefühle unterzumengen. Darum wird B diese Rückgabe von Eindrücken laufend praktizieren: Solange die auf B einströmenden Gefühle noch Eindrücke sind und B nicht von ihnen überwältigt ist.

8. Wer als Beraterin oder Berater für sich sorgt, sorgt auch für seine Klienten.

Nicht nur B profitiert von dieser Intervention. Auch das Paar fühlt sich in der Regel gut verstanden. Häufig huschen kurze Blick zwischen den Partnern hin und her – zuvor haben sie streng vermieden, sich anzusehen. Dieses Vorgehen verleiht der Beratung Zielgerichtetheit und Tiefe: Gefühle und Gefühlsnebel, die bisher die Klarsicht erschwerten, weil sie namenlos waren, erhalten einen Namen. Dadurch werden sie verhandelbar. Mit etwas Übung führt diese Gesprächstechnik dazu, dass B sich vor hoch emotionalen Paaren nicht mehr fürchtet. Denn B hat erfahren:

9. Paare, die uns überwältigen, sind offene, klare, mitteilsame, eindrückliche Paare.

22 Basistechniken Verständnis ausdrücken. Entlasten. Normalisieren. Zurückgeben

»Welches Gefühl hatten Sie, als Sie dem Paar gegenübersaßen?« Das ist in Supervisionen in der Regel meine erste Frage, wenn geklärt ist, was der Berater in der Supervision von mir will. Nicht selten höre ich als Antwort: »Ich fühlte mich erschlagen!« Erschlagen – das ist ein starkes Wort. Bitte stellen Sie sich das konkret vor. Wenn man erschlagen wird, hört der Spaß am Leben auf. Wenn man tot ist oder wie tot, kann man nicht mehr viel machen.

10. Berater werden nicht ausreichend dafür bezahlt, für oder anstelle des Paares zu leiden.

Sie werden schon gar nicht dafür bezahlt, sich erschlagen zu lassen. Darum möchte ich, in Fortsetzung des vorigen Kapitels, noch einmal Interventionen nennen, die Zuwendung, Verständnis und Wertschätzung beinhalten (im Amerikanischen hat sich dafür der Fachausdruck »joining« eingebürgert). Sie vertiefen den Zugang zum Paar. Zugleich erleichtern sie uns Beratern das Leben.

Vier »magische« Interventionen

Als magisch bezeichne ich die folgenden vier Interventionen, weil sie wirklich ganz überraschende Wirkung zeigen.

1. »Eujeujeu!« Das Paar beginnt, über einen seiner beiden Lautsprecher die Schwierigkeiten und Lasten des Paarlebens zu schildern. Schon nach wenigen Augenblicken kommentieren Sie mit: »Eujeujeujeu!« Oder »Oh! Oh! Oh!, das ist ja eine Menge!« oder »Das ist ja schwierig!« Sie können diesen Ausspruch natürlich auch Ihrem Mund oder der Mundart Ihrer Gegend anpassen (»Oh!«, »Oh, là, là!« oder

»Oha!«). Vermutlich empfinden Sie meinen Vorschlag zunächst als etwas merkwürdig. (Ich habe diese Intervention auch noch in keinem Beratungslehrbuch gefunden.) Sie kommen sich anfangs vielleicht selber komisch vor, wenn Sie mit »Eujeujeujeu!« reagieren. Aber die Wirkung ist verblüffend (das haben mir viele Paare und Berater bestätigt). Warum? Sie warten nicht lange ab. Sie hören nicht lange kommentarlos zu. Sie reagieren spontan – mit Verständnis. Das ist es, wonach die Partner sich sehnen – und was sie seit Langem nicht mehr bekommen haben. Das Paar spürt: Da ist jemand, der versteht uns auf der Gefühlsebene. – Probieren Sie diese Intervention aus. Sie werden es nicht bereuen. Und seien Sie nicht zu stolz, sie mehrfach und immer wieder zu benutzen.

2. »Stop!« Sie fühlen sich »erschlagen«, »überrollt«, »überwältigt« durch die Menge der Probleme, der Gefühle, der Informationen des Paares, durch die Heftigkeit, mit der alles vorgebracht wird. Da ist es höchste Zeit, mit einem der folgenden Sätze zu unterbrechen: »Stop!« »Langsam!« »Ich komme nicht mehr mit!« »Das ist ja viel!« »Sie haben schon oft darüber nachgedacht/geredet – ich höre Sie zum ersten Mal.« »Das möchte ich genau verstehen.« Oder etwas konfrontativer bei Streitpaaren: »Reden Sie häufig beide gleichzeitig?« »Ja!« »Und bringt das was?« Oder: »Sie haben sich so viel zu sagen – und keiner hört mehr zu. Eujeujeu!«

In einer der späteren Beratungsstunden haben Sie den Faden verloren, sind verwirrt, fühlen sich angestrengt. Scheuen Sie sich nicht zu unterbrechen: »Stop! Noch einmal von vorne. Was führt Sie her?« bzw. »Welches Thema wollen Sie heute anpacken?« Lassen Sie sich nicht überrollen. Sie können nicht mehr zuhören, wenn Sie nicht mehr zuhören können. Einmal sagte mir ein Klient etwas irritiert: »Sie unterbrechen mich dauernd!« Meine Antwort war: »Dafür bezahlen Sie mich.«

3. »Da sind Sie ja unterschiedlich!« Das Paar kann sich nicht einigen. Jeder versucht den anderen zu bekehren. Oder zu ändern, weil er anders ist. Oder eigene Interessen durchzusetzen. Z. B. will der eine mehr mit dem anderen reden, der andere will zu Hause seine Ruhe. Sie unterbrechen das Hin und Her und sagen aus tiefster Überzeugung: »Da sind Sie ja unterschiedlich!« Oder: »Das sehen Sie ja unterschiedlich!« Meist tritt dann zumindest eine Pause ein. Denn plötzlich darf die Unterschiedlichkeit sein. Jeder bekommt seinen Platz, um den sie vorher gekämpft haben. Jeder wird so, wie er ist, in seiner Unterschiedlichkeit anerkannt.

4. »**Da haben *Sie* ja ein Problem!**« Das Paar kann sich nicht einigen. Die Partner fordern Verhaltensweisen oder Schritte voneinander, die sich gegenseitig ausschließen. Die vorübergehende oder grundsätzliche Unlösbarkeit des Konflikts füllt atmosphärisch den Raum und setzt sich Ihnen auf den Schoß. Sie kommen unter Druck und denken: »Ich weiß auch nicht, was man da machen könnte, und ich soll doch etwas machen.« Nein, müssen Sie nicht. *Es ist nicht Ihr Problem.* Mit dem Satz »Da haben *Sie* ja ein Problem!« platzieren Sie den Druck dahin zurück, wo er hingehört, nämlich zwischen die Partner. Sie schützen sich vor »affektiver Ansteckung« und Überforderung. Zugleich bekommen Sie Raum für Verständnis und Abstand zum Überlegen.

Die 5-zu-1-Regel

Meine Erfahrung aus zahllosen Ausbildungen und Supervisionen: Berater sind viel zu sparsam, ja fast geizig mit Verständnis und Wertschätzung. Sie haben die schwierige Situation des Paares verstanden, sie haben verständnisvoll genickt, vielleicht einen kurzen Satz gesagt und glauben nun: Ich habe mein Verständnis doch ausgedrückt. Nein! Die 5-zu-1-Regel besagt:

> Äußern Sie 5-mal so viel Verständnis, wie Sie glauben, ausgedrückt zu haben.

Normalerweise sollen wir als Berater so kurz und knapp wie möglich sein. Denn unsere Wirksamkeit besteht im Einfach-Sein, nicht in komplizierten Sätzen und langen Ausführungen (s. S. 27). Die 5-zu-1-Regel widerspricht diesem Grundsatz nicht. Sie sagen einen einfachen Satz »Ich merke, es geht Ihnen nicht gut« und wiederholen ihn mehrfach, *mit anderen Worten.* In einem Bild: Sie werfen Steine in einen Teich, nicht irgendwohin, sondern nacheinander immer an derselben Stelle. Das vertieft die Wirkung und ist hilfreich.

Seelische Verletzungen brauchen zum Heilen Zuwendung, Zeit und Pflege. Das wissen wir aus der Traumatherapie. Bei Leuten, die den Eindruck haben, seit »ewig« zu kurz zu kommen, genügt ein kurzer Verständnissatz nicht. Eine tief verletzende oder kränkende Äußerung benötigt mindestens fünf wiedergutmachende Sätze, damit die Verletzung wirklich heilen kann. So hieß es oben (S. 68). Ohnehin hören emotional aufgeladene, verletzte oder hochgradig zerstrittene Paare zu Beginn höchstens 10 % von dem, was wir als Berater ihnen sagen. Paare in einer heftigen Krise sind wie halb verdurstete Wanderer beim Marsch durch brennende Wüste. Jeder glaubt: Der andere hat noch Wasser, lässt mich aber zu kurz kommen. In der Beratung stillt vorübergehend das Verständnis des Beraters den Durst des Paares. Bis die Partner sich wieder gegenseitig Verständnis spenden können.

Konkret könnte B etwa sagen: »Das ist ja eine schwierige Situation für Sie beide. Ich spüre ganz viel Druck und Ungeduld zwischen Ihnen. Jeder hat den Eindruck, ich tue, was ich kann, und doch ist der andere nie zufrieden. Keiner fühlt sich verstanden. Und Sie beide kommen zu kurz. Das ist ja nicht einfach für Sie beide.« Oder: »Ich spüre ganz viel Ärger und Wut zwischen Ihnen. Sie versuchen verzweifelt, Ihrem Partner immer wieder deutlich zu machen, was Sie wünschen, und haben den Eindruck, es nutzt nichts. Und Sie fühlen sich von Ihrem Partner ständig bedrängt und finden nicht die Ruhe, die Sie brauchen. Ihnen beiden geht es nicht gut dabei. Jeder fühlt sich allein und einsam, so kommt es mir vor.«

Die 5-zu-1-Regel hat eine Reihe von Vorteilen. Sie als Berater üben sich in der Technik des Zurückgebens (mehr dazu unten S. 190 ff.): Sie geben wertschätzend Verständnis zurück. Außerdem stoppen Sie den Rede- und Ärgerfluss des Paares. Das verlangsamt den Prozess. Dadurch sorgen Sie für sich selbst: Sie geben Verständnis zurück, solange Sie es noch haben. Sie benutzen nach Möglichkeit Formulierungen des Paares, verändern diese aber so, dass beide Partner sie hören und zulassen können. Zugleich rücken Sie Gefühle, Vorwürfe, Probleme in die Mitte, zwischen die Partner. Dadurch sorgen Sie auch für das Paar. Meist ist zu sehen, wie die Partner sich entspannen, denn jeder fühlt sich verstanden. Das Redetempo des Paares verlangsamt sich, zumindest für einen kurzen Augenblick.

Entlasten

Sie entlasten das Paar. Denn endlich wird das Paar seine schlechten Gefühle und Eindrücke los. Jemand nimmt sie entgegen, die Beraterin oder der Berater. Sie oder er wiederholt sie sogar und stellt ihnen damit eine »Empfangsbescheinigung« aus. Zwar ist es (noch) nicht der Partner, der mich anhört. Ärger oder Wut ist ein gerechtes Gefühl, wenn Sie den Eindruck haben: »Der andere tut mir unrecht!« Bei den Klienten wird ein ganz tiefes Empfinden angesprochen, das Gerechtigkeitsgefühl: »Ich habe mit meinem Ärger usw. recht, was der Partner ja immer bestreitet.« Entlasten sorgt dafür, dass die Partner Ihnen, aber auch einander etwas besser zuhören können. Es ist also auch die Voraussetzung für ein Arbeiten an der Beziehung, für das Anhören der späteren Konfrontationen, für das Akzeptieren schmerzlicher Schritte und Entscheidungen. Gelegenheiten, das Paar durch Verständnis zu entlasten, sind zum Beispiel

- Druck
- Enttäuschung(en)
- Verzweiflung
- Verletzungen
- Einsamkeit
- Sich-unverstanden-Fühlen
- Gefühle, die trennend zwischen den Partnern stehen
- Zu-kurz-gekommen-Sein, Mangel
- hohe Ziele, die das Paar sich selber setzt
- Überforderungen von außerhalb des Paares
- Überforderungen innerhalb des Paares, der Familie
- Bemühen, etwas zu ändern
- Bemühen, sich zu ändern

Normalisieren

Auch mit Normalisieren kann B Paare entlasten. B drückt Verstehen aus und rückt Belastungen zugleich an die richtige Stelle. Sagt B z. B.: »Ja, Sie sind in einer schwierigen Familienphase. In dieser Zeit haben viele Eltern Probleme mit ihren Kindern«, so wird aus einem individuellen Versagen, das die Partner vielleicht sich selber oder sich gegenseitig ankreiden, eine normale Schwierigkeit, die andere Paare, andere Eltern auch haben. Damit ist noch nichts gelöst, aber überflüssiger Druck ist genommen. Oft sieht man, wie die Ratsuchenden erleichtert aufatmen. Normalisieren kann B bei

- Kindern
- bestimmten Familienphasen (Kleinkinder, Pubertät, Adoleszenz)
- zweiten Familien (neu zusammengesetzten Familienkonstellationen; s. a. Koschorke 2008)
- Abgrenzungen zur Schwiegerfamilie
- Behinderungen
- chronischer Erkrankung eines oder beider Partner
- Belastungen durch Beruf und Familie
- Arbeitslosigkeit
- Sexualität

Techniken des Zurückgebens im Überblick

Die Kapitel 20 und 21 haben, so hoffe ich, gezeigt, wie notwendig und nützlich es ist, empfangene Eindrücke, Gefühle, Beobachtungen und Informationen immer wieder beraterisch angemessen zurückzugeben.

Die Vorteile:

- B überprüft seine Eindrücke, Beobachtungen usw. Die Partner können überprüfen und korrigieren, was B mitbekommen hat – und was sie gesagt haben.
- B spricht den erwachsenen Anteil der Ratsuchenden an. Dies ermöglicht den Betroffenen, sich ihrerseits erwachsen(er) zu verhalten.
- B respektiert das Paar; B traut dem Paar Selbstverantwortlichkeit zu. Dies kann die – durch die Paarkrise häufig arg ramponierte – Selbstverantwortung (tiefenpsychologisch ausgedrückt: das Ich) der Betroffenen stärken.
- Das wertschätzende Verständnis von B führt oft dazu, dass das Paar sich verstanden fühlt. Bisweilen sehen die Partner den anderen und sich selber in neuem Licht.
- B wird starke Empfindungen und Gefühle los, bleibt aufnahmebereit und arbeitsfähig. Auch die Partner werden heftige Empfindungen ein erstes Mal los. Sie können ihre Gefühlsbomben deponieren und müssen nicht gleich explodieren. So fühlen sie sich ein erstes Mal verstanden, werden etwas aufnahmebereiter und arbeitsfähiger.

- B gibt ein Kommunikationsmodell dafür vor, wie heftige Gefühle vermittelt und gegenläufige Interessen ausgehandelt werden können: Mitteilen und Überprüfen, ob das Mitgeteilte angekommen und verstanden ist, erfolgen stets in kurzen Sequenzen. Mitteilungen erfolgen so, dass der andere sie annehmen kann.
- Auf diese Weise verlangsamt B den Beratungsprozess und schützt so das Paar und sich selbst vor Überflutung. B kann das Gespräch verdichten, vertiefen oder entspannen, je nach Bedarf.

Zurückgeben gilt spätestens seit Carl Rogers als fester Bestandteil beraterisch-therapeutischen Vorgehens. Der im Deutschen gelegentlich verwandte Ausdruck »Spiegeln« berücksichtigt m. E. die innere Beteiligung und Leistung der Beraterin bzw. des Beraters zu wenig. Er trifft daher das Gemeinte nur zum Teil.

Im Einzelnen kann es sich um folgende Schritte handeln:

- Wahrgenommenes/Empfundenes aussprechen (Beispiele auf S. 139, 176)
- Verständnis für Erlebtes ausdrücken (etwa bei Schicksalsschlägen)
- Gefühlssituation des/der Ratsuchenden ansprechen (s. S. 172, 183 f.)
- Gefühle des/der Ratsuchenden benennen, ihnen einen Namen geben (s. S. 145 f.)
- Genaues Nachfragen (s. S. 148 ff.)
- Unterbrechen (s. S. 145)
- Konkret schildern lassen (s. S. 150, 153)
- Beispiel bringen lassen (s. S. 150)
- Wiederholen (s. u.)
- Gemeinsames festhalten, unterstreichen (s. auch S. 283)
- Unterschiede benennen, herausarbeiten, zuspitzen (s. S. 284 ff.)
- Zusammenfassen (s. S. 192 f.)

Wiederholen ist eine besonders sparsame Art des Intervenierens. Sie tun nichts weiter, als eine Angabe, ein Wort oder einen Ausdruck der Klienten noch einmal zu sagen. Beispiel: Ein Partner informiert: »Wir haben drei Kinder.« Sie wiederholen: »Drei Kinder!« Oder Sie fragen nach dem Alter. Die Antwort ist: »Siebzehn und fünfzehn.« Sie wiederholen: »Siebzehn und fünfzehn!« Sie fragen nach der Dauer der

Beziehung. »14 Jahre«, ist die Antwort. Sie sagen: »14 Jahre!« Oder: »14 Jahre – das ist eine lange Zeit.« Ihre Wiederholung unterbricht den Redefluss. Sie führt von der Oberfläche in die Tiefe. Mitgeteiltes erhält Gewicht. Die Klienten bekommen mit: Sie als Beraterin oder Berater sehen nicht nur die Spitze des Eisbergs; Sie geben zu erkennen: Die Sachinformation verbirgt gelebtes Leben und möglicherweise eine Menge unterschiedlicher Gefühle. »Wie lange reden Sie jetzt schon nicht mehr miteinander?« – »Sechs Wochen.« Sie wiederholen bloß: »Sechs Wochen!« und plötzlich schauen sich die Partner an, ganz kurz und sehr scheu.

Wiederholen kann auch dazu dienen, Gesagtes zu präzisieren. »Nie kümmert sich mein Mann um die Kinder!!« ereifert sich die Frau. Sie sagen: »Nie?« und fügen dann vielleicht noch hinzu: »Ich sehe, Sie sind ganz schön wütend.« Der Mann merkt: B schützt mich vor den Übertreibungen meiner Frau, und die Frau merkt: B versteht mein Gefühl. Oder die Frau sagt: »Ich zerbreche mir den Kopf, wie ich ihm das erkläre!« Sie entgegnen: »Sie *zerbrechen* sich den Kopf? Das muss ja sehr anstrengend sein!« Oder sie klagt: »Mein Mann überfällt mich …« Sie haken nach: »Er *überfällt* Sie? Was macht er denn?« Sie signalisieren Verstehen und fordern zugleich überprüfbares Verhalten ein.

Zusammenfassen ist eine Super-Intervention, nicht nur beim Erstgespräch, sondern auch immer wieder im Verlauf der Beratung. Sie möchten im Gespräch einen Schritt weitergehen – vorher fassen Sie noch einmal zusammen. Sie möchten später in der Mittelphase mit dem Paar ein Thema einkreisen, das Paar konfrontieren, eine Übung machen, eine Hausaufgabe erarbeiten – zu alldem ist eine kürzere oder längere Zusammenfassung dessen, was Sie verstanden haben, ein gutes Sprungbrett. Oder: Sie fühlen sich verloren (das Paar hat Sie verwirrt, Sie haben sich im Beziehungsgestrüpp des Paares verirrt), Sie haben keinen Auftrag mehr (das merken Sie daran, dass Sie sich anstrengen; vielleicht sitzen Sie gespannt auf der Vorderkante Ihres Stuhls), Sie haben keine Lust mehr oder sind voller Ärger: Brechen Sie sofort ab. Sagen Sie z. B.: »Stop! Langsam. Ich komme nicht mehr mit. Ich fasse noch einmal zusammen, was ich von Ihnen verstehe.« Sie werden sehen, es geht Ihnen besser. (Das Beispiel einer Zusammenfassung finden Sie auf S. 165 f.)

Die Wirkung von Zusammenfassungen lässt sich durch optische

Mittel verstärken. Sie möchten etwa feststellen, ob Sie wirklich beide Partner so verstanden haben, dass die sich verstanden fühlen. Dazu stehen Sie auf, treten neben Ihren Beraterstuhl auf die eine Seite und sagen: »Von Ihnen habe ich bisher Folgendes verstanden …« Dann gehen Sie auf die andere Seite Ihres Stuhls – Sie bleiben dabei in Ihrem »Territorium« – und fassen das Anliegen des anderen zusammen. Oder Sie sagen: »Von Ihnen weiß ich noch nicht, was Sie herführt« bzw. »Von Ihnen würde ich gerne noch mehr wissen.« Auf diese Weise können Sie überprüfen, ob Sie bereits ein Verständnis des Paares, d. h. einen gleichgewichtigen Zugang zu beiden, haben oder ob Sie noch weiterfragen sollten. Auch dem Paar bietet sich die Gelegenheit zu überprüfen, was Sie mitbekommen haben.

Eine andere Technik für anschauliches Zusammenfassen: Sie spüren von Beginn an den enormen Druck des Paares. Vielleicht fühlen Sie sich von der Dynamik des Paares sogar überrollt. Oder Sie haben einfach nur mitbekommen: Das Paar hat eine überwältigend Fülle von Themen. Sie greifen zu einem Stapel bunten DIN-A4-Papiers in verschiedenen hellen Farben und schreiben mit einem dicken Filzstift (der nicht angetrocknet sein sollte) jedes auftauchende Gefühl und jedes genannte Thema in großen Buchstaben auf ein eigenes Blatt. Jedes dieser Blätter – es können bis zu 20, 30 sein – legen Sie hin, vor oder zwischen das Paar. Da steht dann z. B. drauf, Positives und Negatives ganz durcheinander: Ärger, Kindererziehung, Wut, gemeinsame Zeit, Enttäuschungen nach der Geburt des ersten Kindes, Gemeinheiten, Vorwürfe, Sich-Einmauern, Geld, Besuch bei den Schwiegereltern, Resignation, Reden, fehlende Unterstützung, Sex, Spaß beim gemeinsamen Sport usw. Vorteil dieses Vorgehens: Das Paar wird seine Probleme erst einmal los. Zugleich schauen die Probleme und Gefühle das Paar auch an. Bisweilen sind die Partner recht beeindruckt, was sich zwischen ihnen alles angehäuft hat. Sie als Beraterin oder Berater brauchen bloß noch festzustellen: »Da hat sich ja, neben Positivem, eine Menge Zündstoff zwischen Ihnen angesammelt.« Später, in der Kontraktphase (s. u. S. 94 ff.), könnten Sie auch fragen: »Was wollen Sie denn nun hier erreichen?« oder »Mit welchem Thema möchten Sie anfangen, Sie und Sie?«

Diese optische Veranschaulichung ist, wenn sie Ihnen entspricht, sehr eindrücklich.

Viele Menschen behalten viel besser, was sie sehen, als was sie hören. Sie selber tun nicht viel, außer die Themen aufzuschreiben, und das verlangsamt auch noch wirkungsvoll das Gesprächstempo. Und dass das Paar Arbeit und Mühe vor sich hat, springt den Partnern von den Blättern direkt in die Augen.

Was nachher mit den Zetteln geschieht? Sie bleiben im Beratungsraum. Ich habe sie meist zusammen mit meinen kurzen Notizen zum jeweiligen Paar aufbewahrt. Man kann sie eventuell später wiederverwenden, z. B. beim Bilanzieren oder in der Abschlusssitzung.

23 Das erste Gespräch. Die Kontraktphase A Erste inhaltliche Vereinbarungen treffen

»Habe ich einigermaßen verstanden, was Sie herführt?« Oder: »Haben Sie das Wichtigste sagen können?« Mit diesen oder ähnlichen Sätzen schließt B seine Zusammenfassung der Problemphase (oder Erkundungs- und Sammelphase) erst einmal ab (s. S. 165 f.). Dabei blickt B jeden der Partner einzeln an. Meist nickt das Paar, gelegentlich stellt es auch noch richtig oder ergänzt.

»Was möchten Sie hier erreichen?«

B lehnt sich jetzt zurück und fragt: »Nun würde ich gerne wissen: Was möchten Sie hier in der Beratung erreichen? Was möchten Sie erreichen, Frau K.? Was möchten Sie erreichen, Herr K.?« Auf diese Weise macht B ganz bewusst einen klaren Schnitt zwischen der Problemphase und der nächsten Stufe des Erstgesprächs, der Vereinbarungs- oder Kontraktphase. Für eine deutliche Zäsur an dieser Stelle gibt es mehrere Gründe.

Mit seiner Zusammenfassung dessen, was B vom Paar verstanden hat, war B sehr nahe am Paar dran. Will B beweglich und flexibel bleiben, so wird B auf ein ausgewogenes Verhältnis von Nähe und Abstand zum Paar achten. Darum ist jetzt eine Gegenbewegung angezeigt: *ein Schritt vom Paar weg* (s. o. S. 182).

Mit der Frage »Was möchten Sie in der Beratung?« lenkt B den *Blick* der Partner *in die Zukunft*. Beim Sammeln und Erkunden der Anliegen, Probleme und Blockaden des Paares steht automatisch Vergangenes im Vordergrund. Eine gute Zusammenfassung der unterschiedlichen Anliegen und Lösungsversuche der Partner schafft meistens erst einmal eine ruhigere Atmosphäre, bringt aber noch keine Lösung. Denn es ist keine Vorwärtsbewegung. Aus dem, was hinter uns liegt, kann man lernen, es ist jedoch in der Regel nicht mehr zu ändern: Lösungen liegen in Gegenwart und Zukunft. Zwar können Lösungen auch in der Vergangenheit liegen, wenn die Partner erkennen, dass sie sich *von etwas* lösen müssen. Nur enthält auch dieses Verständnis von »Sich lösen« eine Wendung in die Zukunft. Ebenso eröffnet die Überprüfung, wie wirksam das Paar seine Konflikte bislang gehandhabt hat, Fenster für eine anders gestaltete Beziehung. Doch erst die freundliche, aber bestimmte Aufforderung von B »Was möchten Sie anpacken? Was wollen Sie anders haben, was wollen Sie anders *machen*?« wird das Paar dazu bewegen, das vertraute Haus der Vergangenheit zu verlassen und gedanklich einen ersten Schritt in die Zukunft zu wagen. Das Anpeilen von Veränderungen braucht eine Zukunftsperspektive, eine Vision: Was sein sollte, was sein könnte, was wünschenswert (und nach Möglichkeit auch realisierbar) ist. Warum sollte sich das Paar für ein Ziel anstrengen, von dem es sich nichts verspricht? Dies ist eine Geheimklausel, die die Partner – ohne es auszusprechen – in das Arbeitsabkommen einfügen, das Sie als Berater mit ihnen aushandeln: Wenn ich etwas geben soll, muss ich auch etwas bekommen, sonst bringt Beratung nichts.

> Ohne ein Stück Zuversicht und Hoffnung begibt sich niemand freiwillig auf neue Wege.

Vor allem aber unterstreicht die Betonung des Übergangs von der Erkundungs- zur Vereinbarungsphase: *Die Beraterin, der Berater weiß für sich zu sorgen.* Für mich gehört die (im Blickkontakt mit dem Paar halb fragend ausgesprochene) Feststellung »Ich glaube, ich habe Sie für ein erstes Mal so in etwa verstanden« zusammen mit der Frage »Was möchten Sie jetzt hier?« in jede Paarberatung. Wie ein Ritual. Rituale vermitteln Sicherheit in Situationen, in denen die Beziehungsgrundlage noch wenig gefestigt oder unsicher ist. Die vorgeschlagene zweigeteilte Formulierung stellt für B zugleich so etwas wie Selbsthypnose dar, die B vor vorschnellem Eingreifen bewahrt. Denn an dieser Stelle lauern Gefahren für uns als Berater. Überspringen Berater diesen Schritt, so landen sie in der Regel in der Sackgasse. Oder sie werden Opfer – und später dann Verfolger.

Als Mutter oder Vater sind wir programmiert und meist auch gut darin trainiert einzugreifen, wenn es einen Konflikt gibt. Geht es unserem Kind schlecht, hat es Schmerzen, Kummer oder ein Problem, dann springt unsere Hilfsbereitschaft fast automatisch an. Als Berater befinden wir uns professionell in der Rolle des Helfers. So appellieren die Probleme und die Hilflosigkeiten des Paares (z. B. die unwirksamen Problemlösungen) stark an die Hilfsbereitschaft in uns: »Wir kommen nicht zurecht. Nimm unser Problem in die Hand!« Nur, wer die Probleme von Erwachsenen in die Hand nimmt, wer Menschen *an* die Hand nimmt, der spielt Mama oder Papa für sie. Er macht Erwachsene zu Kindern. Im Unterschied zu Eltern kleiner Kinder liegt die Wirksamkeit der Beraterin oder des Beraters in der professionellen Einstellung: Nicht ich bin zuständig für euer Leben, ihr seid es. Nicht ich werde für euch arbeiten, sondern ihr – vorausgesetzt, ihr wollt das und seid dazu bereit.

> Probleme und uneffiziente Problemlösungen sind, so schmerzlich sie sein mögen, kein ausreichender Grund für Beratung.

Die Partner haben – leider – das Recht, sich gegenseitig fertigzumachen und zu zerstören. Das mag B von Herzen leidtun. Doch hat B weder die Macht noch das Recht, das von sich aus zu ändern. Der Motor für Veränderungen sind Änderungswille und Änderungsbereitschaft des Paares. Von sich aus, ohne ausdrückliche Ermächtigung durch das Paar, will B nichts, aber auch gar nichts beim Paar ändern, denn genau so, wie sie sind, haben sie sich ineinander verliebt und gefunden.

Es ist *nicht* Aufgabe der Berater, die Probleme ihrer Klienten zu lösen.

Es ist *nicht* Aufgabe der Berater, ihre Klienten zu ändern.

Denn: Es ist nicht Aufgabe der Berater, *unlösbare* Aufgaben zu übernehmen.

Diese Einstellung, mit der B für sich sorgt, ist zugleich die beste Art und Weise, für das Paar zu sorgen. Zugleich macht B diese Haltung frei und unabhängig. Genau diese Unabhängigkeit und Freiheit verleiht B beraterische Wirksamkeit und »Macht«. Paradoxerweise bezeichnen das manche als paradox. Im Grunde ist es einfach nur psycho-logisch (vgl. dazu ausführlicher oben S. 82). Mit der Haltung »Ich bin bereit – was wollt ihr?« signalisiert B, wer wofür zuständig und verantwortlich ist – und wofür nicht. Etwas zugespitzt ausgedrückt:

Berater sind dafür zuständig, *wie* in der Beratung vorgegangen wird. Das Paar ist dafür zuständig, *was* aus seinem Leben zur Sprache kommt.

Damit lehnt B einen Verantwortungsübergriff in einen Bereich ab, für den B keine Verantwortung übernehmen kann. Zugleich traut und mutet B dem Paar die Verantwortung für sein Leben zu. Zuständigkeit beinhaltet meist auch Kompetenz. B hat die Kompetenz dafür, wie in der Beratung vorgegangen wird. Das Paar hat – grundsätzlich – die Kompetenz für sein Leben. Das kann seinen Ausdruck etwa in Fragen finden wie: »Welche Empfehlung würden Sie sich selber geben?« Oder: »Welche Empfehlung würden Sie sich für Ihr Miteinander als Paar geben?«

Mögliche Schritte auf dem Weg zu einem Arbeitsbündnis

Um zu einer ersten Absprache über ein konkretes Arbeitsziel in der weiteren Beratung zu gelangen, ist im Wesentlichen zu klären:

- Was ist dem Paar bislang gelungen? Was wollen sie machen wie bisher?
- Was will jeder Partner, was wollen sie als Paar anders haben? Warum?
- Was will jeder Partner, was wollen sie als Paar anders machen? Warum?
- Was davon ist möglich? Was nicht?
- Was will jeder zu einer Lösung beitragen?
- Was soll der Berater tun? Wie kann der Berater nützlich sein?
- Was wird die Beratung dem Einzelnen/dem Paar möglicherweise »antun«?
- Mit welchem der vereinbarten Themen möchte jeder beginnen?

Im Einzelnen geht es um folgende Schritte:

- **Veränderungsvorstellungen der Partner erfragen**
  - Gibt es etwas, das Sie ändern wollen? Was soll anders sein? Was wollen Sie anders haben? Warum ist Ihnen das wichtig? Was wären die Vorteile für Sie, für Ihren Partner, für Ihre Beziehung, wenn es so wäre, wie Sie es sich wünschen? Gäbe es auch Nachteile? Für wen? Welche Konsequenzen hätte es für Sie, für Ihr Verhalten? Für Ihren Partner? Für Sie beide?
  - Gibt es etwas, was Sie bewahren wollen? Was so bleiben soll, wie es ist? Warum liegt Ihnen daran, dass es so bleibt? Was sind die Vorteile? Gibt es auch Nachteile? Welche Folgen hätte es für Sie, für Ihren Partner, für Sie beide, wenn es nicht so bleibt?

Die Antwort auf die Frage, was anders sein soll oder was der Betreffende ändern will, ist häufig: Der Partner soll anders sein, er oder sie soll sich ändern. Z. B.: »Ich möchte, dass sie mich in Ruhe lässt!« »Ich wünsche mir, dass er mit mir redet und nicht stumm dasitzt wie ein Fisch!« »Ich möchte, dass er/sie die Kinder nicht so anschreit!« »Ich hätte gerne, dass er/sie sich nicht dauernd einmischt!« Mit der Feststellung, was *nicht* sein soll, mit einem mehr oder weniger versteckten Vorwurf oder dem Wunsch, der andere möge anders sein, übernimmt der Betreffende noch keinerlei Verantwortung. Im Gegenteil, Verantwortung wird abgeschoben. Genauer: Das Paar versucht, der Beraterin oder dem Berater eine unlösbare Aufgabe zuzuschieben, nämlich die, den Partner zu ändern. Vielleicht haben die Partner genau das in der letzten Zeit versucht, möglicherweise gegenseitig, und natürlich ergebnislos. B wird sich hüten, diesen vergifteten Auftrag anzunehmen. Für B sind Wünsche und Erwartungen des Paares erst einmal Wünsche und Erwartungen, nicht mehr und nicht weniger. Natürlich dürfen die Ratsuchenden ihre Erwartungen und Wünsche benennen. Für B kann es aufschlussreich sein zu sehen, ob die Partner überhaupt Wünsche und Änderungsvorstellungen haben, oder nicht einmal das. Nur sind Wünsche und Erwartungen noch keine Vereinbarung, ein Problem des Paares auch zu bearbeiten. In jedem Fall wird B von der Frage »Was möchten Sie anders haben?« fortschreiten zur Klärung: »Was möchten Sie anders machen?«

- **Veränderungsbereitschaft der Partner klären**
  - Gibt es etwas, was Sie anders *machen* wollen? Mit welchem Ziel?
  - Gibt es etwas, was Sie noch einmal neu oder anders versuchen wollen? Haben Sie Ideen, wie Ihr Partner Sie dabei unterstützen könnte?
  - Sie haben gesagt, was Sie wünschen oder erwarten. Was genau könnten Sie selber dazu beitragen, damit eintritt, was Sie sich wünschen? Sind Sie auch bereit, das zu tun bzw. zu versuchen? Unter welchen Bedingungen?
  - Gibt es Zeiten, in denen es noch oder bereits so ist, wie Sie es sich wünschen? In denen das Problem, das Sie stört, nicht auftritt? Was tragen Sie dazu bei, dass es so ist, wie Sie es sich wünschen? Was trägt Ihr Partner dazu bei? Was haben Sie gemeinsam getan, dass sie das geschafft haben? Können Sie sich vorstellen, sich öfter so zu verhalten, wie Sie sich verhalten, wenn das Problem nicht auftritt?
  - Woran würden Sie selber merken, dass Sie etwas anders machen als bisher? Woran würde es Ihr Partner, andere Personen, z. B. Freunde, merken?
  - Arbeitsbereitschaft beider Partner klären. Sind *beide* daran interessiert, in der Beratung etwas zu erreichen? (Es müssen nicht beide in gleichem Umfang interessiert sein.)

Mit diesen Fragen versucht B herauszufinden, ob beide Partner sich als Klienten verstehen, die in der Beratung etwas erreichen wollen. Ob sie – bei allen Vorbehalten, Ängsten und Verletzungen, bei allem verständlichen Zögern – etwas verändern möchten. Ob sie hoffen, ein anderer werde ihre Probleme lösen, oder ob sie Verantwortung für ihre Paarbeziehung übernehmen.

> Es ist nicht Aufgabe des Beraters, die Partner davon zu überzeugen, dass sie den Berater brauchen.
> Es ist Aufgabe des Paares, den Berater zu überzeugen, dass sie ihn brauchen.

Wünsche äußern allein verpflichtet zu nichts. Auch den anderen anklagen oder vorführen verpflichtet zu nichts. Die Partner dürfen sich gegenseitig mit Erwartungen, Klagen und Anklagen überhäufen. Bloß brauchen sie dazu den Berater nicht. Wie schon betont, äußert sich die Arbeitsbereitschaft von B in der doppelten Bewegung von vor und zurück: »*Ich bin bereit* (mit euch zu arbeiten) – *was wollt ihr* (ändern)?«

- **Überprüfen und Sortieren**
  - Welches Anliegen, welcher Auftrag des Paares ist realistisch? Was ist als Wunsch verständlich, aber nicht realistisch?
  - Was davon ist möglich? Was davon ist nicht möglich? Welcher Auftrag ist lösbar? Welcher ist unlösbar?
- **Auf mögliche Folgen hinweisen**
  - Vorteile und Nachteile von *Veränderungen* abwägen. Auf welche Vorteile der jetzigen Situation müsste das Paar verzichten? Welche Nachteile müsste es im Fall einer Änderung möglicherweise in Kauf nehmen?
  - Vorteile und Nachteile von *Beratung* abwägen. Was wird Beratung dem Paar antun? Beratung kostet Zeit und Energie – ist das Paar dazu bereit? In der Beratung wird vielleicht auch an schmerzliche, peinliche usw. Erlebnisse gerührt. Es werden vielleicht Fragen gestellt, die verunsichern – ist das Paar dazu bereit? Oder rät B zum jetzigen Zeitpunkt eher von Paarberatung ab?

> Ein Auftrag des Paares ist noch keine Vereinbarung, kein Kontrakt.

Berater nehmen weder unlösbare Aufgaben noch einen Auftrag »im verschlossenen Umschlag« an. Erteilen die Partner B den Auftrag, ein bestimmtes Problem gemeinsam zu bearbeiten, so wird B diesen Auftrag erst einmal prüfen. Denn es ist nicht Aufgabe von B, dem Paar jeden Wunsch zu erfüllen. Durch Auftragsprüfung schützt B sich davor, vielleicht ohne es zu wollen, unmögliche Aufträge zu schlucken und sich dann abzuquälen.

Herr K. möchte, dass seine Partnerin wieder so ist, wie er sie vor Jahren kennengelernt hat. Das ist vielleicht verständlich, aber nicht realistisch: Menschen wachsen und reifen und verändern sich dabei. – Das Paar L., beide sehr lebhaft, möchte sich nicht mehr streiten. Das ist eine unlösbare Aufgabe, denn Sichstreiten hat zu viele Vorteile, als dass lebhafte Partner davon auf Dauer lassen könnten (s. u. S. 345). – Frau M. möchte, dass ihr Mann ihr einen Seitensprung verzeiht. Das wird, wenn überhaupt, nicht von heute auf morgen gehen (s. u. S. 369 f.). – Herr N. möchte, dass seine Partnerin nicht immer so unentschlossen ist; Frau N. möchte, dass Herr N. sie bei wichtigen Entscheidungen fragt. – In all diesen Fällen wäre erst einmal zu überprüfen, ob B richtig verstanden hat, nicht nur was die Ratsuchenden sagen, sondern was sie meinen. (Denn wie in der Partnerschaft sind auch in der Beratung Missverständnisse die Quelle von Enttäuschungen.) Dann wäre genau zu klären, was Beratung bewirken kann und was nicht. Ob die Partner Schritte aufeinanderzu machen können oder nicht. Ob sie zu akzeptieren haben, dass sich ein Problem oder eine Eigenart des Partners nicht ändern lässt. Ob es trotzdem möglich ist, sich mit dem anderen gut zu fühlen, auch wenn man auf Wichtiges verzichten muss.

Das Festhalten an einem Konflikt bringt stets auch einen Gewinn. Die Technik, dem Paar vor Augen zu führen, welchen Gewinn es aus dem Festhalten an seinen Problemen bezieht, oder der Hinweis »Sie leben schon lange mit dem Konflikt und haben das bisher doch ganz gut ausgehalten« hat zwei Vorteile: B unterstreicht, dass nicht B die Lokomotive sein wird, die das Paar in Richtung Veränderung zieht; und dem Paar wird bewusst, dass Beratung und Veränderungen mit hoher Wahrscheinlichkeit etwas kosten.

Die Partner definieren sich als Klienten, wenn sie nicht mehr hoffen: Ein anderer löst unsere Probleme für uns.

- **Vereinbarung über ein erstes Beratungsthema**
  - Welches der in der Problemphase gesammelten Themen möchte jeder der Partner beim nächsten Mal als Erstes besprechen/anpacken?
  - Aus dem Wunsch oder Auftrag des Paares eine Vereinbarung machen.
- **Erwartungen an die Beratung und an Beraterin oder Berater klären**
  - Was kann Beratung bewirken? Was nicht? Vor übertriebenen Erwartungen warnen.
  - Was ist Aufgabe des Paares?
  - Was ist Aufgabe des Beraters? Was soll B tun?
  - Bei Paaren, die von einem Amt, einer Einrichtung oder einer sonstigen Fachkraft geschickt oder überwiesen sind, bei Paaren, die bisher schlechte Erfahrungen mit Beratung und Therapie gemacht haben oder hochgradig ambivalent sind, haben sich zirkuläre Fragen als nützlich erwiesen: »Woran würden Sie, Herr K., bei Ihrer Frau merken, dass Beratung etwas bringt (und umgekehrt)?« Oder: »Was denken Sie, Frau K., müsste ich hier machen, damit Ihr Mann mit Sicherheit nicht wiederkommt?«
  - Bei stark ambivalenten Paaren ist es sinnvoll zu fragen: »Was müssten Sie beide gemeinsam, was müsste jeder von Ihnen tun, um den Erfolg der Gespräche hier erfolgreich zu sabotieren?« »Wie könnten Sie Sabotage vermeiden?« (Sills 1997, S. 22)

In der Erkundungsphase des Erstgesprächs haben die Partner meist verschiedene Konfliktpunkte benannt. Diese Problemsammlung ergibt eine vorläufige Liste möglicher Beratungsziele – allerdings erst einmal negativ formuliert. B könnte die Punkte noch einmal zusammenfassen. Vielleicht hat sich auch ein Thema als besonders vordringlich herausgeschält. B kann nun z. B. jeden der Partner fragen: »Was ist für Sie das wichtigste Thema?« Oder: »Einmal angenommen, Sie entscheiden sich wiederzukommen: Mit welchem Thema möchten Sie beginnen, Frau K.? Und mit welchem Sie, Herr K.?« B freut sich, wenn die Partner *unterschiedliche* Themen nennen. Warum? Dann müssen sie beim nächsten Mal zunächst verhandeln, wessen Anliegen als Erstes drankommt, wessen Bedürfnis als Erstes befriedigt wird – genau wie im Leben zu Hause auch. B kann in der Gegenwart der Beratung beobachten, wie das Paar Konflikte löst. Und B hat eine Gelegenheit, darauf zu achten, dass dieses Verhandeln respektvoll und fair geschieht. – B könnte auch fragen, welche Rolle das Paar der Beraterin oder dem Berater geben will »Was meinen Sie, wie kann ich Ihnen nützen?« und auf diese Weise Erwartungen klären.

Das Paar hat sich etwa auf das Thema geeinigt: »Wir wollen nicht mehr streiten.« B hat auch kurz geprüft, ob das Paar Vorstellungen hat, was es positiv machen könnte statt »nicht mehr zu streiten«. B macht nun einen *Vorschlag, wie aus diesem Wunsch oder Auftrag des Paares eine Vereinbarung werden könnte:* »Gut. Ich merke, das ist Ihnen beiden wichtig. Wir könnten dann beim nächsten Mal noch einmal ganz genau nachschauen, was immer wieder zu destruktivem Streit führt, wann, wo und wie das geschieht. Ob es Zeiten oder Situationen gibt, wo das nicht geschieht. Ob es Möglichkeiten gibt, Meinungsverschiedenheiten oder Konflikte so zu regeln, dass Sie beide auf Ihre Kosten kommen. Ob es Situationen gibt, die Sie vermeiden sollten. Wie Sie sich gegenseitig helfen können, damit Sie sich nach Möglichkeit nicht kränken oder verletzen, sondern Ihre Unterschiede als Bereicherung erleben, die Ihre Zuneigung stärkt. Wäre das ungefähr das, was Sie erreichen wollen?«

In diesem Vorschlag signalisiert B: 1. Wir müssen noch einmal genau hinschauen – und Ihr stimmt dem genauen Hinschauen zu. Probleme sind in der Regel schwerwiegender, als sie auf den ersten Blick aussehen (s. o. S. 25). 2. »Erwartet kein Wunder – es gibt etwas zu lernen!« Aus der vagen und illusionären Harmoniesehnsucht »Nie mehr Streit!« wird ein Lernprogramm für faire Auseinandersetzungen, für Bedürfnis- und Konfliktmanagement. 3. Aus einem negativen Ziel »nicht mehr …« wird die Aufforderung, verschiedene positive Vorhaben zu entwickeln für das Paar und jeden Partner (sich gegenseitig beistehen, lernen, sich selber zu schützen usw.) 4. B verspricht nicht Heilung von einem Übel (ohnehin ist Streiten nicht unbedingt ein Übel), sondern kündigt einen Weg an, auf dem die Partner mehr oder weniger weit vorankommen können (»nach Möglichkeit«).

Ein erstes Arbeitsvorhaben, auf das Paar und B sich einigen, ist wie ein Kompass, der immer wieder in die vereinbarte Richtung weist.

> Beratung verspricht nicht das Erreichen eines einmal ins Auge gefassten Zieles, sondern Schritte in die angepeilte Richtung.

Ob diese Schritte groß oder klein sind, hängt vom Paar ab, von seiner Lebenssituation, seinem Bewältigungspotenzial und seinen Problemen. Manchen Paaren gelingt ein gutes Stück Weg. Andere kommen über kleine oder kleinste Schritte nicht hinaus. Das mag sie enttäuschen, und B mag das bedauern. Es wird B aber keine schlechten Gefühle machen. Denn B hat das Erreichen des Ziels nicht versprochen. Beratung ist nicht mit einem Arztbesuch vergleichbar, bei dem ein Heilmittel verabreicht wird, das dann Wunder wirkt. Beratung ist eher wie Krankengymnastik: Gemeinsam wird erarbeitet, welche Übungen wann nützlich sein könnten. Die werden geübt, in der Stunde, vor allem aber zu Hause. Allerdings:

> Vereinbart der Berater mit dem Paar ein Arbeitsziel, dann gibt er damit zu erkennen: Dieses Ziel ist grundsätzlich erreichbar.

Indem B einen Auftrag annimmt, verspricht B: Es ist möglich, ihn zu lösen. B hat ein eigenes Interesse, Arbeitskontrakte so zu formulieren, dass die vereinbarten Ziele realistisch und die abgesprochenen Aufgaben grundsätzlich lösbar sind.

- **Bedingungen klären**
  - Bedingungen der Partner aneinander
  - Bedingungen des Beraters

Gelegentlich stellen sich Partner Bedingungen für ihre Bereitschaft zum Gespräch.

Ilona: »Ich komme nur, wenn du mit deiner Geliebten Schluss machst!!«
Holger: »Schon wieder dieser Druck!! Ich komme nur, wenn du mich endlich mal in Ruhe lässt!«
Oder:
Gerd: »Du bist jetzt ausgezogen. Es macht doch keinen Sinn, dass wir uns einmal in der Woche hier treffen und nicht zu Hause miteinander reden können! Ich komme nur, wenn du wieder einziehst.«
Martina: »Ich brauche erst einmal Abstand. Wenn ich jetzt wieder einziehe, dann streiten wir uns bloß. Das macht alles nur noch schlimmer!«

Wer hat recht? Jeder auf seine Weise. Lässt sich ein Kompromiss finden? Nein, denn die Positionen der Partner schließen sich gegenseitig aus. Kaum erträgliche Lähmung füllt den Raum. Die Spannung zwischen den Partnern kann extrem sein.

B hat nun die Wahl. Entweder B schluckt die Lähmung des Paares, hält die Spannung nicht aus, wird seinerseits gelähmt und ratlos, oder beginnt, anstelle und für das Paar zu arbeiten und zu entscheiden. Z. B.: »Es macht allerdings wenig Sinn, wenn Sie hier miteinander versuchen, Ihre Beziehung zu verbessern, und Sie gleichzeitig die Außenbeziehung aufrechterhalten.« Damit ergreift B Partei – für den einen, gegen den anderen. B strengt sich an, produziert Widerstand, wird unwirksam und fühlt sich dann vielleicht auch noch schlecht.

Oder B geht beraterisch vor, gibt dem Paar das Problem zurück, spitzt zu und benutzt die »magische« Intervention Nummer 4 (S. 187). Etwa folgendermaßen:

Berater (zu Gerd): »Sie sagen: ›Wir kommen hierher, um zu lernen, besser miteinander zu reden, und dann sehen wir uns nie, außer einmal eine Stunde pro Woche in der Beratung. Wie sollen wir da lernen, besser miteinander zu reden?‹ Ist es das, was Sie meinen? Da haben Sie recht.«

Berater wendet sich an Martina: »Und Sie sagen: ›Wir sind im Moment so zerstritten. Wenn wir unsere Beziehung retten wollen, dann brauchen wir erst einmal Abstand. Wenn wir zu schnell wieder zusammenziehen, dann ist ganz schnell endgültig Schluss.‹ Sehen Sie das so? Da haben Sie auch recht.

Hm. Da haben *Sie* (zu beiden) ja ein Problem!«

Auf diese Weise erhält das Paar die Verantwortung zurück. Es kann nun versuchen, einen Kompromiss oder eine Zwischenlösung zu finden, die dem Paar erlaubt, zu (einer möglicherweise erst einmal begrenzten Anzahl von) Beratungsgesprächen zu kommen.

- **Entscheidung erfragen: Wollen beide Partner die Beratung fortsetzen? Oder brauchen sie Bedenkzeit?**

Bei der telefonischen Anmeldung oder zu Beginn des Erstgesprächs hatte B dem Paar gesagt: »… und am Ende der Stunde können Sie entscheiden, ob Sie weitere Gespräche wollen. Und ich kann das auch.« B hat sich entschieden: B kann sich eine Beratung vorstellen, sei es, dass Auftrag und Kontrakt noch weiter zu klären sind, sei es, dass bereits ein erstes Arbeitsziel vereinbart wurde. B teilt das dem Paar mit und fragt nun seinerseits jeden Partner nach seiner Entscheidung. Meistens wird das Paar weitermachen wollen. Zögert ein Partner deutlich erkennbar, dann könnte B sagen: »Sie möchten sich das noch in Ruhe überlegen? Gut, dann geben Sie mir bitte bis zum (Datum) Bescheid.« Es gibt hier zwei Grundsätze, die je nach Situation anzuwenden sind: »Schmiede das Eisen, solange es heiß ist« und »Eine gute Entscheidung will in Ruhe überlegt sein«.

Vereinbarungen zum Schutz der Klienten treffen

Ist es ein Ziel von Paarberatung, dass die Partner ihre Beziehung klären oder verbessern, dann kann es notwendig sein, um dieses Unternehmen Schutzmauern zu errichten. Also Absprachen zu treffen, damit die Partner sich nicht zusätzlich verletzen oder die Schwierigkeiten verschärfen. Z. B.:

- Halten Sie die Kinder raus.
- Reden Sie – zumindest vorübergehend – nicht mit Familie, Freunden oder Kollegen über Ihre Beziehung – was Sie sich zu sagen haben, gehört hierher.
- Paare, die sich gerne streiten, sollten einige Grundregeln von Streitmanagement beherzigen (Koschorke 2011, S. 150 f.).
- Möchte das Paar trotz seiner Konflikte auf gemeinsame Aktivitäten nicht verzichten (was sehr vernünftig wäre), so wird möglicherweise vereinbart: Bei diesen Gelegenheiten wird auf keinen Fall über die Beziehung geredet, denn das ist ja genau das, was das Paar im Augenblick nicht kann. Verabredungen, zu zweit ins Restaurant zu gehen, sind ebenfalls heikel: Es besteht die Gefahr, dass die Partner sich doch nur streiten. Ratsamer sind Aktivitäten wie Sport, Radfahren, Kinobesuche usw.

Weitere Bedingungen vonseiten des Beraters werden unter Setting diskutiert (S. 234 ff.).

Möglicherweise: Eine Hausaufgabe mitgeben

Damit die Ärgerspannung besser auszuhalten ist, gebe ich Paaren fast standardmäßig die Aufgabe mit, zu Hause eine *Ärgerliste* zu erstellen. »Sind Sie bereit, eine Aufgabe mit nach Hause zu nehmen?« Stimmt das

Paar zu, dann erkläre ich: »Frau K., schreiben Sie bitte auf, wo Sie sich über Ihren Partner ärgern. Und Sie, Herr K., schreiben bitte auf, wo Sie sich über Ihre Partnerin ärgern. Wundern Sie sich nicht, wenn Ihre Liste lange wird. Sie können die Liste im Laufe der Woche immer wieder ergänzen. Reden Sie zu Hause auf keinen Fall über diese Listen. Bringen Sie sie das nächste Mal mit. Ich werde sie nicht in die Hand nehmen. Aber wenn Sie wollen, können wir das nächste Mal mit einem Ärger von einem von Ihnen anfangen.«

Nun höre ich schon den Protest: Aber das ist doch nicht lösungsorientiert! Ganz im Gegenteil, finde ich. Wer voller Wut oder Angst ist, denkt nicht an einvernehmliche Lösungen. Angestauter Ärger, der auf einer Liste geparkt ist (und auf diese Weise auch ernst genommen wird), befreit vom Ärgerdruck und macht offener für das Gespräch. Ohnehin steht hinter jedem Ärger ein Wunsch oder Bedürfnis. Das Paar ist gekommen, um darüber neu zu verhandeln. Die Frage nach Ärger schließt also die Frage nach Bedürfnissen und deren positiver Befriedigung direkt mit ein.

Eine andere Hausaufgabe könnte sein, den Partnern einen Fragebogen zur Selbsteinschätzung mitzugeben (s. Fragebogen auf der Homepage des Verlags; Anleitung zum Herunterladen S. 2 dieses Buches).

Es dauert häufig eine gewisse Zeit, bis in der Eröffnungsphase der Paarberatung ein guter Kontrakt zustande kommt. So ist es gut möglich, dass Berater und Paar am Ende der ersten Stunde noch nicht bei einem ersten Arbeitsziel angekommen sind. Um eine erste Arbeitsabsprache zu erreichen, ist gelegentlich eine weitere Stunde notwendig (s. S. 135). Das ist kein Problem. B kann eine neue Absprache treffen: »Ich hatte Ihnen gesagt, dass Sie am Ende des ersten Gesprächs entscheiden können, ob Sie wiederkommen wollen oder nicht. Jetzt merke ich, dass ich noch etwas Zeit brauche, um genau zu verstehen, was Sie erreichen wollen. Sind Sie bereit, noch einmal zu kommen und dann zu entscheiden?« Eine solche Zwischenabsprache wird von den Paaren in der Regel als Interesse empfunden und darum akzeptiert.

Nicht bei jedem Paar sind alle in diesem Kapitel genannten möglichen Schritte erforderlich. Bisweilen einigen sich Paar und Berater relativ schnell: B hat in der Erkundungsphase Gefühle und Probleme des Paares auf einem Block oder auf Blättern notiert, die nun zwischen den Partnern liegen. Dann stellt B drei Fragen:

- Welches dieser Themen ist für Sie, und für Sie, das wichtigste? Welches möchten Sie als Erstes angehen?
- Was möchten Sie anders machen bzw. neu versuchen? Was möchten Sie erreichen? Sie und Sie?
- Möchten Sie die Beratungsgespräche hier fortsetzen?

Ziel der Kontraktphase zu Beginn der Paarberatung ist es, *ein erstes Arbeitsziel* zu vereinbaren und dadurch *ein erstes Arbeitsbündnis* zwischen Paar und Berater zu knüpfen, das den Anliegen sowie der Realität des Paares und den Möglichkeiten von B entspricht. Es geht darum, Themenbereiche einzugrenzen, sich ggf. für ein erstes Thema zu entscheiden, aber noch nicht daran zu arbeiten, sondern das Paar zu Verantwortungsübernahme und Arbeitsbereitschaft zu bewegen. Das Ziel: Die Ratsuchenden definieren sich als Klienten, d. h. als Personen, die in der Beratung etwas erreichen wollen.

24 Kontrakte schützen die Beratung

Manche Berater mögen den Ausdruck »Kontrakt« nicht. Wenn es Ihnen ähnlich geht, ersetzen Sie Kontrakt bitte durch ein Wort, das Ihnen mehr liegt: Abkommen, Abmachung, Absprache, Übereinkunft, Vertrag – eine Vereinbarung, die auch mündlich abgeschlossen werden kann. Ich verwende den Ausdruck »Kontrakt«, weil er sich seit den Anfängen der Familientherapie, der Verhaltenstherapie und humanistischer Ansätze, speziell der Transaktionsanalyse, in den 1960er-Jahren als Fachwort international durchgesetzt hat, speziell auch infolge der Anregungen von Eric Berne (1966, S. 362).

Zusammenfassende Definition von Kontrakt

Den Vorgang der Vereinbarung eines Arbeitskontrakts kann man als das Kernstück der Eröffnungsphase von Beratung und Therapie bezeichnen. Berater und Ratsuchende treffen sich in der Absicht, im Hinblick auf ein bestimmtes Problem oder einen Konflikt der Ratsuchenden etwas zu unternehmen. Zu diesem Zweck gehen sie ein zeitlich und auch in anderer Hinsicht begrenztes Arbeitsbündnis ein. Dieses Arbeitsbündnis zwischen Ratsuchenden und Berater konkretisiert sich in einer Arbeits-Vereinbarung, einem Kontrakt.

> Das Paar gibt der Beraterin oder dem Berater den Auftrag, in einem oder mehreren persönlichen Anliegen des Paares mit professionellen Mitteln Zugang zu suchen mit einem in der Regel benenn- und überprüfbaren Ziel (z. B. die Situation zu verändern oder zumindest erträglicher zu gestalten; eine Entscheidungs- oder Trennungsphase zu begleiten; zu stützen usw.).
>
> Beraterin oder Berater prüft diesen Auftrag und geht gegebenenfalls auf dieses Ersuchen unter bestimmten Voraussetzungen und Bedingungen (Verwendung professioneller Methoden im Rahmen eines klaren Settings, Begrenzung von Zeit, Dauer, Kontakt usw.) ein.

Clara pacta boni amici. Schon die Römer wussten es: Klare Vereinbarungen sorgen für eine gute Beziehung. Sie helfen, Missverständnis, Enttäuschungen, Ärger und Ängste zu vermeiden, sowohl beim Paar als auch beim Berater. Sie erlauben die Planung konkreter Schritte und zielgerichtetes Arbeiten. Sie erleichtern Abschluss der Beratung und Abschied. Auf diese Weise bedeuten gute Absprachen Schutz für die Ratsuchenden (sie behalten die Verantwortung für ihr Leben), für die Beraterin oder den Berater (sie schützen vor Überverantwortung, Überarbeitung und deren Folgen) und für die Beratung (diese bleibt zielorientiert und wirksam).

Kontrakt: Haltung, Beziehung, Vorgehen

Das Konzept »Kontrakt« beinhaltet

- eine *Haltung*, eine ethische Grundeinstellung der Beraterin oder des Beraters,
- eine dieser Haltung entsprechende Vorstellung davon, wie der *Beziehungsprozess* zwischen Paar und Berater verlaufen sollte, und

- ein methodisches Prinzip sowie – daraus resultierend – bestimmte *Vorgehens*weisen, einen Beratungsstil, der Begrenzungen und Grenzen achtet.

Dies alles schlägt sich konkret darin nieder,

- dass zu Beginn der Beratung über Beratungsziele verhandelt und geklärt wird, wer wofür die Verantwortung trägt *(Kontraktphase),*
- dass auch spätere Stunden häufig mit der Frage beginnen: »Was möchten Sie heute hier erreichen?« *(ständige Aktualisierung des Kontrakts),*
- dass B sich während des Beratungsprozesses immer wieder die Frage stellt: »Arbeite ich (noch) im Auftrag des Paares?« »Arbeitet das Paar – oder hat das Paar mich dazu gebracht, für es zu arbeiten?« *(laufende Überprüfung der Kontraktbeziehung).*

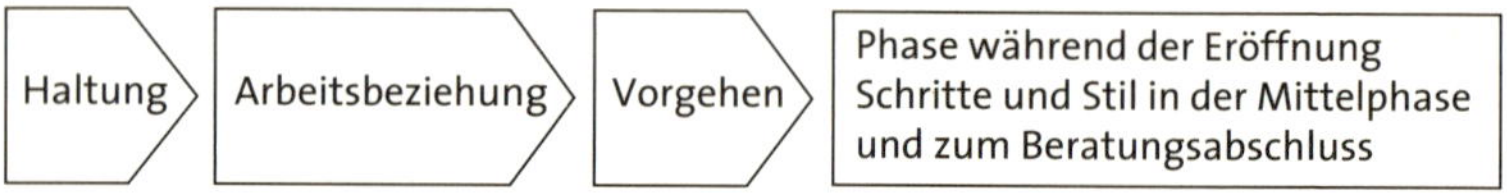

Die *beraterische Grundhaltung* ist von Respekt und Verständnis geprägt. Ein beraterisch geübtes Auge erkennt oft ohne große Mühe beim Paar Widersprüche und unausgesprochene Konflikte, beim Einzelnen Prägungen und verletzliche Stellen. Doch wer gibt B das Recht, auch nur einen dieser Aspekte zum Thema zu machen – außer die Ratsuchenden selbst? Diese ethische Grundeinstellung definiert auch die *Beziehung* zwischen Paar und Berater. Sie schützt das Paar. Das Paar fühlt sich achtsam behandelt, erfährt Vertrauen und Verständnis. B traut und mutet ihm zugleich aber auch zu, Verantwortung zu übernehmen: »Ich bin bereit – was möchten Sie hier (anpacken usw.)?« (Vgl. oben S. 194 ff.). Während des ganzen Beratungsprozesses befindet sich B in seinem *beraterischen Vorgehen* immer wieder in der Position eines »Anklopfenden«: Sei es, dass B bei der Erkundung von Hinter- und Untergründen vor nur angelehnten oder noch verschlossenen Türen steht und etwa fragt: »Sind Sie bereit, auch einmal dahin zu schauen?« Sei es, dass B dem Gespräch durch sein Fragen oder das Mitteilen von Eindrücken eine bestimmte Richtung gibt: »Möchten Sie hören, was ich vermute?« »Wollen Sie wissen, was mein Eindruck ist?« Oder dass B sich in einem Subkontrakt die Erlaubnis zu einer Konfrontation (vgl. unten S. 276 ff.) holt: »Möchten Sie an dieser Stelle weiterkommen –

auch wenn etwas berührt wird, das vielleicht unangenehm oder schmerzlich ist?«

Kontrakt als Prozess

Beratung verspricht nicht unbedingt das Erreichen eines einmal festgelegten Zieles. Zwar sollte die angepeilte Richtung klar und abgesprochen sein. Doch sind die Ziele nicht ein für allemal vorgegeben. Kontrakte sollen eine Hilfe und keine Einengung sein. Sie sollen den Beteiligten das Leben erleichtern. Darum werden sie immer wieder überprüft und verändert, den Bedürfnissen und Möglichkeiten des Paares angepasst, neu verhandelt und neu bestimmt. Ein erstes Arbeitsziel kann sich als zu kurz gegriffen erweisen – etwas Wichtiges wurde nicht berücksichtigt. Vielleicht war es noch nicht zu sehen. Vielleicht wollte oder konnte das Paar sich noch nicht so offen zeigen. Arbeitsziele sind stets auf das bezogen, was sich bisher als Problem gezeigt hat. Hinter einer Tür können sich weitere Türen auftun. Im Laufe des Beratungsprozesses erfährt B immer mehr vom Paar, lernt dessen Eigenheiten, Stärken und Probleme immer genauer kennen. Darum kann auch der inhaltliche Arbeitskontrakt in späteren Stunden präziser und konfrontativer werden.

Paare testen häufig erst einmal ab, *ob* sie zum Berater eine ausreichend sichere und stabile Vertrauensgrundlage entwickeln können. Oft kommen sie mit einem gesellschaftlich anerkannten Eingangsproblem, etwa Streit über die Kindererziehung, bevor sie sich an intimere Themen heranwagen wie Erkalten der Liebesbeziehung oder unbefriedigende Sexualität. Berater erleichtern sich und dem Paar das Leben, wenn sie das Paar da abholen, wo es ankommen möchte. Das Paar testet auch, *wie* B mit einem Thema umgeht. Lässt B gegenseitige Vorwürfe »Unmöglich, wie du mit den Kindern umgehst!!« stehen – oder durchkreuzt B dieses Spiel mit Verständnis: »Ja, Kinder richtig zu erziehen ist heute wirklich schwer«? Anfangs sind die Partner vielleicht noch gar nicht bereit, über schambesetzte Erlebnisse zu sprechen. Bisweilen müssen erst tief liegende Ängste überwunden werden. Dazu ein Fallbeispiel: Eine Stewardess wird arbeitsunfähig – sie entwickelt eine Agoraphobie, das heißt eine panische Angst, das Haus zu verlassen. Ihr Mann kann keine Dienstreisen mehr unternehmen. Nur im Beisein ihres Mannes ist sie zu kleinsten Spaziergängen in nächster Umgebung in der Lage, führt ihren Mann aber jedes Mal vor die Schaufensterauslage eines Fernreiseveranstalters. Sie hat bereits mehrere Klinikaufenthalte und Einzeltherapien hinter sich. Erst nach einer Reihe von Stunden festigt sich die Vertrauensbasis so weit, dass das Paar sein »eigentliches« Thema anvisieren kann, nämlich den gegenseitigen Hass und das explosive Verlangen der Frau, frei zu sein und sich von dem Mann, seiner Ironie und der Abhängigkeit von ihm zu trennen.

Such-, Stütz-, Lern- und Lösungskontrakte

Das Konzept »Psychologische Beratung« ist ausgesprochen flexibel. Je nach Paar, seinen Problemen, Lebensumständen und Ressourcen kann ein kleines oder ein größeres Stück Weg vereinbart werden. Es gibt also unterschiedliche Arbeitsziele und daher auch verschiedene Arten von Kontrakt. Schon Eric Berne (1966) unterschied zwischen »hard and soft contracts«, zwischen offenen und sehr eng gefassten Kontrakten.

- **Such-, Erkundungs- oder Klärungskontrakte.** Paare wissen oft genau, was sie nicht wollen, sind jedoch außerstande mitzuteilen, was sie wollen. Man kann schlecht als gemeinsame Arbeitsaufgabe vereinbaren, ein Ziel zu erreichen, das man nicht kennt. Bleibt das Ziel negativ bestimmt, so tritt immer wieder das vor Augen, was eigentlich nicht sein soll. Das ist zumindest für B entmutigend. Da kann es Paar und Berater entlasten, wenn B vorschlägt: »Wie wäre es, wenn Sie sich erst einmal etwas Zeit nehmen, um herauszufinden, was Sie beide, was jeder von Ihnen, Sie und Sie, gerne möchten?« Ein solches Vorgehen ist vor allem bei Paaren angezeigt, die ich für mich als »Nebel-« oder »Kaugummipaare« bezeichne: Das Leiden des Paares ist deutlich zu spüren, die Partner »fühlen sich einfach nur schlecht«; zugleich verlieren sich die Gespräche in kürzester Zeit im Nebel. Sie verlaufen zäh – und es ist unklar, worum es eigentlich geht. (Obgleich sich B ziemlich sicher sein kann, dass dieser Nebel möglicherweise ein zentrales Thema des Paares ist und eine kleine Klärung dieses Nebels für das Paar einen großen Fortschritt bedeuten kann.)

  Andere Paare sind von der Frage »Was möchten Sie hier erreichen?« einfach überfordert. Sie können wirklich nicht einschätzen oder ausdrücken, was sie anstreben. Auch bei sehr konfusen Klienten, bei hochgradigen Ambivalenzpaaren: »Irgendwie geht es uns gut miteinander, wenn es uns schlecht geht!«, ist eine Phase der Suche und Klärung, worum es gehen soll, von Vorteil. Bei »Sabotagepaaren« greift B am besten das zentrale Thema gleich auf: »Was haben Sie davon, dass Sie sich gegenseitig ständig auflaufen lassen? Wie könnten Sie beide zusammen die Gespräche auch hier am wirksamsten sabotieren?« Sonst ist die Wahrscheinlichkeit groß, dass es dem Paar zu gut geht in der Beratung und es seinen Spaß daran hat, B leiden zu lassen.

- **Kriseninterventionen** (z. B. nach häuslicher Gewalt, oder einer der Partner verlässt plötzlich die gemeinsame Wohnung) haben zum Ziel, den oder die Betreffenden so weit zu stabilisieren, dass sie in der Lage sind zu klären und zu entscheiden, welche weiteren Schritte erforderlich sind. Insofern handelt es sich hier um eine Art Klärungs- und Stützkontrakt.

- **Stütz- und Bekräftigungskontrakte.** Stützende Beratung ist ein Konzept, das aus der Einzelberatung stammt und gelegentlich auch in der Paarberatung Anwendung findet. Die Partner kommen, nicht um etwas zu ändern oder zu bearbeiten. Sie fahren sich immer wieder an der gleichen Stelle fest. Sie wissen, ihre Beziehung ist kompliziert, das wird auch so bleiben. Sie brauchen nur ein, zwei, drei Mal im Jahr einen kompetenten Menschen, bei dem sie abladen können, der zuhört, stabilisiert und dadurch einfach nur Energie vermittelt für einen weiteren Abschnitt Leben – Beratung als Tankstelle.

  Eine ähnliche Wirkung hat es, wenn Paare von Zeit zu Zeit zu »ihrem« Berater, der sie kennt, zurückkehren wie zu einem Hausarzt. Das Paar hat früher einmal eine intensive Beratung bei ihm gemacht. Aber nun ist eine Auffrischung dran, eine Bekräftigung des Gelernten, z. B. als Schutz vor zerstörerischen Gewohnheiten. Wobei sich aus einem einmaligen Gespräch durchaus eine weitere, aber in der Regel kürzere Beratungssequenz ergeben kann.

- **Begleitkontrakte.** Zielgerichteter sind schon Beratungen, bei denen das Paar wünscht, während einer bestimmten Lebensphase (z. B. einer Trennung oder Scheidung) oder während eines bestimmten Ereignisses (Erkrankung, Wechsel der Lebensumstände, Todestag eines eigenen Kindes) durch Beratung begleitet zu werden. Der Themenbereich ist eingegrenzt, aber das Ziel ist relativ offen. Die Absprache richtet sich hier auf die konstruktive Bewältigung eines zeitlich begrenzten Lebensabschnitts oder einer schmerzlichen Erfahrung.

- **Lern-, Bearbeitungs- oder Lösungskontrakte** haben zum Ziel, Lösungen für (Beziehungs-)Probleme des Paares zu erarbeiten, eventuell Gewohnheiten und Einstellungen zu ändern oder konstruktives Miteinander wiederzubeleben oder einzuüben. Je klarer ein Problem in der diagnostischen Erkundung zu Beginn oder im Verlauf der Beratung benannt und eingegrenzt werden kann, desto größer ist die Chance, dass in der Beratung eine Lösung dieser Aufgabe erreicht wird. Sie wollen während einer Beratungsstunde ein neues Verhalten einüben oder vereinbaren mit dem Paar eine Hausaufgabe (s. dazu auch S. 295 ff.). In beiden Fällen schließen Sie einen auf ein konkret begrenztes Ziel ausgerichteten Arbeits- oder Lernkontrakt ab.

Ob ergebnisorientierte Lösungskontrakte optimal formuliert sind, lässt sich nach Stewart (1997, S. 81 ff.) überprüfen anhand einer

Checkliste von sechs Bedingungen

1. Ist die Aufgabe *lösbar?* Hat ein Mensch oder ein Paar dieses Ziel schon einmal erreicht?
2. Schafft das Erreichen des Ziels *Sicherheit?* Oder verstärkt es womöglich Verunsicherung, Spannungen, Beziehungsgewalt usw. und schafft dadurch mehr Probleme, als es löst?
3. Ist die Aufgabe *positiv formuliert?* Negativ formulierte Ziele rufen immer wieder Verhalten in Erinnerung, das nicht sein soll, und verstärken es auf diese Weise. Beispiel: Das Ziel »Nicht mehr so viel streiten« nimmt ständig auf Streit Bezug. Zudem öffnet eine positive Zielvorgabe in der Regel den Blick auf mehr als eine erstrebenswerte Verhaltensoption (nicht streiten ↔ aufeinander hören, fair verhandeln, sich gegenseitig Bedürfnisse befriedigen, gemeinsam Spaß haben, ohne zu reden, usw.). Bereits die Suche nach einer positiven Beschreibung des Arbeitszieles im Erstgespräch hat in der Regel öffnende Wirkung.
4. Ist das Erreichen des Arbeitszieles *überprüfbar* – lässt es sich an einem auch für Außenstehende sicht-, hör- oder spürbaren Ver-

halten ablesen? Konkret formulierte Arbeitsziele lassen sich leicht überprüfen. Kontrakte, die unspezifische Haupt-, Tätigkeits- oder Eigenschaftsworte verwenden (wie »Zuwendung«, »Unterstützung«, »Rücksicht«; »aufeinander zugehen«, »sich kümmern«, »Nähe spüren«; »liebevoll«, »aufmerksam«), eventuell verbunden mit vagen Steigerungen (»besser damit umgehen«, »früher heimkommen«, »mehr Sex«, »mehr reden«, »achtsamer«), sind dagegen schwer oder gar nicht zu überprüfen. Die Frage, die B in diesem Zusammenhang immer wieder stellt: »Welches Wort, welche Geste würde Ihnen zeigen …, an welchem (konkreten und zeitlich begrenzten) Verhalten würden Sie erkennen, dass Ihr Partner Sie unterstützt?« Usw.

5. Ist das Ziel *zeitlich oder anderweitig begrenzt?* Mit auf Ewigkeit angelegten Arbeitszielen (»mehr reden«, »mehr Sex«) können die Partner nicht nur sich gegenseitig entmutigen, sondern auch den Berater (»Wir möchten an unserem Kommunikationsverhalten arbeiten!«) zur Verzweiflung bringen.
6. Ist für das Erreichen des Arbeitsziels ein *eindeutiger Kontext* festgelegt? Ist klar, wann das, was erarbeitet werden soll, stattfinden soll, wann, wo, wie oft, wie lange?

Wenn Sie mit dem Paar ein Projekt, eine Hausaufgabe oder Übung vereinbart haben und alle sechs Fragen mit Ja beantworten können, dann haben Sie eine gute Voraussetzung geschaffen, dieses Ziel auch wirklich zu erreichen und das Ergebnis überprüfen zu können.

Der »rollende« Kontrakt

Worauf lassen wir uns in der Beratung ein? Diese Frage beantwortet, für Paar und Berater, die Art des Kontraktes, die beide miteinander eingehen. Die Beratung als »Zeit und Raum für Sich-Aussprechen und Gehört-Werden« setzt ein anderes Ziel als die Klärung der Frage »Haben wir noch eine Chance zusammen?« oder die Hausaufgabe: Finden Sie einen festen Termin in Ihrem Wochenplan für »60 Minuten angenehme Partnerzeit, komme was da wolle«.

Paarberatungen beginnen häufig mit einer relativ offenen Absprache. Mit dem Fortschreiten der Beratung werden zunehmend speziellere, ergebnisorientierte, auf Verhaltensänderungen abzielende Vorhaben anvisiert. Offene Kontrakte verlieren leicht konkrete Verhaltensänderungen aus dem Auge. Das kann zu Entmutigung führen, vor allem bei Männern: »Was soll das hier?« Geschlossene, zielgerichtete Arbeitsvorhaben verlieren gelegentlich das Beziehungsgeschehen des Paares aus dem Blick. Das kann als Nicht-Ernstnehmen erlebt werden, vor allem von Frauen: »Ich fühle mich nicht verstanden!« Wer als Berater daher eher lösungsorientiert und anhand konkreter Projekte arbeitet, sollte das Beziehungsgeschehen nicht übersehen. Wer offener vorgeht und mehr die Beziehung des Paares im Blick hat, sollte konkrete Vorhaben, an denen Veränderung und Zuwendung des Paares spür- und überprüfbar werden, nicht vergessen. Insbesondere Klärungs- und Begleitkontrakte, aber offene Kontrakte insgesamt, sind zwangsläufig von vorneherein eher allgemein formuliert. Genau aus diesem Grunde sollten sie zeitlich begrenzt sein. Unabhängig von dieser Einschränkung empfehle ich Ihnen, jeden Arbeitskontrakt, den Sie machen, anhand der genannten 6 Kriterien abzuchecken. Dadurch bleiben Sie wirksamer und haben mehr Spaß am Arbeiten.

An dieser Stelle bestätigt sich die schon eingangs gemachte Feststellung: Kontrakte vereinbaren ist nicht nur eine methodische Vorgehensweise, sondern Ausdruck einer Haltung und eine Art und Weise, die Beratungsbeziehung respektvoll und erwachsen zu gestalten. In der englischen Fachliteratur wird das auch »rolling contract«, rollender Kontrakt, genannt (Wills 1997, S. 52): Die Notwendigkeit der Beratung, ihre Ziele und Zwischenziele werden im Kontakt mit dem Auftraggeber, d. h. dem Paar, ständig überprüft, verhandelt und neu bestimmt. Auch das Vorgehen und die einzelnen Schritte werden laufend neu abgestimmt. Diese Haltung des ständigen Anfragens ermöglicht flexibles Arbeiten und permanentes Feedback. Sie konkretisiert sich z. B. in der Faustregel von Wills (1997, S. 53):

Nicht mehr als 3 Sätze ohne Blickkontakt zum Paar.

Vorbeugende Beratung

In den englischsprachigen Ländern – und neuerdings auch bei uns – kommen zunehmend junge Paare in Beratung, die vorbeugend etwas für ihre Beziehung tun wollen. Erschreckt durch die hohen Scheidungsziffern (rund 50 % in den städtischen Ballungsgebieten) wünschen sie Gespräche zu Beginn ihrer Partnerschaft oder bevor sie zusammenziehen. Sie haben noch nicht wirklich ernsthafte Probleme miteinander. Oder sie spüren, dass es Probleme geben könnte, wenn sie nichts dagegen tun. Meist verhalten sie sich sehr wohlwollend und liebevoll zueinander.

Da diese Paare nicht in erster Linie mit einem Konflikt kommen, wäre es unangemessen, mit der Frage nach Problemen zu beginnen. Als Gesprächseinstieg hat sich bewährt, dass B beginnt, etwa folgendermaßen: »Zu Anfang möchte ich Ihnen gerne drei Fragen stellen. Sind Sie einverstanden?« Die Fragen heißen:

1. Was schätzen Sie aneinander? Was macht oder kann er/sie gut?
2. Wo sind Sie unterschiedlich? Und wie finden Sie das?
3. Wie viel (angenehme) Zeit verbringen Sie miteinander?

Die Paare sind nicht selten erfreut über das, was der andere sagt, aber bislang nie ausgesprochen hat. Dieser Start ins Gespräch bietet eine positive Basis, dann auch über mögliche Interessen-Gegensätze und Befürchtungen zu sprechen und anhand konkreter Situationen Grundregeln konstruktiver Gesprächsführung einzuüben.

25 Kontrakte schützen Beraterin und Berater

»Sie sind unsere letzte Hoffnung!« Flehend schaut die Frau die Beraterin an. Ihre Verzweiflung ist unübersehbar. Ob der Mann seine Hoffnungslosigkeit in die gleichen Worte fassen würde, ist nicht sicher. Aber auch er ist am Ende, das ist deutlich zu spüren.

›Du bist unsere letzte Hoffnung, wir haben es schon bei Kollegen von dir versucht, ohne Erfolg.‹ Vielleicht kitzelt eine solche Botschaft des Paares den therapeutischen Ehrgeiz von B. Natürlich weiß B, dass B sich weder von Hilflosigkeit noch von der Herausforderung, mehr zu erreichen als die Kollegen, schmeicheln lassen sollte. Vielleicht fühlt sich B auch mehr von der Ohnmacht des Paares angesprochen. Wo Ohnmacht auftaucht, sind bei Helfern unbewusste Gefühle von Allmacht nicht fern. Die schlagen ihrerseits, wenn sie auf unlösbare oder extrem schwierige Konflikte stoßen, schnell wieder in Ohnmacht um, in Resignation oder Ärger. Beides würde dem Paar nicht weiterhelfen.

Die Beziehungen zwischen Paar und Berater sind vielschichtig und komplex. Da gibt es äußere Ungleichheiten. Das Paar ist abhängig von B, seiner fachlichen Qualifikation, seiner Kompetenz und Erfahrung, seinem Einfühlungsvermögen und seiner Fähigkeit zu schützen, wenn schwierige oder schmerzliche Erkenntnis- oder Lernschritte anstehen. Andererseits ist B abhängig vom Paar. Arbeitet B in freier Praxis, dann braucht B Klienten, um seinen Lebensunterhalt zu sichern. Doch auch fest angestellte Berater benötigen Paare – um ihre Anstellung, um die Existenz ihrer Beratungsstelle zu legitimieren oder um den Kollegen und sich selbst zu beweisen, dass sie gute Berater sind. Zugleich ist die Beziehung zwischen dem Paar und B stellenweise auch die von Gleichen: Beispielsweise wenn es um das Aushandeln konkreter Ziele und Schritte geht.

»Übersichere« und »untersichere« Berater

Noch komplizierter ist das Beziehungsverhältnis auf einer persönlichen Ebene. Fanita English unterscheidet zwei Persönlichkeitstypen. Die »Übersicheren« wissen stets, wo es langgeht; sie haben spontan die Tendenz zu helfen, Lösungen vorzuschlagen, Auskunft zu erteilen (selbst wenn sie es in Wirklichkeit gar nicht so genau wissen). Die »Untersicheren« dagegen suchen spontan Beistand und Unterstützung; sie erbitten Hilfe und Auskunft (selbst wenn sie es eigentlich recht gut selber wissen oder wissen könnten). Bei der Wahl eines Lebenspartners finden sehr häufig »Übersicher« und »Untersicher« zusammen, und eine gewisse Zeit sind beide auch glücklich mit ihrer Wahl (ausführlicher zu diesem Konzept English 2000, 2009). Als Klienten sind Übersichere meist davon überzeugt, dass sie keine Beratung brauchen. Untersichere befürchten als Klienten, dass sie ohne den Rat einer Autorität total verloren sind.

Auch Berater gehören einem dieser beiden Persönlichkeitstypen an, mehr oder weniger: Sie reagieren spontan eher in die eine oder andere

Richtung. Das beeinflusst natürlich auch ihr Verhalten in Beratung oder Therapie. Berater, die zu übersicherem Verhalten neigen, müssen retten oder siegen. Ihnen liegen aktive oder lösungsorientierte Beratungsansätze. Berater mit der Tendenz zu untersicherem Verhalten legen Wert auf gute Beratungsatmosphäre und fürsorgliche Zuwendung. Sie bevorzugen Raum gebendes beraterisches Vorgehen, verhalten sich eher ängstlich oder passen sich leicht an. In beiden Fällen droht Gefahr: Führen meine konstruktiven Bemühungen, führt meine annehmende Atmosphäre nicht zum Ziel, so vergiftet fast unmerklich Resignation die Beratungsbeziehung: eher ärgerlich-beschuldigende Resignation bei den einen (»dieses doofe Paar!«), mehr selbst-anklagende Entmutigung bei den anderen (»ich bin eben unfähig als B!«). B wird zum Opfer oder opfert sich auf. Das ist gefährlich. Denn Opfer produzieren Verfolger. Oder sie werden zu Verfolgern.

Wie kann B sich schützen? Es gibt zwei Möglichkeiten: Selbsteinsicht, d.h. die Kenntnis der eigenen bevorzugten Verhaltenstendenz in kritischen Situationen und unter Druck. Vor allem aber: Klare Kontrakte.

Ein Kontrakt hat nur Wert, wenn beide dabei gewinnen. Sonst stellen sich Enttäuschung, Ärger, Angst, Lustlosigkeit und Abwertungen ein. Warum sollte B versuchen, mit dem Paar ein Ziel zu erreichen, wenn es für B keinen Sinn mehr macht?

> Hat die Beraterin oder der Berater nichts von der Beratung, so wird sie oder er leicht zum Saboteur.

Die Leitvorstellung »Keiner soll sich selbst aufgeben« (S. 29) gilt nicht nur für jeden Partner eines Paares, sondern auch für B. Fanita English (mündliche Mitteilung) drückt das so aus. »Mein Hauptklient bin ich. Dann erst kommen die Klienten.«

> Mein erstes Ziel als Berater/in ist es, mich zu schützen.

Kontrakte schützen vor Überverantwortung und Überanstrengung. Kontrakte klären, wer wofür Verantwortung trägt: das Paar für sein Leben und die damit verbundenen Entscheidungen, B für Rahmen und Vorgehen in der Beratung. Kontrakte sind wie ein bequemer Armstuhl, in dem B während seiner Arbeit entspannt Platz nehmen kann. (Übrigens: Wenn Sie merken, dass Sie sich körperlich anstrengen, dass Sie in einer Beratungsstunde vielleicht schon eine Weile auf der Vorderkante des Stuhles sitzen, dann gibt Ihr Körper Ihnen ein Warnsignal: Es ist höchste Zeit, sich zurückzulehnen, ganz bewusst die Bewegung »raus, zurück« zu machen. Mit hoher Wahrscheinlichkeit sind Sie dabei, für und anstelle des Paares zu arbeiten.) Gute Kontrakte sind also eine Art Prävention vor Überanstrengung.

Kontrakte schützen vor Missverständnissen. Missverständnisse entstehen, weil Menschen unterschiedlich sind. Jeder hält seine Selbstverständlichkeiten, seine möglicherweise unausgesprochenen Erwartungen für selbstverständlich. Das gilt für Selbstverständlichkeiten und unausgesprochene Erwartungen zwischen den Partnern, aber auch zwischen Paar und B. Aus diesem Grund nimmt B sich gut Zeit bei der Exploration der Lebenssituation und Probleme des Paares. Darum unterzieht B die Wünsche des Paares einer genauen Auftragsprüfung. Auf diese Weise versucht B zu verhindern, dass das Arbeitsabkommen zwischen Paar und B »Geheimklauseln« enthält (»an meine Alkoholabhängigkeit wird nicht gerührt, über meine Außenbeziehung wird nicht gesprochen, ich brauche nicht erwachsen zu werden« usw.), die den Erfolg gefährden. Die Forschung zeigt: Das Fehlen zielgerichteter Kontrakte führt zu Problemen. Misserfolg und Abbruch sind weitgehend darin begründet, dass Berater und Klienten unterschiedliche Erwartungen und Vorstellungen haben (schon Goldberg 1977).

Kontrakte schützen vor Ergebnislosigkeit und Gefühlsausbeutung. Sie schützen die Wirksamkeit des Beratungsprozesses. Sie schaffen Klarheit im Blick auf das, was möglich ist. In einer guten Arbeitsbeziehung sind Ziele, Aufgaben und Grenzen klar definiert (Bordin 1994). Kontrakte helfen Zeit zu sparen. Im Leben gibt es wesentlich erfreulichere Dinge als Beratung und Therapie – sowohl für B als für das Paar.

Kontrakte schützen vor Allmachtsvorstellungen. Zu Beginn einer Beratung fühlen Paare sich häufig total ohnmächtig. Sie wissen nicht, ob oder wie sie ihre Krise bewältigen können; sie haben kindliche Allmachtserwartungen im Blick auf das, was B tun kann oder soll. Diese Allmachtserwartungen können ansteckend sein. Denn B hat – wie jeder Mensch – in einer frühen Phase seiner Kindheit selber Allmachtsfantasien gehabt. Auch die Zugehörigkeit zu einer beraterischen Schule kann Allmachtsträume beleben: Oft, wenn ein therapeutischer Ansatz neu ins Land kommt und einen gewissen Erfolg hat, praktizieren seine Anhänger ihn mit der missionarischen Überzeugung: Hier ist die Methode, die alle Probleme löst. Die Ergebnisse der Therapieforschung könnten da schnell für Bescheidenheit sorgen: Es ist nachgewiesen, dass der Erfolg von Therapie und Beratung weniger von der angewandten Theorie und Methode abhängt als vielmehr von einer guten und vertrauensvollen Arbeitsbeziehung (siehe z. B. Horvath/Greenberg 1994 u. a.).

Erfolge beim Beraten von Paaren können Allmachtsgefühle wachrufen oder bestärken. Anstelle einer Einstellung wie »Kommet her zu mir alle, die ihr mühselig und beladen seid« sorgt B für sich, wenn er oder sie sich fragt: Bin ich die richtige Beraterin, der richtige Berater für diesen Fall, für dieses Thema? Meine Art und mein Stil – ist es das, was dieses Paar braucht?

Negative Kritik eines Paares tut B vielleicht weh, kann aber eine große Hilfe sein.

Kontrakte schützen vor Ohnmacht. Allmachtsvorstellungen streicheln vielleicht für kurze Zeit das beraterische Ego. Auf Dauer jedoch machen sie unweigerlich ohnmächtig. B hat langfristig mehr Spaß an seiner Arbeit, wenn B seine professionelle Kleidung anbehält. Sich also z. B. fragt:

Was teilt das Paar mir mit seiner Ohnmacht mit?

Oder B fragt das Paar: Was genau möchten Sie ändern? Die Wirksamkeit und Macht von B ist gerade darin begründet, dass B das Paar nicht von sich aus ändern will, sondern in seinem Auftrag arbeitet (Kontraktmacht). Vgl. dazu auch oben auf S. 196.

Konkret: Ein Paar kommt und möchte vieles anders haben, ist jedoch so hilflos und müde, dass es sich zu keiner Änderung entschließen kann. B versucht, das Paar aus seiner Passivität zu lösen. Doch je aktiver B wird, desto passiver wird das Paar. Die Aktivität des Beraters macht das Paar passiv. Die Passivität des Paares macht B ohnmächtig.

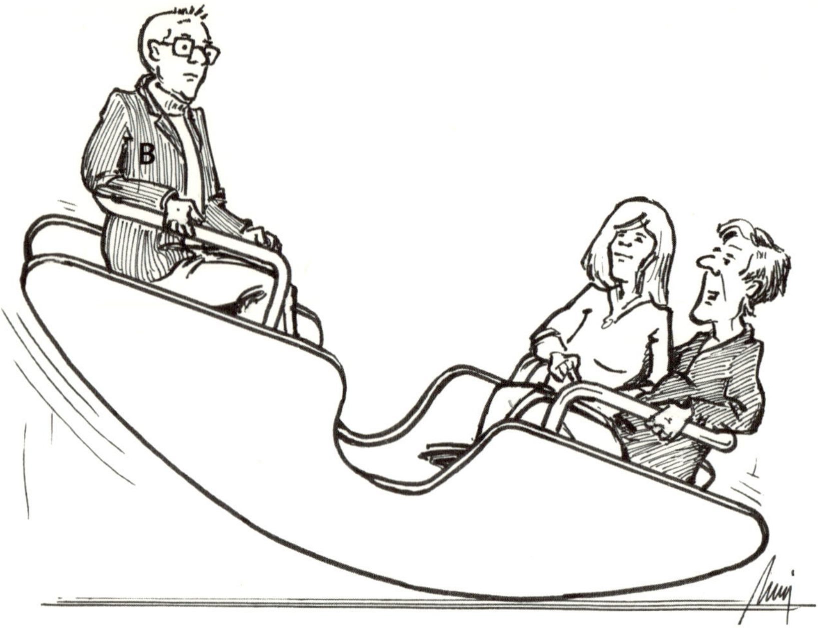

Je weniger B von sich aus erreichen will,
desto weiter kann das Paar kommen.

Kontrakte schützen vor Schuldgefühlen: B verspricht weder ein Paradies noch ein Schlaraffenland, sondern Arbeit. Schritte in Richtung auf ein vereinbartes Ziel. Es ist günstig, wenn B das gleich zu Beginn ausspricht: »Ob Sie das Ziel erreichen werden, wie viel Sie erreichen werden, kann ich Ihnen nicht sagen.« B hat nicht die Verantwortung für das Erreichen des Zieles, sondern für fachliche Begleitung auf einem Weg. Das Paar darf enttäuscht sein, wenn es nicht alles erreicht, was es sich wünscht. Weil B das ja auch nicht versprochen hat, kann B sich frei fühlen und braucht keine Schuldgefühle zu haben.

Möchte B von sich aus nichts erreichen, dann kann B bestimmte Beratungsaufträge Dritter nicht annehmen. Eine Mutter, die Sie in Einzelberatung haben, bittet Sie: »Können Sie nicht meine Tochter und ihren Mann nehmen – die Ehe ist schwierig!« Ein politisch oder anderweitig wichtiger Mensch, der Einfluss darauf hat, wie Ihr Ruf in der Stadt ist oder ob Ihre Beratungsstelle Zuschüsse erhält, drängt Sie, ein ihm nahestehendes Paar vor Scheidung zu bewahren. Nehmen Sie diesen belasteten Auftrag an, so ist die Wahrscheinlichkeit sehr hoch, dass Sie nicht mehr frei und unabhängig sind, sondern sich und Ihrem Auftraggeber etwas beweisen wollen – und dadurch unwirksamer oder gar ohnmächtig werden. Zumindest stehen Sie in der Gefahr, sich anzustrengen. Aus dem gleichen Grund kann man keine Paare beraten, denen man verwandtschaftlich oder freundschaftlich verbunden ist. Wenn Sie es tun, arbeiten Sie mit gebundenen Händen.

Kontrakte schützen vor Widerstand. Widerstand ist ein therapeutischer Fachausdruck. Grob formuliert besagt er: Der Klient funktioniert nicht so, wie der Therapeut sich das vorstellt. Oder: Die Klienten tun nicht, was der Berater will. Ich schlage Ihnen vor: Streichen Sie den Begriff Widerstand aus Ihrem Fachvokabular. Ersetzen Sie ihn durch »Schutzbedürfnis«, »Überforderung« oder »Angst«. Sie sind dann nicht außen vor und arbeiten gegen etwas an. Sie bewegen sich vielmehr aufseite der Ratsuchenden, haben Einsicht in deren Empfindungen – und erleichtern sich das Leben.

26 Kontrakte schützen die Ratsuchenden

»Berater können nicht nicht Kontrakte machen« (Sills 1997, S. 3). Strukturlosigkeit ist eine starke Struktur. Der dürfen Klienten nicht ohne ihre Zustimmung ausgesetzt werden. Ein schlechter oder unvollständiger Kontrakt ist immer noch besser als gar keiner – man kann ihn verbessern oder ergänzen.

Kontrakte schützen die erwachsenen Anteile der Klienten. Sie bewahren die Klienten vor Abwertung. Wer keinen Kontrakt macht, wertet die Ratsuchenden ab. Er nimmt den erwachsenen Anteil der Klienten nicht ernst. B ist dann der Große, der alles weiß. B bestimmt, wo es im Leben anderer Menschen langgeht. Doch gerade die erwachsenen oder Ich-Anteile der Klienten gilt es zu schützen und zu stärken (so schon Eric Berne 1966 u. a.). B braucht sie als Bündnispartner, wenn das Paar Änderungswünsche entwickeln und umsetzen möchte. Aus demselben Grund macht B auch keinen Kontrakt mit Personen, die unter Alkohol-

oder Drogeneinfluss stehen – sie sind in diesem Zustand nicht in der Lage, erwachsen Verantwortung zu übernehmen und zu entscheiden.

Gewöhnlich gebe ich zu Beginn einer Beratung keine lange Erklärung ab, wie ich arbeite. Ich denke, die Paare bekommen das sehr schnell mit. Ich frage daher lieber nach einer Weile nach, ob die Art und Weise, wie ich vorgehe, dem Paar entspricht. Bei interkulturellen Paaren oder Paaren aus einer anderen Kultur allerdings ist es in bestimmten Fällen vorteilhaft, genau zu erklären, was B unter Beratung versteht. Etwa dass Gefühle Teil der Beratung sind – in manchen asiatischen Gesellschaften werden Beziehungskonflikte sachlich geregelt. Dass B Frau und Mann als gleichberechtigt betrachtet – Mitglieder einiger arabischer oder afrikanischer Kulturen mögen erwarten oder befürchten, dass in der Beratung die Hierarchie von Zuhause, die Priorität des Mannes oder der Familie, durchgesetzt wird. Indem B diese Fragen anspricht, schützt B sich und das Paar vor unangenehmen Überraschungen (ausführlicher Curvello/Merbach 2012).

Kontrakte schützen die Zuständigkeit der Klienten für ihr Leben. Sie bewahren die Klienten vor Fremdeingriffen. Sie begrenzen die Macht und Verantwortung von B. Sie schützen vor noch so gut gemeinten beraterischen Zielen und Interventionen, denen sie als Paar nicht ausdrücklich zugestimmt haben (s. auch S. 196 f.). Bisweilen hat B am Ende der vereinbarten Beratungsdauer den Eindruck: Wir können jetzt unmöglich aufhören, es gibt noch so viel zu bearbeiten. Der Zustimmungsvorbehalt zu weiteren Schritten bewahrt das Paar vor dem Bemühen von B, mehr erreichen zu wollen, als das Paar möchte oder kann.

Kontrakte schützen die Klienten vor Ausbeutung. Wer von Beratung oder Therapie lebt, hat nicht immer ein Interesse daran, Beratungs- und Therapieprozesse so kurz wie möglich zu halten. Nach einem Vortrag wandte sich ein Paar an mich: »Wir machen eine Gestalt-Therapie, 63 Sitzungen bisher. Aber das bringt uns nichts.« »Haben Sie es dem Therapeuten gesagt?« »Ja. Er meint, wir können vor der 80. Sitzung nicht aufhören.« Nun hat Fritz Perls die Gestalt-Therapie eigens deshalb entwickelt, um bestimmte Probleme in einer oder wenigen Stunden bearbeiten zu können. Alles, was mir einfiel, war dem Paar zu sagen: »Vielleicht macht Ihr Therapeut das absichtlich: Er will, dass Sie selbst entscheiden aufzuhören.«

Kontrakte schützen die Stabilität der Klienten. Sie bewahren die

Klienten vor Überforderung. Paarkrisen stürzen die Partner oft in große Verwirrung und Unsicherheit. Vertrautes gilt nicht mehr, Bewährtes droht sich aufzulösen, der Grund, auf dem man steht, scheint nicht mehr zu tragen. Zwar folgen auf eine Phase von Chaos, Unsicherheit und Depression oft Kreativität und neue Ideen. Sie machen zugleich aber auch Angst, denn die neuen Lösungen und Strukturen sind ein Land, das die Partner noch nicht kennen. In dieser ungewissen Lage brauchen die Paare Berater, die die Spannung zwischen Sicherheits- und Änderungsbedürfnis kennen, die sich immer wieder vergewissern, welche Veränderungsschritte das jeweilige Paar zu tun in der Lage ist und welche noch nicht. Wie in der Mediation braucht auch in der Paarberatung Veränderung am Anfang kleine Fortschritte, um das Empfinden zu widerlegen: Es geht nicht weiter. Und um die Erfahrung zu bestärken: Es kann sehr wohl weitergehen, selbst wenn es mühsam ist.

Kontrakte stärken die Verantwortung und Entscheidungsfähigkeit der Ratsuchenden. Der Prozess der inhaltlichen Kontraktabsprachen bedeutet praktisch: Genau in dem Moment, in dem die Klienten unter dem Eindruck stehen, die Kontrolle über ihr Leben verloren zu haben, üben sie in der Beratung faktisch Einfluss und Kontrolle über ihr Leben aus. Sie erörtern Wahlmöglichkeiten, treffen Entscheidungen und nehmen auf diese Weise ihr Leben wieder in die Hand. B traut und mutet ihnen diese Verantwortungsfähigkeit zu. Zugleich bedeutet die Zustimmung zu inhaltlichen Vereinbarungen auch einen Kontrakt der Klienten mit sich selbst: Das Paar nimmt sich selbst in die Verantwortung, der erwachsene Anteil der Klienten fordert die anderen Persönlichkeitsanteile zu Auseinandersetzung und Veränderung heraus. Mit dem Einverständnis zu Beratung schaut das Paar in den Spiegel seines Lebens und fragt sich: Wollen wir so weitermachen wie bisher?

Kontrakte vermitteln Basiskompetenzen für das Zusammenleben als Paar. Beim permanenten Verhandeln über Ziele und Schritte lernen die Partner, **wie** man verhandelt. Die Gespräche in den Beratungsstunden können ein Modell dafür sein, wie das Paar auch zu Hause Interessenkonflikte regelt. Zugleich bekommen die Partner mit, *dass in menschlichen Beziehungen ständig neu verhandelt werden muss,* weil einmal getroffene Absprachen hinfällig geworden sind (s. S. 35). Ich habe schon mehrfach darauf hingewiesen, dass Paare dann in Beratung kommen, wenn sie voneinander enttäuscht sind, wenn der Partner nicht (mehr) den Vorstellungen und Erwartungen entspricht, die ich von ihm habe. Mit anderen Worten: Er oder sie hält sich nicht (mehr) an den Partnervertrag, wie er in meinem Kopf ist. Was Paare sich oft nicht klarmachen: Wesentliche Übereinkünfte des Partnervertrags sind nicht ewig, sondern vorläufig. Sie haben eine bestimmte Laufzeit. Sie sind in einer bestimmten Situation geschlossen, um diese Situation zu meistern. Ändert sich die Situation, so wird die Vereinbarung gegenstandslos, denn sie regelt nicht mehr oder nicht optimal. Das Festhalten an überholten Abmachungen ist zwar verständlich, verhindert jedoch meist die Weiterentwicklung. Soll die Beziehung des Paares lebendig bleiben, so muss der unausgesprochene oder unbewusste Beziehungsvertrag von Zeit zu Zeit aktualisiert, erneuert und veränderten Lebensbedingungen (neue Familienphase, Krankheit, Alter usw.) angepasst werden. Dieses laufende Neuverhandeln kann das Paar in den Beratungsstunden üben.

Zwei praktische Übungen für Berater

Ich schlage Ihnen nun zwei kleine Übungen vor.

Übung A: Auf den Seiten 164 und 203 habe ich zwei Formulierungsversuche für Arbeitskontrakte gemacht. Überprüfen Sie bitte: Welcher Arbeitsvorschlag ist für dieses Paar in diesem Stadium der Beratung möglich und sinnvoll? Werden Ratsuchende, Berater und Beratung durch diesen Vorschlag einer Abmachung ausreichend geschützt? Wie weit entsprechen die vorgeschlagenen Sätze den auf S. 214 f. genannten sechs Kriterien? Was fehlt, was würden Sie ändern? Worauf müsste B konkret achten, wenn sich Paar und B auf den Weg machen, um das angestrebte Arbeitsziel zu erreichen?

Übung B, ein Fall: Bettina und Kai wohnen seit 17 Jahren zusammen. Für beide sind Familie und Familienleben sehr wichtig. Kai kommt nach der Arbeit immer sofort nach Hause. Bettina freut sich auf ihn. Sie wartet auf ihn. Sie hat Angst, um diese Zeit die Wohnung zu verlassen. »Wir machen alles zusammen, das ist schön. Wir streiten uns nie!«, sagen beide.

»Schön«, meint B, »wo ist das Problem?«

Bettina: »Neulich ist mein Mann ausgerastet. Er hat sich ins Auto gesetzt und ist einfach weggefahren. Das war ganz schlimm.«

Was war passiert? Beate, die 15-jährige Tochter, ist »aufsässig«. Sonntags will sie nicht mehr mit der Familie spazieren gehen, sondern bei ihren Freunden sein. In derselben Wohnung lebt auch noch Uta, die 21-jährige Tochter, mit dem einjährigen Norbert (»ein Ausrutscher«; zum Vater des Jungen besteht kein Kontakt).

Bettina: »Der Kleine ist wie unser eigenes Kind. Uta ist auch noch so unselbstständig.«

Kai hat eine schwierige Kindheit hinter sich. Darum ist ihm Familie so wichtig.

Bettina ist sehr mit ihrer Mutter verbunden. Die hat bis vor Kurzem auch noch mit in der 2,5-Zimmer-Wohnung gelebt.

Bettina äußert als Wunsch für die Zukunft, dass es keine Spannungen in der Familie gibt, dass es wieder so konfliktfrei wird wie früher. Kai schließt sich dem an.

- Welche Beratungsziele sehen Sie als B bei diesem Paar? Was möchte das Paar?
- Welche versteckten Aufträge gibt das Paar bzw. jeder der Partner dem Berater?
- Welcher Auftrag ist lösbar/unlösbar? Was ist möglich, was ist nicht möglich?
- Mit welcher Art von Kontrakt würden Sie beginnen? Mit welchen Zielen?
- Worauf würden Sie besonders achten? Wovor müssten Sie sich selber bzw. das Paar schützen?

27 Das erste Gespräch. Kontraktphase B Organisatorische Absprachen. Der äußere Rahmen der Beratung

Organisatorische Absprachen sollten so eindeutig formuliert sein, dass Missverständnisse ausgeschlossen bleiben. Das nützt beiden Seiten, dem Paar und B. Klare Vereinbarungen zeugen von einer Haltung des Respekts. Sie sind daher auch eine Frage der Berufsethik. Sie tragen dazu bei, in der Beratung Sicherheit zu schaffen, Verantwortung eindeutig zuzuteilen und Begrenzungen erkennbar zu markieren.

Man kann drei Sorten von praktischen Absprachen unterscheiden:

- Regeln, an die B als Fachperson gebunden ist (Vertraulichkeit der Gespräche, keine oder höchst begrenzte private Kontakte mit den Klienten, keine sexuelle Beziehung, keine Beratung von Familienangehörigen, Verwandten, Freunden, Vorgesetzten oder Untergebenen);
- Bedingungen, die B als Fachperson stellt, die sich aus seinem Arbeitsverhältnis ergeben oder die »allgemeine Geschäftsbedingungen« darstellen (Ort der Beratung, Absagen bei Krankheit, finanzielle Bedingungen usw.); und schließlich
- Vereinbarungen, die ausgehandelt werden können (z. B. Termine, Abstand der Sitzungen).

Viele dieser Regelungen sind von der Situation abhängig, in der Sie praktisch tätig sind. Darum gebe ich hier eine nur knapp kommentierte Liste von gegebenenfalls zu berücksichtigenden Punkten wieder.

Beratungszeit, -dauer und -raum

- **Die Dauer einer Beratungsstunde** hängt vom Beratungsstil des Einzelnen und von Gegebenheiten der Beratungsstelle oder Praxis ab. Ich habe gute Erfahrungen mit Gesprächen von 60 Minuten gemacht. In der Regel vermittelt diese eine Stunde ausreichend nachhaltige Anstöße zum Verarbeiten und Nachdenken. Beim Erstgespräch allerdings setze ich 90 Minuten an – ich möchte sichergehen, dass beim allerersten Kontakt jeder der Partner ausreichend Zeit bekommt, sein Anliegen und seine Sichtweise darzustellen. Haben die Ratsuchenden eine weite Anreise, dann kann es sinnvoll sein, auch später längere Sitzungen vorzusehen.

- **Pausen zwischen den Beratungsstunden** erlauben es, Notizen zu machen, die Atmosphäre des Paares zu verabschieden, ein Fenster zu öffnen, tief durchzuatmen, ein Bild zu betrachten usw. Gönnen Sie sich mindestens 15 Minuten zwischen zwei Sitzungen. Sie sorgen für sich – und Sie sind danach offener für das nächste Paar.

- **Beratungsdauer.** Auch die Anzahl der Gespräche, die zu Beginn vereinbart wird, hängt von Beratungsziel, -stil und -methode ab. Es gibt Berater, die lassen die Stundenzahl offen und machen jedes Mal, nach Bedarf, einen neuen Termin aus. In seltenen Fällen ist die »Beratung« schon nach einer Minute Gespräch am Telefon erfolgreich beendet:

Frau: »Ich möchte zu Ihnen kommen.«
B: »Sie, oder Sie und Ihr Partner?«
F: leicht zögernd: »Wer soll das entscheiden?«
B: »Sie. Wenn Sie sich trauen, sich für das zu entscheiden, was Sie wollen und brauchen, dann geht es vermutlich Ihnen besser und Ihrer Beziehung auch.«
F: Kurze Pause. »Danke. Das hat mir sehr geholfen.«

Es ist von Vorteil, wenn Berater und Ratsuchende sich auf eine bestimmte Stundenzahl einigen. Das schützt vor Missverständnissen und dem daraus folgenden Ärger. Es erlaubt die Planung von Schritten und die Überprüfung von Fortschritten. Es gestattet auch die Gestaltung von Abschluss und Trennung. Wird die Beratungsdauer oder Stundenzahl nicht begrenzt, so kann das als ein Versprechen von B verstanden werden, unbegrenzt zur Verfügung zu stehen, »ewig« zu beraten, oder als Angebot an das Paar, auf absehbare Zeit erst einmal nichts zu ändern. Aus diesen Gründen sollte auch eine Beratungsabsprache, die ein offenes Ende vorsieht, zumindest klare Hinweise auf einen Abschluss enthalten (Sills 1997, S. 12).

Paarberatungen sind in der Regel kürzer als Einzelberatungen, denn mit den Partnern kann vieles von dem, was das Paar für zu Hause braucht, schon in der Beratung ausprobiert und geübt werden. Nachbefragungen in den USA, England und auch Deutschland (Bleicher u.a. 2000, S. 125 ff.) zeigen, dass die Ratsuchenden sich besser verstanden und angenommen fühlen und mit dem Beratungserfolg zufriedener sind, wenn die Beratung nicht nur ganz wenige Stunden dauert. Massivere Probleme benötigen eben eine längere Beratungsdauer (Lücke 2001, S. 36). Das hat auch physiologische Gründe, welche die neuere Hirnforschung bestätigt: Es braucht zumindest mehrere Wochen, bis positive Beziehungserfahrungen im Gehirn Spuren gelegt haben, die als »ritualisiert« und damit einigermaßen gesichert gelten können. Außerdem kann B einfach bessere Fragen stellen und wirksamere Projekte in die Wege leiten, wenn B das Paar länger kennt. Darum empfehle ich, Paaren aus den mittleren Sozialschichten zunächst eine Sequenz von zehn Sitzungen vorzuschlagen. Erweist sich während der Bilanz in der 10. Stunde eine Verlängerung als sinnvoll oder erforderlich, so können zunächst weitere 5 Sitzungen vereinbart werden. Dabei wird aber – wie im Sport beim Hochsprung – die Anforderungslatte etwas höher gelegt: »Sie kennen Ihre Beziehung nun einigermaßen. Was möchten Sie denn noch zusätzlich erreichen, Sie und Sie?« Bei Paaren aus den einfachen Sozialschichten – sie haben meist einen mehr auf den gegenwärtigen Moment bezogenen Erwartungshorizont (Koschorke 1984, S. 27) – oder bei Klienten, die zur Beratung verpflichtet wurden, empfiehlt sich erst einmal eine kürzere Zeitabsprache, z. B. zwei oder vier Sitzungen.

Je länger ein Beratungsprozess dauert, desto aufmerksamer wird B auf Beziehungs- und Übertragungsprozesse achten, denn Ziel und Arbeitsabsprachen sind eher offen. Spätestens nach der 20. Stunde besteht die Gefahr, dass B Teil des Beziehungsgefüges des Paares und seiner »Spiele« wird – und damit unwirksam. Je kürzer ein Beratungsprozess geplant ist, desto notwendiger ist ein klares Ziel.

■ **Vorzeitige Beendigung der Beratung.** Ein altes Sprichwort sagt: »Abgeredet vor der Zeit gibt nachher keinen Streit.« In diesem Sinne empfehle ich Ihnen dringend, bei einer Zeitabsprache von z. B. zehn Stunden folgende Abmeldevereinbarung zu treffen: »Es mag sein, dass

Sie schon früher, vor der zehnten Stunde, das Gefühl haben: ›Es reicht uns; wir haben unser Ziel erreicht.‹ Es mag auch sein, dass Sie nach einiger Zeit den Eindruck gewinnen: ›Die Gespräche hier bringen nichts; wir möchten aufhören.‹ Für beide Fälle möchte ich mit Ihnen vereinbaren, dass wir hier gemeinsam ein Abschlussgespräch führen. Sind Sie damit einverstanden?« Mit einem solchen Vorschlag senden Sie dem Paar mehrere Botschaften: »Ich bin nicht allmächtig. Falls der Beratungsprozess zwischen dem Paar und mir nicht gelingen sollte, so bedaure ich das. Aber ich bin deshalb nicht gekränkt. Man kann Fehler machen und darüber sprechen.« Vielleicht bin ich für gerade dieses Paar nicht der richtige Berater. Die Übereinkunft, in jedem Fall ein Abschlussgespräch zu führen, eröffnet B die Möglichkeit, einem Paar, das kommentarlos wegbleibt, an die Absprache zu erinnern und zu dem vereinbarten Abschluss einzuladen. Dabei könnte B dem Paar auch eine andere Beraterin oder Beratungsstelle nennen. Damit würde B bestätigen, dass B durch das vorzeitige Beenden der Beratung nicht beleidigt ist. Außerdem könnte eine solche Information dazu beitragen, das Instrument Paarberatung zu schützen. Zugleich schützt B sich vor Erfolgszwang, Ohnmacht und tagelangem Grübeln: ›Warum hat das Paar abgebrochen – was habe ich bloß falsch gemacht?‹, wie es mir in Supervisionen immer wieder begegnet.

- **Nächster Termin.** Beim Festlegen des nächsten Beratungstermins ist B oft mit einem äußerst knappen Zeitfenster der Ratsuchenden konfrontiert: »Mein Mann ist dauernd auf Montage. Wir können nur Freitagabend von 17–18 Uhr.« Ein anderes Paar ist enttäuscht, wenn es nicht ganz schnell einen Abendtermin bekommt. Das Paar darf enttäuscht sein. B (oder schon die Sekretärin bei der Anmeldung) könnte, wie schon oben empfohlen, z. B. sagen: »Wenn Sie etwas flexibler sein können, ist es leichter, einen passenden Termin zu finden.«

- **Abstand der Gespräche.** Regelmäßige Termine, ein Mal wöchentlich oder alle zwei Wochen, vermitteln Sicherheit und erlauben, vor allem zu Beginn, die Themen des Paares intensiv anzugehen. Im weiteren Verlauf einer Beratungsserie können die Zeitabstände größer werden, damit das Paar ausreichend Gelegenheit zum Üben und für Projekte zu Hause hat. Werden von vorneherein größere Zeitabstände vereinbart, z. B. einmal im Monat, dann verändert sich der Charakter der Beratung: Damit sich der Beratungseffekt nicht immer wieder verflüchtigt, liegt es (außer bei Stütz- und Begleitkontrakten) nahe, in den Stunden intensiver zu arbeiten und Aufgaben zum Üben zu Hause zu geben. Bei bestimmten Themen (wie etwa bei Wiedergutmachungsarbeit nach Außenbeziehungen) ist es sinnvoll, von vorneherein ein Nachgespräch in 6 oder 12 Monaten vorzusehen.

■ **Absagen. Urlaub. Verspätungen.** Pausen wegen Ferien oder Urlaub sind vorhersehbar, dass dem einen oder anderen Krankheit oder ein anderer Absagegrund dazwischenkommt, auch. Darum sollten die entsprechenden Absprachen klar sein. Kommt das Paar oder einer der Partner zu spät, so verlängert sich dadurch in der Regel die Beratungsstunde nicht.

■ **Beratungsraum.** Paare eignen sich »ihr« Beratungszimmer an. Ganz überwiegend nehmen sie immer die gleichen Plätze ein. Das verschafft Sicherheit. Ist ein Raumwechsel nötig, sollte dies angekündigt werden.

Honorar oder Spende

■ **Bezahlung.** Über die finanziellen Bedingungen sollten die Klienten informiert sein, bevor sie sich für die Beratung bzw. Therapie entscheiden. Ob festes Stundenhonorar, Honorar je nach Einkommen, Selbstbeteiligung oder Spende: die Regelungen, wie viel, wann, wo, an wen zu zahlen ist, sollten glasklar sein. Auch wie die finanzielle Ausfallregelung bei Krankheit, Abbruch, kurz- oder längerfristiger Absage aussieht. Geben die Klienten eine Spende, z. B. an einer Beratungsstelle, so kann es sinnvoll sein mitzuteilen, wie viel eine Stunde den Träger kostet. In Großbritannien gehört es zum ethischen Standard, Ratsuchende zu informieren, wenn in derselben Gegend gleichwertige Beratung gegen ein niedrigeres Honorar angeboten wird (Sills 1997, S. 12 f.).

Vertraulichkeit und Kontakte

■ **Angaben für die Statistik** (z. B. als Grundlage für einen Jahresbericht der Stelle) gehören m. E. ans Ende der ersten Stunde. Vergewissern Sie sich, dass Sie eine aktuelle Telefonnummer und Anschrift haben, unter der Sie das Paar im Falle einer Absage erreichen können und bei dem die Vertraulichkeit der Gespräche auch im Haushalt der Klienten gewährleistet bleibt.

■ **Vertraulichkeit und ihre Grenzen.** Das Vertrauen in die Vertraulichkeit der Gespräche und in die absolute Diskretion von B ist die Bedingung dafür, dass die Klienten sich B anvertrauen und öffnen können. Darum weist B am Ende der ersten Stunde (noch einmal) darauf hin: »Alles, was Sie sagen, bleibt in diesem Raum.« Fallbesprechungen im Team oder Supervision spricht B etwa folgendermaßen an: »Es kann sein, dass ich Kollegen aus dem Team unserer Stelle oder meinen Supervisor um Rat frage, wenn mir in einem Gespräch etwas unklar geblieben ist. Dabei werden keine Namen genannt. Die Vertraulichkeit bleibt auf jeden Fall gewahrt. Sind Sie damit einverstanden? Alle meine Kollegen stehen wie ich unter Schweigepflicht.« B nimmt auch keine Kontakte zu anderen Therapeuten oder zu Einrichtungen auf (etwa solchen, die das Paar überwiesen haben); das ist in der Regel Sache der Klienten selbst.

■ **Begrenzung der Kontakte.** Die Kontakte von Paar und B beschränken sich in der Regel auf die vereinbarten Beratungsstunden. Ruft etwa ein Partner außerhalb dieser Zeiten an und möchte B etwas Dringendes mitteilen, so wird B normalerweise auf das nächste Treffen verweisen: »Darüber können Sie, wenn Sie wollen, in der nächsten Beratungsstunde sprechen.«

■ **Begrenzung privater Kontakte.** In kleineren Orten ist es durchaus möglich, dass B im Supermarkt oder anderswo Klienten privat begegnet. Um Missverständnisse zu vermeiden, könnte B seine Zurückhaltung als Teil der Beratungsvereinbarungen vorher ankündigen: »Wundern Sie sich nicht, wenn ich Ihnen in einem solchen Fall nur kurz guten Tag sage. Es ist gut, private Kontakte und die Gespräche in der Beratung auseinanderzuhalten.«

28 Fragen des Settings

Der Beratungsprozess, das Arbeitsbündnis und die Zielabsprachen bzw. Kontrakte zwischen Paar und Berater geschehen innerhalb eines bestimmten Rahmens, der »Setting« genannt wird. Neben den organisatorischen Absprachen (s. das vorige Kapitel) sind mit Setting alle Begrenzungen und Anordnungen gemeint, die sicherstellen, dass Beratung in einem Rahmen geschieht, der fachlichen Regeln entspricht. Ein klares Setting macht Beratung zu einem geschützten Raum, in dem zielgerichtet gearbeitet werden kann. Im Beratungsalltag entstehen immer wieder Situationen, die das infrage stellen. B steht dann vor der Entscheidung: Halte ich mich streng an die Regeln? Oder mache ich eine Ausnahme? Falls B eine Ausnahme macht, sollte B wissen, was sie oder er tut. In anderen Worten, B sollte wissen, warum die Regel besteht und vor welchen Schwierigkeiten und Gefahren sie schützen möchte. Dieses Wissen schützt B auch, wenn B ausnahmsweise eine Ausnahme zulässt.

Was machen Sie, wenn …

- **Zwei sind angemeldet, aber nur einer kommt.** Dieser sagt vielleicht: »Mein Mann kann nicht (oder will doch nicht). Ich wollte den Termin aber nicht verstreichen lassen.« Wer bestimmt nun das Setting, das Paar oder die Fachperson? Trauen Sie sich, fest zu bleiben und der Frau freundlich zu sagen: »Es tut mir leid, dass Sie umsonst gekommen sind. Aber wir haben eine Vereinbarung zu dritt. Daran möchte ich mich halten.« Wenn Sie als B selber diesen Termin mit beiden Partnern telefonisch vereinbart haben (s. o. S. 119), geschieht es sehr selten, dass nur einer kommt. Und wenn es geschieht, haben Sie keine Wahl: Sie müssen das Erstgespräch mit beiden verschieben, sonst werden Sie wortbrüchig.

- **Einer ist angemeldet, aber zwei kommen.** Das ist eine andere Situation als oben. Sie könnten jetzt strikt bei der Absprache »Einzelberatung« bleiben und für Paargespräche eine Kollegin bzw. einen Kollegen vorschlagen. Oder Sie lösen den alten Kontrakt auf und schlagen der Person, die sich einzeln angemeldet hatte, einen neuen vor: »Sie hatten sich allein angemeldet. Ist es für Sie in Ordnung, dass statt eines Einzelgesprächs jetzt eine Beratung als Paar stattfindet?«

- **Im Verlauf des ersten Einzelgesprächs stellt sich heraus: Es geht um ein Paarproblem.** Wenn Sie sowohl Einzel- als auch Paarberatung anbieten, kommt das hin und wieder vor. Ist der oder die Ratsuchende zu Paargesprächen bereit oder wünscht er oder sie dies sogar ausdrücklich, dann können Sie sich entweder streng an die bisherige Abmachung halten: »Ich stehe Ihnen für Einzelberatung zur Verfügung. Für Paargespräche wenden Sie sich bitte an einen Kollegen. Einzelgespräche würden dann aber erst einmal ausgesetzt.« Auf diese Weise schützen Sie sich einigermaßen wirksam davor, Geheimnisträger oder Geheimverbündeter dessen zu sein, mit dem Sie bereits ein Gespräch hatten.

Oder Sie gehen etwas flexibler vor und bieten Gespräche zu dritt an. Dabei sieht es zunächst so aus, als sei der beim ersten Mal abwesende Partner im Nachteil; denn er weiß ja nicht, was in der ersten Stunde schon alles zur Sprache kam. Man könnte aber auch behaupten, der andere, der beim ersten Mal Anwesende, ist im Nachteil; er oder sie verliert ja »seine« Beraterin oder »seinen« Berater. Darum gilt hier wieder die Regel: Lösen Sie die alte Vereinbarung erst einmal auf: »Das wird schwierig für Sie sein. Sie haben mir nun schon einiges anvertraut. Ich bin, wenn Sie als Paar wiederkommen, nicht mehr nur Ihr Berater, sondern werde nach der Beziehung zwischen Ihnen und Ihrem Partner fragen. Ich werde Ihnen also möglicherweise noch einmal die gleichen Fragen stellen wie heute. Wollen Sie trotzdem Paargespräche?« Im ersten Gespräch mit beiden treffen Sie dann eine neue Abmachung: »Sie sind jetzt beide da. Das ist schwierig für Sie beide. Sie waren beim Gespräch mit Ihrem Partner nicht da und fragen sich vielleicht, was wurde da schon alles gesagt. Und Sie waren da, aber ich werde Ihnen noch einmal die gleichen Fragen stellen, so als wüsste ich nichts von Ihnen. Wir werden ausprobieren, ob es zu dritt geht, ob Sie beide sich bei mir ausreichend verstanden fühlen. Bitte melden Sie sich, wenn das nicht der Fall sein sollte. Sind Sie damit einverstanden? Ja? – Dann wüsste ich gerne von jedem von Ihnen, was Sie herführt. Wer mag beginnen, Sie oder Sie?« Im weiteren Verlauf der Beratung werden Sie darauf achten, dass Sie nicht doch heimlich eine geheime Allianz mit dem Partner eingehen, den Sie aus dem ersten Gespräch schon kennen.

■ **Nach 6 Stunden Einzelberatung möchte der Partner mitkommen.** In drei, vier, fünf, sechs Beratungsstunden ist normalerweise eine feste Beziehung zwischen Ratsuchendem und B gewachsen, sodass B dem Paar nicht oder nur mit großer Mühe unparteiisch zuhören kann. Daher erfolgt eine Paarberatung in der Regel bei einem anderen Berater. Die Einzelberatung wird ausgesetzt und kann nach Abschluss der Paarberatung ggf. wieder aufgenommen werden.

■ **Nach 6 Stunden Einzelberatung kommt der Partner unangemeldet mit.** Im Grunde ist das die gleiche Situation wie eben. Geht B dennoch auf das Drängen des Paares ein, so wird B seine starken Bedenken zum Ausdruck bringen. Auf diese Weise gibt er dem Paar die Verantwortung für das Gelingen in diesem Setting: »Ich merke, Sie wollen unbedingt Beratung zu zweit. Ich kann Ihnen nur sagen, dass es eigentlich nicht geht. Wir können es ausprobieren. Sie beide müssen aber ganz besonders aufpassen, ob jeder von Ihnen sich ausreichend verstanden fühlt. Sie müssten sofort sagen, wenn das nicht der Fall ist. Können wir das vereinbaren?«

■ **Das Paar erscheint unabgesprochen mit einem Säugling oder zwei lebhaften Kindern.** »Unser Babysitter hat abgesagt, und die Gespräche hier sind uns wichtig«, könnte das Paar als Erklärung sagen. Und B könnte denken: Ein ruhiges Baby ist doch kein Problem. Nur, täuschen Sie sich nicht: Ein friedlich schlafender Säugling verwandelt sich oft blitzschnell in ein laut schreiendes Wesen. Vor allem:

Kinder kriegen immer alles mit.

Die Atmosphäre zwischen den Eltern ist die Luft, die die Kinder einatmen und von der sie leben. Insofern wird mit einem schlummernden Baby im Raum ein hoch emotionaler Konflikt nicht zu besprechen sein: Die Eltern sollen ja gerade lernen, Partnerkonflikt und Elternverantwortung auseinanderzuhalten (vgl. S. 108 f.). Auch die Anwesenheit älterer Kinder verändert die Beratungsatmosphäre. Wenn nicht gerade die Sekretärin bereit ist, die Kinder vorübergehend zu hüten, kann B die Kinder natürlich mit Malen oder anderweitig beschäftigen. Aber das Einbeziehen der Kinder verändert womöglich Zielrichtung, Themen und Wirksamkeit des Gesprächs.

- **Das Paar erscheint mit einem Hund.** Dazu empfehle ich Ihnen das Buch »Wau! – Was Paare von Hunden lernen können« von Bettina und Hans Jellouschek (2012).

- **Einer oder beide Partner sind in Therapie.** Das stellt sich im Erstgespräch heraus. B fragt: »Weiß Ihr Therapeut, dass Sie hier sind? Stimmt er diesem Schritt zu?« Weiß der Therapeut es nicht, so ist dessen Zustimmung erforderlich. Denn ›wer zuerst kommt, mahlt zuerst‹. Wir arbeiten nicht hinter dem Rücken von Kollegen. Wir nehmen aber auch nicht Kontakt zu Kollegen auf, sonst haben auf einmal die (Therapeuten-)Eltern die Verantwortung für die (Klienten-)Kinder. Ohnehin stellt sich die grundsätzliche Frage: Ist es sinnvoll, zwei therapeutische Prozesse gleichzeitig zu machen? Beratung bzw. Therapie kostet Zeit, Geld und vor allem Energie. Gegensätzliche methodische Ansätze können verwirren. Andererseits lösen Einzeltherapien oft Paarkonflikte aus, decken sie auf oder spitzen sie zu. B sollte sich in jedem Fall durch Absprachen vor drei Gefahren schützen: Zum einen dass derjenige, der in Einzelberatung oder -therapie ist, sich nicht zurückzieht, den Partner zum Patienten werden lässt oder sich als Co-Berater geriert. Zum anderen dass B, unabhängig von dem, was in der Therapie läuft, alle Themen der Partner, auch biografische, ansprechen kann und sich nicht die Hände binden lässt. Die dritte Gefahr: Die Klienten wandern von einem Therapeuten zum nächsten, bringen alle zur Verzweiflung, ändern aber nichts bei sich. In diesem Fall sollte B erst einmal davon ausgehen, dass die Kollegen gut gearbeitet haben und daher die Kontraktfrage stellen: »Sie haben mehrere Therapien gemacht. Dann wissen Sie ja über sich Bescheid. Was möchten Sie denn hier noch zusätzlich erreichen?« Es kann auch nicht schaden, die bekannte Frage hinzuzufügen: »Was muss ich falsch machen, damit Sie auch mit mir unzufrieden sind?«

  Dieselben Bedingungen oder Fragen wird B auch nachträglich stellen, wenn B erst in einer der späteren Stunden von der gleichzeitigen Einzeltherapie eines oder beider Partner erfährt.

■ **Einer oder beide Partner fragen nach zusätzlicher Einzeltherapie.** Da gilt es zwei Situationen zu unterscheiden. Einmal: Hat sich dieser Wunsch aus den Paargesprächen heraus entwickelt? Ist einem Partner (seltener beiden) im Verlauf der Beratung klar geworden: »Ich habe da ein Problem von früher. Das hat nichts mit dir zu tun. Das möchte ich mal allein in Ruhe anschauen.« Die Bearbeitung ungelöster biografischer Themen ist im Rahmen von Paarberatung sehr wohl möglich – allerdings in Grenzen: zeitlich (ein, zwei, allerhöchstens drei Stunden) und inhaltlich (Ziel ist, das Verhalten in der Beziehung besser zu verstehen und dem Partner verständlich zu machen). Benötigt die Bearbeitung eines biografischen Themas, das nichts oder wenig mit der Partnerschaft zu tun hat, mehr Raum, so verändert sich das Beziehungsgleichgewicht in der Paarberatung. (Mehr hierzu unten S. 316 ff.) Man kann vorsehen, dass die Einzelprobleme nach Abschluss der Paarberatung bearbeitet werden. Es ist indessen auch möglich, die Paarberatung, wenn beide Partner einverstanden sind, an dieser Stelle für eine gewisse Zeit auszusetzen und nach Abschluss der Einzelarbeit wieder aufzunehmen.

Die andere Situation: B ist von der Frage nach Einzeltherapie überrascht oder verwirrt. In diesem Fall hat B wahrscheinlich den Kontakt zum Paar verloren. Das Paar und B haben keinen inhaltlichen Kontrakt mehr. Für B stellt sich dann die Frage: Was will das Paar dem Berater auf diese Weise mitteilen, vielleicht auch kritisch?

■ **Einer oder beide Partner bitten im Verlauf der Paarberatung um Einzelgespräche.** Wieder gilt es zu unterscheiden: Ist dieser Wunsch im Verlauf der gemeinsamen Arbeit in der Paarberatung entstanden? Traut der oder die Betreffende sich im Augenblick noch nicht, etwas Bestimmtes in Gegenwart des Partners anzusprechen, weil es zu angst- oder schambesetzt ist (etwa bei frühem sexuellen Missbrauch) oder weil es sich um ein kriminelles Delikt handelt, mit dem man nicht umzugehen weiß, von dem der Partner aber zur Zeit noch nichts erfahren soll? Wenn Sie mit dem Paar ein derartiges Einzelgespräch vereinbaren, dann ist es nicht notwendig, aus bloßer Gerechtigkeit auch mit dem anderen ein Einzelgespräch zu führen, es sei denn, der wünscht das. Sie sollten jedoch sicherstellen, dass Sie als B nicht zum Geheimnisträger oder Geheimverbündeten eines Einzelnen werden.

Oder ist die Bitte der Partner um Einzelgespräche eher ein Zeichen dafür, dass die Beratung stagniert? Dann sollte sich B auf jeden Fall die Frage stellen: Was will das Paar mir mit seinem Wunsch nach Einzelgesprächen, also nach einem Setting-Wechsel, mitteilen? Arbeitet B mit dem Konzept, das Miteinander des Paares, seine Beziehung ist der »Klient« in der Paarberatung (s. o. S. 168), dann sind Einzelgespräche im Rahmen von Paarberatung nach meiner Erfahrung eher vertane Zeit. Das Ziel konstruktiver Kommunikation in Paarbeziehungen ist es ja gerade nicht, aufzuhören miteinander zu reden, wenn es schwierig wird, und stattdessen in das Gespräch mit einem Dritten zu flüchten.

- **B hat den Wunsch nach Einzelgesprächen mit jedem der Partner.** Das ist meist ein sehr deutliches Signal, dass B mit beiden zusammen nicht weiterkommt. Natürlich kann man Paarprobleme auch in der Einzelberatung bearbeiten. Es dauert länger, es ist mühsamer – und es hat dann mit Paarberatung nichts mehr zu tun. Steckt B in der Sackgasse fest, dann macht es keinen Sinn, Gas zu geben und weiter in die Sackgasse hineinzufahren. Es gibt nur ein Heilmittel: Stop sagen, zurückfahren, noch einmal die Eingangsfragen stellen: Was führt Sie her? Was wollen Sie hier konkret erreichen und warum eigentlich? Sind die Wunschvorstellungen der Partner ein Ziel, das diese realistischerweise erreichen können?

- **Einer der Partner ist körperlich oder seelisch krank.** Fragen Sie in jedem Fall genau nach, um welche Krankheit es sich handelt, selbst wenn Sie diese nicht kennen; ob der Betreffende in regelmäßiger Behandlung ist, sich bei seinem Arzt oder Psychiater gut aufgehoben fühlt; welche Medikamente verschrieben sind; ob der Betreffende sie auch wirklich nimmt. Sie können sich dann nach der Beratungsstunde eingehender kundig machen.

- **Ein Partner kommt eine halbe Stunde zu spät, der andere ist pünktlich.** Das kann vorkommen. Die Stunde beginnt jedoch erst, wenn beide anwesend sind. Sie hört in der Regel auch zum vorgesehenen Zeitpunkt auf. Was das Paar mit der von ihm bezahlten Zeit macht, ist seine Sache. Die Art und Weise, wie das Paar mit dieser Situation umgeht, kann Beratungsthema sein. Kommt es häufiger vor, dann ist es ein Hinweis, wie das Paar mit Problemen umgeht. Das sollte in jedem Fall früher oder später Beratungsthema werden.

- **Ein Partner bleibt unabgesprochen weg, will auch nicht mehr kommen. Der andere möchte weitermachen.** Einerseits: Sie haben eine Vereinbarung mit dem Paar. Ein Einzelner ist kein Paar, daher können Sie nicht weitermachen. Andererseits: Sie haben eine Vereinbarung mit zwei Personen. Eine Person ist mit dem Abbruch der Paarberatung nicht einverstanden und will weitermachen. Denn vielleicht zeigt das Paar Ihnen gerade jetzt, wo sein zentraler Konflikt liegt. Auch mit dieser Person haben Sie einen Vertrag, den Sie brechen, wenn Sie aufhören. Was also machen Sie? Es ist wichtig, die Tatsache ernst zu nehmen, dass Sie mit beiden Partnern eine Absprache haben. Wenn Sie meinem Rat von S. 230 f. gefolgt sind und sich gegen kommentarloses Wegbleiben »versichert« haben, dann können Sie das Paar mit Hinweis auf das gegebene Einverständnis zu einem Bilanzgespräch einladen. Zusätzlich können Sie den enttäuschten Partner um seine Hilfe bitten. Damit Sie verstehen können, ob Sie ggf. etwas falsch gemacht haben, und damit Sie aus dieser Situation lernen können.

- **Das Paar bleibt unabgesprochen weg und bricht ab.** Es sieht so aus, als wollten beide nicht weitermachen. Siehe dazu ebenfalls S. 230 f.

- **Der eine Partner möchte unbedingt von einer Frau beraten werden, der andere unbedingt von einem Mann.** (Oder beide wollen unbedingt zu einem Mann, Sie aber sind eine Frau; bzw. umgekehrt.) An Beratungsstellen, an denen Frauen und Männer als Berater arbeiten, klärt sich diese Frage meist schon bei der Anmeldung. Arbeiten Sie jedoch allein oder sind an Ihrer Stelle nur Personen des einen Geschlechts tätig, dann gilt zunächst einmal: Sie können Ihr Geschlecht nicht ändern. Sie können jedoch anbieten, dass die Ratsuchenden es bei Ihnen versuchen. Am Ende des ersten Gesprächs können sie ja entscheiden, ob sie weiterhin kommen wollen. In jedem Fall werden Sie die Frage: Warum ist das Geschlecht der Beratungsperson so wichtig? Welche Erfahrungen, früher oder gegenwärtig, bilden den Hintergrund dieses Wunsches des oder der Ratsuchenden? (Volger/Merbach 2010, S. 72) im Auge behalten.

Warum ist die genaue Beachtung der Regeln des Settings so wichtig und so wirksam? Es geht um Klarheit. Es geht um Probleme, die auch im Leben der Paare immer wieder eine Rolle spielen wie Grenzen achten und setzen, Verantwortung übernehmen und für sich sorgen, Verpflichtungen eingehen und Abhängigkeiten vermeiden, Abmachungen klären und respektieren. Mit seinem Verhalten gibt B auch ein Modell für den Umgang mit diesen Themen.

Ratsuchende sind oft sehr einfallsreich, wenn es darum geht, Absprachen zu umgehen oder aufzuweichen. Darum nenne ich hier noch einige Situationen, damit Sie sich gegen Überraschungen wappnen können. Was machen Sie, wenn

- zwischen zwei Sitzungen einer (oder beide) Ihnen am Telefon ein wichtiges Geheimnis anvertrauen will?
- einer zwischen zwei vereinbarten Terminen telefonisch dringend einen zusätzlichen Einzeltermin verlangt, weil er den Druck nicht mehr aushält?
- der Einzeltherapeut eines Partners Sie anruft?
- ein Partner Sie in der Stunde bittet, seinen Einzeltherapeuten anzurufen?
- während des Paargesprächs Ihr Telefon klingelt?
- nach den Ferien der Mann statt mit seiner Frau mit seiner Freundin bei Ihnen zur Paarberatung erscheint?

29 Paarberatung oder Paartherapie? – Ein Paarberater oder ein Beraterpaar?

Welches ist die treffendste Bezeichnung für Paare, die in einer Krise Begleitung durch eine Fachkraft suchen – Ratsuchende, Klienten, Patienten, Kunden, Besucher? Jeder dieser Ausdrücke hebt einen bestimmten Aspekt hervor, hat neben Vorteilen aber auch Nachteile.

Therapeuten und Patienten

Der Begriff Therapie verspricht im Deutschen Heilung von einer Krankheit, von Verletzungen, von körperlichem oder seelischem Leiden. Nun mögen Paare in einer Krise leiden, die Partner mögen sich gegenseitig verletzt haben. Sie sind aber erst einmal nicht krank, sondern sie haben Probleme. Genauer: Sie leiden darunter, dass die Lösungen, mit denen sie lange Zeit anstehende Konflikte bewältigt haben, dieselben Probleme jetzt nicht mehr angemessen lösen. Was Probleme schafft, ist die Atmosphäre zwischen den Partnern. Was sich verändert hat, ist die Brille, durch die die Partner sich sehen, also ihr Verhalten und in Wechselwirkung dazu das Verhalten des anderen. In der Regel haben sich beide Partner gegenüber früher nicht grundlegend verändert – sie haben im Wesentlichen die gleichen Licht- und Schattenseiten wie zu Beginn der Beziehung.

Therapeuten kümmern sich um Patienten. Das Verhältnis von Arzt und Patient liefert unausgesprochen sowohl einen Erwartungshorizont als auch Verhaltensmuster. Es teilt zu: einerseits Fachkompetenz, Autorität und Aktivität, andererseits Hilfsbedürftigkeit, Abhängigkeit und eine gewisse Passivität. Der eine behandelt, der andere wird behandelt. Das ist eine hierarchische Beziehung. Mehr noch als Berater haben Therapeuten Mühe, Paare von der Tatsache zu überzeugen, dass die dauerhafte Lösung der Probleme des Paares in der Hand des Paares selber liegt, allenfalls einer Krankengymnastik vergleichbar, bei der der Erfolg davon abhängt, ob die vorgeschlagenen Übungen zu Hause auch gemacht werden.

Aber natürlich: Paartherapeut klingt feiner als Paarberater. Meist eröffnet der Titel bzw. der entsprechende öffentlich anerkannte Abschluss bessere Arbeits-, Anstellungs- oder Abrechnungsmöglichkeiten. Wer sich Therapeut nennen kann, hat Vorteile im Blick auf Prestige, Geld und Macht. Nur sind das Privilegien, die erst einmal außerhalb der Beziehung zwischen Paar und Fachkraft liegen.

Was die Arbeitsmethode, also Vorgehen und Haltung, anbelangt, unterscheidet sich heutzutage Paartherapie in nichts von Paarberatung. Anders als bei Einzelberatung bzw. -therapie liefern bei Paaren weder die Länge des beraterisch-therapeutischen Prozesses noch die Schwere des Falles ein Unterscheidungskriterium. Es gibt kürzere und längere Prozesse mit Paaren, egal, wie das nun genannt wird. Erfahrene Paarberater berichten, dass die Probleme, mit denen Paare Beratung aufsuchen, zunehmend schwieriger werden. Es ist naheliegend, dass Therapeuten, die Methoden anwenden, die lange Prozesse erfordern, genau hinschauen, mit wem sie in den nächsten Jahren einen großen Teil ihrer Arbeitszeit, d.h. auch Lebenszeit, verbringen werden. Nicht nur psychiatrische Einrichtungen sortieren Patienten nach dem Gesichtspunkt »nicht therapierbar« oder »nicht mehr therapierbar« aus. Die Betreffenden landen dann nicht selten in der Beratung, mit oder ohne Partner.

Das Wort Therapie stammt aus dem Griechischen. Mein griechisches Wörterbuch nennt mir für »therapeuein« folgende Bedeutungen, zunächst: Dienen, Dienste leisten, bedienen, freundlich behandeln, Aufmerksamkeit erweisen, ehren, hochachten, jemand zu gewinnen suchen. Danach auch: gut sorgen, sorgsam behandeln, beachten. Und schließlich: pflegen, verpflegen und heilen. Ich finde, das ist für Berater und Therapeuten eine bedenkenswerte Liste von Tätigkeiten

Kunden und Dienstleister

Das Wortspiel »Kunden sind kundige Kundschafter« erlaubt es, »Kunden« bewusst wertzuschätzen und ihnen voller Respekt auf ihrer Suche nach alternativen Handlungsmöglichkeiten zu begegnen (Hargens 2006, S. 142 ff.). Bei der Bezeichnung der Klienten als Kunden gerät indessen die Position des Gegenübers leicht aus dem Blickfeld und damit sowohl der Schutz, den die Berater in der Beratung brauchen, als auch der Schutz der Ratsuchenden vor Beratung. Kunden können mit ihrem Geld eine Ware oder Dienstleistung kaufen und damit nach Belieben verfahren, sie nutzen oder wegwerfen. Die Dienstleistung Paarberatung ist jedoch weder für die Paare noch für die Berater ein beliebiger Prozess. Die Eröffnung neuer Handlungsperspektiven kann für ein Paar oder für einen der Partner gelegentlich tiefe Enttäuschungen und schmerzliche Erfahrungen beinhalten. In seltenen Fällen wird die Beraterin oder der Berater dem Paar von einer weiteren Paarberatung sogar abraten. Damit gerät die Vorstellung von der Kundigkeit des Kunden an Grenzen. Im Übrigen sei darauf verwiesen, dass sowohl die englische als auch die französische Sprache zwischen Klient und Kunde nicht unterscheidet: In der beraterisch-therapeutischen Fachliteratur sind die Ratsuchenden einfach »clients«.

Berater und Klienten

Für mich bevorzuge ich die Bezeichnung Paarberater. Der Ausdruck respektiert die unterschiedlichen Kompetenzen: die persönliche des Paares und die fachliche der Fachkraft. Beratung ist ein sehr flexibles Konzept. Paarberatung ist erst einmal offen für alle Paare, die mit einem Anliegen kommen. Zugleich bietet der Begriff die Möglichkeiten, Paare je nach Situation zu begleiten. Beratung verspricht nicht insgeheim das Erreichen eines Zieles (Konfliktfreiheit, Heilung, Besserung usw.), sondern Schritte in eine vereinbarte Richtung. Diese Schritte können klein oder groß sein. Sie können grundlegende Änderungsprojekte beinhalten oder ein einfaches Zuhören oder Stützen (s. S. 213 f.). Das Konzept Beratung eignet sich ebenso für extrem schwierige wie für »einfache« Paarkonstellationen. Ob und wie viel auf dem Weg zu den in Aussicht genommenen Zielen erreicht wird, liegt nicht in der Verantwortung von B. Immer wieder werden die Anliegen des Paares geklärt und die nächsten Ziele und Schritte abgesprochen. Dieses Vorgehen schützt sowohl das Paar als auch die Beratungsfachkraft und die Beratung. Das Paar behält die volle Zuständigkeit und Verantwortung für sein Leben. Die Beraterin oder der Berater bleibt unabhängig von Erfolg oder Nicht-Erfolg des Paares und bewahrt sich auf diese Weise seine Freiheit, seine Wirksamkeit und den Spaß an Paarberatung.

Ein Paarberater oder ein Beraterpaar?

Manche Paare haben gerne zwei Berater, eine Frau und einen Mann. Manche Berater fühlen sich wohler zu zweit. Paarberatung wird daher nicht nur von einer einzelnen Fachkraft, sondern auch von Beraterpaaren angeboten. Beide Settings haben Vor- und Nachteile. Dabei sehe ich einmal von der Situation ab, dass die Paarberatung zu viert stattfindet, weil der eine Berater noch in Ausbildung ist oder sich aus anderen Gründen dem Paar allein nicht gewachsen fühlt.

Vier Augen sehen mehr als zwei

Zwei Augenpaare sehen mehr als ein Augenpaar. Das wäre ein Plädoyer für Paarberatung zu viert. Während der eine das Gespräch führt, kann der andere aufmerksam beobachten und Dinge bemerken, die der Kollegin oder dem Kollegen entgehen. Da beide Berater unterschiedlich sind, nehmen sie auch Unterschiedliches wahr. Die Frau kann sich durch die Anwesenheit der Beraterin sicherer fühlen und der Mann durch die Gegenwart eines männlichen Beraters. Die Ratsuchende fühlt sich vielleicht von einer Frau besser verstanden (oder glaubt das) und kann sich mit ihr leichter identifizieren. Entsprechendes gilt für den Mann. Jeder Partner hätte beim Beraterpaar sozusagen seinen Anwalt. Es mag aber auch umgekehrt sein: Die Klientin entwickelt einen guten Draht zum Berater und der Klient zur Beraterin.

Das alles wären Vorteile einer Beratung zu viert. Sie funktioniert jedoch nur unter bestimmten Bedingungen: Beide Berater sind auf dem gleichen Erfahrungsniveau. Sie kennen sich genau, sie kennen das Beratungskonzept und den Beratungsstil des anderen. Entweder sie ergänzen sich und wissen das voneinander: Dann kann der eine eventuell mehr konfrontieren und der andere mehr Verständnis zeigen. Oder beide haben in etwa die gleiche Vorgehensweise, wissen das voneinander und haben kein Problem damit, dass der Kollege mal unterbricht, ins Wort fällt oder eine Zeit lang gar nichts sagt. Wenn die Berater mit einer Intervention des Kollegen nicht einverstanden sind, könnten sie das gelegentlich auch offen zum Ausdruck bringen: Das Paar würde dann ein Modell offener Unterschiedlichkeit und konstruktiver Auseinandersetzung erleben. Zugleich können die Berater dem Paar auf diese Weise Hinweise geben, wie sie, die Berater, das Paar, seine Rollenaufteilung usw. wahrnehmen.

Viele Landkarten verwirren den Wanderer

Dieser Hinweis von Rosmarie Welter-Enderlin könnte ein Plädoyer für eine Paarberatung mit einem Berater sein. Die eine Beratungsperson widmet ihre volle Aufmerksamkeit ungeteilt dem Paar und konzentriert sich ganz auf dessen Atmosphäre, Themen und Problembewältigungsversuche. B muss nicht zugleich mitbekommen, erahnen oder erfragen, was der Mitberater wahrnimmt, denkt, fühlt oder machen möchte. Niemand funkt dazwischen, wenn B durch genaues Nachfragen eine Unklarheit klären oder das Paar mit einer Unentschlossenheit oder einem Widerspruch konfrontieren möchte. Beratungssitzungen zu dritt sind daher meist auch kürzer als Beratungssitzungen zu viert.

Geht B davon aus, wie in diesem Buch vorgeschlagen, dass der Klient in der Paarberatung erst einmal die Beziehung des Paares ist, so hat B ja eigentlich nur einen Klienten, auch wenn der als zwei Personen auf einer Wippe sitzt. Was zunächst wie ein Nachteil aussehen mag: Der einzelne Berater versteht einen der Partner schneller oder besser als den anderen Partner, kann zu einem Vorteil werden: Das Paar nötigt B, auch diesen schwerer zugänglichen Aspekt seines Paarlebens voll zu verstehen (s. S. 169). Auf diese Weise führt B das Paar in der Regel zu seinem zentralen Konflikt, für den es andere Auswege sucht als die bisherigen Sackgassen.

Soweit ich das überblicke, ist das Vierer-Setting (das Paar und zwei Berater) nicht wirksamer als die Dreier-Paarberatung (so auch Weber 2012, S. 16). Ich kenne verschiedene Kollegen sowohl in Europa als in den USA, die Paare zunächst als Beraterpaar empfangen haben, inzwischen jedoch allein arbeiten. Zu Forschungszwecken tun sie sich hin und wieder noch einmal mit einem erfahrenen Kollegen zusammen.

Der entscheidende Vorteil von Paarberatung durch eine einzelne Fachkraft liegt in äußeren Faktoren. Es ist wesentlich einfacher, eine Paarberatung zu dritt zu organisieren, als vier Personen unter einen Hut zu bekommen. Paarberatung zu dritt ist zeitlich weniger aufwendig, denn ein Beraterpaar muss sich ja gemeinsam vor- und nachbesprechen und dazu Termine finden. Und eine Beratung mit einem Berater ist kostengünstiger, denn eine Beratung zu viert kostet natürlich mehr, den Arbeitgeber der Berater oder das Paar.

30 Schritte, Fallen, Tugenden

Vielleicht ist durch die Überlegungen in den vergangenen Kapiteln die Übersicht über die Anfangsphase der Paarberatung etwas verloren gegangen. Darum möchte ich noch einmal einige Punkte zusammenfassen, die mir wichtig erscheinen.

Sieben einfache Schritte

Im Grunde ist die Eröffnung der Beratung eine Abfolge ganz einfacher Schritte. Holen Sie die Leute, die zu Ihnen kommen, da ab, wo sie bei Ihnen ankommen, nämlich in der Gegenwart und bei ihren Gefühlen. Auf diese Weise erleichtern Sie sich und den Paaren den Einstieg. Gehen Sie so vor, wie Sie es mit jedem Menschen täten, der mit einem Anliegen zu Ihnen kommt:

- Bitte kommen Sie herein und nehmen Platz.
- Was führt Sie her? Was kann ich für Sie tun?
- Was haben Sie bisher versucht?
- Was hat geklappt? Was hat nicht geklappt?
- Was hat sich bewährt? Was sollte anders sein?
- Was wollen Sie noch einmal neu versuchen?
- Womit wollen Sie beginnen?

Sieben Gefahren und Fallen

Gefahren, die der Beraterin oder dem Berater bei der Arbeit drohen, sind zum Beispiel:

- Die Angst, nichts zu wissen und zu verstehen. Oder die Vorstellung, alles wissen und verstehen zu müssen, obwohl das in der kurzen Zeit ganz unmöglich ist.

- Die Angst, Fehler zu machen. Oder die Vorstellung, fehler- und irrtumsfrei beraten zu können, obwohl nichts menschlicher ist, als Fehler zu machen und sich zu (ver)irren.
- Die Angst, Fehler einzugestehen. Oder die Vorstellung, perfekt sein zu wollen, obwohl wenige Sätze so viel Beziehung schaffen und gelegentlich auch zum Lachen bringen wie das Eingeständnis, etwas Falsches gesagt, gefragt oder vermutet zu haben.
- Die Vorstellung, verpflichtet zu sein, die Probleme der Klienten zu lösen.
- Die Neigung, sich für oder anstelle des Paares anzustrengen und zu verausgaben.
- Die Erwartung, Beratung könne Probleme endgültig lösen.
- Die Versuchung, mehr als eine Sache auf einmal zu machen.

Besonders die letzte Gefahr lässt Berater immer wieder in Fallen tappen – Fallen des Paares oder Fallen eigener Ansprüche. Darum noch einmal: Wenn Sie die Probleme des Paares kennenlernen wollen – erkunden und sammeln Sie, aber lösen Sie noch nichts. Wenn Sie das Paar nach seinen Problemlösungen fragen – erkunden und sammeln Sie, aber lösen Sie noch nichts. Wenn das Paar sich für ein erstes Arbeitsvorhaben entscheidet – prüfen Sie, ob der Auftrag lösbar, realistisch und beraterisch sinnvoll ist, aber lassen Sie dem Paar und sich Zeit, später und in Ruhe tragfähige Lösungen zu erarbeiten.

Sieben Tugenden der Beraterin und des Beraters

Eine gute Beraterin/ ein guter Berater ist	im Sinne von
dumm, naiv	nicht wissen, Fragen stellen, nachfragen
langsam	genau verstehen wollen, »Was ich nicht verstehe, kann ich nicht verstehen.«
faul	nicht für Klienten arbeiten, Klienten zum Darstellen und Sprechen bringen,

Eine gute Beraterin/ ein guter Berater ist	im Sinne von
faul	Unklares nicht mit meinen Vorstellungen füllen
unhöflich	unterbrechen
unvollkommen	unsicher sein, Fehler zugeben
penetrant	bei einer Sache bleiben, sich nicht abbringen lassen
frech	sich trauen, Dinge deutlich benennen

Problemorientiert – ressourcenorientiert – lösungsorientiert – was denn nun?

In den Fünfziger- und Sechzigerjahren des 20. Jahrhunderts wurden einige Therapeuten in Nordamerika ungeduldig. Sie stellten nicht so sehr die grundlegenden Erkenntnisse Freuds und der psychodynamischen Theorien infrage. Sie bekamen vielmehr Zweifel an der Wirksamkeit der psychoanalytischen Methode. Diese Ungeduld hat Gestalt-Therapie, Transaktionsanalyse, Bioenergetik, verschiedene Körpertherapien und andere humanistische Ansätze sowie eine Reihe von Kurzzeit-Therapien hervorgebracht. In Europa hat sich mit zwei Jahrzehnten Zeitverschiebung eine vergleichbare Ungeduld ausgebreitet. Das hat u. a. dazu geführt, dass die Selbstheilungskräfte der Paare, die Wertschätzung der Kompetenzen und Ressourcen der Klienten oder »Kunden« zunehmend Beachtung und Wertschätzung erfahren.

Wie man schaut, so sieht man. Wie man die Lupe ansetzt, so nimmt man wahr. Was man »wahr«nimmt, hält man schnell für Wahrheit. Die Blickrichtung beeinflusst auch das Bewusstsein. Wer geübt ist, Probleme zu erkennen und zu erhellen, sieht oft in die Tiefe, ist indessen in Gefahr, bei den Problemen stehen zu bleiben. Wer sein Augenmerk auf Ressourcen und Lösungen richtet, bestärkt die Möglichkeiten und Fähigkeiten des Paares, steht jedoch in Gefahr, vor dem bisweilen fast unerträglichen Druck der Paare davonzulaufen. Damit ist dann aber keines der Probleme wirklich gelöst. Die ungelösten Probleme leben womöglich weiter als unentschärfte Bomben im Keller oder unter dem Teppich im Wohnzimmer des Paares oder im Lebensrucksack des Einzelnen. Besonders »übersichere« (s.o. S.218), handlungs- und leistungsorientierte männliche Berater geraten da gelegentlich unter einen anstrengenden Lösungsdruck. Ohnehin sind Lösungen nicht immer die Lösung. Das Ziel kann, neben Verhandeln lernen, auch sein zu akzeptieren: Es gibt keine Lösung – und trotzdem bleiben wir als Paar zusammen.

Wer hat nun recht? Stellt ein Paar dem Berater die Frage: Wer von uns beiden hat recht?, so antwortet B mit ziemlicher Sicherheit: Beide. So auch hier.

Einerseits: In Beratung kommen oft Partner in Stress und unter hohem Druck, mit erhöhtem Blutdruck und Adrenalinspiegel. In diesem Zustand hören sie weder dem Partner noch dem Berater zu. Ist auch noch die seelische Tiefkühltruhe voll oder liegen gar frühkindliche oder andere traumatische Blockaden vor, so läuft erst einmal gar nichts, bevor nicht Raum ist, Ärger und Verletzungen auszusprechen. B wird sich nicht vorschnell auf Lösungssuche begeben, sondern das Paar erst einmal bei seinem Ärger und seinen Enttäuschungen abholen. Denn B weiß: Enttäuschungen und Ärger sind auch Ressourcen. Hinter Enttäuschungen stehen Wünsche und Sehnsüchte.

Ärger ist nichts anderes als geballte Lebensenergie, die ihr Ziel nicht erreicht.

Zugleich: Wonach das Paar sich sehnt, sind nicht Ärger und Enttäuschung, sondern eine Beziehung, in der beide Partner auf ihre Kosten kommen. Die Fähigkeiten dazu lassen sich erfolgreicher mit positiven Zielvorgaben entwickeln. Negativ formulierte Ziele erinnern ständig an das *eine* Verhalten, das nicht sein soll (s.o. S.214), und sie wecken unangenehme Gefühle und Erfahrungen. Dagegen gibt es *viele* Möglichkeiten, wie Paare sich miteinander gut fühlen und sich Gutes tun. Schon der Gedanke daran tut gut, setzt angenehme Erwartungen, Erfahrungen und positive Energien frei und kann neue Spuren im Gehirn legen.

Die Frage an Beraterin oder Berater könnte also lauten: Suche ich nach Ressourcen und Lösungen, weil das jetzt für das Paar dran ist oder weil ich das als Berater brauche? Ein konkretes Beispiel: Muss ich das Paar unbedingt schon in der ersten Stunde nach seiner Verliebtheitsphase fragen, weil ich die Spannungen der unerträglichen Gegenwart nicht ertrage? Oder kann ich warten und das Potenzial, das in den Erfahrungen der ersten Liebe steckt, nutzen, wenn das Paar in der Mittelphase seine harten Konflikte zu lösen sucht und dabei als Anschubsenergie auf die Erinnerung dessen zurückgreift, was damals gelang und glücklich machte?

TEIL 3

Neues in Gang setzen, Gemeinsamkeiten pflegen, Unterschiede wertschätzen

Interventionen und Methoden in Mittel- und Abschlussphase

31 Die Mittelphase der Paarberatung – Übersicht

Wann beginnt die mittlere Phase der Paarberatung? Die einfachste Antwort auf diese Frage lautet: Wenn die Eröffnungsphase zu Ende ist. Und wann ist die Anfangsphase zu Ende? Wenn ein Ziel festgelegt und ein erster Arbeitskontrakt vereinbart ist, wenn das Paar beginnt, Konflikte zu regeln, Veränderungsschritte zu versuchen und neue Absprachen zu treffen, Unterschiede zu akzeptieren und faires Verhandeln zu lernen. Wenn die Partner beginnen zu verstehen, wie sie als Paar funktionieren und wie jeder einzeln funktioniert, wenn sie die Eigenart des anderen annehmen und vielleicht sogar beschließen, sich gegenseitig zu unterstützen.

Mögliche Schritte in der Mittelphase der Paarberatung

A. Veränderungen erarbeiten

- Kern des Konflikts noch einmal genau anschauen (Mikroanalyse), ggf. Interventionen vertiefen
- Neues in Gang setzen, Lösungen suchen, Veränderungsschritte erproben, Partnervertrag erneuern, Gemeinsamkeiten beleben
- Neue beraterische Mittel und Techniken einsetzen

B. Unterschiede erarbeiten, Nicht-Veränderung akzeptieren

- Unterschiede herausarbeiten und annehmen lernen (den anderen nicht mehr verändern wollen)
- Hören und Reden lernen im Bewusstsein der Unterschiedlichkeit
  - respektvolle und konstruktive Kommunikation erlernen
  - faires Verhandeln lernen
  - Bedürfnis-, Ärger- und Streitmanagement lernen (auch als Prävention gegen künftige Krisen)

- Partnerbeziehung pflegen und sich selbst schützen lernen
  - feste Zeiten bzw. Rituale vereinbaren
  - für sich selbst sorgen lernen

C. Einsichten erarbeiten. Begrenzte Einzelarbeit im Rahmen der Paarberatung

- Einsicht in das eigene Funktionieren
- Einsicht in das Funktionieren der Paarbeziehung
- Sich gegenseitig unterstützen und schützen lernen

Diese Übersicht macht deutlich, dass die vorgeschlagenen beraterischen Interventionen und Techniken nicht in jedem Setting von Paarberatung Anwendung finden werden: Stützende und begleitende Paarberatung zielt in der Regel nicht unbedingt auf ein erneuertes Abkommen zwischen den Partnern oder auf verändertes Verhalten ab (vgl. oben S. 213 f.). Dennoch kann die eine oder andere im Folgenden geschilderte Vorgehensweise auch bei Kontrakten nützlich sein, die nicht das Erreichen eines bestimmten Ergebnisses oder das Erarbeiten einer Lösung zum Ziel haben.

In der Anfangsphase ergibt sich in der Regel ein beraterischer Schritt aus dem anderen: Eine bestimmte Abfolge von Schritten legt sich nahe (s. S. 138). Das ist in der Mittelphase anders. Wie Sie vorgehen, welche Intervention Sie wählen, hängt vom Paar ab, dem Arbeitsthema, das es gewählt hat, der Stimmung, in der es kommt, aber auch von Ihrer Einschätzung der Situation, der Möglichkeiten und der Belastbarkeit des Paares, Ihrem Stil, Ihrer Erfahrung und Intuition. Insofern ist die obige Unterteilung in A, B und C künstlich; sie soll der Übersichtlichkeit dienen. Im praktischen Verlauf einer Beratungsstunde werden Sie die Interventionen auswählen, die Ihnen für den jeweiligen Moment sinnvoll und wirksam zu sein scheinen.

Die Atmosphäre der Mittelphase

»Jedem Anfang wohnt ein Zauber inne«, sagt Hermann Hesse in seinem Gedicht »Stufen«. Der Zauber des Anfangs gilt nicht nur für die Geburt eines neuen Menschen oder einer neuen Beziehung. Auch über dem Beginn einer Paarberatung liegt gelegentlich so etwas wie ein Zauber, vor allem wenn Beraterin oder Berater mit der bekannten Wunderfrage (»Einmal angenommen, es geschieht ein Wunder: Über Nacht ist Ihr Problem weg. Woran würden Sie merken, dass das passiert ist?«) sich selber Mut und dem Paar Hoffnung gemacht hat. Zu Anfang der Beratung ist für das Paar alles noch neu: die Person, die dem Paar gegenübersitzt, der Raum, die Fragen und das Interesse von Beraterin oder Berater, ihre oder seine verständnisvolle Art, manchmal auch die Antworten des Partners. Endlich kann man sagen, was man auf dem Herzen hat, der andere läuft nicht davon, ist für eine volle Stunde anwesend, hört vielleicht sogar zu, lässt sich fragen. Jeder der Partner gibt sich anfangs noch Mühe, möchte ja einigermaßen gut dastehen.

Diese Faszination des Anfangs lässt oft ziemlich schnell nach. Wenige Stunden später kennt das Paar den Berater. Die Aufbruchsstimmung des Anfangs legt sich, nicht selten fällt das Paar in alte Verhaltensmuster zurück. Manchmal werden durch die Beratungsgespräche auch schlafende Hunde geweckt, mit Mühe unterdrückte Konflikte treten offen zutage. Und die anfangs überraschenden Fragen von B überraschen jetzt auch nicht mehr. Bisweilen gelingt es dem Paar sogar, die Interventionen von B zunehmend zu neutralisieren. Nach meiner Beobachtung treten an dieser Stelle der Beratung häufig zwei Situationen ein. Die eine: Paar und Berater beginnen, in kleinen Schritten konkrete Schwierigkeiten anzuschauen und anzugehen. Das bereitet vielleicht Mühe, aber alle Beteiligten haben den Eindruck, sie arbeiten gemeinsam in Richtung auf ein gemeinsames Ziel.

Die andere Situation: Ganz allmählich machen sich »im Bauch«, d.h. im Gefühl von B, Eindrücke breit wie: »Es ist mühsam. Es ist schwer. Es geht nicht richtig weiter. Wir kommen nicht voran. Wir haben schon alles versucht. Nichts klappt. Es macht keinen Spaß mehr. Es ist immer wieder dasselbe.« B bekommt Fantasien: »Die Klienten bleiben weg. Die wollen gar nicht!« Oder: »Dieses Paar ist zu schwer für mich. Die brauchen Therapie, Einzelsitzungen usw.« Fazit: »Ein doofes Paar!!« Enttäuschung, Resignation, Anstrengung, Lustlosigkeit, Langeweile, Angst, Selbstinfragestellung und Selbstabwertung breiten sich aus bis hin zu Ärger und Wut. B lässt sich bei der Sekretärin aus, benutzt den Partner zu Hause als seelischen Mülleimer. Oder der pubertäre Sprössling daheim muss sich wehren, wenn Papa oder Mama Beratungsatmosphäre nach Hause bringt: »Red nicht mit mir wie in deiner

Beratung!« Nimmt B diese Warnleuchten nicht wahr, dann bleibt das Paar vielleicht tatsächlich weg. Dann kommen zu allem Frust noch Kränkung und Abwertungsangst hinzu.

In der Beratungsstelle könnte B nun einem Kollegen begegnen, der vor sich hin murmelt: »Hatte ich heute ein unmögliches Paar!« In der Küche könnte eine Kollegin sitzen, die stöhnt: »Meine Güte, was für ein Gespann! Das könnt ihr euch gar nicht vorstellen!!« Für B wäre das vielleicht ein kleiner Trost: Die anderen fühlen sich genauso überfordert wie ich! Nur es wäre eine falsche Schlussfolgerung. Passiert es nicht nur mir hin und wieder, sondern den Kollegen auch, dann liegt es wohl gar nicht so sehr an mir und meiner angeblich fehlenden Kompetenz. Vielleicht hat es mehr mit der Mittelphase zu tun und einer Dynamik, die sich nicht immer, aber doch immer wieder typischerweise nach einigen Beratungsstunden abspielt.

In der Mittelphase entsteht gelegentlich zu einem bestimmten Zeitpunkt der Eindruck: Die Beratung stagniert.

Was könnte B tun? Sich z. B. an die goldene Beratungsregel erinnern: »Was du in der Beratung spürst, hat mit dem Paar zu tun«, oder an den Spruch: »Mein Gefühl ist nicht mein Gefühl« (S. 181). Alle oben genannten Eindrücke »Es ist mühsam. Es ist schwer. Wir kommen nicht voran. Wir haben schon alles versucht. Nichts klappt. Es macht keinen Spaß mehr. Es ist immer wieder dasselbe. Wir wollen aufhören« sind vielleicht nur Gefühle des Paares, die B geschluckt hat. Es ginge also darum, sie verständnisvoll an die Eigentümer zurückzugeben, das vereinbarte Beratungsziel zu überprüfen und einen neuen Kontrakt zu vereinbaren.

Taucht der Eindruck auf: »Es geht nicht richtig weiter«, dann hat B in der Regel gut gearbeitet: Das Paar hat B zum Zentrum seines Konfliktes geführt, vor die Türen, die nur schwer zu öffnen sind, dahin, wo es wirklich mühsam wird, etwas zu ändern.

Was am schwersten zu ändern ist, ist am schwersten zu ändern.

Noch ein praktischer Hinweis: Wenn Sie aus eigener Erfahrung wissen, wann bei Ihnen und Ihrem Beratungsstil diese Stagnationsphase am häufigsten eintritt, in der vierten, fünften oder in der siebten, achten Stunde, dann ist es unklug, im Erstgespräch als Dauer der Beratung gerade diese Stundenzahl zu vereinbaren: Die Schluss- oder Zwischenbilanz fiele dann ggf. genau auf einen Zeitpunkt, an dem alle entmutigt sind. Zwangsläufig sieht der Rückblick des Paares auf die Beratung anders aus, wenn es dem Paar schlecht geht, als wenn es ihm gut geht.

Allerdings: Das Gefühl »wir treten auf der Stelle« könnte auch eine Botschaft des Paares an B sein: »Schau noch einmal genauer hin! Das wirkliche Problem liegt an anderer Stelle.« Oder: »Lass dir doch bitte methodisch noch etwas anderes einfallen!«

32 Noch einmal genau hinschauen

Das Paar hat sich zum Abschluss der letzten Stunde darauf geeinigt, beim nächsten Mal ein bestimmtes Thema genauer anzuschauen (z. B.: Zeit finden zum Miteinanderreden, pünktliches Heimkommen nach der Arbeit, mehr Spaß an Sex, anderes Erziehungsverhalten, Abgrenzungen zur Herkunftsfamilie, die Frage: Hat unsere Beziehung noch eine Chance usw.). B erinnert an diese Absprache und überprüft, ob sie noch aktuell ist – d. h., B aktualisiert den Arbeitskontrakt. Danach beginnt noch einmal eine Erkundungsphase (bezogen auf das für diese Stunde gewählte Thema bzw. für den vorgesehenen Fokus). B will es noch einmal ganz genau wissen: wie jeder Partner das Problem sieht, wie jeder daran beteiligt ist, was beide zusammen oder jeder einzeln bislang versucht hat, das Problem zu lösen, wie jeder sich eine Problemlösung vorstellt, welche Verbesserung der Beziehung oder Atmosphäre sich jeder erhofft, wenn das Problem gelöst ist, was jeder zu einer Lösung beitragen möchte oder müsste (vgl. oben S. 148 – 208). Es sind die gleichen Fragen und Schritte wie beim Eröffnungsgespräch, nur langsamer, ausführlicher, intensiver. Es wird B nicht stören, noch einmal nach Gefühlen oder Ereignissen zu fragen, die bereits zur Sprache kamen. Es macht B auch nichts aus, wenn das Paar verständnislos blickt oder eventuell sogar sagt: »Das haben wir Ihnen doch schon erzählt!« – »Ja, ich weiß«, wird B ruhig antworten, »ich möchte es noch einmal genau wissen.« Warum?

»Meine Eltern hatten viele Bomben unter dem Teppich. Dauernd haben sie versucht, den Teppich glatt zu ziehen«, sagte einmal eine Klientin. Was wirklich unter dem Teppich verborgen ist, kann man nicht unbedingt gleich sehen. Welches Gewicht ein Fakt oder eine äußere Krise im Leben des Paares hat, kann B auf den ersten Blick nicht oder nur in Umrissen erkennen. Oft sind Gefühle, Enttäuschungen, Verletzungen usw. in die Tiefe abgerutscht und dort eingelagert. In der Tiefe verbinden sie sich dann zu jenen Mustern, die die Beziehung des Paares auch in der Gegenwart beeinträchtigen oder stören. Diese Grundmuster gilt es zu verstehen. Indem B bei einem Einzelkonflikt stehen bleibt und genau nachforscht, sucht B im Grunde also nach der Musik, die das Paar in allen seinen Lebensbereichen spielt.

> Paare, die sich missverstehen, sind meist nicht sehr einfallsreich. Ihre Konflikte laufen in der Regel stets nach demselben Muster ab.

Ob das Paar über Geld in Streit gerät oder über Unordnung, über die Belastungen im Haushalt oder die Planung des Urlaubs – es ist ein und dieselbe Melodie, nach der das Paar tanzt, derselbe rote Faden, der sich durch alle Auseinandersetzungen hindurchzieht. Paare sind jedoch einfallsreich und geschickt, wenn es darum geht, über empfindliche Stellen hinwegzuhuschen oder jene Strategien zu vernebeln, die immer wieder in die Sackgasse führen. Niemand lässt sich gerne entblößen oder von einer unbekannten Person in die Karten blicken. Für B ist das indessen kein Grund, nicht noch einmal in Ruhe die Lupe anzusetzen. Wie man schaut, so sieht man. Wer flüchtig schaut, kann auch nur flüchtig erkennen. Wege aus der Sackgasse lassen sich erst finden, wenn sie als solche erkannt und verstanden worden ist.

Vielleicht haben Sie zu Beginn, wie oben auf S. 206 empfohlen, dem Paar als Hausaufgabe mitgegeben, eine Ärgerliste zu erstellen. Nun sitzen beide Partner da mit einem Zettel in der Hand. Die Liste kann lang oder kurz sein. Als B erkundigen Sie sich vielleicht, wie es mit dem Aufschreiben des Ärgers ging. Vor allem aber fragen Sie: »Wer von Ihnen fängt denn jetzt mit einem Ärgerpunkt an?« Dabei blicken Sie zwischen beiden Partnern hin und her. Auf keinen Fall nehmen Sie die

Listen in die Hand – so haben Sie es ja auch angekündigt. Auf keinen Fall lassen Sie zu, dass einer jetzt seine ganze Liste von oben bis unten vorliest. Das bringt überhaupt nichts außer Ärger.

Das Paar muss sich nun einigen: Nur einer kann beginnen, der andere muss zurückstehen. In dieser Zwickmühle befindet sich das Paar im Alltag laufend: Der eine kommt von der Arbeit heim, ist müde und will Ruhe. Der andere will reden oder ausgehen. Der eine möchte den Abend gemeinsam verbringen, der andere will Fußball gucken, was den Partner langweilt. Zwei völlig berechtigte, aber unterschiedliche Bedürfnisse stehen gegeneinander. Nur spielt sich die Lösung des Problems in diesem Fall vor den Augen von B ab. Denn wie das Paar Probleme zu Hause löst, so wird es das normalerweise auch in der Beratung tun.

Verhalten ist weit aussagekräftiger als Worte.

Denn die Sprache des Verhaltens lernen Menschen viel früher als die Sprache der Worte.

Während die Partner entscheiden, wer von beiden beginnt, bekommt B eine Menge Informationen über das Paar: wie die Partner miteinander und mit ihren Bedürfnissen umgehen, wie sie zu einer Lösung finden, welche Rollen sie übernehmen oder sich gegenseitig zuschieben, ob sie Vertrauen zueinander haben (»dann komme ich eben das nächste Mal dran«), wie sie Absprachen einhalten, ob beispielsweise derjenige, der zurücksteht, die getroffene Einigung respektiert oder doch ständig unterbrechen muss usw.

Es könnte so aussehen, als sei derjenige im Vorteil, der als Erster seinen Ärger loswerden, ihn aussprechen und begründen kann. Doch B beginnt nun, eine Fülle von Fragen zu stellen. Lautet der Ärger etwa: »Nie redest du mit mir!«, so wird B wissen wollen: »Was wollen Sie ihm denn sagen? Wann haben Sie das letzte Mal versucht, mit ihm zu reden? Was hat er da gerade gemacht? Haben Sie ihn vorher gefragt, ob ihm der Zeitpunkt passt? Haben Sie eine zeitliche Begrenzung des Gesprächs – beispielsweise 30 Minuten – vorgeschlagen?« Usw. (Vgl. die Beispiele für konkretes Nachfragen auf S. 150 ff., 161 ff.) B kann sicher sein, dass der Partner, der nicht dran ist, beginnt, die Ohren zu spitzen. Denn – um beim Konflikt »Mehr miteinander reden« zu bleiben – das würde der Partner auch gerne wissen, was konkret der andere positiv mitteilen möchte. B erhält beim genauen Hinschauen eine Fülle von Informationen und Anregungen für weiteres Vorgehen: Hinweise für weiteres Nachfragen, für das Aushandeln von Regeln, für Absprachen und Hausaufgaben.

B braucht sich also nicht zu scheuen, eine ganze Stunde bei dem Thema zu bleiben, das der erste Partner vorgeschlagen hat. Der andere wird ja ein anderes Mal genauso viel Aufmerksamkeit bekommen. Vor allem aber: Das Anliegen des Ersten betrifft beide.

Das Thema des einen ist auch das Thema des anderen.

Eine alte Hausfrauenregel besagt: Wenn man eine runde Torte sauber anschneidet, landet man von jeder Seite aus in der Mitte. Der Problemberg des Paares mag von verschiedenen Seiten betrachtet unterschiedlich aussehen. Treiben Sie jedoch einen Stollen in diesen Berg, so stoßen Sie auf dasselbe Gestein, wo Sie auch ansetzen – es bleibt derselbe Berg.

Wenn B in einer der späteren Stunden den Eindruck hat, die Beratung hat sich irgendwie festgefahren, dann könnte B eine »Mikroanalyse« machen. Damit meine ich: Eine kurze Sequenz des Beratungsverlaufs noch einmal ganz genau anschauen, während oder nach der Stunde. Zum Beispiel den Stundenbeginn: Wer beginnt gewöhnlich? Wer nimmt welche Rolle ein? Wer übernimmt Verantwortung für Konflikte, für Konfliktvermeidung, für Bewegung, für Ruhe, für Spaß? Wer strengt sich an? Wer lässt den anderen für sich arbeiten? Oder wählen Sie zwei Minuten Kommunikation aus der Mitte oder vom Ende der Stunde: Wer verhält sich wie? Wie bringen sich die Partner gegenseitig dazu, dass sie sich gerade so verhalten, wie sie es tun? Der Blick auf dieses Verhalten eröffnet häufig neues Verständnis und neue Perspektiven.

Was führt zu Veränderung?

Es ist ein alter Streit: Vermag neue Einsicht das Verhalten zu ändern? Oder führt verändertes Verhalten zu neuer Einsicht? Kann man neue Einsichten umsetzen oder sein Verhalten ändern, wenn man auf heftigen »negativen« Gefühlen sitzt oder Empfindungen tief greifenden oder nachhaltigen Mangels im Körper Panik säen? Am Wohlergehen und Wohlbefinden des Menschen sind wohl alle vier Aspekte des Organismus: Empfinden, Fühlen, Tun und Denken, beteiligt (s. o. S. 41).

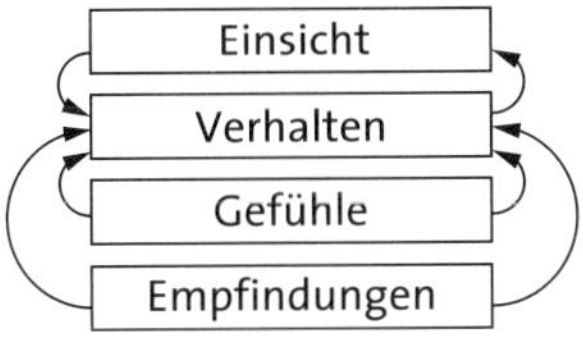

In der therapeutischen Arbeit mit Familien wird meist versucht, Verhaltensmuster wirksamer zu gestalten. Einzelberatung und -therapie bemühen sich oft, in der Beratung gewonnene Einsichten in den Alltag zu transferieren. In der Paarberatung können ohne Mühe beide bzw. alle vier Aspekte einbezogen werden. Denn auch bei Paaren, die sich in der Beratung vielleicht anders verhalten als zu Hause, bleiben die Grundmuster hier und dort überwiegend gleich. Doch wird B Beteuerungen von Gefühlen oder Einsichten und auch jeden Fortschritt in der Beratung immer wieder *anhand konkreten Verhaltens* überprüfen und überprüfbar machen. Zum Beispiel:

Er: »Ich liebe meine Frau!«	B: »Woran, an welchem Verhalten, könnte Ihre Frau das ablesen?«
Sie: »Ich möchte, dass mein Mann mich liebt!«	B: »Welches Verhalten würde Ihnen das zeigen oder beweisen?«

Wozu möchten Sie die Stunde heute nutzen?

Es lohnt sich auch genau hinzuschauen, wie Sie Ihre Beratungsstunden anfangen. Beginnen Sie normalerweise mit dem Satz: »*Wie* geht es Ihnen?« Oder erkundigen Sie sich eher: »*Worum* geht es Ihnen?« In der Mittelphase der Paarberatung sollte die Frage »Wie ist es Ihnen in der letzten Woche ergangen?« in der Regel auf ein bestimmtes Ereignis oder Vorhaben Bezug nehmen, über das in der vergangenen Stunde gesprochen wurde (z.B. der mehrtägige Besuch der Schwiegermutter, die Krankheit eines Kindes usw.). Sonst ist die Frage allzu leicht als Einladung zum Klagen und Jammern zu verstehen. Wer klagt und jammert, bleibt passiv und übernimmt keine Verantwortung. Was machen Sie, wenn das Paar antwortet: »Schlecht!«? Ohne dass Sie sich dessen versehen, werden sie zur fürsorglichen Mama oder zum Papa zweier hilfsbedürftiger Kinder. Schnell haben Sie die Rolle dessen am Hals, der trösten oder dafür sorgen soll, dass es gut geht – und eine unlösbare Aufgabe übernommen. Oder Sie werden aktiv. Sie strengen sich an, und das Paar lässt sich bedienen. Wenden Sie sich eher direkt an den erwachsenen Anteil der Klienten: »Was möchten Sie heute hier erreichen, damit es zu Hause besser läuft?« Oder: »Was möchten Sie heute anpacken, damit Sie am Ende der Stunde den Eindruck haben, es hat sich gelohnt herzukommen?«

33 Fördernde Interventionen

Den Beratern stehen in der Mittelphase vielfältige Interventionsmöglichkeiten zur Verfügung. B kann fördernde, fordernde und schützende Interventionen einsetzen. B kann Anregungen geben, Neues in Gang zu setzen oder Erreichtes zu befestigen.

Die Trias »Fördern, Fordern, Schützen« ist allen Menschen von Kindheit an vertraut. Kinder brauchen einerseits Förderung, Zuwendung und Ermutigung, um sich gut entwickeln zu können. Andererseits lernen sie, Forderungen zu entsprechen, Grenzen und Regeln zu respektieren. Das alles funktioniert am besten auf einer Grundlage und in einem Rahmen, der Stabilität, Sicherheit und Schutz vermittelt. Was auf Kinder und Jugendliche zutrifft, gilt auch für Erwachsene. Denn der Erwachsene hat – in der Sprache der Transaktionsanalyse – in seiner Psyche seinen »Kind«-Anteil bewahrt. Dieser Anteil steht u.a. für seine Lebendigkeit. Im »Kind«-Anteil des Erwachsenen leben seine grundlegenden Bedürfnisse. Auch der Erwachsene kann daher am besten neue Schritte tun oder Grenzen akzeptieren, wenn er Vertrauen spürt, wenn er das Gefühl und Bewusstsein hat: Ich bin hier sicher und geschützt.

Wie man schaut, so sieht man

Seit einigen Jahrzehnten wird in Beratung und Therapie zunehmend auf positive Interventionen zurückgegriffen. Diese Entwicklung ist auch eine Reaktion auf eine therapeutische Sicht- und Arbeitsweise, die Probleme und Defizite in den Vordergrund gestellt und Potenzial, Selbstheilungskräfte und Selbstregulierungsfähigkeiten von Personen und Beziehungssystemen übersehen oder unterschätzt hat. Beachtet und anerkannt werden ist die soziale Luft, die Menschen zum Leben brauchen (s. S. 52). Wertschätzung tut denen besonders gut, die das Empfinden haben: »Mein Partner enthält sie mir vor.« Ist die Atmosphäre vergiftet, leiden Wohlergehen und Weiterentwicklung sowohl der Kinder als auch der Erwachsenen. Zuwendung, Anerkennung und positive Kontakte tun gut – das lässt sich an Körperreaktionen ablesen und messen. Humor, Lachen, ein freundliches Wort entspannen. Bei Spannungen oder Streit dagegen steigen Blutdruck und Pulsfrequenz ganz automatisch. Darauf habe ich mehrfach hingewiesen. Bis zu einem gewissen Grad haben Menschen die Wahl, Dinge positiv zu sehen oder im Negativen zu baden. Sind sie einigermaßen ausgeglichen, so kann es ihnen sogar gelingen zu entscheiden: »Schluss jetzt mit den schwarzen Gedanken, ich genieße den Tag!«

Die positive Energie positiver Erfahrungen oder Perioden des Paares lässt sich auch in der Beratung wirksam nutzen. Haben sich das Paar und B darauf geeinigt, in der Mittelphase ein Thema des Paares noch einmal fokussiert zu bearbeiten, so wird B noch einmal vertiefend nachfragen. B stehen im Blick auf das spezielle Thema die

- **fördernden, ermutigenden und wertschätzenden** sowie *entlastende und normalisierende Interventionen* zur Verfügung, wie sie oben schon (S. 148 ff., S. 188 ff.) genannt wurden.

- **Konkretisieren** ist eine Intervention, die von der ersten bis zur letzten Beratungsminute immer wieder Anwendung findet. Darum nenne ich sie hier noch einmal. Konkretisieren gehört zugleich zu jenen Techniken, die je nach Situation fördern, schützen oder fordern. Durch konkretes Nachfragen und genaues Schildern-Lassen möchte B die Ratsuchenden vom Allgemeinen zum spezifischen Vorfall oder Ereignis, von unverbindlichen Vorwürfen oder Wünschen zu greifbarem, sinnfälligem, anschaubarem Erleben oder Tun führen. Klient: »Wir verstehen uns nicht!« B: »Was genau soll Ihr Partner verstehen? Woran würden Sie ablesen, dass er Sie versteht? Welches Verhalten müsste er wann, wo, wie lange, wie oft usw. zeigen, damit Sie die Gewissheit bekommen, er versteht Sie?«

Konkretisieren kann Einsichten bewirken, z. B. die, dass das eigene Tun den Paarkonflikt anheizt. Eine Frau versteht nicht, dass ihr Mann in Ruhe gelassen werden möchte – sie meine es doch nur gut. Eine sehr ausführliche Befragung führt sie zu der Erkenntnis, dass sie viel zu viel für ihren Mann denkt und handelt und ihn dadurch, fast wie eine überfürsorgliche Mutter, bedrängt und kontrolliert: »Ich muss ihn in Ruhe lassen – oh, das wird schwer!« Doch allein dieses freimütig ausgesprochene Eingeständnis bringt den Mann dazu, im Haushalt seinen Anteil wieder zu übernehmen.

- **Erkunden, wann das als Problem bezeichnete Verhalten nicht als Problem erlebt wird.** Eine Klientin sagt: »Er liebt mich nicht!« B: »Woran merken Sie das?« Klientin: »Er will nicht mit mir reden!« B hat nun die Wahl. B kann konkretisieren lassen: »Wann, wo, wie oft, wie lange, worüber sollte Ihr Partner mit Ihnen reden?« Damit würde der Wunsch der Klientin für beide Partner überprüfbar. Oder B fragt: »Überhaupt nicht?«, und versucht herauszufinden, ob Reden immer das Problem darstellt oder nur in bestimmten Situationen, über bestimmte Themen, zu bestimmten Zeiten. Damit ließe sich ein heikles Thema einkreisen und ggf. mit einer Hausaufgabe angehen. Zugleich könnte B die Tatsache wertschätzend unterstreichen, dass das Paar durchaus miteinander reden kann – über andere Themen kann es sich konstruktiv verständigen. (»Wie fühlt sich jeder von Ihnen, wenn Sie miteinander geredet und dabei aufeinander gehört haben? Wie geht es Ihnen dann gemeinsam?«)

- **Ausnahmen erfragen** (s. S. 157): Wann, wo, wie lange, wie oft, in welcher Situation, unter welchen Bedingungen treten die Probleme nicht oder weniger auf? Was trägt jeder dazu bei, dass das so ist? Können die Partner sich für dieses Verhalten gegenseitig Anerkennung geben? Können sie mehr Zeit auf diese Weise verbringen?

- **Konfliktfreie Lebensbereiche erkunden.** Gibt es spannungsfreie Zeiten und problemfreie Bereiche bzw. Zonen befriedigender Kooperation? Gibt es Tätigkeiten, die die Partner gerne gemeinsam oder allein machen, Hobbys, Lieblingstätigkeiten jeden Partners? Was sind Kraftquellen oder Oasen für das Paar? B stellt diese – und einige der folgenden – Fragen, weil B weiß: In den meisten Beziehungen gibt es neben Problemen und Konflikten auch Bereiche, die einigermaßen funktionieren oder die das Paar sogar befriedigen. Diese Bereiche gilt es wenn möglich auszubauen, um die Beziehung zu stärken und dem Paar Energien für eine eventuelle Lösung der Schwierigkeiten zu verschaffen. Dabei ist klar, dass es für diese – und die im Folgenden genannten – Fragen günstige Zeitpunkte gibt und weniger günstige (etwa wenn das Paar stark unter Druck steht, miteinander kämpft oder feindselig eingestellt ist).

- **Erfragen, wann es den Partnern gut geht**, miteinander und allein. Die Partner dazu anregen, dem anderen Sätze sagen wie: Ich mag … Ich bin glücklich, wenn wir … Ich finde angenehm, dass wir … oder wenn wir … Ich mache gerne mit dir …

- **Erfragen, was die Partner aneinander schätzen.** Auch dies ist meist ein Thema für die späteren Stunden der Mittelphase.

- **Stärken, Kompetenzen und Fähigkeiten erfragen:** Was dem Paar gelingt, was jeder in den Augen des anderen gut kann. Dabei wird B sich nicht wundern und schon gar nicht enttäuscht sein, wenn das Paar sich eine Zeit lang positive Dinge sagt und dann doch wieder zu dem zurückfindet, was nicht klappt – deswegen sind sie ja gekommen.

Ein Beispiel: Otto redet, allgemein und vage, darüber, dass in einer Beziehung jeder seine Stärken und Schwächen hat.

B greift das Thema auf: »Was sind denn Ihre Stärken? Vielleicht nennt jeder einmal eine Stärke von sich.« B schaut vom einen zum anderen.

Ulrike, die Frau, beginnt spontan: »Ich kann schnell entscheiden. Ich brauche nicht lange, um zu überlegen, welcher Entschluss jetzt gefasst werden muss. Ich kann auch Dinge gut und schnell organisieren.«

Otto: »Ich bin erstaunt, dass du das als Erstes nennst! – Meine Stärke ist wohl meine Gelassenheit.«

Ulrike: »Kontakte knüpfen ist auch eine Stärke von mir. Ich muss mir zwar manchmal einen Schubs geben, aber ich knüpfe schnell neue Kontakte.«

Otto: »Ich halte mich für genussfähig.«

Beide stimmen mit dem Gesagten überein und nennen jetzt gegenseitig weitere positive Eigenschaften. Sie hält ihn für sehr klug und gebildet, trotzdem vermittele er nicht den Eindruck, über ihr zu stehen. Er schätzt ihre Fähigkeit, Initiative zu ergreifen.

B: »Ich habe den Eindruck, dass Sie beide wunderbar zusammenpassen und sich gut ergänzen.« (Vgl. S. 49)

Ulrike, etwas zögernd: »Ja, schon. Das finden wir auch. Aber dadurch, dass der eine es so gut kann, verkümmert diese Eigenschaft beim anderen!« (Vgl. S. 79 f., 103)

Die gute seelische und soziale Kooperation dieses Paares hat dazu geführt, dass sie sich Eigenschaften und Fähigkeiten delegiert haben: Jeder ist gewissermaßen nur ein halber Mensch (vgl. S. 73) und steht damit vor der Aufgabe, sich aus der Beziehungsabhängigkeit zu lösen und Autonomie zu entfalten, um innerhalb der Beziehung selbstständiger und ausgeglichener zu werden. Diese Einsicht kann zu fokussierten Arbeitsabsprachen und ggf. zu konkreten Weiterentwicklungs-Projekten führen.

■ **Probleme oder Konflikte positiv beschreiben oder positiv umdeuten.** Die Paare sind oft sehr verblüfft, wenn das, was sie als ihr Hauptproblem oder als Hauptfehler des Partners erleben, von B positiv beleuchtet wird. Störendes Verhalten erhält mit einem Mal eine attraktive Kehrseite.

- Streit etwa hat viele Vorteile (Koschorke 2011, S. 142): Wenn Partner streiten, sind sie in intensivem Kontakt miteinander. Sie zeigen Interesse aneinander, sie sind sich nicht gleichgültig. Ihnen liegt aneinander. Sie streiten, weil sie lebhaft sind. Jeder hat einen ausgeprägten Standpunkt, den er vertritt und verteidigt. Daher haben sie sich viel mitzuteilen. Langeweile kommt meist auch nicht auf. Es wäre allerdings weniger anstrengend, wenn sie das Gespräch auch einmal beenden könnten.
- Eltern, die über die Erziehung streiten, wollen jeder das Beste für die

Kinder. Sie machen sich viele Gedanken und geben sich große Mühe, jeder auf seine Weise.

- Unterschiedliche Erziehungsvorstellungen ergänzen sich und können den Kindern nützen, vorausgesetzt, die Eltern respektieren den Stil des anderen.
- Ein Partner oder Kind, das nervt, hat die Begabung, Aufmerksamkeit auf sich zu ziehen.
- Wer gerne redet, hat möglicherweise viel zu sagen, die Fähigkeit, sich zu öffnen, sich mitzuteilen und mit anderen in Kontakt zu treten.
- Wer leicht explodiert, zeigt sich sehr offen, äußert schnell seine Gefühle und stellt sie damit anderen zur Verfügung.
- Wer sich zurückhält, hat die Gabe, Gedanken für sich zu behalten.
- Wer zögert, ist jemand, der sich seine Worte ganz genau überlegt und niemand überschwemmen will.
- Wer lange schweigt, ist vielleicht jemand, der besonnen bleibt und nicht dem ersten Impuls folgt. Er bewahrt seine Eindrücke eher in seinem Inneren als sie zu äußern.
- Wer auf den Partner zwanghaft wirkt, ist vielleicht auch gewissenhaft und zuverlässig.
- Wer Misstrauen äußert, ist vielleicht jemand, der Dinge ganz genau prüft.
- Wer übertreibt, möchte Dinge überdeutlich zum Ausdruck bringen.
- Wer aggressiv provoziert, hat die besondere Begabung, andere leicht und schnell ins Gespräch zu ziehen.
- Wer sich depressiv zeigt, kann mit tiefen Gefühlen auf Spannungen und Konflikte reagieren.
- Wer chaotisch wirkt, bestimmt selbst und setzt sich über Normen hinweg.
- Wer frigide oder potenzgestört reagiert, respektiert die Signale seines Körpers.

Bei all diesen Umdeutungen ist entscheidend, dass B wirklich *meint*, was er oder sie sagt. Sonst besteht die Gefahr, dass die Ratsuchenden sich nicht ernst genommen fühlen.

- **Problem- und Konfliktlösungen der Partner positiv beschreiben.**

B weiß aus Erfahrung: Die Frau wünscht und fordert vom Mann oft ein

Verhalten, das für die Frau leicht, für den Mann jedoch extrem schwierig ist. Daher versteht die Frau absolut nicht, warum der Mann nicht einfach tut, was sie sich wünscht – und umgekehrt. Überhaupt sind Partner, die miteinander kämpfen, kaum in der Lage zu sehen, dass der andere sich Mühe gibt und versucht, dem anderen entgegenzukommen. Betont B nun die positive Absicht der Partner, so fühlen sich die Partner in ihren Lösungsbemühungen (selbst wenn diese nicht zum gewünschten Ergebnis führen) wertgeschätzt und verstanden. Das wirkt entlastend und kann Sackgassen öffnen. Sie z. B. redet ständig auf ihn ein, er überhört sie ständig. B könnte sagen: »Ich merke, Sie beide geben sich ganz viel Müh, miteinander im Gespräch zu bleiben. Sie (zur Frau) geben nicht auf, obwohl Sie vielleicht den Eindruck haben: ›Er will mir nicht zuhören.‹ Ihnen ist wichtig, im Gespräch zu bleiben. Da scheuen Sie keine Mühe. Und Sie (zum Mann) laufen nicht davon, obwohl Sie vielleicht gerne etwas ganz anderes täten. Sie wissen, für Ihre Frau sind Gespräche mit Ihnen immens wichtig. Ist das so?«

- **Die klare Problemsicht des Paares würdigen.** Niemand kennt sich so genau wie Partner, die seit Jahren zusammenleben. Wenn sie ihn z. B. als Häschen beschreibt, das immer fortläuft, und er sie als Hyäne, die ihn immer schnappen will, dann kann man davon ausgehen, dass diese Beschreibung Zutreffendes enthält. B kann bewundern, wie treffend und realistisch, illusions- oder schonungslos das Paar seine Beziehung charakterisiert. B mindert dadurch den im jeweiligen Bild enthaltenen Vorwurf und öffnet für Entgegenkommen.

- **Zu einem positiven Thema wechseln.** Das Paar hat sich eine Zeit lang viel Kritisches gesagt. B interveniert: »Sie haben jetzt Ihre Schwierigkeiten anschaulich dargestellt und dabei auch heftige Kritik aneinander geübt. Habe ich das richtig verstanden? Gut, dann würde ich gerne wissen: Gibt es auch Dinge, die Sie positiv sehen, die Sie aneinander schätzen?« Dies ist eine etwas riskante Intervention. B sollte sie nicht machen, wenn B im Augenblick nicht weiterkommt und bloß vor der destruktiven Atmosphäre des Paares flüchten möchte. Will B dagegen feststellen, wie ausgewogen die Selbstdarstellung des Paares ist, so kann diese Intervention einen negativen Trip des Paares unterbrechen oder B die Gelegenheit zu einer vertiefenden Konfrontation geben: »Ich habe nach etwas Positivem gefragt und sehe zwei Menschen, die sich zusammengetan haben, um glücklich zu sein, und die sich jetzt nur noch fertigmachen. Oh, oh, oh! Wie ist das, wenn ich das sage?«

Positive Interventionen können entspannen. Sie können positive Empfindungen, Hoffnung und Bereitschaft wecken, wieder aufeinander zuzugehen. Ein gütiger, verständnisvoller Blick tut wohl. Wo bekommt B diesen Blick her? Nun, B muss ja nicht weit gucken, nur ein bisschen in sich selbst hinein, um zu wissen, wie gut Güte und Verständnis tun. Gelegentlich wird »positives Denken« allerdings auch als therapeutisches Allheilmittel eingesetzt. Das hat nicht selten zur Folge, dass die Klienten in ihrem Verhalten und Denken erstarren. Damit wäre der Schaden womöglich größer als der Nutzen. Kommen Sie in einer Paarberatung nicht weiter und wollen deshalb Interventionen einsetzen, die den Blick ins Positive wenden, so empfiehlt es sich, vorher zu überprüfen:

- Ist das jetzt der Zeitpunkt – oder wollen bzw. müssen die Partner erst noch Druck, Wut oder Enttäuschung ablassen? Ich erinnere an die Erfahrung: Berater arbeiten unangestrengter, wenn sie das Paar da abholen, wo es sich emotional befindet.
- Lenke ich das Gespräch auf einen positiven Ausblick, weil das sinnvoll ist für das Paar – oder weil ich das brauche? Weil ich die negative Ausstrahlung, den Ärger und Streit des Paares nicht mehr ertrage? Dann wäre B von der Atmosphäre des Paares infiziert. Innehalten, wieder Abstand vom Paar und seiner Dynamik gewinnen, die Gefühle des Paares verständnisvoll zurückgeben wäre dann eine weitaus wirksamere Intervention als gewaltsam positiv formulieren.
- Habe ich Verständnis und Wertschätzung für beide? Gebe ich nur bei einem Partner einen positiven Eindruck zurück, so verstärke ich womöglich die Probleme des Paares. Ich müsste also erst noch weiter forschen oder zumindest sagen: »Das scheint eine Stärke von Ihnen zu sein – und bei Ihnen würde ich auch gerne erfahren, wo Ihre Stärke liegt.«

34 Fordernde Interventionen

Paare im Konflikt, die Beratung aufsuchen, zeigen meist zwei Seiten zugleich. Die eine Seite: Sie möchten ganz schnell etwas ändern. Denn die derzeitige Situation ist unangenehm. Die andere Seite: Sie scheuen vor Änderungen zurück. Denn Sich Ändern ist ebenfalls unangenehm. Darum versuchen sie den Druck, etwas oder sich zu ändern, von sich fernzuhalten. Oder sie meinen, nur der andere müsse sich ändern.

Verständnis öffnet. Doch bloßes Verständnis führt oft nicht weiter. Verständnis allein ist wie ein komfortables Auto ohne Motor. Man kann darin bequem Platz nehmen. Doch nichts geht voran. Veränderungsdruck ohne Verständnis ist wie ein Automotor ohne Gehäuse: Man kann nicht Platz nehmen. Immer wieder braucht es in der Beratung die doppelte Bewegung von rein und raus: das Paar verstehen – und dem Paar zumuten, genauer hinzuschauen. Das ist nicht nur eine Herausforderung für das Paar. Auch B wird zugemutet, trotz deutlich spürbarer Lähmung, Unsicherheit, Angst oder Schutzbedürftigkeit des Paares, ranzugehen und sich nicht zu scheuen, auch schmerzliche Dinge anzusprechen.

In den bisherigen Kapiteln wurden schon einige Interventionen genannt, die das Paar herausfordern, die den Beratungsverlauf intensivieren: nachfragen, konkretisieren, Worte wiederholen, Beispiele erbitten, genauer schildern lassen usw. (S. 48 ff.; 191). Auch das Erforschen bisheriger Problemlösungen oder das Verhandeln über Beratungsauftrag und -kontrakt fordert vom Paar, nachzudenken oder zu entscheiden.

»Moment mal«

- **Verlangsamen.** Manchmal traut sich B nicht, das Paar zu stoppen. Vielleicht denkt B: ›Ich kenne dieses Paar ja noch nicht. Die Partner sollen Vertrauen entwickeln und sich entfalten, wie sie sind.‹ Eventuell sinnt B noch einer Bemerkung des Paares nach. Oder B versucht, in seinem Kopf eine Intervention zu formulieren, während das Paar schon weiterredet. B kommt dann hoffnungslos in Rückstand, gerät unter Druck und fühlt sich überfahren.

Wenn Ihnen das gelegentlich passiert: *Sorgen Sie zuerst für sich.* Unterbrechen Sie – unhöflich, langsam und »dumm« sein sind beraterische Tugenden (S. 248 f.). Sagen Sie z. B.: »Moment mal.« »Stop!« »Langsam. Das ist ganz viel.« »Ich komme jetzt nicht mehr mit.« »Bitte helfen Sie mir – ich möchte das besser verstehen.« Oder lassen Sie konkretisieren: »Wie sieht das genau aus?«

▪ **Erstaunen oder Befremden äußern.** Wenn Sie eine positive Beziehung zu den Ratsuchenden haben, können Sie durchaus spontanes Erstaunen äußern.

M: »Ich war so enttäuscht von ihr – da habe ich mich von meiner Tochter trösten lassen. Die ist fünf.«
B: »Sie haben sich *von ihrer Tochter* trösten lassen?« – Oder:
F: »Ich habe die Geliebte meines Mannes angerufen, ich wollte mich mit ihr einigen.«
B: »Langsam. Sie haben *die Geliebte Ihres Mannes* angerufen? Sie wollten sich mit ihr *einigen?* Worüber denn?«

▪ **Bei einer Sache bleiben.** B fragt zu Stundenbeginn: »Wozu möchten Sie die Stunde heute nutzen?« Das Paar klagt über die Unzuverlässigkeit der Babysitterin.

B: »Ich merke, das beschäftigt Sie sehr. Wozu möchten Sie denn die Stunde heute nutzen?«
Das Paar fährt fort, indem es von der unmöglichen Schwiegermutter berichtet.
B bleibt beharrlich bei seiner Frage: »Ist das das Thema für heute?«
Das Paar erzählt seine Probleme mit dem Hund.
B: »Ich habe den Eindruck, es fällt schwer zu sagen, was Sie heute hier erreichen möchten.«
B hat nun unterschiedliche Möglichkeiten fortzufahren. Eine davon wäre: »Passiert das zu Hause auch, dass es Ihnen schwerfällt, sich auf etwas festzulegen? Wäre das ein Thema für heute?«

Klaus und Maren kommen zur 6. Stunde. Maren nennt einen Themenwunsch. B fragt Klaus, ob er bereit sei, darüber zu sprechen. Klaus bekommt keine Antwort zustande. B fragt noch einmal.

Klaus zögert und stöhnt, nach fünf Sekunden: »J … oh.«

B: »Ist das Ihre Art, ja zu sagen?«

Maren: Lachen blitzt in ihren Augen auf.

Klaus redet allgemein: »… Es ist schon manchmal schwer, sich zu verständigen.«

B: »Was wollen Sie ihr sagen?«

Klaus: »Du redest dann von …« Langatmige Ausführungen.

B: »Ich merke, Sie machen sich viele Gedanken. Was wollen Sie ihr sagen?«

Klaus: »Ich fühle mich von dir bedrängt.«

B: »Wunderbar. Das klingt für mich sehr klar.«

Auch B hat Klaus bedrängt, aber aus Interesse, ohne Vorwurf. In drei mühsamen Schritten kommt Klaus vom Allgemeinen über das »Du …« zum »Ich«, zu einem Gefühl.

Maren wirkt in diesem Paar zunächst wie diejenige, die Dinge direkt anspricht. Gegen Ende der Stunde meint sie: »Du klagst immer so viel, wenn es dir schlecht geht!«

B: »Was wollen Sie ihm sagen?«

Maren: »Ich muss dich dann trösten, muss dafür sorgen, dass du in deinem Zimmer allein sein kannst, dass die Kinder dich nicht stören …«

B: »Auch Sie machen sich viele Gedanken. Was wollen Sie ihm sagen?«

Maren: »Ich wünsche mir, dass du auch mal auf meine Sorgen hörst, wenn es mir nicht gut geht.«

Wieder bleibt B beharrlich, bis eine konkrete Antwort kommt. Auch dieses Mal führen drei Stufen (Vorwurf »Du … immer«; Klage »Ich muss …«) zu einem Wunsch (»Ich wünsche mir …«), d. h. zu erwachsenerem Verhalten.

In beiden Situationen kann das etwas penetrante Am-Thema-Bleiben von B den Weg öffnen zu den unterschiedlichen Wünschen der Partner. Das mag den Ausgangspunkt dafür bilden, konkretere Bitten (wann, wo, wie) zu äußern, über Veränderungen zu verhandeln (was, wann, wo, wie realisierbar ist und was nicht), diesbezügliche Absprachen zu treffen und zu vereinbaren, wie beide sich dabei unterstützen können.

▪ **Wünsche erfragen, über das Erfüllen von Wünschen verhandeln lassen.** Erwachsen-Sein heißt, in der Lage zu sein, auf angemessene Weise für sich zu sorgen (S. 88). Dem Partner die eigenen Wünsche, Bedürfnisse und Sehnsüchte so mitzuteilen, dass der sie hören und gegebenenfalls auch erfüllen kann. Nach meiner Erfahrung verhalten sich alle Paare, wenn sie in Beratung kommen, zunächst wie Analphabeten, was das Ausdrücken von Bedürfnissen und das Verhandeln über ihre Erfüllung anbelangt (S. 153). Was macht es so schwer, den Wunsch nach Zuwendung und Zärtlichkeit klar und verständlich zu äußern? Es gibt viele Hinderungsgründe: Ich zeige mich bedürftig und angreifbar – das kann wie Schwäche aussehen. Ich kann nicht sicher sein, dass der andere mir erfüllt, wonach ich mich sehne; ich fühle mich dann in einem vielleicht sehr persönlichen Verlangen abgelehnt. Ich müsste die Mentalität des Säuglings – der andere hat mir zur Verfügung zu stehen, wenn ich ihn brauche (S. 62) – hinter mir lassen. Fordert B also einen Partner auf, Wünsche zu äußern, so wird er vorher prüfen: Ist das schon der Zeitpunkt: Können die Partner schon aufeinander hören und sich schutzlos zeigen – oder müssen sie erst noch Enttäuschung und Wut abladen? Veranlasst B einen der Partner, sich zu öffnen, und dieser kommt der Bitte nach, wird dann jedoch vom anderen in die Pfanne gehauen, dann besteht die hohe Wahrscheinlichkeit, dass er sich nie mehr öffnet. B wird also betonen, wie schwierig und mutig es ist, einen persönlichen Wunsch offen zu nennen, und dass das ein Werben um Vertrauen und Achtung ist. B wird *beide* Partner schützen: den, der sich öffnet, damit er nicht vom anderen angegriffen wird, wenn er sich schutzlos zeigt; den anderen, an den der Wunsch gerichtet wird, damit er nicht kurzschlüssig glaubt, diesen Wunsch selbstverständlich erfüllen zu müssen, ohne zu überlegen, ob er das überhaupt kann, ob er dazu bereit ist und es möchte (s. S. 93 f.).

Wünsche und Anliegen so mitzuteilen, dass sie die Ohren des Partners erreichen und nicht verschließen, ist ein erster Schritt in Richtung auf eine Lösung. B kennt den Erfahrungssatz:

> Was der eine vom anderen erwartet, ist für den, der es wünscht, leicht, für den anderen jedoch oft das Schwerste, das man von ihm verlangen kann.

Nach der Mitteilung eines Anliegens ist der nächste Schritt daher das konkrete Verhandeln über eine mögliche Erfüllung dieses Wunsches: wann, wo, wie, wie oft, wie lange usw. Das ist nicht immer einfach und führt auch nicht immer zum Ziel. Denn nicht alle Wünsche sind erfüllbar. Werden Bedürfnisse nicht befriedigt, so wird über die Enttäuschung und Trauer zu sprechen sein. Nicht selten stehen die Partner vor der Entscheidung, ob ihre Beziehung ihnen so viel wert ist, dass sie mit dem anderen zusammenleben wollen, auch wenn nicht alle Erwartungen realisiert werden, nicht alle Hoffnungen sich verwirklichen.

- **Von Ambivalenzen zu Entscheidungen gelangen.** Im Verlauf der Beratung werden beim Paar immer wieder Ambivalenzen sichtbar werden. B wird behilflich sein, sie ans Tageslicht zu fördern und verständnisvoll herauszuarbeiten. Dadurch wird deutlich, welche möglicherweise gegensätzlichen Gefühle mit im Spiel sind. In der Eröffnungsphase wird B Widersprüche nur benennen, denn B hat noch keinen Auftrag und daher auch kein Recht, zu konfrontieren (S. 156). In der Mittelphase indessen sind diese Widersprüche durchaus ein Thema, auf dessen vertiefende Klärung und Bearbeitung sich B mit dem Paar einigen kann, damit das Paar zu mehr Klarheit und ggf. auch zu neuen Entscheidungen gelangt.

35 Konfrontieren

»Frons« heißt im Lateinischen das Wort, von dem Konfrontieren herkommt: die Stirn. Konfrontieren bedeutet also jemandem die Stirn bieten.

Stellen Sie sich vor, Sie stehen einem Menschen gegenüber, den Sie nicht kennen. Sie bieten ihm die Stirn, in 40 cm Abstand. Sie sollen ihn nur anblicken, nicht mit ihm sprechen. In dieser Situation bleiben Ihnen im Grunde bloß zwei Verhaltensmöglichkeiten, entweder: wegsehen, d.h. flüchten, oder: hinschauen und standhalten. Unweigerlich reagiert Ihr Körper. Die Gesichtsmuskeln spannen sich an. Der Atem wird flacher. Vielleicht müssen Sie schlucken. Aus Verlegenheit, denn die Situation ist unangenehm.

Die Lexika definieren »Konfrontieren« so: »Zwei Personen einander gegenüberstellen, besonders vor Gericht, z. B. um Widersprüche in ihren Aussagen aufzuklären.« »Jemanden einem Sachverhalt gegenüberstellen, oft mit der Absicht, ihn damit einem bestimmten Einfluss auszusetzen.« »Jemanden in die Lage bringen, dass er sich mit etwas Unangenehmem auseinandersetzen muss.«

Beim Konfrontieren bringt B die Ratsuchenden demnach in eine Art Gerichtssituation. B hält den Klienten einen Spiegel vor: Die Partner müssen sich selber anschauen. Sie müssen sich mit Realität auseinandersetzen: mit einem Verhalten, einer Äußerung, einem Sachverhalt, einem unrealistischen Wunsch oder Traum, kurz: mit ihrer Beziehung und ihrem Leben. Sie werden Ambivalenzen und Widersprüchen gegenübergestellt: im Blick auf Gefühle, Äußerungen, Verhalten, Eigenarten, Erwartungen, Vorstellungen, Visionen, (Über-)Lebensstrategien und hinsichtlich des Bildes, das sie von sich selber haben. Sie werden vielleicht mit unwirksamen Problemlösungen konfrontiert und dem Gewinn, den sie davon haben, wenn sie Probleme *nicht* lösen. Das macht nicht unbedingt Spaß. Es löst eher Unsicherheit und Angst aus.

Darum *darf* B nur konfrontieren, wenn B die Erlaubnis dazu erhalten hat. B benötigt also einen Auftrag des Paares, ein bestimmtes Thema anzurühren und es so zu behandeln, dass es, selbst wenn es Mühe kosten und empfindliche Stellen der Partner berühren mag, dem Paar Gewinn bringt. B *wird* nur konfrontieren, wenn B eine sichere, vertrauensvolle Beziehung zum Paar entwickelt hat und wenn ein geeigneter Zeitpunkt gekommen ist. Wenn B das Paar und seine Beziehungsdynamik einigermaßen gut kennt und Verständnis empfindet für die Besonderheit jedes Partners und dessen Möglichkeiten.

Klarer sehen und Verantwortung übernehmen

Die *Ziele* von Konfrontationen sind,

- aus Uneindeutigkeit und Unklarheit, aus einem Zustand der Verwirrung und Widersprüche zu mehr Klarheit und Eindeutigkeit zu gelangen. Das schließt häufig ein,

- unbewusste Wünsche, Impulse und Absichten bewusster zu machen, damit das Paar darüber sprechen und verhandeln kann,
- vor der Einsicht in den Zustand der Beziehung, in Tatsachen und Veränderungsnotwendigkeit nicht mehr davonzulaufen, sondern der Realität ins Auge zu blicken,
- Ambivalenzen und Unentschlossenheit hinter sich zu lassen, Entscheidungen zu fällen und Entschlüsse zu fassen.

Kleine Konfrontationen geschehen im Beratungsgespräch laufend: Etwa wenn B nachfragt, ein Beispiel oder eine genauere Darstellung erbittet, beharrlich an einem Thema bleibt oder einfach nur ein Wort wiederholt, z. B.: »Wir haben uns noch nie verstanden!«, sagt die Klientin. »Noch nie?«, fragt B zurück. Alle fordernden oder zuspitzenden Interventionen enthalten in der Regel einen Anteil an Konfrontation. In der Mittelphase bieten sich ständig Gelegenheiten zum Konfrontieren: bei kontraproduktivem Beziehungsverhalten, unrealistischen Wünschen oder Erwartungen an die Beziehung oder den Partner, Mangel an Zuwendung oder Respekt, aber auch bei Grenzüberschreitungen, Flucht vor Verantwortungsübernahme usw. Einige Beispiele:

- **Widersprüche in den Gefühlen.** »Ich sehne mich nach ihm, und wenn ich ihn nur sehe, bekomme ich die Wut!« B: »Und wofür möchten Sie sich entscheiden?«
- **Widersprüche zwischen Wunsch und Verhalten.** »Ich möchte, dass er zu mir zurückkommt – und ich verfolge ihn. In der Tiefgarage habe ich ihn neulich gestellt!« B: »Sie haben ihn ›gestellt‹? Wie einen Verbrecher?«

  »Ich will ihn zurückgewinnen, und wenn er da ist, mache ich ihm Vorwürfe!« B: »Ich habe den Eindruck, Sie möchten gerne beides: ihn zurückgewinnen und ihm Vorwürfe machen.« Klientin: »Ja …« B: »Meinen Sie, dass beides zugleich funktionieren kann?« Oder: »Es wäre ja schön, wenn das ginge. Ich fürchte nur, das wird nicht klappen. Was wünschen Sie sich denn?«
- **Widersprüche zwischen dem vom Partner geforderten und dem eigenen Verhalten.** Entsprechend dem alten Bild vom Splitter im Auge des anderen und vom Balken im eigenen Auge ist es wohl eine »natürliche« menschliche Tendenz, mit dem anderen strenger zu sein als mit sich selbst. So werfen Partner dem anderen häufig Un-

freundlichkeit, Rücksichtslosigkeit, Unpünktlichkeit usw. vor, sind jedoch selbst unfreundlich, unpünktlich usw. Da kann eine Konfrontation wie: »Das ist ja ganz gleich bei Ihnen beiden«, Verblüffung oder Nachdenken auslösen. Bei einem Streitpaar könnte B etwa sagen: »Ich merke, dass jeder von Ihnen gerne ganz allein recht hätte. Da sind Sie sich ja sehr ähnlich.«

- **Unrealistische Vorstellungen.** B: »Herr Schmidt, lassen Sie mich noch einmal zusammenfassen, damit ich sicher bin, dass ich Sie richtig verstanden habe. Sie sind Vertreter, die Woche über weg. Freitagabend kommen Sie heim, irgendwann zwischen 17 und 20 Uhr, wegen des Verkehrs können Sie nie genau sagen wann. Sie erwarten dann, dass Ihre Frau sie mit einem festlichen Abendessen empfängt, Kerzen und so. Sie soll Sie entspannt und frisch umgekleidet an der Tür begrüßen, egal, wann Sie eintreffen. Sie möchten dann in Ruhe Ihre E-Mails und Ihre Post der vergangenen Woche anschauen, Nachrichten sehen und einen Film, außerdem alle Sportsendungen der Woche, die Ihre Frau für Sie aufgenommen hat, Sie wollen gemütlich zu Abend essen und ganz früh ins Bett, damit Sie viel Zeit für Sex haben. Ist das so?« B brauchte gar nichts weiter zu sagen – das Paar brach in schallendes Gelächter aus.
- **Das Spiel »Mama und Sohnemann«.**
Mann: »Ich bin noch einmal mitgekommen. Wir haben einen Deal gemacht.«

B: »Einen Deal??«

Mann: »Ja. Ich habe meiner Frau gesagt, dass ich zur Beratung mitkomme, wenn ich am Wochenende zu meiner Freundin darf.«

B hat verschiedene Möglichkeiten zu intervenieren. B: »Freundin? Sie haben eine Freundin? Und sie haben ihr davon erzählt? Ich würde gerne wissen, warum Sie es ihr gesagt haben?«

Oder direkter, wenn B eine solide Beziehung zum Paar hat: »Darf? Sie sagen ›darf‹? Kann ich Ihnen eine Frage stellen, die Sie vielleicht überraschen wird? Ja? Wie alt sind Sie? Fünf Jahre? Dass Sie sich bei der ›Mama‹ die Erlaubnis holen, zur Freundin zu gehen? – Wie klingt das, wenn ich das so sage?«

Oder B zur Frau: »Er hat eine Freundin – und Sie wissen davon? Und erlauben es ihm? Wenn er hier eine Stunde lang brav durchhält, dann darf er als Belohnung am Wochenende zur Freundin? – Wie geht es Ihnen, wenn ich das sage?«

- **Kleinkinder-Verhalten.** B: »Also, lassen Sie mich noch einmal zusammenfassen, was ich verstanden habe. Sie (zur Frau) haben sich in einen Kollegen verliebt; das war aber nichts Ernstes, sagen Sie. Dann haben Sie (zum Mann) – vielleicht um sich zu rächen, oder? – sich eine Freundin genommen. Da sind Sie (zur Frau) ganz sauer geworden und haben sich gedacht: ›Dem zeig ich's!‹ und haben wieder mit Ihrem Ex-Freund angebändelt, eigentlich bloß aus Rache. – Aha. Ist das so? Interessant. – Da steht es jetzt also eins zu eins zwischen Ihnen. Und vielleicht hatten Sie beide Ihren Spaß dabei. – Ich möchte Sie nun fragen, was Sie jetzt hier in der Beratung erreichen wollen?«
- **Selbstverständliche Erwartungen oder der »Wertschätzungsgeiz«.** Beim Bilanzieren (nach einer Hausaufgabe oder am Ende der Beratung) sagt die Frau: »Er ist jetzt sehr aufmerksam. Kommt auch häufig früher heim!«

  B erkundigt sich noch näher, fragt dann: »Und wie ist das für Sie?«

  Frau: »Oh, das tut mir guuuut!«
  B: »Haben Sie es ihm gesagt? Das würde ihm ja auch guttun.«
  Frau blickt erstaunt, verlegen. Mann schüttelt leise den Kopf.
  B: »Sie haben gesagt, es tut Ihnen gut, wenn er früher von der Arbeit heimkommt. Möchten Sie, dass er das weiter macht, dass er weiter so aufmerksam ist? Wie könnten Sie das verstärken? Was meinen Sie?«
- **Mangelnde Beziehungspflege.** Das Paar klagt über Leere in der Beziehung. B fragt: »Wie viel angenehme Zeit haben Sie in der letzten Woche miteinander verbracht? Also nicht Zeit mit den Kindern oder Reden über Finanzen oder Planung des Wochenend-Einkaufs, nur Zeit für Sie beide als Paar: Zeit, in der Sie etwas machen oder nichts machen, wo einfach nur Sie beide zusammen sind?«

  Das Paar schaut etwas betroffen, sie blicken sich kurz an.

  B: »Wie war das früher, als Sie verliebt waren?«
  Das Paar: »Ja, da haben wir ganz viel miteinander gemacht.« In den Augen ist Leben.
  B: »Da haben Sie ganz viel Zeit gemeinsam verbracht. – Ich möchte Sie etwas fragen: Haben Sie ein Auto?«
  Beide: »Ja.«
  B: »Betanken Sie das manchmal? Pflegen Sie es, Ölwechsel und so?«
  Beide: »Ja, selbstverständlich.«

B: »Könnte es sein, dass Ihre Liebesbeziehung besser funktioniert, wenn Sie sie regelmäßig pflegen? Wenn Sie etwas mehr Zuwendung und Liebe tanken? Was meinen Sie?«

- **Verantwortung für persönliche Schwachstellen.** Beide Partner »verpesten« in ganz bestimmten Situationen die Familienatmosphäre: Sie, wenn eines der Kinder krank wird, selbst wenn es nur ein Schnupfen ist, denn schon ihre Mutter usw. Er wird absolut unleidlich, wenn er hungrig ist. Hat er dann gegessen, ist er der umgänglichste Mensch der Welt. Hier wäre Ziel der Konfrontation, dass jeder Verantwortung für seinen persönlichen »Fabrikationsmangel« übernimmt und Vorsorge trägt. (Z. B.: Wäre es eine Lösung, wenn er immer zwei Bananen oder einen Snack in der Tasche hat?) Konfrontationen sind oft der Auftakt für eine Übung in der Stunde oder ein Projekt bzw. eine Aufgabe außerhalb der Stunden.

Anlass zum Konfrontieren bieten nicht nur Gefühls- und Beziehungsambivalenzen, sondern auch Wortwahl, Tonfall, Mimik und Gestik, gekränkte oder heftige Reaktionen, also jedes Verhalten in der Beratung (etwa häufiges Zuspätkommen), zwischen den Partnern (Angriffe, Abwertungen) oder gegenüber B. Beispiel: Es gibt Paare, die zwar lautstark miteinander streiten, sich zugleich aber gegenseitig schützen: Stets, wenn B einen der Partner konfrontieren möchte, unterbricht der andere. Besonders behutsam sollte B vorgehen, wenn B körperliches Verhalten, also Gesichtsausdruck, Gesten, Sich-Abwenden, großer Abstand usw., ansprechen möchte. »Beziehungslose Interpretationen«, die dem Ratsuchenden nur benennen, wie er sich verhält, ohne *vorher* einen inneren Bezug zum verhandelten Thema, zu seinen Empfindungen und seiner Verfassung herzustellen, »werden deshalb von Ratsuchenden mit Recht als Aggressionen erlebt« (Lüders 1974, S. 113). Sie führen daher meist dazu, dass der Betreffende sich zurückzieht und ab jetzt seine Körperreaktionen, d. h. seine Spontaneität, kontrolliert.

Überfordern, Unterfordern

Berater sollten verständnisvolle und beharrliche Begleiter des Paares sein auf dem Wege zu mehr Klarheit, beim bewussteren Aushandeln eines neuen Partnervertrages, bei den schrittweisen Versuchen, die Beziehung neu zu gestalten.

Es gibt unterfordernde und überfordernde Konfrontationen. Bei unterfordernden Konfrontationen hat B zu viel Verständnis, zu wenig Beharrlichkeit oder nicht genug Mut, Dinge deutlich zu benennen. Vielleicht hat B Angst, dem Paar wehzutun. Oder B hofft, ausschließlich mit positiven oder fördernden Interventionen Veränderungsprozesse in Gang zu setzen. Im Leben sind jedoch nachhaltige Lernerfahrungen nicht selten mit schmerzlichen Erfahrungen und Gefühlen verbunden. Versucht B, das Paar vor Schmerz und »negativem« Erleben zu bewahren, so bringt B die Partner möglicherweise um wichtige Lebenserfahrungen. Bei unterfordernden Konfrontationen sind letztlich Paar *und* Berater enttäuscht, weil die Intervention wenig Wirkung zeigt oder unverbindlich und beliebig bleibt.

Überfordernde Konfrontationen sind meist genauso wirkungslos, außerdem auch noch schädlich. Denn sie machen Angst. Die Ratsuchenden verschließen sich oder zeigen ihre Stacheln. Beispiel: Eine Frau, deren Mutter tödlich erkrankt ist, muss sich jetzt um die Vorbereitung der Beerdigung, um Grabstelle und -stein kümmern – sie gerät in Panik. Bisher hat sie, wenn ihr Mann Nachtwache hatte, immer noch bei der Mutter geschlafen. Um ihrer Panik Herr zu werden, geht sie in Therapie. Dort sagt ihr die Therapeutin nach vier Stunden: »Sie haben ein ganz schönes Hasspotenzial auf Ihre Mutter angesammelt.« Das Paar bricht ab und wechselt die Beraterin. »Ich weiß«, sagt die Frau, »dass ich erwachsener werden und mich von meiner Mutter lösen muss. Aber ich kann es nur in meinem eigenen Tempo machen!«

Der »Konfronti-Burger«

Vermutlich war die Diagnose »ein ganz schönes Hasspotenzial auf die Mutter« völlig zutreffend. Aber es war nicht der Zeitpunkt, das zu sagen, und es *so* zu sagen war offensichtlich auch nicht hilfreich. Wie kann B hilfreich und doch klar konfrontieren? Dazu möchte ich Ihnen einen methodischen Trick empfehlen. Ich nenne ihn den »Konfronti-Burger«. Wie ein »Burger« aus verschiedenen Schichten besteht, so erfolgt die

> Konfrontation in drei Schichten: eine Lage Verständnis, eine Lage Konfrontation, eine Lage Verständnis.

Bei dem Paar mit dem »Kleinkinder-Verhalten« (oben auf S. 180) könnte eine Konfrontation nach dem 3-Schichten-Modell etwa folgendermaßen aussehen:

1. B äußert Verständnis: »Ich spüre, Sie kommen beide zu kurz in Ihrer Beziehung. Schon seit einiger Zeit bekommen Sie vom anderen nicht, was Sie sich wünschen und wonach Sie sich sehnen. Ich spüre auch, wie verletzt jeder von Ihnen ist, wie enttäuscht Sie voneinander sind. Zugleich ist jeder von Ihnen voll Ärger und Wut – das wollen Sie dem anderen auch zeigen.« (B schaut hin und her.)
2. B konfrontiert. Da gibt es verschiedene Möglichkeiten.
   »Als Sie beschlossen haben: Mit dir möchte ich zusammenleben – haben Sie das gemacht, um sich gut zu fühlen miteinander oder um sich gegenseitig fertigzumachen?« (Konfrontation mit dem ursprünglichen Partnervertrag) Oder:
   »Jeder von Ihnen hat jetzt seine kleine Rache gehabt, seine Genugtuung: Dir hab ich's gezeigt! Sind Sie nun glücklich? Ist Ihre Beziehung dadurch wieder im Lot?« (Konfrontation mit dem Lösungsverhalten) Oder:
   »Ich habe einen Eindruck von Ihnen beiden, den würde ich Ihnen gerne sagen. Kann ich? Ich habe den Eindruck, Sie verhalten sich wie zwei Kinder, wie Siebenjährige, die im Kinderzimmer Streit haben. Jeder zieht den anderen an den Haaren, keiner lässt los.« (Konfrontation mit dem psychischen »Spiel« der Partner miteinander)
3. B fasst nach mit Verständnis: »Wie ist das, wenn ich Ihnen das sage?« Oder: »Was meinen Sie zu meinem Bild? Könnte das stimmen?«

Je mehr Verständnis der Berater für das Paar (geäußert) hat, desto stärker und direkter kann der Berater konfrontieren.

Noch einmal die drei Schritte des »Konfronti-Burger«: B beginnt mit zusammenfassendem Verständnis. Das nützt beiden, Paar und Berater. B kann sich auf diese Weise noch einmal rückversichern, dass sie oder er Zugang zu beiden Partnern hat und nicht etwa selbst in Wut ist. Gibt B dem Paar eine kritische Rückmeldung, weil B ärgerlich ist oder sich angegriffen fühlt, dann geht es B nachher vielleicht besser. Aber es bleibt ein Angriff und hat mit Beratung nichts zu tun. Auch für das Paar ist Verständnis ein guter Zugang, denn Verständnis öffnet.

Der zweite Schritt, die Konfrontation, enthält *einen* Gedanken und ist in der Regel recht kurz. Ist die Konfrontation sehr direkt und mutet dem Paar etwas zu, dann fragt B vorher evtl. noch einmal um Erlaubnis (wie oben im dritten Beispiel).

Mit dem nächsten Schritt, etwa der Frage: Wie fühlen Sie sich nach dem, ich das gesagt habe?, äußert B wiederum Verständnis für das Paar. B weiß, Konfrontationen tun erst einmal weh. B signalisiert mit dieser Bemerkung also: Ich weiß, was ich tue. Ich füge euch vielleicht einen Schmerz zu, aber nicht um euch anzugreifen, sondern um auf eine Sackgasse hinzuweisen.

B kann diese Technik des Konfrontierens sowohl beim Paar als auch beim einzelnen Partner anwenden, sollte jedoch im letzteren Fall in der Regel auch eine Konfrontation für den anderen Partner im Kopf haben.

36 Unterschiede herausarbeiten

Zu Beginn ihrer Beziehung finden Paare ihre Unterschiedlichkeit meist ausgesprochen reizvoll. Paare streiten sich, weil sie unterschiedlich sind. Ohne Unterschiedlichkeit könnten Paare auf Dauer nicht zusammenleben. Aber gerade wegen ihren Unterschiedlichkeiten meinen Paare, nicht zusammenleben zu können. Weil – wie sie denken – die Unterschiede zu groß sind, glauben sie, sich trennen zu müssen. Nur: Je weniger über Unterschiede konstruktiv geredet und verhandelt wird, als umso größer werden sie erlebt.

Von Unterschieden war vor allem in den ersten Kapiteln des Buches schon oft die Rede, genauer von der *einen Dimension Beziehung* mit ihren *beiden Polen* ›Gemeinsamkeit‹ und ›Unterschiede‹. Jede Paarbeziehung brauche ein Mindestmaß an Gemeinsamkeit und ein Mindestmaß an Unterschieden, so hieß es auf S. 49 f. Paarberater, die gerne mit Bildern im Kopf arbeiten, haben daher z. B. die schon mehrfach erwähnte Wippe vor Augen: Die Partner sitzen auf *einem gemeinsamen*

Gerät mit *zwei unterschiedlichen* Sitzen. Paarberater werden nach Gemeinsamem Ausschau halten. »Da sind Sie sich ja ganz ähnlich!«, ist eine sehr wirkungsvolle Intervention, die vor allem streitende Paare oft sehr verblüfft. Paarberater werden das Paar anregen, Gemeinsamkeiten bewusst zu pflegen. Denn Ähnlich-Sein und auf angenehme Weise gemeinsam verbrachte Zeit schaffen Nähe und Verbundenheit. Zugleich werden sie sich über jeden Unterschied freuen: »Da sind Sie ja ganz unterschiedlich!!« (s. S. 186). Denn Verschieden-Sein sorgt für Lebendigkeit, Leben und Entwicklung. Aus diesem Grund:

Paarberater übernehmen nicht die Problemdefinition der Paare: »Das Schlimme sind die Unterschiede.«

Sie übernehmen auch nicht den sich aus dieser Einstellung ergebenden (Geheim-)Auftrag an die Berater: ›Mache die Unterschiede weg.‹ Denn das wäre eine unlösbare Aufgabe. Stattdessen sind Berater zutiefst davon überzeugt: In jeder Beziehung gibt es Unterschiede. Die sind einfach da. Die sind normal, denn deswegen haben die Partner sich gefunden.

Nicht die Unterschiede sind das Problem, sondern das Anerkennen der Unterschiede und die Konsequenzen aus dieser Einsicht.

Warum führen Unterschiede im Verhalten und in der Eigenart der Partner so häufig zu Missverständnissen und Konflikten? Dafür gibt es eine Reihe von Gründen.

Zum einen schlucken die Partner in der Verliebtheitsphase Geheimaufträge (s. oben S. 47 ff.) des anderen, die sich im Grunde gegenseitig ausschließen: ›Sei wie ich‹ und ›Sei anders‹. Der Gegensatz fällt zunächst nicht weiter auf, weil die möglicherweise störende Andersartigkeit des Partners in dieser Phase des Miteinander-Verschmelzens als Ergänzung eingeschmolzen und somit als Bereicherung der eigenen Person erlebt wird. Versteht man die Verliebtheit als eine Art »positiver Traumatisierung«, dann ist, wie bei negativen Traumata auch, das Denkvermögen vorübergehend eingeschränkt. Verliebte hören das vom anderen, was sie von ihm hören möchten. Sobald die Partner aus der Fusion der ersten Verliebtheit auftauchen, finden sie in der Regel ein

Stück Eigenart wieder. Da tritt dann die Andersartigkeit des Partners, die vielleicht ergänzt, vor allem aber auch Toleranz und Anstrengung erfordert oder Irritation produziert, unübersehbar zutage. Kommt dann noch eine Krise hinzu, so hören die Partner nicht mehr, was sie sich wünschen, sondern oft nur noch, was sie befürchten (s. S. 53).

Vergnügungssteuer zahlen

Ein anderer Grund könnte sein: »Hast du mir damals erklärt: ›Ich liebe dich so, wie du bist‹, also einschließlich der Schattenseiten, die jeder natürlich ebenfalls hat, dann ist es unfair, mir diese Schattenseiten jetzt vorzuwerfen.« Partner, die sich übereinander beklagen, stoßen sich ja fast nie an den positiven Eigenheiten, sondern an den Schattenseiten des Partners. Aber – ich habe schon darauf hingewiesen – in jeder Beziehung bekommt man zu den Goldseiten des Partners dessen Schattenseiten kostenlos hinzugeliefert. Für die Goldseiten muss man eben eine gewisse Vergnügungssteuer (s. S. 92) bezahlen. Diese Sichtweise ist oft erst einmal eine arge Herausforderung an die Partner. Sie ist jedoch Realität, und sie kann sehr entlasten. Neulich schrieb mir eine Kollegin: »In einem Paargespräch habe ich den Ausdruck ›Vergnügungssteuer‹ eingeführt für das, worüber die Frau sich so ärgerte, nämlich dass sie sehr oft auf ihren Mann warten muss. Ich sagte: ›Dafür haben Sie vielleicht einen Mann, der Sie nicht unter Druck setzt?‹ Die Frau schüttelte sich vor Lachen. Dann meinte sie sehr nachdenklich, das würde wirklich stimmen, so könne sie es ja auch sehen. Ihr Mann lachte auch – sehr erleichtert, weil er sich endlich in seiner persönlichen Art wertgeschätzt fühlte. Was bisher das Problem war, konnte mit einem Mal ganz anders gesehen werden.«

Das Akzeptieren von Nicht-Veränderung verändert die Beziehung.

Die erste Funktion von B in solch einem Fall wäre demnach, Realität zu benennen. Es ginge darum, diese Realität so zu verdeutlichen und zu beleuchten, dass das Paar sie – dauerhaft – annehmen kann. Eine zweite Aufgabe könnte sein, dem Paar bei Absprachen zu helfen, damit die Partner sich nicht so oft an ihren Unterschieden stoßen. Oder die Partner lernen Kompensationen zu vereinbaren als Ausgleich für ein Verhalten (z. B. Unzuverlässigkeit), das den anderen belastet, benachteiligt oder ihm etwas zumutet.

Erwachen Paare aus der ersten Verliebtheit – das wäre eine weitere Antwort auf die Frage, warum Unterschiede bisweilen so viel Ärger auslösen –, dann wird ihnen häufig bewusst: Ich bin nicht mehr unabhängig, ich kann mich nicht einfach so verhalten, als wäre ich noch allein; und wenn ich das tue, dann gibt es wahrscheinlich Ärger. Teil einer Beziehung zu sein hat Vorteile. Es kann entlasten. Partner können Aufgaben, die ihnen nicht so liegen, abgeben, delegieren. Andererseits stecken sie auch zurück. Sie machen Zugeständnisse und kommen nicht immer ganz auf ihre Kosten. Bestimmte Tätigkeiten, Fähigkeiten und Persönlichkeitsanteile werden nicht weiterentwickelt, weil sie beim Partner ja gut aufgehoben sind. Bei älteren Paaren ist bisweilen verblüffend zu sehen, wie der eine Partner nach dem Tod des anderen auflebt und sich entfaltet. Eigene Interessen dem anderen zuliebe oder im gemeinsamen Interesse zurückzunehmen, ist unvermeidlich in gleichberechtigter Partnerschaft. Das ist meist auch kein großes Problem, solange das Paar sich gut versteht. Aber es wird schnell ein großes Problem, wenn das Paar sich nicht mehr versteht.

In früheren Zeiten war die Lösung dieses Problems entweder: die Partner bekriegen sich oder: einer unterwirft sich. Die drei Grundregeln moderner gleichberechtigter Partnerschaft: Keiner gibt sich auf; beide teilen sich fair die Aufgaben; beide entwickeln sich weiter (s. oben Kapitel 2, 3 und 12), haben eine deutlich befreiende Wirkung. Diese Regeln haben indessen eine Konsequenz, die nicht immer leicht in die Tat umzusetzen ist:

Unterschiede aushalten und gegensätzliche Interessen aushandeln.

Um Unterschiede aushalten zu lernen, muss man sie aussprechen (s. S. 34). Bei Unterschieden, die als störend erlebt werden, neigen die Paare besonders häufig zum Karussell von Überhören und Überreden. B wird daher über Unterschiede nicht weghuschen. B wird sie vielmehr deutlich benennen, stehen lassen, unterstreichen, ggf. auch zuspitzen. B wird satt betonen: »Da sind Sie ja unterschiedlich!« (s. S. 186), »Da haben Sie ja beide recht, jeder auf seine Weise.« B kann auf die unvermeidliche Vergnügungssteuer hinweisen, ohne die die Partner die angenehmen Seiten des anderen nun einmal nicht haben können. Das wird nicht allen Paaren gleich gefallen.

Vielen Paaren ist Harmonie wichtig. Da wird das Betonen von Unterschieden als schmerzlich erlebt, wie ein kleines Fremdgehen. Vielleicht hatte das Paar gehofft, dank der Beratung wieder in der Süße der früheren Übereinstimmung und Gemeinsamkeit versinken zu können. Nun müssen sie Abschied nehmen von dem Traum: alles gemeinsam zu machen und stets gleich zu fühlen. Die Erkenntnis

> Ich kann den anderen nicht ändern, aber zwischen uns kann sich etwas ändern

hat ja auch Folgen: Es gilt, eigene Bereiche zu behaupten, zu entdecken oder zu entwickeln, Unterschiede zu leben, ohne gekränkt zu sein, und die Gemeinsamkeit infrage zu stellen, sich auch allein wohlzufühlen. Unterschiede zu integrieren heißt häufig auch, vom anderen zu lernen. Die Tendenz, die er vertritt, bei sich selbst zum Leben zu bringen. Die Lösung von Problemen setzt meist Energien frei. Gelingt es dem Paar, Unterschiede zu beleben, so wird es oft mit positiver Spannung und Lebendigkeit belohnt, selbst wenn das Leben zugleich auch anstrengend bleibt, weil immer wieder neu verhandelt werden muss.

Unterschiede kann ein explosives Thema sein, für Paare in der Krise, aber auch für die Beraterin oder den Berater selbst. Im Blick auf das Paar wird B hellwach sein und strikt unterscheiden zwischen »über Unterschiede reden« und »sich Unterschiede vorhalten«, d. h. sich gegenseitig kritisieren. Über Unterschiede reden setzt eine wertschätzende Absicht voraus. Darum ist das Thema oft erst in der späteren Mittelphase an der Reihe, wenn die Partner nicht mehr auf aktuellem Ärger sitzen, sondern sich zuhören können. B sollte sich beim Thema Unterschiede über ihre oder seine eigenen Tendenzen im Klaren sein: Sehne ich mich selber eher nach Frieden und Harmonie? Oder habe ich Spaß an Unterschieden und offener Auseinandersetzung? Kann ich einem Paar überzeugend zurückgeben: »Sie sind sich also einig, dass Sie sich nicht einig sind?« Für die Paare wäre das ein gutes Ziel, sagen zu können: »Wie schön, wenn wir uns gut verstehen. Wie schön, dass wir unterschiedlich sind!« Denn es wäre wie ein Zeichen neuer Verliebtheit: den Partner nicht ändern zu wollen, weil er oder sie recht ist gerade so, wie er oder sie ist: »Ich bin anders als du – doch ich mag dich!« »Du bist anders als ich – deshalb mag ich dich!«

Verhandeln

Bei gegensätzlichen Vorstellungen und unterschiedlichen Interessen kann nur Verhandeln zu einer gemeinsamen Lösung führen, wenn beide sich nicht aufgeben wollen. Darauf habe ich oft hingewiesen (S. 34 u. ö.). Verhalten wie: den anderen überreden oder überfahren, drohen oder erpressen, führt nicht zu Ergebnissen, die beide als angemessen akzeptieren.

Verhandeln kann z. B. in vier Schritten vor sich gehen, wobei B darauf achtet, dass jeder Schritt in Ruhe und fair geschieht.

- Erster Schritt: Das Anliegen jedes Partners wird klar benannt. Dabei wird auch herausgearbeitet, welche Interessen oder Bedürfnisse hinter dem jeweiligen Anliegen stehen. Das kann dazu führen, dass die Partner die gegenseitigen Interessen als gleichberechtigt erkennen oder anerkennen. Die Anliegen werden als Bitte oder Wunsch geäußert.
- Zweiter Schritt: Gibt es Lösungsmöglichkeiten? Gab es Zeiten, in denen die verschiedenen Interessen eine für beide Seiten zufriedenstellende Lösung fanden? Kann auf dieser Erfahrung aufgebaut werden? Gibt es Kompromissmöglichkeiten? Können die Partner sich entgegenkommen? Kann einer, können beide einlenken? Für wie lange? Unter welchen Voraussetzungen oder Bedingungen? Ist denkbar, eine Lösung auszuprobieren und nach einer abgesprochenen Zeitspanne Vor- und Nachteile abzuwägen?
- Dritter Schritt: Ist der Kompromiss ausgewogen? Sind die Bedingungen realistisch, akzeptabel? Falls einer auf etwas verzichtet, was bekommt er dafür? Sind Kompensationen notwendig, zeitliche Begrenzungen sinnvoll? Können die Partner dem anderen etwas zugestehen, ihm oder ihr zuliebe, weil es für den anderen wichtig, selbst wenn es einem selbst nicht so wichtig ist? Beispiel: Er möchte mehr körperliche Kommunikation, sie möchte mehr Wortkommunika-

tion. Sie lässt sich häufiger umarmen und küssen, als sie es vielleicht braucht, weil sie weiß: Für ihn ist das Ausdruck von Liebe und Beziehung. Er lässt sich häufiger zu einem kleinen Schwatz hinreißen, reden, um zu reden und zusammen zu sein, nicht nur um zu helfen oder ein Problem zu lösen, denn er weiß: Das tut ihr gut.

- Vierter Schritt: Was geschieht, wenn sich zurzeit kein Kompromiss abzeichnet? Kann das Paar über die Konsequenzen dieser Situation nachdenken, sprechen? Welchen Wert haben die Beziehung und die gegenseitige Zuneigung, wenn beide sich nicht einig werden? Kann das Paar sich vorstellen, ein ungelöstes Problem als Teil seines Lebens zu betrachten – und dieses Thema nicht als Waffe gegen den anderen einzusetzen? Kann der Partner, der sich durchgesetzt hat, akzeptieren, dass der andere, zumindest vorübergehend, unzufrieden, traurig, wütend usw. ist?

Konflikte, bei denen es um etwas geht, brauchen Zeit. Verhandeln erfordert Zeit. Es braucht Pausen, zum Nachdenken, zum Nachgeben, zum Finden neuer Lösungseinfälle, zum Abschiednehmen von Wünschen und Träumen. Es braucht Zeit, den Weg von frühkindlichen Vorstellungen – weil du mich liebst, erfüllst du mir meine Wünsche – zu erwachsener Einsicht zu gehen: Ein Wunsch ist nur ein Wunsch, denn er kann auch abgelehnt werden (sonst ist es ein Befehl). Der Prozess des Verhandelns fordert die Partner heraus, zu sich zu stehen, Wünsche und Positionen zu benennen, Terrain zu markieren, Profil zu zeigen, sich »aggressiv« zu verhalten im Sinne von: für sich selbst sorgen. Dadurch kann das Paar Anstöße erhalten zu mehr Klarheit, Bewegung, zum Vorwärtsschauen, zur Entwicklung als Paar und als Person – Anstöße, die Bereicherung und Gewinn bedeuten können.

Unterschiede bleiben

Jedes Paar muss seinen eigenen Weg finden, wie es mit Unterschieden umgeht oder sie gestaltet. Es gibt *Paare,* die mehr beim Pol Übereinstimmung angesiedelt sind. In anderen Beziehungen betonen die Partner ihre Unterschiedlichkeit. Bi-kulturelle Paare sind häufig von der Fremdheit fasziniert, die der andere verkörpert – im Alltag weicht die Faszination dann bisweilen mühsamen Einigungsversuchen über das

Einhalten von Absprachen, Zeitvorstellungen, Kindererziehung und anderen kulturell bedingten »Selbstverständlichkeiten«.

Es gibt *Phasen* im Verlauf einer Partnerschaft, in denen Unterschiede deutlicher hervortreten (wenn die Kinder kommen, wenn sie pubertieren oder das Haus verlassen; wenn der Mann/die Frau in Rente geht). Ältere Paare kennen sich nach langjähriger Gemeinsamkeit oft in- und auswendig; manche sollten lernen, Unterschiede neu in ihr Leben zu integrieren.

Es gibt *Themen,* die regelmäßig zu Diskussionen über die unterschiedliche Art der Beteiligten herbeiführen: Soll die Kommunikation eher lösungs- oder eher beziehungsorientiert sein? Braucht es im Alltag regelmäßig Zeichen gegenseitiger Zuneigung, Aufmerksamkeit und Wertschätzung? Was ist Sex: mehr körperliche Nähe oder mehr eine Atmosphäre von Zärtlichkeit? Was passiert nach Sex: schlafen oder reden? Wie erziehen wir unsere Kinder? Usw. Um sich auch über kontroverse Positionen konstruktiv verständigen zu können sollten die Partner die schon erwähnten Grundregeln von Missverständnis-, Ärger- und Streitmanagement kennen (Koschorke 2011, S. 102 ff.). Die schützen davor, dass sich Irritationen zu feindseliger Atmosphäre auswachsen.

Für Hausaufgaben bietet sich das Thema Unterschiede geradezu an. Ein Einstieg könnten Fragen sein wie: An welchen Stellen ergänzt du mich? An welchen Stellen ergänze ich dich? – Was sind meine/deine Stärken – und was ist die unvermeidliche Kehrseite dieser Stärken? – Wie löse ich Konflikte, wie tust du das? Vorteile/Nachteile? – Wie haben meine/deine Eltern Konflikte gelöst? Wollen wir das ebenso tun? – An welcher Stelle werde ich mich/wirst du dich nicht mehr ändern? – Für welches Verhalten meines Partners muss ich in unserer Partnerschaft Vergnügungssteuer zahlen? – Über welche Unterschiede lachen wir – über welche können wir noch nicht lachen?

Unterschieden und unterschiedlich sein – und sich gleichen und gemeinsame Seiten haben, sind die beiden Pole ein und desselben Spannungsbogens. Darum gilt:

Je mehr Paare Gemeinsamkeit pflegen, desto vergnügter können sie ihre Unterschiede wertschätzen.

37 Schützende Interventionen

»Wohl dem, der weiß, was er tut.« Dieser jahrtausendealte Spruch gilt auch für Berater. B möchte, dass die Ratsuchenden sich öffnen. Damit übernimmt B zugleich die Verantwortung dafür, wenn sie es tun. Greift ein Partner den anderen in Gegenwart von B an, so ist es keine Frage, ob B unterbrechen darf. B muss den anderen, und die Beratung, schützen. B muss unterbrechen: »Was möchten Sie Ihrem Partner sagen?« oder »Langsam, ich höre einen Vorwurf. Was wünschen Sie?« (Vgl. auch S. 145) Unterbricht B Abwertungen und Vorwürfe nicht, so segnet B sie ab. B lädt das Paar indirekt dazu ein, weiterzumachen oder einen draufzusetzen. Wenn es darum geht, sich gegenseitig zu verletzen, laufen manche Paare vor »kompetentem Publikum« zu großer Form auf. B wird dann relativ bald auf die Kontraktfrage zurückkommen: »Was möchten Sie heute hier erreichen: Möchten Sie Wut loswerden – oder möchten Sie, dass Ihr Partner Ihnen zuhört?« B kann das verständnisvoll einleiten: »Ich merke, dass Sie beide …«, oder freundlich konfrontativ: »Ich glaube, um sich gegenseitig Vorwürfe zu machen, dazu brauchen Sie mich nicht.«

Hellwach reagieren wird B auch, wenn die Partner ihr Waffenarsenal einsetzen, sich angreifen, bedrohen, erpressen, Giftworte verwenden usw. B wird weder Gewalt noch resignative Spiele zulassen:

Frau: »Ach, er wird ja doch nicht tun, worum ich ihn bitte!!«

B: »Davon sind Sie fest überzeugt?«

Frau: »Ja. Es hat keinen Sinn, er tut es ja doch nicht, wenn ich ihn um etwas bitte!«

B: »Und deswegen kommen Sie her? Um mir zu sagen, es hat ja doch keinen Sinn?«

Frau: »Ja, es hat keinen Sinn.«

B: »Dann sollten wir hier aufhören. Wenn Sie felsenfest davon überzeugt sind, dass es keinen Sinn macht, mit ihm zu reden, ihn um etwas zu bitten, dann wird sich nichts ändern. Sie müssten dann ja sehr enttäuscht sein, wenn er tut, worum Sie ihn bitten. – Ja, dann sollten wir jetzt aufhören.«

Frau, zögert: »Na ja, vielleicht hat es doch Sinn.«

B: »Hat es Sinn – oder hat es keinen Sinn? Wenn Sie ganz fest überzeugt sind, er hört mich nicht an, dann hat er absolut keine Chance. Sie werden nie merken, wenn er Ihnen entgegenkommt. Weil Sie in einem Kochtopf voller Enttäuschung sitzen und der Deckel ist zu.«

Frau: »Ich würde so gerne mal spüren, dass …«

Die alten Konflikte kehren immer wieder

Es schützt die Paarbeziehung, wenn B mit dem Paar vereinbart: Für eine bestimmte Zeit wird zu Hause nicht über Konflikte gesprochen; Konflikte gehören auf die Ärgerliste oder in die Beratung. Dadurch wird eine Schwarz-Weiß-Sicht infrage gestellt: »Beziehung heißt, wir haben keine Konflikte; Konflikte haben heißt, unsere Beziehung ist zu Ende.« Das Paar kann beginnen, reife Partnerschaft zu erlernen: Es ist nicht immer möglich, alle Konflikte zu lösen, und doch kann man sich mit dem anderen gut fühlen. Diese Einsicht lässt sich durch Rituale, die die Gemeinsamkeit und die Beziehung pflegen, verstärken. Zusätzlich können Absprachen die Freiheit des Einzelnen schützen. Auch wenn Partner sich trennen wollen, kann B mit dem Paar besprechen, diese wichtige Entscheidung in Ruhe zu prüfen.

Um vor Enttäuschung und Illusionen zu schützen, wird B vorhersagen, dass alte Probleme auch mit dem Ende der Beratung nicht endgültig gelöst sein werden. Bestimmte Konflikte und Schwierigkeiten werden immer wiederkehren. In einer relativ konfliktfreien Phase kann das Paar Kompensationen für Rückfälle vereinbaren oder überlegen, wie kritische Themen, Situationen oder Termine nach Möglichkeit vermieden werden können. Auf diese Weise beschließen die Partner, Schwächen des anderen in die Beziehung zu integrieren und sie mit Abstand und vielleicht sogar mit Humor zu betrachten.

Neue Schritte können alte Wunden öffnen

Besondere Aufmerksamkeit von B brauchen die Paare, sobald sie neue Schritte wagen, besonders wenn diese von B angeregt sind. Häutet sich eine Schlange, so ist die neue Haut erst einmal dünn und bietet wenig

Schutz. Verlässt ein Partner im Verlauf der Beratung eine alte Position, so ist er zunächst noch ungeübt und möglicherweise schutzbedürftig. Neues zu versuchen kann ein Wagnis sein: einen Wunsch zu äußern und sich zu öffnen (vgl. das Beispiel auf S. 274), ein kränkendes Verhalten oder Wort einzugestehen. Nehmen wir an, die Atmosphäre zwischen den Partnern hat sich entspannt. Der eine macht nun einen Schritt nach vorn, auf den anderen zu. Er sagt z. B.: »Ah, jetzt verstehe ich, warum mein Verhalten dich so verletzt hat. Das wollte ich nicht!« In diesem Augenblick reagiert der Gekränkte meist nicht erleichtert und erlöst, etwa mit den Worten: »Es tut gut, dass du das zugibst.« Vielmehr will sich jetzt, wo der andere endlich einsieht, wie er mich hat leiden lassen, der ganze seit Jahren angestaute Schmerz und Ärger Raum verschaffen: »Schon damals hast du …, und dann hast du wieder … usw.« Denn jetzt ist der andere endlich bereit, sich anzuhören, was er mir alles angetan hat, jedoch bisher nie zugeben wollte. Eine solche Reaktion des Gekränkten ist nachvollziehbar. Nur wird der Partner alles andere als begeistert sein. Als Belohnung dafür, dass er über die Wirkung seines Verhaltens nachzudenken beginnt und bereit ist einzulenken, bekommt er die geballte Wut und die gesammelten Vorwürfe seines Partners zu hören – er wird so schnell nichts mehr eingestehen und kein Entgegenkommen mehr zeigen, wenn B nicht interveniert.

Darum ist B an einer solchen Stelle voll präsent und bereit einzugreifen, die Hand sozusagen an der Handbremse. B könnte sagen: »Halt. Das ist jetzt ein schwieriger Moment für Sie beide. Sie (zu A) öffnen sich, denn Sie haben zu verstehen gegeben, dass Sie Ihren Partner nicht verletzen wollten. Sie (zu B) fühlen sich endlich verstanden. Da kommt der ganze Ärger, den Sie bisher heruntergeschluckt haben, wieder hoch. Nur, wenn Sie ihm jetzt alle Ihre Enttäuschungen vorhalten, dann wird er wieder dichtmachen. Wie soll es jetzt weitergehen? Was möchten Sie gerne von Ihrem Partner spüren?«

In solchen Augenblicken braucht B Verständnis dafür, was in den Ratsuchenden vor sich geht, und den Mut, es auszusprechen. Erfahrung, beraterische Methodik und etwas Humor können dafür sorgen, dass B ganz locker bleiben kann.

38 Neues in Gang setzen, Wohltuendes befestigen: Übungen, Hausaufgaben, Projekte

Menschen behalten im Allgemeinen ungefähr 10 % dessen, was sie lesen, 20 % dessen, was sie hören, jedoch 90 % von dem, was sie selber ausprobieren und tun. Das haben Lernpsychologen herausgefunden. Erfahrungen, die wir selber machen oder am eigenen Leib verspüren, Übungen, die wir selber ausgeführt haben, prägen sich dem Gedächtnis viel nachdrücklicher ein als Vorschläge oder als Mitteilungen darüber, was andere, Fremde, erfahren oder erlebt haben.

In der Paarberatung machen die Partner oft von der ersten Stunde an neue Erfahrungen miteinander. Die Gesprächsatmosphäre schützt und fördert Öffnung. Nachhaken oder Konfrontationen von B bringen zum Nachdenken. Nicht selten durchkreuzt B mit seinen Fragen oder Hinweisen eingespielte Interventionsrituale des Paares. **Übungen** in der Beratungsstunde wie z. B. der kontrollierte Dialog (Klient 1 macht Klient 2 eine Mitteilung, die Klient 2 sinngemäß wiederholt; Klient 2 kann erst antworten, wenn Klient 1 bestätigt hat, dass Klient 2 seine Mitteilung inhaltlich und gefühlsmäßig im Wesentlichen treffend wiedergegeben hat. Das Gleiche gilt dann für die Antwort von Klient 2 usw.) vermitteln den Partnern die Idee und ansatzweise auch die Fähigkeiten, sich so miteinander zu verständigen, dass sie sich ernst genommen fühlen und den anderen ernst nehmen. Weil in der Paarberatung das gesamte Beziehungs- und Problemfeld anwesend ist, um das es geht, darum können konstruktive Verhaltensweisen, die sich direkt im Leben des Paares zu Hause anwenden lassen, bereits während der Beratungsstunde eingeübt werden. Das ist ein entscheidender Vorteil der Beratungsgespräche mit beiden Partnern.

Zugleich kann B nie sicher sein, dass das Paar sich zu Hause genau so verhält wie im Beratungsraum. Menschen passen sich an: der Situation, der Umgebung, der Beraterin oder dem Berater. In Gegenwart von B ist sie vielleicht mutiger oder weniger vorwurfsvoll als zu Hause, er hört vielleicht mehr hin oder zeigt sich verantwortungsbereiter. Außerdem gibt es Konflikte, deren Lösungen im Beratungsraum zwar besprochen, aber nicht eingeübt werden können (wie etwa das Einhalten von Absprachen bei der Hausarbeit, Respekt beim Sex usw.). B kann also nicht automatisch davon ausgehen, dass die Paare das, was sie in der Beratung lernen oder tun, auch in ihrem Alltag daheim praktizieren.

> Das Ziel von Paarberatung ist, dass die Paare zu Hause besser klarkommen.

Darum wird B darauf achten, dass die Paare das, was sie im Beratungsverlauf eingesehen, verstanden, verabredet, ausprobiert und gelernt haben, auch in ihr Paarleben übertragen und es dort integrieren. Dazu dienen u. a. **Hausaufgaben** (wenn Sie den Ausdruck nicht mögen, ersetzen sie ihn durch ein anderes Wort: Vorhaben, Aufgabe, Übung, Versuch). Bisweilen ist es sinnvoll, Übungen aus der Beratungsstunde noch einmal als Hausaufgabe zu vereinbaren. Beispiel: Das Paar könnte die Hausaufgabe mitnehmen, mithilfe der Kommunikationsübung des kontrollierten Dialogs daheim ein emotional heißes Thema zu besprechen. Dabei könnten zusätzliche Schutzmechanismen aufgegeben werden (etwa: maximal drei Versuche, zeitlich genau begrenzt, mit Denkpausen und Spaßaktivität dazwischen).

Projekte haben das gleiche Ziel: neue Lösungsmöglichkeiten aufzuspüren und alternative Verhaltensweisen oder -rituale zu begründen. Das lateinische Wort »Projectum« bezeichnet etwas, das nach vorne geworfen wird. Die deutschen Ausdrücke Vorhaben und Entwurf kommen dem am nächsten. »Projekte sind aus Erkenntnissen und Einsichten konstruierte Verhaltensentwürfe. Sie werden entweder in Kommunikationen oder in Selbstversuchen ausprobiert« (Lüders 1974, S. 123). Übungen, Hausaufgaben oder Projekte ergeben sich in der Regel aus den Themen, die in der Beratung behandelt wurden. Aus der Vielfalt der Situationen schält sich ein roter Faden heraus. Der Entwurf zu einer Übung, einer Hausaufgabe oder einem Projekt bringt typische Schwierigkeiten auf einen gemeinsamen Nenner. In einsehbaren Schritten erproben oder üben die Partner ein Verhalten, das ihren Bedürfnissen, ihren Wünschen, Vorstellungen und ihrer Lebenssituation besser entspricht als bisherige, unbefriedigende Lösungsversuche.

Merksätze

In zehn Merksätzen lässt sich zusammenfassen, was B vor einer Projektbildung, und auch bei Hausaufgaben, bedenken sollte.

- **Beratung ist nicht das Leben.** B sieht im Beratungszimmer nur einen Teil der Wirklichkeit des Paares. Selbst wenn B mit gutem Grund davon ausgehen kann, dass die Partner zu Hause im Wesentlichen nach der gleichen Melodie tanzen, nach demselben Strickmuster handeln wie in der Beratung.
- **Verändertes Bewusstsein führt nicht zwangsläufig zu neuem Verhalten.** Die Einsicht, dass bestimmte Äußerungen oder Angewohnheiten den Partner aufregen oder verletzen, bewirkt noch nicht, dass ich davon lasse oder in der Lage bin, es anders zu machen.
- **Neues Verhalten kann neue Erfahrung bringen.** Verändertes Handeln und Reagieren kann neue Einsichten und ein verändertes Bewusstsein bewirken.
- **An meinem Verhalten liest mein Partner ab, ob ich ihn verstanden habe.** Am Verhalten meines Partners lese ich ab, ob er mich verstanden hat und liebt.
- **Neues Verhalten muss man lernen und einüben.** Vor allem wenn das neue Verhalten auf alte Gewohnheiten trifft. Denn Umlernen ist besonders mühsam. Umlernen ist schwerer als Neulernen. Diese Erfahrung kennt jeder aus der Schule, beim Erlernen einer Sprache, eines Musikinstruments usw.
- **»Je größer der Gegensatz zwischen dem neuen und dem alten Verhalten ist, desto größer ist die Verhaltensaufgabe und desto eher kommt es zu Überforderungen«** (Lüders 1974, S. 124). Sollen Partner oder Paare das Gegenteil von dem lernen, was sie bisher praktiziert haben, so ist die Gefahr des Scheiterns besonders groß. Verschiedene Ängste kommen zusammen: Die Angst, es anders zu machen als bisher, der Verlust des Vertrauten, Gewohnten. Die Angst vor dem Neuen, Unbekannten, Unvertrauten. Die Angst vor Versagen und Blamage. Überforderungen lösen in besonderer Weise Ängste aus, Scham oder Wut. Sie bewirken Entmutigung, Weigerung, Sabotage der Mitarbeit oder Erfüllen der Aufgabe zum Schein. Überforderungen können Rückfälle verursachen. Häufig befestigen und verstärken sie unerwünschte Konfliktlösungen.

- **Unterforderungen hingegen unterminieren die Veränderungsbereitschaft des Paares.** Das Paar fühlt sich nicht ernst genommen, die positive Spannung und das Interesse sinken. Die Beratung wird beliebig und bleibt wirkungslos.
- **Vor allem zu Beginn ist die Aussicht auf Erfolg bei kleinen, überschaubaren Lernschritten am größten.** B wird daher am Anfang mit dem Paar – möglicherweise kleinere – Übungen, Aufgaben oder Projekte entwickeln, bei denen die Wahrscheinlichkeit hoch ist, dass das Paar sich als lösungsfähig erlebt und einen Erfolg verbucht. Größere Schritte, im späteren Verlauf der Beratung, können durch Übungen oder Ausprobieren in der Stunde vorbereitet werden.
- **Wer Neues lernen will, macht unweigerlich Fehler.** Wer Ungeübtes übt, trifft auch daneben. Jeder Versuch ist ein Fort-Schritt, sofern er in die richtige Richtung geht. Man kann nicht unbeschwert lernen, ohne auch einmal etwas falsch zu machen. Wer um jeden Preis Fehler vermeiden will, sollte mit dem Lernen von Neuem gar nicht erst beginnen.
- **Wer Neues lernen will, braucht Zeit und Geduld.** Leicht macht sich Ungeduld breit: beim Paar, weil die Gegenwart unerträglich ist oder weil das Paar auf ein schnelles Wunder hofft. Bei B, weil B die Schwierigkeiten, die Mühe und den Energieaufwand für das Paar unterschätzt hat.

Projekte werden gewöhnlich in drei Schritten verwirklicht: Ein konkretes Projekt wird entworfen und geplant; es wird durchgeführt; und es wird ausgewertet. Die im Folgenden genannten Teilschritte möchten eine Idee geben, worauf zu achten wäre. Natürlich sind nicht bei jeder Projektbildung alle Punkte abzuhaken.

Erster Schritt: Neues wagen – Projekte entwerfen und planen

- Voraussetzungen für die Durchführung eines Projekts überprüfen
  - Besteht eine tragfähige Beziehung zwischen B und dem Paar, zwischen dem Paar und B?
  - Wurden in der bisherigen Beratung Anliegen bzw. Probleme des

Paares so benannt und beschrieben, dass die Beteiligten von einer im Wesentlichen übereinstimmenden Einschätzung der Konflikte und Kompetenzen des Paares ausgehen können?
  - Hat das Paar B den Auftrag erteilt, mit dem Paar an diesen Problemen zu arbeiten (allgemeiner Kontrakt)?
- Situation einschätzen und vor der Projektplanung überprüfen
  - Befindet sich das Paar in der Verfassung, eine Aufgabe oder ein Projekt anzupacken (Ich-Verfassung und Stabilität jedes Partners, Ressourcen, Blockaden, Angstpegel, Motivation, Lernbereitschaft, Lernfähigkeit)?
  - Wie ist die aktuelle Situation des Paares? Gab oder gibt es eine akute Krise?
  - Wie ist die äußere Realität des Paares? Gibt es akute Außen-Belastungen?
- Die Planung eines Projekts ankündigen und beschließen bzw. die Zustimmung des Paares einholen (spezieller Kontrakt)
- Gemeinsam mit dem Paar das Projekt entwickeln
  - Eigenprojekte ergeben sich aus Anliegen, Wünschen, Themen oder Problemlösungsaufträgen des Paares, die in der Beratung gerade aktuell sind oder bereits zur Sprache kamen.
  - Fremdprojekte sind Vorschläge von B aufgrund von Bs Erfahrung mit vergleichbaren Paaren.
  - Hausaufgaben vertiefen ein in der Stunde schon besprochenes Thema oder bereiten die Bearbeitung für die folgende Stunde vor. (Z. B. eine Liste des Ärgers, der Wünsche aneinander, der Unterschiede, was ich/du/wir gut können, worüber ich gerne mit dir lachen würde usw.)
  - Gemeinsam eine Situation aus- und aufsuchen, in der der Paarkonflikt lösbar und weniger angstbesetzt erscheint.
  - Dem Projekt ein klares Ziel setzen, das erreicht werden soll und kann.
  - Ein konkretes Thema finden und eine genaue Aufgabenstellung.
  - Einzelheiten konkret planen: Wo, wann, wie lange, wie, mit welchen Mitteln, mit wem, in welcher Situation oder Umgebung, in welchem Kontext? (Vgl. hierzu auch die Checkliste von S. 214 f.)
- Machbarkeit prüfen
  - Angemessene Dosierung finden: ein kleines oder ein größeres Projekt wählen.

- Risiken, Gefahren, Anstrengung, Konsequenzen, Folgen für das Paar und seine Umgebung vorweg bedenken.
- Überforderung vermeiden, zu große Schritte ausschließen.
- Unterforderung vermeiden, Unwirksamkeit ausschließen.
- Unterstützung, Entlastung, Schutz mit einplanen.

■ Überprüfbarkeit prüfen und auf Veränderung einstimmen
  - Woran würden das Paar, seine Umgebung, B merken, dass das Paar das angestrebte Ziel erreicht hat?
  - Wie werden sich die Partner voraussichtlich miteinander und jeder für sich fühlen, körperlich und seelisch, wenn es gelingt, das Ziel zu erreichen?
  - Was würde sich in ihrem Leben dadurch ändern?
  - Wie wäre das Leben des Paares, wenn alles bleibt, wie es ist?

■ Projekt in der Beratung vorbereiten bzw. vorwegnehmen
  - Vor- und Nachteile abwägen. Worauf müssten die Partner in Zukunft möglicherweise verzichten, was müssten sie aufgeben, wenn sie das Ziel erreichen? Welchen Gewinn hätten sie davon, das Ziel nicht zu erreichen?
  - Mögliche Schwierigkeiten, Befürchtungen, Ängste, Überforderungen benennen und dadurch vorwegnehmen. Welche Befürchtungen, Erfahrungen, Überzeugungen, Gefühle (Ängste oder Schamgefühle) stehen dem Erreichen des Ziels im Wege, bei jedem der Partner?
  - »Trocken-Schwimmen«, Rollenspiele, Üben am Konflikt-Thema bereits in der Beratung.
  - Vor übertriebenen Erwartungen im Blick auf die Wirkung der Übung warnen. Vorhersagen: Alte Verhaltensmuster, Probleme oder Konflikte werden immer wieder auftauchen; vielleicht ist das Paar aber nicht mehr so überrascht oder ausgeliefert und hat mehr Möglichkeiten, mit dem Konflikt umzugehen oder den Konflikt zu umgehen.
  - Unvollkommene Handlungsversuche und Misserfolge vorhersagen.

Den letzten Punkt betone ich besonders – damit B sich gut fühlt und entspannt und locker beraten kann. »Es ist noch kein Meister vom Himmel gefallen«, sagt das Sprichwort. Fordern ein Projekt, eine Hausaufgabe oder Übung die Partner an einer Stelle heraus, an der sie Angst verspüren oder aus anderen Gründen ungeübt oder unerfahren sind, so ist vorhersehbar, dass das geplante Vorhaben nicht in jedem Fall gleich beim ersten Mal gelingt oder nicht gleich zur völligen Zufriedenheit. Sagen Sie einen möglichen Misserfolg *nicht* voraus und er tritt ein, dann wird leicht auch die Beratung als Misserfolg erlebt und Ihre Kompetenz steht infrage. Haben Sie die Möglichkeit eines Misserfolges angekündigt, so sind Sie als Beraterin oder Berater auf jeden Fall auf der Gewinnerseite: Kommt es zu einem Misserfolg, so haben Sie es vorhergesehen – das stärkt Ihre fachliche Autorität. Im anderen Fall ist das Paar stolz, dass es gegen die »Bedenken« der Fachkraft Erfolg hatte – und wird auf diese Weise ermutigt, weitere Schritte zu unternehmen.

Zweiter Schritt: Neues erfahren und üben – Projekte durchführen

Die bisherige Liste möglicher Schritte bei der Planung eines Projekts macht deutlich: Ein Projekt oder eine etwas umfangreichere Aufgabe kann normalerweise nicht schnell gegen Ende einer Beratungsstunde vorgeschlagen werden. Es ist sinnvoll, die Planung eines Projekts als mögliches Thema für die folgende Stunde vorher anzukündigen. Projektplanung braucht in der Regel Zeit. Darum wird B auch, bevor das Paar zusagt, ein besprochenes Projekt durchzuführen, noch einmal abchecken, was das Paar verstanden hat.

- Vergewissern
  - Ist das Projekt, die Aufgabe klar?
  - Sind Sinn und Ziel des Projektes, der Aufgabe klar?
  - Schätzt das Paar sich so ein, dass es das Projekt/die Aufgabe lösen/probieren will, dass es das Ziel erreichen wird?
- Formulieren und Mitgeben der Aufgabe
  - Ist die Aufgabe konkret und anschaulich formuliert?
  - Ist die Aufgabe, ihr Kontext eindeutig, unzweideutig formuliert?
  - Ist die Aufgabe positiv formuliert?
  - Ist die Aufgabe knapp und klar formuliert (z. B. am besten in einem Satz von nicht mehr als höchstens acht bis zehn Worten)?

- Die Ratsuchenden (evtl. beide) wiederholen den Satz, der die Aufgabe formuliert, bzw. schreiben sich die Aufgabe auf.
- Oder B schreibt die Aufgabe mit einem dicken Filzstift auf ein Blatt und drückt sie dem Paar (bei Paaren, die gerne streiten, jedem Partner) in die Hand. Das ist zugleich ein kleiner Hinweis: Nehmt euer Leben wieder in die Hand.

- Die Durchführung des Projekts und eine Rückmeldung dazu werden verabredet.

B notiert sich die genaue Formulierung der Aufgabe in seinen Unterlagen. Dieser letzte Hinweis mag überflüssig erscheinen. Nur: B *sollte* in der nächsten Stunde auf jeden Fall nach der Aufgabe fragen, selbst wenn das Paar sich für ein anderes, vielleicht brandaktuelles Thema entscheidet. Fragt B nicht nach der vereinbarten Aufgabe, dann bedeutet das: Ob ihr die Aufgabe macht oder nicht, ist nicht so wichtig. Dadurch entwertet B seine eigene Tätigkeit – und die Bemühungen des Paares. Es gibt Paare, die streiten gerne darüber, was denn nun die Hausaufgabe wirklich war. Daher sollte B sich erinnern (oder nachschauen können), welche Aufgabe genau vereinbart wurde.

Dritter Schritt: Neues Verhalten und Bewusstsein entwickeln – Projekte auswerten

Mit jedem neuen Verhaltensversuch überschreiten die Partner innere und äußere Grenzen, die bislang galten und Schutz boten:

- im Blick auf die Paarbeziehung: Der unbewusste Partnervertrag steht infrage oder soll weiterentwickelt werden, eventuell werden Aufgaben neu verteilt, Macht- und Einflusszonen neu abgesteckt, stillschweigende Abkommen verändert usw.
- im Blick auf den Einzelnen: Möglicherweise wird an Überlebensstrategien und Prägungen, Überzeugungen, Leitbilder, Gewohnheiten und Erfahrungen, Bequemlichkeiten und Vorlieben gerührt, vielleicht werden tief liegende Unsicherheiten oder Ängste geweckt.
- im Blick auf das Verhalten der Partner zueinander oder die Reaktionen Außenstehender: Vielleicht werden Verhaltenserwartungen und eingespielte Rituale infrage gestellt. Oft ist nicht absehbar, wie

die Betroffenen reagieren werden (ob mit Zustimmung und Lob oder mit Missbilligung, Ärger, Drohungen, Erpressungen, Bestechung usw.).

- Darum sollte jeder Partner die Gelegenheit erhalten zu berichten, was er oder sie beim Ausführen der vereinbarten Aufgabe erlebt oder erfahren hat.
  - Das Paar oder jeder Einzelne schildert genau, was jeder getan hat (wo, wann, wie lange, wie usw.).
  - Welche Erfahrung hat das Paar miteinander, jeder für sich gemacht?
  - Wie haben der Partner, die Familie, das Umfeld reagiert?
  - Wie findet der Betreffende diese Reaktionen?
- Wenn das Projekt gelungen ist:
  - Was ist gelungen, was nicht?
  - Was genau, welches Verhalten als Paar, welches konkrete Verhalten *jedes* Partners hat zum Gelingen beigetragen? Was war neu?
  - Was haben die Partner vor, während und nach der Situation empfunden und gefühlt?
  - Was konnte jeder angstfrei bzw. mit erträglicher Angst verwirklichen?
  - Bis zu welcher Stelle konnte sich jeder einigermaßen angstfrei bewegen?
  - Was war die größte Herausforderung? Was war am schwierigsten, was hat am meisten Unsicherheit oder Angst bereitet? Welche Fantasien stellten sich ein?
  - War es so schlimm wie befürchtet? Haben die Beteiligten es überstanden, »überlebt«?
  - Wie haben die gemachten Erfahrungen und Gefühle mit dem Grundthema/Grundkonflikt des Paares/jedes Einzelnen zu tun?
  - Lassen sich die Erfahrungen auf andere Situationen übertragen?
  - Ist es sinnvoll, Wiederholungen zu verabreden, evtl. mit genauerem/weitreichenderem Ziel?
- Wenn das Projekt nicht gelungen ist:
  - B wird nicht trösten oder gut zureden, sondern versuchen zu verstehen, was genau geschehen ist. Woran lag es genau?
  - Wird der Misserfolg bagatellisiert oder negativ übertrieben?

Passt diese Sichtweise zum Paar, zu seiner derzeitigen Situation?
  - Was erfährt B durch das Misslingen der Aufgabe über das Paar? War das Projekt unrealistisch, das Ziel zu hoch? Kam es zu früh? Hatte B einen Veränderungsauftrag vom Paar erhalten? War das Paar bereit für diese Aufgabe?
  - Welche Schlussfolgerungen ziehen die Ratsuchenden aus dieser Erfahrung?
  - Können sie sich einen neuen, anderen Versuch vorstellen? Wie müsste der aussehen? Was müsste anders sein?
- Wenn das vereinbarte Projekt, die Hausaufgabe, vergessen wurde:
  - Verstehen: Gab es überzeugende äußere Gründe, die das Vergessen erklären?
  - Was erfährt B durch das Vergessen der Aufgabe über das Paar?
  - Was erfährt B durch das Vergessen der Aufgabe über Beratungsdynamik und beraterisches Vorgehen? War die Aufgabe unklar, überfordernd, irrelevant? Kam sie zu früh? Aufgaben, die misslingen oder vergessen werden, sind häufig schlecht gestellte Aufgaben.
  - Was erfährt B durch das Vergessen der Aufgabe über ihre/seine Beziehung zum Paar?
  - Wie sieht der inhaltliche Kontrakt zwischen Paar und B aus? Wer möchte etwas erreichen – Paar oder Berater?

Situationen und Themen, die sich für Aufgaben eignen

Es gibt Aufgaben, die in erster Linie das Paar und seine Beziehung betreffen, seine Kommunikation und die Zuverlässigkeit seiner Absprachen. Andere Aufgaben haben zum Ziel, dass das Paar sich nach außen öffnet oder wirkungsvoll abgrenzt (z.B. gegenüber den eigenen Kindern oder Herkunftsfamilien, Freundinnen/Freunden, dem Beruf, dem PC). Wieder andere Aufgaben betreffen nur einen der Partner. Auch in diesem Fall geht B davon aus, dass der Klient die Paarbeziehung ist. Daher wird B darauf achten, dass in der Regel beide etwas zu tun bekommen, damit nicht der Eindruck entsteht, nur einer der Partner sei das Problem.

Neues versuchen, die Paarbeziehung weiterentwickeln ist stets eine Herausforderung für beide Partner.

Im Grunde eignen sich alle Themen, die in der Paarberatung zur Sprache kommen, zum Ausprobieren neuer Lösungen in Form von Übungen oder Aufgaben. Häufig ist es sinnvoll, wünschenswertes Verhalten durch konstruktive Alltagsrituale zu konsolidieren. Das gilt insbesondere für Standardkonfliktsituationen wie etwa

- das Heimkommen abends
- verspäteter Arbeitsschluss
- Gestaltung von Wochenende oder Sonntag
- Gestaltung von Urlaub und Festen
- Verabredungen zu gemeinsamer Zeit und Aktivität, Verabredung von Zeit für den Einzelnen
- Verabredungen zu gemeinsamem Sex
- Respekt und Nicht-Einmischen in die Kindererziehung des Partners.

Standardmäßig geben Paarberater den Partnern auch Aufgaben und kleine humorvolle Tipps mit zu den Themen

- Rederegeln (Kommunikation). Tipp z. B.: Wer ein Giftwort verwendet, zahlt einen Euro in das Sparschwein, aus dem das Paar zusätzliche Vergnügen finanziert.
- Absprachen, Regeln und Rituale finden und üben, die ein positives Bedürfnis-, Ärger- und Streitmanagement (s. S. 291 u. ö.) ermöglichen. Rituale sind unausgesprochene Klein-Verträge zwischen den Partnern. Bei vielen Paaren, die zur Beratung kommen, haben sich im Alltag störende oder abwertende Verhaltensrituale eingespielt. Änderungen von Ritualen machen Angst und verunsichern. Daher sollten Rituale mit positiver Wirkung abgesprochen und eingeübt werden.
- Miteinander Spaß haben, selbst wenn nicht alle Konflikte gelöst sind; Rituale des gemeinsamen Vergnügens, Tabuzeiten des Zusammenseins einführen (z. B. Freitagabend von 19.30 – 22.00 Uhr im Lieblingsrestaurant, beim Tanz oder beim Sport); gegenseitige Einladungen zu einem Lieblingsvergnügen, selbst wenn jeder dem Vorschlag des anderen nicht (mehr) mit gleicher Begeisterung folgt, je-

doch mitmacht, dem anderen zuliebe; ein Fest bei Freunden besuchen, selbst wenn man dort nicht dauernd zusammen ist.

Eine einfache und daher verbreitete Form von Hausaufgabe sind *Fragebögen*. Sie helfen den Partnern, sich über eigene Wünsche und Einstellungen klarer zu werden. Zugleich können sie Gesprächsstoff für zu Hause bieten oder die Bearbeitung eines Themas in der Beratung vorbereiten. Meist ergibt sich die Frage aus dem Gesprächsverlauf der Stunde. Fragebögen brauchen gewöhnlich keine so intensive Vorbesprechung wie Projekte. Sie eignen sich vor allem für Ratsuchende, die kein Problem damit haben, sich schriftlich auszudrücken. Mit Klienten, für die eine schriftliche Mitteilung ein Hindernis darstellt, wird B eine Ausdrucksform verabreden, die diesen Personen entspricht.

Hier eine Auswahl aus der Vielzahl möglicher Themen für Fragebögen:

- Unterschiede:
  - Die Schatzkiste unserer Beziehung: Wo bist du ganz anders als ich? Und wo ergänzt du mich? – Wo bin ich ganz anders als du? Und wo ergänze ich dich?
  - Woran will ich mich gewöhnen, weil ich mit dir zusammenlebe?
  - An welcher Stelle werde ich dich nicht ändern? An welcher Stelle wirst du mich nicht ändern?
  - Oder humorvoll: Wo wollen Sie den anderen ändern? Wie hoch schätzen Sie Ihre Erfolgsaussicht jeweils ein (30 % – 60 % – 100 %)?
- Achtsamkeit:
  - Meine empfindlichen Stellen – wo ich bei dir behutsam sein möchte.
  - Wann und wodurch droht unserer Beziehung Gefahr?
- Die Zukunft unserer Beziehung:
  - Was ich gerne (noch) mit dir erleben würde.
  - In welche Richtung möchte ich mich mit dir entwickeln? In welche Richtung möchte ich unsere Beziehung entwickeln, damit wir beide uns gut fühlen?
  - Worum ich dich bitte (diese Frage sollte nur in Gegenwart von B besprochen werden).
  - Wie wünsche ich mir unsere Zukunft? Und was möchte ich dafür tun?

- Wünsche äußern und erfüllen:
  - Ein Wunschkästchen einrichten: Jeder Partner legt fünf Wünsche in das Kästchen ein und versucht, einen der Wünsche des anderen in der kommenden Woche zu erfüllen, ohne es anzukündigen.
- Wertschätzung:
  - Was ich dir verdanke – wofür ich dir danke.
  - Was du gut kannst (machst).
  - Ich anerkenne, was du leistest, und zwar …
  - Auch wenn ich mich manchmal über dich ärgere: Mir gefällt an dir (drei Eigenschaften).

39 Alternative Beratungsmethoden: Vom Veranschaulichen zum erlebnisintensiven Üben

Es gibt Menschen, die behalten besser, was sie sehen als was sie hören. Andere behalten am besten, was sie hören *und* sehen. Wieder anderen bleibt besonders das im Gedächtnis haften, worüber sie selber gesprochen haben. Menschen sind unterschiedlich. Den meisten allerdings prägt sich am tiefsten ein, was sie erleben oder selbst ausführen (s. S. 295). Darum haben handlungs- und erlebnisorientierte Übungen in der Beratung in der Regel den höchsten Lerneffekt.

Wenn es also in der Mittelphase einmal nicht so recht weitergeht, dann mag das gar nicht so sehr an der Beratungsdynamik liegen. Vielleicht spricht das Verständigungsmittel, das B gewöhnlich benutzt, die Sprache, die Klienten einfach nicht optimal an. So als ob jemand, der gerne in der Tiefsee taucht, ein paar Skier in die Hand bekommt, um Fortschritte zu machen. Eine stockende Beratung könnte B demnach zusätzlich dazu anregen, auch einmal seine bevorzugte Vorgehensweise zu ändern und andere Methoden und Mittel einzuführen.

Sprachliche Mittel, die veranschaulichen und verdeutlichen

Das muss nicht gleich sehr spektakulär sein. Sie entfernen sich nicht weit von Ihrem gewohnten Arbeitsstil, wenn Sie etwa Sprachbilder des Paares aufgreifen. Er sagt: »Ich möchte mit dir einen Interessenkonflikt aushandeln, aber du hockst wie ein Häschen in der Grube!« Oder sie sagt: »Ständig zieht er sich in sein Schneckenhaus zurück, das bringt mich auf die Palme!« B wiederholt den Satz und hält das Bild damit fest. B kann zuspitzen: »Sie sitzen dann ganz hinten im letzten Winkel des Schneckenhauses und Sie voller Wut im Gipfel der Palme?« B kann die Äußerung positiv würdigen: »Das ist ein anschauliches Bild. Es zeigt, dass Sie sich sehr unterschiedlich verhalten.« B kann das durch dieses Bild verdeutlichte Problem ausmalen: »Wie verständigen Sie sich denn dann?« »Das ist ja schwierig, wenn Sie Sex haben wollen.« Oder B kann gemeinsam mit dem Paar Konsequenzen für zukünftiges Verhalten ziehen. Sehr wahrscheinlich wird ein solches Bild das Paar in seinen Alltag begleiten und dort hin und wieder wirksam im Gespräch auftauchen.

B kann Sprachbilder verwenden und ausmalen, die B in der Stunde einfallen: Den Kopf in den Sand stecken; tosender Wasserfall und tiefer stiller See. B kann das Paar nach Lieblingstieren oder -vögeln fragen. Oder nach Lieblingsbäumen und daran veranschaulichen, dass die Partner nach zwanzig Jahren nicht mehr so biegsam sind wie als junge Pflanzen: Lebenspartner sind wie Bäume – sie wachsen. Mit zunehmenden Jahren der Beziehung brauchen sie mehr Raum, um sich gut zu entfalten. Bei einem jungen Paar wollte der Mann den Kontakt mit ihr eher lange, ausdauernd und in Ruhe; sie wollte eher, dass es schnell hin und her geht, wenn sie sich austauschen. B sagte: »Das ist ja so, als ob Sie mit ihr Tennis und Sie mit ihm Tischtennis spielen wollen, zur gleichen Zeit.« Beide fingen an schallend zu lachen. B fragte: »Sie lachen. Habe ich etwas Komisches gesagt?« Worauf sie erklärte: »Nein, wir spielen beide gerne Tennis, und ich bin Landesmeisterin im Tischtennis!«

Oft verdichten Figuren aus Romanen, Filmen und Comics Erfahrungen, Wünsche und Träume oder offenbaren Selbstbilder des Paares und des Einzelnen. Auch Gestalten aus den Märchen verkörpern typische Verhaltensmuster: Ein Paar hat sich wie Hänsel und Gretel im finsteren Wald verloren, Schneewittchen in einen vergifteten Apfel gebissen. Dornröschen und Rapunzel warten seit Jahren auf den Prinzen, der sie erlöst. Sterntaler hält immer noch sein Hemdchen auf und hofft auf das Glück, ohne etwas dafür zu tun. »Im Märchen gibt es immer nur Prinzessinnen, ich fühle mich eher wie ein Aschenputtel«, sagte eine Ratsuchende. »Sitzen Sie gerne in der Asche?«, fragte B zurück. »Was fällt Ihnen sonst noch zu Aschenputtel ein?« – »Wirft Gold und Silber über mich«, entgegnete sie und lächelte selig.

Besonders nachhaltig wirken Konfrontationen, in denen die Rollen benannt werden, die die Partner übernommen haben oder sich gegenseitig geben: Mauerblümchen, Kobold, Held und Opfer, Patient und Krankenpflegerin, Vater und Tochter usw. »Ich habe den Eindruck, Sie spielen Mama und Sohn miteinander. Sehe ich das richtig?« Im Gespräch werden eingespielte Muster benannt, und es wird geprüft, für welchen Bereich sie gelten und für welchen nicht. Im Hintergrund eines solchen Arrangements lässt sich meist eine Umkehrung der Rollen erkennen: Der Sohn, der sich von seiner Mama verwöhnen oder kontrollieren lässt, verwöhnt irgendwo auch als Papa seine an anderer Stelle zu kurz kommende Tochter. Spielen Paare das Eltern-Kind-Spiel, dann verhalten sie sich nicht sehr erwachsen. Häufig gibt es dann auch Probleme beim Sex.

Bei feststehenden Rollen könnte das Ziel einer Konfrontation also sein, Ausbeutungsmuster und rigide Handlungsabläufe flexibler zu gestalten bzw. herauszufinden, ob mehr Beweglichkeit der Paarbeziehung und dem Einzelnen nicht doch Gewinn bringt, selbst wenn mit dem Zurücklassen bisheriger Verhaltensmuster Sicherheiten verloren gehen und Ängste zutage treten. Denn wer beispielsweise bisher stets andere versorgt hat oder es immer besser wusste, ist meist ungeübt und unfähig, sich pflegen zu lassen oder Schwäche und Ratlosigkeit einzugestehen.

Fantasiereisen und Kommunikationsübungen

Manche Berater erzählen gerne Geschichten, die neue Wege aufzeigen. Oder sie fordern das Paar auf, sich ein neues Leben, ein Wochenende, einen Urlaub oder ein Fest in einer Fantasiereise auszumalen. Solche Übungen können Zukunftshoffnungen und -gewissheiten wecken. Ein

Beispiel: »Ich möchte Sie heute zu einer Fantasieübung einladen. Sind Sie bereit? Stellen Sie sich vor, Sie sitzen in fünf Jahren an einem Sonntagvormittag beim Frühstück.« Zur Einführung malen sich die Partner die äußeren Umstände aus: Wann beginnt der Vormittag? Wer war als Erster auf? Wo sitzen sie? Sind sie allein? Ist jemand zu Besuch? Was machen sie am Nachmittag? Jeder hat Zeit, sein Bild zu entwerfen. Bei der Auswertung stellen sie, möglicherweise überrascht, fest, dass beide ganz selbstverständlich davon ausgehen, dass sie trotz aller Konflikte in fünf Jahren noch beisammen sind.

Auch das Üben von respektvollem Zuhören und Reden ist ein Methodenwechsel: Die Partner tun etwas, statt über etwas zu sprechen. Männern, die gewohnt sind, Probleme durch Aktivität zu lösen, entspricht das besonders, selbst wenn sie sich zu Beginn skeptisch zeigen. Das Paar kann auf diese Weise üben, sich klarer zu äußern und zu wiederholen, was der andere sagen will. Es kann lernen, Wünsche, Bedürfnisse oder Bitten angemessen zu äußern, Wertschätzung auszudrücken oder den Partnervertrag neu zu verhandeln, möglicherweise mit einer abschließenden schriftlichen Vereinbarung, die beide unterzeichnen und mit nach Hause nehmen.

Optische Mittel, die veranschaulichen und verdeutlichen

»Ein Bild ist zehntausend Worte wert.« Dieser Satz von Laotse, 2400 Jahre alt, trifft zumindest auf optisch veranlagte Menschen zu. Darum werden seit den Anfängen der Familientherapie besonders auch bei Personen aus einfachen sozialen Schichten oder unterschiedlichen kulturellen Milieus einige der im Folgenden genannten Veranschaulichungsmethoden eingesetzt. Wie oben (S. 193) vorgeschlagen, kann B schon in der ersten Stunde Gefühle, Anliegen und Wünsche, Trennungsimpulse und Lösungsversuche, Kompetenzen und konfliktfreie Bereiche des Paares auf je einen bunten Zettel schreiben. Oder die Partner schreiben die Zettel selbst und drücken auf diese Weise Druck aus. B legt die Blätter zwischen die Partner und fragt: Womit möchten Sie beginnen? In späteren Stunden – B hat die Blätter in seinen Beratungsunterlagen aufbewahrt – können dieselben Zettel beim Strukturieren (Was möchten Sie heute angehen?) oder beim Bilanzieren helfen (Was haben Sie erreicht?). In der Mittelphase können auf solchen Zetteln auch Problemkonzentrate, Enttäuschungen und Eingeständnisse festgehalten werden, an denen die Partner arbeiten, Sätze wie: »Sei wie ich!«, »Du hast mich allein gelassen mit unserer Tochter«, »Damals konnte ich nicht anders«, »Heute sehe ich: Es war schwer für dich in der ersten Zeit«, »Ich habe mitgemacht gegen meine Bedenken, die ich auch hatte«, »Du hast keine Zeit für mich«, »Du bist schuld, dass ich nicht mehr Klavier spiele«, »Im Nachhinein sehe ich: Ich hätte dich mehr schützen sollen gegen meine Familie«, »Wenn du nicht da wärst, wären wir glücklich« (mehr oder weniger ausgesprochene Botschaft an ein unerwünschtes oder in die neue Beziehung mitgebrachtes Kind) usw. Gehen die Blicke des Paares während der Stunde immer wieder auf solche vor den Beteiligten liegenden Botschaften, dann setzen sich die Partner viel intensiver damit auseinander.

Halbkreise aus verschiedenfarbigem Karton erleichtern es, Ambivalenzen auszusprechen. Spielfreudigen Paaren kann man vorschlagen, bunte Seile zu nutzen, um die Partnerbeziehung oder das eigene Erleben in der Paarbeziehung darzustellen. Diese Seile können ebenfalls dazu dienen, Zugehörigkeiten, Allianzen und Grenzen innerhalb der Familie, gegenüber den Herkunftsfamilien oder in neu zusammengesetzten Familien zu verdeutlichen. Die Komplexität und Verwirrung in Nach-Scheidungsfamilien lässt sich auch mit bunten Kreisen oder Stühlen im Beratungsraum nachstellen oder auf einem großen Blatt aufzeichnen. Bereits das Aufmalen einer komplizierten Herkunft oder verwickelter Sozialbeziehungen kann ein klärender Einstieg in Schwierigkeiten sein, die das Paar beschäftigen. Hat B auf dem Tisch zwischen sich und dem Paar kleine Figuren, Steine oder andere Gegenstände liegen, so beginnen die Ratsuchenden oft unwillkürlich, damit zu spielen, Nähe und Abstand zueinander oder entsprechende Wünsche darzustellen. Ähnlich lässt sich das Familienbrett einsetzen. B kann die Partner bitten, je in einem Bild die Zuordnung der Familienmitglieder zueinander oder das Thema »Mein Platz in der Familie« aufzuzeichnen. Überhaupt lässt sich vieles durch das Malen von Bildern darstellen – vorausgesetzt, dieses Ausdrucksmittel liegt beiden Partnern, und keiner ist vom Zeichenunterricht in der Schule traumatisiert. Jeder malt ein Bild von der Paarbeziehung oder der Familie, wie sie ist, wie er sie sich wünscht oder wie sie in Zukunft sein sollte. Oder das Paar malt gemeinsam ein Bild und macht dabei Erfahrungen über Kooperieren und Bestimmen, Sichdurchsetzen und Nachgeben. Auf Blättern mit einer Linie von Jahreszahlen kann jeder Partner zum Thema »Lebenspanorama« oder »Entwicklung unserer Beziehung« erlebte Höhe- und Tiefpunkte einzeichnen. Das lässt sich dann vergleichen. – Bei Sexproblemen kann B erst einmal einen Wohnungsplan zeichnen lassen, um z. B. festzustellen, wie nahe das oder die Kinderzimmer am Schlafzimmer der Eltern liegen.

Positionswechsel als Mittel, etwas zu bewegen

Bei den bisherigen Vorschlägen sind die Ratsuchenden auf ihren Plätzen sitzen geblieben. Haben die Partner es bisher sorgfältig vermieden, sich anzublicken, oder haben sie sich gar demonstrativ voneinander abgewendet, so ist die Aufforderung von B, sich einander zuzuwenden oder sich beim Sprechen anzuschauen, ein starker Eingriff: B greift Mitteilungen auf, die das Paar sich unbewusst durch seine Körperhaltung macht. Dadurch verlieren die Partner den Schutz, den eine z. B. abweisende Sitzhaltung ihren Gefühlen bietet. Vielleicht beginnen sie nun, sich selbst zu beobachten. B wird eine Veränderung der Körperhaltung daher erst dann anregen, wenn B damit ein bestimmtes Ziel verfolgt und spürt: Das ist jetzt dran.

Eine andere Möglichkeit, rigides »Festsitzen« aufzulockern, könnte die Aufforderung sein: »Wie wäre es, wenn Sie heute mal die Sitzplätze tauschen?« Bisweilen machen Paare das auch von selbst. Oder B überrascht das Paar auf andere Weise mit einem Rollenwechsel: »Wie wäre es, wenn **Sie** heute mal anfangen?« Das kann sich dann in Projekten im Alltag fortsetzen, nämlich einmal die Rollen zu tauschen: beim Zeremoniell des abendlichen Heimkommens, bei der Verantwortung für den Wochenend-Einkauf, bei der Gestaltung des Sonntags, dem wöchentlichen Anruf der Eltern/Schwiegereltern, bei den Schulaufgaben oder dem Zu-Bett-Bringen der Kinder.

Erlebnisübungen ohne Worte

Auch Übungen, bei denen die Akteure aufstehen und sich bewegen, sind zehntausend Worte wert. Soll das auch noch wortlos geschehen, so muss das Paar sich etwas Neues einfallen lassen. Die Beteiligten können sich nicht mehr hinter Worten verstecken. Das schafft Unsicherheit. Dafür sind solche Experimente jedoch meist besonders eindrücklich. Ein Paar ist sich beispielsweise uneinig darüber, wie viel Nähe jeder braucht und wie viel Abstand, überhaupt und auch in bestimmten Lebenssituationen des Paares (oder zu Beginn ihrer Beziehung und heute). B lädt die Partner zu einer Übung ein, die das anschaulich machen kann. Nacheinander stellen die Partner ihr Nähe- und Abstandsbedürfnis dar: Jeder positioniert den anderen im Raum und ordnet sich dann zu, ohne zu sprechen. Beispiel: Er stellt sie mit dem Rücken zur Wand und sich davor, sodass sie nicht entkommen kann. Sie stellt ihn in die Mitte des Raumes, geht zur geöffneten Tür und bleibt auf der Schwelle stehen. B fragt: »Ist das der Abstand, den Sie brauchen?« Sie schüttelt den Kopf und geht noch ein Stück weiter in den Flur hinein. Die Auswertung solcher Übungen bringt in der Regel Einsichten, die lange nachwirken.

In ähnlicher Weise können Paare Skulpturen miteinander machen, die ihre Beziehung darstellen. Sie können versuchen, sich, ohne Worte, gegenseitig zu öffnen, wenn der eine verschlossen im Raum oder vor einer Wand steht oder seine Hand zur Faust geschlossen hält (Weber 2008, S. 68 ff.). Sie können sich in der klassischen Übung »Blindenführer« mit verbundenen Augen vom anderen führen lassen oder ihn führen, um herauszufinden, wie es um das »blinde« Vertrauen zwischen den Partnern bestellt ist oder wie feinfühlig sie auf unausgesprochene Bedürfnisse des anderen eingehen können. Es gibt eine Fülle solcher Übungen (vgl. Weber 2008).

Kleine Schritte bringen weiter als große Ziele

Wenn B dem Paar eine Erlebnis- oder Handlungs-Übung vorschlägt, dann verfolgt B damit ein Ziel. B hat also eine klare Einschätzung der Situation des Paares und seiner Konflikte, seines Potenzials, aber auch der empfindlichen Stellen jeden Partners. Außerdem hat B einen allgemeinen Auftrag, an den Beziehungsproblemen des Paares zu arbeiten. Erlebnisintensives Vorgehen ist also kein Rettungsring für Berater, die nicht mehr weiterwissen und nun irgendeinen Zaubertrick aus dem Hut ziehen, damit wieder Leben in die Bude kommt. Die Übung, die B vorschlägt, soll zum roten Faden der Beratungsgespräche passen. Das

Paar sollte sich in der Regel nicht in Kampfstimmung befinden, sondern bereit sein, etwas Neues zu erfahren oder auszuprobieren. Das Vorgehen soll dem Paar einen Erfolg bescheren. Bei Übungen, die vom normalen Vorgehen in der Beratung abweichen, wird B in jedem Fall das Einverständnis des Paares einholen.

Die Technik, die B verwendet, die Übung, die B vorschlägt, muss auch zu B und zum Beratungsstil von B passen. Je mehr dies der Fall ist, je mehr das Vorgehen von B sich aus den verhandelten Beratungsinhalten ergibt, desto besser fügt es sich in den Beratungsablauf ein. Desto weniger strengt B sich an.

Je stärker Bs Vorgehen von seinem sonstigen Stil abweicht, desto sorgfältiger wird B

- für die Übung werben,
- ihren Sinn erklären,
- die Zustimmung zur Durchführung einholen,
- die Übung bewusst einführen,
- begleiten,
- durchführen,
- in Ruhe auswerten und
- gegebenenfalls in den Alltag des Paares transferieren.

Hat B bisher auf seinem Stuhl gesessen und mit dem Paar geredet und steht nun auf, um eine Erlebnisübung oder Skulptur anzuregen, so übernimmt B jetzt eine andere Rolle. B wird zum »Macher«, der auch Anweisungen erteilt, wie die Ratsuchenden sich in dieser Übung verhalten oder stellen sollen. Darum wird B ankündigen, dass sie oder er jetzt anders vorgeht als sonst, und, wie schon gesagt, die Zustimmung des Paares einholen.

B wird sich also überlegen, wann im Verlauf der Beratung und der jeweiligen Stunde die Übung am besten passt. Zeitaufwendige Übungen kann man nicht schnell gegen Ende der Stunde durchführen. Braucht B Hilfsmittel für die Übung (Malpapier, Stifte, Seile, Figuren usw.), so sollten sie zur Hand sein und funktionieren. Ähnlich wie bei Hausaufgaben und Projekten wird B vorhersagen, dass das Experiment mehr oder weniger gelingen kann, dass das Paar dabei aber auf jeden Fall etwas lernt. Dadurch schützt B das Paar vor zu hohen Erwartungen und vor Enttäuschung und Frust. Besser als große Scheinerfolge sind kleine Schritte, die das Paar gut voranbringen.

Die Musikerin auf dem Bauernhof

Ein Beispiel, in dem B als Material Kreise, Seile und Stühle verwendet, mag das Vorhergehende veranschaulichen.

Claudia hat Musik studiert. Dann hat sie Norbert geheiratet und ist in ein anderes Bundesland gezogen, auch um von den Eltern wegzukommen. Norbert ist Landwirt auf einem geerbten Bauernhof. Seine Eltern leben im gleichen Haus und arbeiten noch auf dem Hof mit. Der Sohn Kai, 7 Jahre alt, hat Asthma. Claudia stöhnt und findet, obwohl das Land flach und der Himmel weit ist, alles eng. Norbert ist hin und her gerissen zwischen dem Wunsch, Claudia glücklich zu sehen, und den Verpflichtungen gegenüber seinen Eltern, den Notwendigkeiten eines bäuerlichen Betriebes und der Treue gegenüber dem Familienhof der Vorfahren.

Beide kommen in Beratung, weil sie lautstark klagt, sie halte es nicht mehr aus. Er ist etwas ruhiger, doch ziemlich hilflos, will aber die Probleme lösen. B lässt sich die Situation eingehend schildern und benutzt dann zur Verdichtung Seile, Stühle und Kreise, die auf die Stühle gelegt werden, um die abwesenden Familienmitglieder zu verkörpern.

Zunächst streitet sich das Paar, wo der Sohn anzusiedeln sei. Die Mutter setzt sich durch und platziert ihn ganz in ihrer Nähe. Direkt daneben ihre Eltern, die trotz räumlicher Entfernung jetzt wieder massiv auftauchen, weil sie den Kontakt zum Enkel suchen. Auch seine Eltern sind ganz nahe am Paar dran, auf seiner Seite.

Zusätzlich zur Fülle der Stühle, die recht dicht stehen und tatsächlich ein Gefühl von Enge vermitteln, nutzt B noch Seile, um zu veranschaulichen, wer eigentlich zusammengehören sollte: Es gibt fast keine Abgrenzungen, die Bereiche überschneiden sich. Alle sind miteinander verwoben.

Als Claudia sich in der Mitte der Stühle so von allen Seiten umzingelt sieht, hält sie die Luft an, beginnt körperlich zu reagieren und sagt: »Das halte ich nicht aus!!« Daraufhin tritt das Paar ganz aus der Inszenierung mit den Stühlen heraus und schaut sich das Bild gemeinsam von außen an, aus zwei bis drei Metern Entfernung. Beiden wird deutlich, dass der Sohn da nicht atmen kann. Sie arrangieren etwas mehr Raum für ihn. Weiter erkennen sie, dass auch Claudia mehr Raum für sich braucht und dass beide als Paar keinerlei eigenen Bereich haben, räumlich wie zeitlich. Relativ schnell können sie sich darauf einigen, in welche Richtung Veränderungen gehen müssten. Das Paar dringt dann jedoch auf Beendigung der Beratungsstunde, wegen der hohen Intensität: »Ich brauche erst noch Zeit, das Ganze zu verdauen«, sagt sie. »Ich muss das erst noch wiederkäuen«, meint er.

Tatsächlich hat B verschiedene Optimierungsmittel eingesetzt, optische und solche, die Erfahrung verdichten (das Paar saß eingeklemmt inmitten seiner Familie). Dadurch wurde das Geschehen intensiviert und das Paar mit seiner Situation konfrontiert. Bevor nun B wieder einen Schritt zurück machen konnte (»Nehmen Sie sich Zeit und lassen das in Ruhe auf sich wirken. Vielleicht reden Sie zu Hause noch einmal darüber und schauen, ob das so stimmt oder ob noch etwas fehlt«), zieht das Paar selbst die Bremse: »Das müssen wir erst verdauen.« Bevor es vorschnell an die Lösung der Probleme gehen kann, steht in den nächsten Stunden erst einmal ein vertieftes Verständnis des Konfliktes an. Dazu könnten in den weiteren Stunden auch Fragen gehören, die die Geschichte jedes Einzelnen betreffen und doch zusammengehören: Sie entflieht dem Milieu ihrer Familie und heiratet dasselbe. Er öffnet mit der Wahl einer Musikerin ein Fenster zu einer anderen Welt, kann dieser anderen Welt jedoch im festgelegten Alltag seines Betriebes keinen Lebensatem eingeben.

40 Einzelarbeit im Rahmen der Paarberatung

»Ich habe den Eindruck, du redest gar nicht mit mir. Du meinst jemand anderes«, sagt sie ihm während einer Stunde. »Als ob sich jemand zwischen uns geschoben hat. Du siehst gar nicht mich, wenn du redest, sondern eine andere Person.«

Wenn stimmt, was diese junge Frau ihrem Mann mitteilt – oft erkennen Partner beim anderen und sprechen aus, was diesem selbst unbewusst ist (s. o. S. 84) –, dann sind neben der Beratungsfachkraft mit einem Mal mehr Menschen im Beratungszimmer versammelt als bloß das Paar. Im vorliegenden Fall wäre zumindest noch eine weitere Person anwesend, unsichtbar, aber sehr präsent. Wer das im Einzelfall auch sein mag – B kann nicht so tun, als sei diese Person nicht da. Ein Stück Erfahrung, die im Kopf des Mannes festsitzt, schiebt sich in das Beratungsgeschehen hinein, zwischen ihn und seine Partnerin, ein Teil seiner Geschichte. Mit großer Wahrscheinlichkeit handelt es sich um eine der Elternfiguren des Betreffenden. Denn wenn wir einen Lebenspartner auswählen, finden wir stets jemanden, der unseren Eltern ähnelt, der sich von ihnen aber auch unterscheidet (s. S. 54). Und da wir unbewusst von unserem Partner oft dasselbe erwarten wie von unseren Eltern früher, nämlich: »Stille mein Verlangen nach Liebe, befriedige meine tief liegenden Bedürfnisse«, liegt ziemlich nahe, dass wir Partner und Eltern hin und wieder verwechseln.

Bei *Verwechslungen*, bei Projektionen im Kopf der Partner, ist in der Beratung erst einmal ausführliche Unterscheidungsarbeit angezeigt. B wird genau wissen wollen: »*Wo ist Ihrer Meinung nach Ihre Frau so wie Ihre Mutter?* Und wo ist sie anders?« Dieses Vorgehen erlaubt es, über Realitäten zu sprechen (in diesem Fall über Ähnlichkeiten und Unterschiede der Partnerin mit der eigenen Mutter). Zugleich wird so die Zahl der anwesenden Ratsuchenden auf jene begrenzt, die real, also auch körperlich, im Beratungszimmer sitzen. Unterscheidungsarbeit ist ebenfalls sinnvoll, wenn das Paar *Festschreibungen* als Waffen einsetzt, etwa: »Du bist genau wie deine Mutter!« B kann fast die gleiche Frage stellen: »*Wo ist Ihrer Meinung nach Ihre Frau so wie ihre Mutter?* Und wo ist sie anders?« Davon ausgehend kann das Paar dann über Ärger produzierendes Verhalten sprechen oder über die Vergnügungssteuer, die für die Wahl des Partners zu entrichten ist. Oder das Paar kann über Erwartungen und Wünsche verhandeln.

Lösungen liegen auch in der Vergangenheit

Verwechslungen sind einer der Gründe dafür, dass Paarberater gelegentlich die Tür zur Vergangenheit und Kindheitsgeschichte der Betreffenden auftun und im Rahmen von Paarberatung ein Stück Einzelarbeit mit einem, und dann meist auch mit dem anderen, Partner machen. Geister der Vergangenheit haben sich in die Gegenwart des Paares eingeschlichen. Ohne diesen Geistern auf die Schliche zu kommen, ohne prägende Erfahrungen mit lebenswichtigen Personen vergangener Lebensjahre von dem Geschehen in der gegenwärtigen Beziehung zu unterscheiden und zu trennen, kommt auch die Gegenwart nicht zur Ruhe.

Nach dem Konzept von Paarberatung, das ich Ihnen in diesem Buch vorstelle, ist der Klient in der Paarberatung die Beziehung des Paares: das, was die beiden Partner gegenwärtig miteinander machen oder was sie im Laufe der gemeinsamen Zeit als Beziehung entwickelt haben. Es gibt viele gute Gründe dafür, die Beratung unter diesem Blickwinkel zu beginnen und die Gegenwart des Paares zum ersten Arbeitsschwerpunkt zu bestimmen. Aber natürlich bringen die Partner Erfahrungen und Prägungen aus ihrer Kindheit und Lebensgeschichte mit. Bewährte oder eingeschliffene Muster aus dem früheren Leben beeinflussen und prägen auch das Verhalten in der derzeitigen Paarbeziehung. Erfahrene Berater, besonders die mit dem geübten Blick für den Einzelnen, sehen von der ersten Minute an auch im Paargespräch individuelle Prägungen. Besonders wenn diese sich im Zusammenspiel des Paares zu Rollenmustern verfestigt haben: Ewiger Retter und ohnmächtiges Opfer, Besserwisser und hilfloses Dummchen, Dauerredner und Dauerschweiger usw. Gerade solche eingespielten Rollenarrangements können die Weiterentwicklung des Paares und jeden Partners nachhaltig blockieren. Lösungen liegen nicht nur in der Zukunft. Sie können durchaus auch in der Vergangenheit liegen, wenn es dem Paar gelingt, sich von Lösungen zu lösen, die früher einmal sinnvoll oder lebensnotwendig waren, heute jedoch das Wachsen der Beziehung und das Reifen des Einzelnen behindern oder vereiteln.

Wenn Eltern etwas vormachen

Die Vergangenheit der Partner kann sich aber auch weniger auffällig in die Gegenwart einschleichen als in dem Beispiel zu Beginn dieses Kapitels. »Das Leben der Eltern ist das Buch, in dem die Kinder lesen« (Augustinus). Und die Atmosphäre zwischen den Eltern ist die Luft, die die Kinder einatmen. Mehr als 90 % dessen, was Kleinkinder lernen, entnehmen sie aus der »Luft« ihrer Umgebung. Sie spüren und sehen, imitieren und integrieren, sie »atmen ein«, wer was macht und nicht macht, wie Verantwortung und Lasten verteilt, übernommen oder abgeschoben werden, wie Entscheidungen fallen, wie man bei Spannung reagiert und bei Ärger, ob ein Konflikt in lastendem Schweigen, in Trennungsterror, mit einer Entschuldigung oder einem humorvollen Einlenken endet usw. Kleinkinder verbringen ihr Leben »in der Erfahrungstruhe« ihrer Eltern. Zunächst einmal kennen sie nichts anderes: Was sie erleben, wird ihnen selbstverständliche Wirklichkeit.

Die Handlungsmuster und Lösungsstrategien der Eltern werden zum Erfahrungsschatz der Kinder.

Die speichern die Kinder unwillkürlich ab. Die stehen ihnen von jetzt an als potenzielle Lösungsmodelle zur Verfügung. Diese Handlungsprogramme schlummern dann, bis sie, vielleicht Jahrzehnte später, durch eine vergleichbare Lebenssituation abgerufen und in Aktion gesetzt werden, fast automatisch: Denn sie sind unbewusst, und Handlungsalternativen gibt es zunächst vielfach nicht. Dieser psychische »Mechanismus« sorgt beispielsweise dafür, dass Menschen, die als Kinder unter Gewalt gelitten und sich geschworen haben, später nie Gewalt anzuwenden, als Erwachsene in einer vergleichbaren Konfliktsituation wie von selbst gewalttätig werden, gegen ihren Willen. »Es tut in ihnen« genau das, was sie absolut nicht tun wollten. Der eingespeicherte Verhaltensimpuls wird schneller zur Tat als der Entschluss, sich anders zu verhalten.

Die *Lösungsmuster der Eltern* sind ein Erfahrungsschatz, der durchaus auch positive Bewältigungsmodelle zur Verfügung stellt. Kommt B jedoch bei einem Paarkonflikt nicht weiter, weil das Verhalten eines oder beider Partner unverständlich bleibt, so hat sich möglicherweise zwischen den Partnern ein Lösungsprogramm »eingeschaltet«, das in der vorliegenden Situation nicht konstruktiv weiterhilft. Da kann es nützlich sein, einen kurzen Ausflug in die Kindheit der Betreffenden zu unternehmen. B muss dabei nicht unbedingt viel über die Beziehung des Ratsuchenden zu einem oder beiden Elternteilen erfahren. Es genügt, sich nach Szenen zu erkundigen, die sich vor Augen des Ratsuchenden als Kind *zwischen den Eltern* abgespielt haben. Das Kind war daran möglicherweise gar nicht sonderlich beteiligt. B könnte fragen: »Ich würde gerne einmal wissen, wie das früher bei Ihnen zu Hause war. Waren Ihre Eltern auch mal ärgerlich und wie haben sie das geregelt?« Oder: »Wer hat denn was gemacht? Wer hatte wofür Verantwortung?« Oder: »Was haben Ihre Eltern gemacht, wenn sie sich nicht einig waren?« Usw.

Wieder wäre Unterscheidungsarbeit angesagt. Es ginge darum zu überprüfen, ob das Paar wirklich die Handlungsmuster der Vergangenheit anwenden will und welche Vor- und Nachteile diese haben. Oder ob es eine eigene Lösung finden kann, die dem Paar und seiner Lebenssituation besser entspricht.

Überleben lernen

Kinder sind ihren Eltern aber nicht nur ausgeliefert. Von sehr früh an nehmen sie aktiv Einfluss auf ihre Umgebung. Das Heranwachsen, die Sozialisation im Kindes- und Jugendalter geschieht als Wechselwirkung zwischen Sicheinpassen und Selberbeeinflussen. Kinder entwickeln unbewusst und halb bewusst wirksame Techniken und Strategien, um auf ihre Kosten zu kommen, für sich zu sorgen und sich zu schützen. Fanita English bezeichnet das als *Überlebensschlussfolgerungen* (2009, S. 50). Menschen lernen ihr Leben lang. Darum können sie auch während ihres ganzen Lebens zusätzliche Überlebensschlussfolgerungen erwerben. Eine »Grundausstattung« bilden sie jedoch in der frühen Kindheit, parallel zum Erlernen der Sprache. Bestimmte Überlebensschlussfolgerungen nützen das ganze Leben hindurch, z. B.: Lege die Hand nicht auf eine heiße Herdplatte. Laufe nicht unachtsam auf eine viel befahrene Straße. Lehne dich im fünften Stock nicht zu weit aus dem Fenster. Diejenigen Schlussfolgerungen, die im Zusammenhang von Paarberatung von Interesse sind, haben in erster Linie mit der Gestaltung von Beziehung, der Befriedigung grundlegender Bedürfnisse und dem Äußern oder Vermeiden der dazugehörigen Gefühle zu tun.

Im Alter von zwei bis vier oder sechs Jahren ist es eine Existenzfrage, ob und wie ich die Zuwendung und Aufmerksamkeit meiner Eltern und meiner Umwelt erhalte; welche Gefühle, welches Verhalten ich zeigen darf oder muss bzw. auf keinen Fall zeigen darf, um das Wohlwollen von Eltern und Umwelt nicht zu verlieren. Es geht ums Überleben: in einer Familie mit vielen Geschwistern, bei einer alleinerziehenden überforderten Mutter, angesichts von Eltern, die mit dem Beruf, mit sich selbst, mit ihrem Trennungsstreit beschäftigt sind. Kinder entwickeln in dieser Zeit einen Strauß von Verhaltensweisen, die ihre Existenz sichern und die verhindern, dass sie untergehen. Die dreijährige Conny etwa lernt: »Bei meiner vielbeschäftigten oder putzeifrigen Mutter darf ich nicht aufgeben, wenn ich gehört werden möchte, wenn ich mit Mama spielen oder etwas erreichen will beim Einkauf im Supermarkt.« Sie lernt also: Durchhalten, Nerven sägen. Auch der Vater hinter seiner Zeitung oder vor dem Fernseher reagiert nur, wenn Conny beharrlich bleibt. Unbewusst wird es für Conny das selbstverständlichste Ding der Welt: »Ich muss durchhalten, nerven, sonst bekomme ich nicht, was ich brauche. So ist das Leben!« – Der dreijährige Max bewegt sich gerne. Auch bei Tisch, in der Straßenbahn oder hinten im Auto. »Sitz endlich still, hampele nicht so rum!«, sagt die Mutter, schon zum fünften Mal. Doch was nützt das seinem Bewegungsdrang? Max lernt: Überhören, weghören, auf Durchzug stellen – dann habe ich meine Ruhe. In bestimmten Lebenssituationen, etwa wenn es später um Schulaufgaben und Schulergebnisse geht, wird ihm das zur »zweiten Natur«.

Überlebensschlussfolgerungen sind unbewusste Verhaltens- und Reaktionsmuster, die wir früh gelernt haben, um die Befriedigung existenzieller Bedürfnisse sicherzustellen. Jeder Mensch hat eine ganze Menge davon. So wie man die Gene im menschlichen Organismus mit Programmen vergleichen kann, die darauf warten, in bestimmten Situationen durch Impulse aus der Umwelt aktiviert zu werden, so bilden auch unsere Überlebensschlussfolgerungen Verhaltensprogramme, die erst einmal in uns schlummern. Tritt keine Situation ein, in der die Umwelt gerade diese Verhaltensreaktion abruft, dann können sie ein ganzes Leben lang weiter ruhen, und keiner merkt, dass sie überhaupt da sind. Tritt jedoch im Leben ein Umstand ein, der der Ursprungssituation gleicht oder als vergleichbar bedrohlich erlebt wird, dann wird die entsprechende Überlebensschlussfolgerung wachgerufen und aktiviert – blitzschnell. Menschen handeln oder reagieren dann wie im Reflex.

Konkret: Conny und Max sind 30 Jahre alt und miteinander verheiratet. Max hat viel zu tun, Conny möchte endlich einmal wieder mit ihm reden. Sie hat es ihm schon öfter gesagt. Während sie wieder einmal bittet: »Wann hast du endlich Zeit für uns?!«, schaltet sie auch noch, ohne es zu bemerken, den nervenden Tonfall ein, der schon als Kind bei den Eltern so wirkungsvoll war. Mit einem Schlag sind beide wieder Kleinkinder, 30 Jahre jünger: Sie überredet und nervt, er überhört und nervt. Das Karussell kann sich dann endlos drehen. Oder: Der eine fängt an zu schreien, und der andere wird ganz cool. Oder: Sie bricht in Tränen aus, und er setzt sich auf sein Motorrad und verschwindet – je nachdem, was die Partner als Überlebensschlussfolgerung auf Lager haben. Häufig sind die Partner dabei total verzweifelt. Jeder tut doch nur das (für ihn) Selbstverständlichste der Welt!

Überlebensschlussfolgerungen erklären, warum Menschen sich verhalten, wie sie es tun, und warum sie oft absolut nicht verstehen, warum der andere das absolut nicht versteht.

Wie lassen sich solche Situationen auflösen? Wieder geht es um Unterscheidungsarbeit. B kann Fragen stellen, die aufleben lassen, ob und wie in der frühen Kindheit grundlegende Bedürfnisse Befriedigung fanden oder Gefühle spontan geäußert werden konnten: »Hatten Ihre Eltern Zeit für Sie? Konnten Sie in Ruhe spielen? Durften Sie ärgerlich auf ein Geschwister sein, wenn es Ihr Spiel zerstört hat? Wofür haben die Eltern Sie gelobt? Was war erlaubt, was absolut verboten? Wie haben Sie erreicht, dass …?« Usw. Können die Betroffenen sich nicht erinnern, so kann B gelegentlich Erinnerungen mit Fragen nach äußeren Umständen wecken wie: »Wo haben Sie damals gelebt, gewohnt? Was haben Ihre Eltern beruflich gemacht? Wie viele Geschwister waren Sie?« B kann die Überlebensschlussfolgerung wertschätzen (zu seiner Zeit war das entsprechende Verhalten nachvollziehbar, sinnvoll, vielleicht sogar klug) und mit einer verständnisvollen Konfrontation verbinden: »Nun sind Sie aber nicht mehr 3, so schön es manchmal wäre, noch ein Kind zu sein. Sondern Sie sind 30. Haben Sie mit Ihrem Verhalten erreicht, was sie möchten?« Das kann dazu führen, dass beide Partner darüber verhandeln, was sie wirklich wollen und wie sie dieses Ziel gemeinsam erreichen bzw. worauf sie, im Blick auf dieses Ziel, in Zukunft gegenseitig achten wollen.

Heiße Kartoffeln – Geheimaufträge der Vorfahren

Paare schlagen sich aber nicht nur mit den eigenen überholten Überlebensschlussfolgerungen herum. Bisweilen haben sie auch Überlebensentschlüsse – oder zu Überlebensschlussfolgerungen geronnene Traumata – ihrer Eltern oder Vorfahren geschluckt. In der Fachsprache nennt man das »heiße Kartoffeln«: Was der einen Generation zu heiß ist, lässt sie, unaufgelöst, in die Hände der nächsten oder folgenden Generationen fallen, die sich daran ihrerseits die Finger verbrennen. Heiße Kartoffeln können Paarbeziehungen besonders nachhaltig stören oder blockieren.

Um eine solche heiße Kartoffel handelt es sich bei Annette und Fritz. Sie haben sich ineinander verliebt. Vor sechs Monaten hat sie das Thema Heiraten kurz angesprochen. Sie war sehr erfreut, als er ihr bald darauf einen Heiratsantrag machte. Kurz darauf haben sie die Verlobung mit Eltern, Geschwistern und Freunden gefeiert. Es war ein schönes Fest. Und im Sommer, wenn beide ihre Prüfungen hinter sich haben, sollte die Hochzeit sein.

Nun ist Annette tief enttäuscht und gekränkt, weil Fritz mit einem Mal zögert. Sie versteht ihn nicht, fühlt sich abgelehnt und schämt sich vor ihren Freunden und Bekannten, die sich auf die Hochzeit im Sommer schon freuen.

Fritz: »Ich verstehe mich ja selber nicht. Ich fühle mich gemein, dass ich dir die Freude an der Feier kaputt mache.«

Annette: »Es geht nicht um die Freude an der Feier, es geht um mehr. Ich muss mich verlassen können, dass es fest zwischen uns ist, dass du dableibst!«

Fritz: »In deiner Familie haben sie alle Angst, dass einer gehen könnte. Darum hängt ihr so aneinander. Aber ich bekomme keine Luft, wenn wir bei euch sind!«

Annette: »Das muss man aber auch verstehen. Der Verlobte meiner Mutter ist drei Tage vor der Hochzeit bei einem Umfall ums Leben gekommen. Das war ein schwerer Schock für sie. Da passt man schon auf die auf, mit denen man zusammen ist!«

Fritz: »Du brauchst mich also für deine Eltern! Ich bin mir nicht sicher, was du als Partner von mir willst. Immer geht es nur darum, was deine Eltern sagen würden, wenn sie erfahren, dass die Hochzeit platzt!«

Annette: »Meine Mutter würde austicken, wenn da wieder einer vor der Heirat abhaut, und mein Vater würde sich bitter beschweren, dass er keinen zum Helfen hat, wo doch mein Bruder ein Totalausfall ist …«

Das gemeinsame Thema des Paares ist: verlassen werden und sich verlassen können. Fritz hat im Alter von drei Jahren seinen Vater verloren. »Als meine Mutter mit dem zweiten Mann ankam, ich war 13, haben die mich nicht mehr brauchen können. Da habe ich angefangen, meine Meinung zu sagen. Ich hatte ja auch nichts zu verlieren, ich war ja überflüssig. Da bin ich mit 14 lieber ins Internat gegangen.«

Was sie zu Beginn aneinander angezogen hat? Sie: »Es war schön, dass da einer war, der mir keine Vorschriften machte. Da war so was wie Freiheit und Unabhängigkeit.« Das kannte sie von zu Hause nicht. Er: »Bei mir war's mehr so, dass mich da jemand braucht, dass ich erwartet werde.« Das kannte er von zu Hause nicht.

Bei diesem Paar findet jeder beim Partner etwas, das er zu Hause nicht hatte. Zugleich haben beide recht mit ihren Vorbehalten (»Ich muss mich darauf verlassen können, dass du dableibst!« »Ich muss ausreichend Luft zum Atmen bekommen!«). Wieder wird es darum gehen, zu unterscheiden und zu trennen: zwischen Hochzeitstermin aufschieben und als Paar zusammenbleiben, vor allem aber zwischen dem eigenen Leben und dem der Eltern; zwischen der Hochzeit der Mutter und dem Recht, die eigene Partnerschaft frei und anders zu gestalten; zwischen Anteilnahme am tragischen Geschick der Mutter und dem Erlösungsauftrag, den Tod drei Tage vor der Hochzeit ungeschehen zu machen: Auch wenn Annette und Fritz wie ursprünglich vorgesehen im Sommer heiraten, wird der verunglückte Verlobte der Mutter nicht wieder lebendig.

Einzelarbeit mit dem Paar praktisch

Ich fasse noch einmal zusammen, worauf bei Einzelarbeit in Gegenwart des Partners zu achten ist.

- **Oft hilft Einzelarbeit, Blockaden im Beratungsprozess aufzulösen.** Hat B den Eindruck: »Ich kenne das Paar jetzt ganz gut, ich weiß um seine Anliegen und Probleme, ich habe auch zu jedem Partner eine vertrauensvolle Beziehung, trotzdem: Da ist etwas, das ich noch nicht richtig verstehe«, dann kann das ein Hinweis dafür sein: Jetzt ist, im Rahmen von Paarberatung, *ein kurzer Ausflug in die Kindheit oder Geschichte des einzelnen Partners* dran. Gelegentlich legt das Paar B schon in der ersten Stunde einen solchen Schritt nahe, etwa wenn einer sagt »Ich werde immer so plötzlich wütend« und das nicht versteht. Oder wenn die Partner sich gegenseitig Kindheit oder Familiengeschichten unter die Nase reiben (»Du und deine Familie!« »Genau wie dein Vater!« usw.). Meist stellt sich jedoch das Interesse an der Biografie des Einzelnen eher im weiteren Beratungsverlauf ein.

- **Der Blick in das Gewordensein des einzelnen Partners ist in der Regel ein Thema für die spätere Mittelphase** der Beratung. Hatte B bisher in erster Linie die Beziehung des Paares im Auge, so ist Einzelarbeit ein Methodenwechsel, der das Paar vielleicht überrascht und darum eine besondere Wirkung hat. Auch der Blick in die Kindheit der Partner kann das Paar überraschen, weil die Partner ihre Kindheitserfahrungen möglicherweise noch nie infrage gestellt haben. Darum wird B, wie schon gesagt, Einzelarbeit erst dann vereinbaren, wenn B das Paar ausreichend kennt und eine tragfähige Vertrauensbasis zu beiden Partnern hat. Zusätzlich sollten auf jeden Fall zwei weitere Bedingungen erfüllt sein:
  - Die Partner können sich gegenseitig *zuhören*. B wird sich in dieser Stunde eine Zeit lang überwiegend dem einen zuwenden, ihm Fragen stellen, nachhaken, es genau wissen wollen. Das geht nur, wenn der andere sich in dieser Zeit einigermaßen zurückhalten kann und nicht ständig unterbricht.
  - Die Partner können sich *respektvoll anhören* und stehen lassen, was der andere sagt. Wer von seiner Kindheit erzählt, öffnet sich. Dadurch wird er angreifbar. B muss absolut sicher sein, dass die Partner nicht in Kampfstimmung sind, dass sie persönliche Mitteilungen nicht als Waffe gegeneinander verwenden, um sich zu verletzen – in der Stunde oder nach der Stunde daheim. B wird möglicherweise mit dem Paar eine Absprache treffen: Informationen aus der Kindheit werden nicht gegeneinander verwandt – aber B muss sicher sein, dass diese Vereinbarung zu Hause auch eingehalten wird, wenn B nicht dabei ist.
- **Anlass** für Ausflüge in die Biografie des Einzelnen sind häufig Verwechslungen, Fest- und Zuschreibungen, die unbewusste Übernahme von Konfliktmodellen und Lösungsmustern der Eltern (oder anderer prägender Personen der Kindheit) und Überlebensschlussfolgerungen.

Rückblicke in die Kindheit des Einzelnen dienen dem besseren Verständnis der Paarbeziehung.

- **Ziel** ist es, Verhaltensweisen und Lösungsmustern auf die Spur zu kommen, die die Paarbeziehung und ihre Entfaltung belasten oder (zer)stören. Es geht darum, genauer zu verstehen, warum in bestimmten Situationen, in bestimmten Zusammenhängen bestimmte Gefühls- und Verhaltensprogramme wie automatisch ausgelöst oder abgerufen werden. Warum sich destruktive Lösungsstrategien oder Kampf-, Flucht- und Totstell-Reaktionen zwischen die Partner schieben. Warum sie etwa immer so schnell explodiert oder weint, warum er Gewaltimpulse verspürt oder sich schämt. Es geht also nicht darum, die Kindheitserfahrungen der Partner aufzuarbeiten oder ihre Prägungen und »Charakter« intensiv anzuschauen. Dafür ist die Paarberatung nicht der Ort. Dafür ist auch nicht genügend Zeit. Zwar kann ein Stück Einzelarbeit im Rahmen von Paarberatung dazu führen, dass eine Einzelberatung oder -therapie nicht mehr nötig ist, sofern die Einzelprobleme nicht zu belastend oder Verhaltensweisen nicht zu tief eingeschliffen sind. Eine heile Paarbeziehung kann kleinere Wunden der Vergangenheit heilen und Defizite ausgleichen. Doch die Arbeit an Biografie oder Persönlichkeitsprägungen des Einzelnen ist weder Ziel noch Auftrag der Paarberatung. Denn als die Partner sich einst ineinander verliebten und anziehend fanden, hatte jeder exakt dieselbe Kindheit und Prägung wie heute.
- **Einzelarbeit im Rahmen von Paarberatung ist darum stets zeitlich begrenzt auf ein, höchstens zwei Stunden.** Hält B Einzelarbeit für sinnvoll oder notwendig, so trifft B mit dem Paar eine entsprechende Absprache. Beschäftigt sich B länger als höchstens zwei Stunden überwiegend mit einem Partner, so gerät, sosehr B auch achtgeben mag, das Beziehungsgleichgewicht der Beratung aus dem Lot. Ohnehin ist in diesem Fall anzunehmen, dass B unausgesprochen sein Beratungsziel geändert hat und Einzeltherapie machen möchte, im Beisein des anderen. Das jedoch hat mit Paarberatung nicht mehr viel zu tun: Nicht mehr die Beziehung ist das Problem, sondern einer der Partner wird es. Dadurch wird der andere zu dem, der keine Probleme hat. Oder er avanciert zum Berater-Assistenten.

- **Im Verlauf der Einzelarbeit tauchen gelegentlich Probleme auf, die mehr Zeit erfordern als ein oder zwei Stunden.** Handelt es sich um eine individuelle Problematik, die mit der Paarbeziehung oder dem Partner wenig oder nichts zu tun hat, so ist es meist möglich, die Bearbeitung dieses persönlichen Problems auf die Zeit nach Abschluss der Paarberatung zu verschieben. Geht das jedoch nicht, weil das angerührte Einzelproblem so heftig oder so dringlich ist, dass der Betreffende nicht warten kann oder will, oder hat es doch direkt mit der Paarbeziehung zu tun, so wird die Paarberatung möglicherweise für eine bestimmte Zeit ausgesetzt. Im Interesse eines klaren Settings ist es wenig empfehlenswert, Paar- und Einzelberatungen parallel laufen zu lassen (Ausnahme: Sucht, psychische Erkrankungen). Auch wird die Einzelberatung, oder Einzelberatungen, in der Regel nicht vom selben Paarberater durchgeführt.
- **Wenn B sich für die Kindheit des einen interessiert hat, wird B sich auch für die Kindheit des anderen interessieren.** In der Regel ist das für beide Partner entlastend. Beide Partner passen ja mit ihren Eigenarten zueinander – sonst hätten sie sich nicht gefunden. Oft sind auch ihre empfindlichen Stellen (ihre »Neuröschen«) gut aufeinander abgestimmt. Es ist indessen nicht notwendig, mit beiden Partnern die gleiche Anzahl von Stunden einzeln zu arbeiten – oft springt bei einem der Vergangenheitsbezug gegenwärtiger Reaktionen schneller ins Auge als beim anderen. B wird bei beiden Partnern Verhaltensmuster aufsuchen, die sich gegenseitig bedingen und die Auswirkungen auf die gegenwärtige Paarbeziehung haben.
- **Besonders häufig geht es dabei um folgende Themen:**
  - existenzielle Bedürfnisse befriedigen, Wünsche äußern, für sich sorgen
  - Gefühle, oder bestimmte Gefühle, ausdrücken
  - zusammenbleiben und sich trennen, loslassen, festhalten
  - unterschiedliche Interessen/Konflikte regeln, sich durchsetzen, nachgeben
  - stark oder schwach sein, bestimmen, Grenzen setzen, aushalten, aufgeben
  - Verantwortung übernehmen, abschieben, Entscheidungen fällen, Hilfe erbitten
  - mithilfe von Angst, Scham, Schuldgefühlen oder anderen psychischen Waffen Kontrolle und Macht ausüben.

Doch können grundsätzlich alle Beziehungsthemen, vom Körperbefinden über Gefühle und Verhalten bis hin zu Identität und Selbstwert, durch die Erfahrungen in der Vergangenheit der Partner vorprogrammiert sein.

- **Auch während der Arbeit mit dem Einzelnen arbeitet B mit dem Paar** (s. S. 175). Darum wird B die Partner normalerweise nicht trennen und auch keine Einzelsitzungen anberaumen (Ausnahme ggf. bei frühem Missbrauch). B wird den anderen, dessen persönliche Geschichte nicht dran ist, nicht aus den Augen verlieren, sondern ihn oder sie mit Blicken und Bemerkungen einbinden: »Sind Sie noch dabei?« »Können Sie noch zuhören?« »Haben Sie das gewusst?« »Wie geht es Ihnen damit?«
- **Einzelarbeit führt zurück zur Paarbeziehung und zum Paar.** Die früheren Erfahrungen des einen werden mit den Eindrücken und Reaktionen des anderen in Bezug gesetzt und die Ergebnisse der Einzelarbeit in die Themen des Paares eingebunden. Lernt der Einzelne Unabgeschlossenes abzuschließen, Erlösungs- oder Heldenträume zu verabschieden, zwischen dem Partner und den »Urbildern« der Kindheit zu unterscheiden usw., so verändert das sein Verhalten gegenüber dem anderen. Gewinnen die Partner gegenseitig ein vertieftes Verständnis, warum sie sich in bestimmten Situation so verhalten, wie sie es tun, dann können sie mit diesen Situationen in Zukunft anders umgehen: Sie können versuchen, sie zu vermeiden. Sie können achtsamer oder großzügiger sein. Sie können sich gegenseitig helfen und beistehen, sich schneller entschuldigen, verzeihen oder wieder versöhnen. In gewissem Sinne sind sie auf diese Weise dabei, »sich neu zu verheiraten«, einen neuen Partnervertrag abzuschließen, der dieses Mal bewusster ist und die gegenseitigen Eigenheiten, Schwachstellen, Irritationen usw. einbezieht. Ergeben sich aus der Einzelarbeit weiterführende Projekte oder Hausaufgaben, so wird B darauf achten, dass stets beide etwas zu tun haben.

41 Abschluss der Paarberatung

Sinn und Ziel der Paarberatung ist es, dass die Partner zu Hause besser miteinander klarkommen (S. 296). Paarberatung ist für Paare daher ein vorübergehendes Unternehmen. Zugespitzt ausgedrückt: Es ist besser, die Paare humpeln durch ihren Alltag und kräftigen dabei ihre Beziehungsmuskeln, als dass sie sich im Beratungs- oder Therapiesessel bequem niederlassen und verlernen zu leben.

Bilanz ziehen

Das Ende der Beratung ist von Anfang an im Blick. Abschließen ist ein permanenter Prozess. Ob Sie als Berater mit dem Paar jeweils am Ende der Stunde eine Verlängerung um eine weitere Sitzung vereinbaren oder von vorneherein eine längere Zeitspanne verabredet haben, z. B. fünf oder zehn Stunden: Regelmäßiges Bilanzziehen begleitet die Beratung. B beginnt die Stunden vielleicht mit der Frage: Worüber möchten Sie heute sprechen? Auch dem Paar stellen sich immer wieder Fragen wie: Was möchten wir hier? Haben wir dieses Ziel erreicht? Was haben wir erreicht? Möchten wir weitermachen?

Eine gute Beratung sollte ein gutes Ende finden. Darum wird B, falls eine bestimmte Stundenzahl abgesprochen ist, rechtzeitig an den vereinbarten Abschluss erinnern, ein, zwei Stunden vorher. In der vorletzten Stunde könnte B gegen Ende des Gesprächs eine abschließende Bilanz vorschlagen. Eine solche Bilanz braucht Zeit. Darum sollte sie Thema der gesamten Abschlusssitzung sein. Das müsste B vorher mit dem Paar vereinbaren, etwa so: »Nächstes Mal ist die letzte Stunde, die wir vereinbart haben. Sie haben Zeit und Geld in die Beratung investiert, vielleicht auch äußere und innere Anstrengungen. Ich möchte Ihnen vorschlagen, dass Sie beim nächsten Mal gemeinsam Bilanz ziehen und dass dies das Thema der Stunde ist. Sind Sie damit einverstanden?« Stimmt das Paar zu, kann B hinzufügen: »Überlegen Sie als Vorbereitung dazu doch bitte schon einmal zu Hause: Was haben Sie (zur

Frau), was haben Sie (zum Mann) aus der Zeit, die Sie hierhergekommen sind, gemacht? Wozu haben Sie beide gemeinsam diese Zeit genutzt?«

Gewöhnlich dauert das Abschlussgespräch eine Sitzung. Manche Paare indessen möchten sich am Ende mehr Zeit nehmen. Das kann man vereinbaren. Es empfiehlt sich jedoch, zwischen Verlängerung der Beratung (s. S. 229 f.) und Abschluss zu unterscheiden: Ziehen sich die Abschlussgespräche endlos hin, dann geschieht das Gegenteil von dem, was beabsichtigt ist, nämlich: Schluss zu machen.

Verantwortung zurückgeben, erwachsenes Verhalten bestärken

B vergewissert sich zu Beginn der letzten Sitzung, dass auch für das Paar Abschließen das Thema der Stunde sein soll. Hat B in der Eröffnungsphase der Beratung Anliegen und Themen des Paares auf einem Block oder auf Zetteln notiert (s. S. 229 f.), so kann B diese Unterlagen jetzt noch einmal hervorholen. Verschiedene Themen könnten zur Sprache kommen.

■ **Was ist dem Paar gelungen?** B wiederholt die dem Paar beim letzten Mal mitgegebene Frage: »Was haben Sie aus dieser Zeit gemacht?«, schaut jeden an und fragt: »Wer möchte beginnen?« Die Frage ist aktivierend formuliert. B geht davon aus, dass die Partner die Beratung nutzen wollten und dies auch getan haben. B stellt absichtlich keine passiven Fragen wie: Was hat die Beratung Ihnen gebracht? Oder: Wie ging es Ihnen in der Beratung? Denn B möchte, auch nicht indirekt, zu Komplimenten an B einladen. Ziel ist, dass die Partner auf ihre eigenen Bemühungen zurückblicken und Konsequenzen ziehen.

Ein Partner mag mit einem Eigenbeitrag beginnen: »Ich komme früher heim.« »Ich sage ihm/ihr meine Wünsche nur, wenn ich merke, er/sie ist bereit zuzuhören.« Usw. B kann zunächst konkretisieren: »Wie früh kommen Sie heim? Woran merken Sie, dass der andere bereit ist zu hören?« B wird versuchen zu vertiefen: »Wozu tun Sie das?« B zieht den anderen ins Gespräch: Hat er das veränderte Verhalten bemerkt? Wie ist es für ihn? Wenn es für ihn angenehm ist: Hat er das zum Ausdruck gebracht? Hat er Anerkennung ausgedrückt oder gedankt? Hat der andere diesen Dank mitbekommen? Wie ist für beide, wenn Bemühen wertgeschätzt und für Dank gedankt wird?

Oder ein Partner startet, indem er ein positives Verhalten des anderen nennt: »Er ist jetzt zuverlässiger.« »Sie ist freundlicher, zugewandter.« Usw. Wieder wird B zunächst konkretisieren: »Woran, an welchem Verhalten merken Sie das?«, um dann zu vertiefen: »Wie ist das für Sie? Haben Sie es ihm gesagt?«

Ziel dieses Vorgehens ist es, positives Bemühen zu konkretisieren, zu bestärken und die Einsicht zu festigen: Das Paar hat die Wahl zwischen liebevoller Atmosphäre und Schritten aufeinanderzu einerseits und mangelnder Beziehungspflege und Ärger andererseits. Die Partner haben die Verantwortung für ihr Leben und tragen dazu bei, welche Atmosphäre zwischen ihnen besteht. Nach einer Phase, in der sie alles oder vieles vom oder von anderen erwartet haben, nehmen sie ihre Beziehung und deren Entwicklung bewusster selbst in die Hand.

▪ **Was ist oder bleibt offen?** Das Paar blickt noch einmal auf die zu Beginn oder im Verlauf der Beratung vom einen oder anderen genannten Anliegen oder Wünsche. Es stellt fest, bestimmte Ziele wurden nicht, noch nicht oder nur teilweise erreicht. Wie wollen die Partner mit dieser Tatsache umgehen? Welche Einstellung beschließen sie? Dürfen sie unbefriedigt sein, dass sie vielleicht nicht alles erreicht haben, was sie erreichen wollten? Kann derjenige, dem ein wichtiger Wunsch nicht erfüllt wird, enttäuscht sein, ohne dass der andere sich schlecht fühlt? Wollen sie das, was der eine sich dringend wünscht, der andere jedoch nicht geben kann oder will, in Zukunft als Waffen gegeneinander nutzen oder als Bestandteil ihrer Beziehung akzeptieren? Können sie einen Ausgleich für unerfüllte Wünsche finden?

Eine neue Sicht auf die Beziehung festigen

▪ **Was nimmt das Paar sich vor?** Wozu? Wann? Wie oft? Wie? Wo? Das Paar beschließt z. B.: »Wir gehen jetzt einmal pro Woche gemeinsam aus.« Was konkret verabreden die Partner? Was oder wen können sie als Unterstützung installieren, damit sie auch wirklich tun werden, was sie sich vorgenommen haben? Oder: Sie braucht einen freien Abend allein, obwohl er das gar nicht mag. Was genau macht er an diesem

Abend? Sie möchte sich nicht mehr in seinen Erziehungsstil einmischen, wenn er für die Kinder verantwortlich ist. Wie genau will sie sich vor einem Einmischen schützen? Usw.

Vorhaben sollten stets positiv formuliert sein. Während das Vermeiden von negativem Verhalten auf das Negative fixiert, eröffnen positive Pläne Ausblick und Perspektiven. Allerdings: Da die Partner in der Regel voneinander Verhaltensänderungen wünschen, die für den Betreffenden besonders schwer zu realisieren sind, sind Fehlschläge und Enttäuschungen vorhersehbar. Was vereinbart das Paar für den Fall, dass Verabredungen und Vereinbarungen nicht eingehalten werden?

- **Worauf möchte das Paar in Zukunft achten?** Was fällt dem einen leicht und dem anderen schwer? Was kann er oder sie wirklich nicht so gut oder nur mit Mühe? Wo ist er empfindlich, wo sie? Wie, wodurch kann jeder sich selber an dieser Stelle wirksam(er) schützen? Wie können beide sich gegenseitig schützen? Manche Paare arbeiten an dieser Stelle eine schriftliche Vereinbarung aus, die zunächst für eine bestimmte Zeit, z. B. für die nächsten zwei Jahre, gelten soll.

- **Was wird sich nicht ändern?** Welcher Wunsch, welche Sehnsucht und welcher Traum, welche Eigenheit und Vorliebe des einen oder des anderen braucht seinen anerkannten Platz in der Beziehung? Das Gespräch über dieses Thema bietet B die Gelegenheit, die eine oder andere Beziehungsrealität in Erinnerung zu rufen und dadurch vielleicht eine neue Sicht auf die Beziehung zu festigen:

- Die Partner sind *unterschiedlich*. Sie werden sich in Zukunft weiterentwickeln, möglicherweise unterschiedlich. Unterschiede halten Beziehungen lebendig, bisweilen muss man dafür aber eine Vergnügungssteuer zahlen. Das Akzeptieren der Unterschiede kann der Beziehung so etwas wie neue Verliebtheit bescheren, denn in der Verliebtheitsphase waren Unterschiede kein Problem.
- Eine *Beziehung braucht Pflege*. Sie besteht aus gemeinsamer Zeit und aus Zeit, über die jeder für sich verfügt. Gemeinsamkeit lässt sich u. a. durch feste Gewohnheiten und Termine, durch Rituale usw. stärken und schützen.
- Aufeinander hören und miteinander reden sind eine gute Bezie-

hungsbrücke. Doch ist das Bedürfnis der Partner nach *Hören und Reden* häufig verschieden und auch ihre Art und Weise, sich dem anderen mitzuteilen.

- **Im Alltag** äußern sich Unterschiede zwischen den Partnern bisweilen in gegensätzlichen Vorstellungen und Bedürfnissen. Darum ist es nützlich, *Bedürfnis-, Ärger-, Streitmanagement* zu lernen und zu üben.
- **Krisen** in einer Beziehung sind etwas Normales. Es ist vorhersehbar, dass es in einer lebendigen Partnerschaft hin und wieder zu Krisen kommt. Denn eine Krise zeigt an: Die Beziehung ist lebendig, sie wächst. Überlegungen, wie das Paar zukünftige Krisen oder Probleme meistern will, können vorbeugend wirken.

Kritik, Blumensträuße, Abbrüche

Weitere Themen, die zu Ende der Beratung auftauchen können:

- **Wiederkommen**. »Können wir wieder herkommen, wenn es Probleme gibt?«, fragen manche Paare beim Abschlussgespräch. Warum nicht? Wie ein Hausarzt seine Patienten kennt, so kennt B sein Paar. Oft rücken ein, zwei, drei Gespräche nach einem oder mehreren Jahren die Dinge wieder zurecht. Die meisten Paare, die die Frage nach dem Wiederkommen stellen, kommen gar nicht. Ihnen reicht schon die beruhigende Zusicherung: »Sie können wiederkommen.«

- **Kritik. Misserfolg der Beratung.** Nicht jeder Beratungsprozess führt zum erwünschten Ergebnis. Dafür kann es eine Reihe von Gründen geben. Es ist positiv, wenn das Paar Kritik offen ausspricht oder Misslingen deutlich benennt. Es gibt berechtigte Kritik an B. Es gibt auch Kritik, bei der B weiß: Das hat nichts mit mir oder der Beratung zu tun. Normalerweise wird B sich gegenüber Kritik nicht rechtfertigen, vor allem nicht in der letzten Stunde. Denn B geht davon aus, dass B das ihr oder ihm Mögliche getan hat. B wird Kritik indessen in jedem Fall aufmerksam anhören. »Es ist gut, dass Sie das sagen. Ich werde darüber nachdenken.« B kann Verständnis für die Unzufriedenheit des Paares äußern: »Das muss ja sehr enttäuschend für Sie sein. Sie haben Zeit und Geld investiert, und nun haben Sie den Eindruck, es hat nichts gebracht!« B kann das Paar an einen Kollegen oder eine andere Stelle weiterverweisen: »Wenn Sie wollen, kann ich Ihnen den Namen einer Kollegin oder eines Kollegen nennen. Vielleicht fühlen Sie sich dort besser aufgehoben.« B signalisiert damit: Ich bin nicht gekränkt durch eure Kritik. Außerdem übernimmt B die Verantwortung für den Misserfolg und schützt so das Instrument Beratung: Ein Misslingen mit mir heißt nicht, dass für euch weitere Beratung nicht infrage kommt.

■ **Abbrüche.** Wenig Erfahrungen können Beraterinnen und Berater in ihrer Arbeit so sehr und so nachhaltig verstören wie Paare, die einfach wegbleiben, eventuell sogar, ohne den Termin abzusagen. Eine recht wirksame Maßnahme zum Schutz von B ist die Vereinbarung eines abschließenden Gesprächs bei vorzeitiger Beendigung der Beratung (S. 230 f.). Blickt B beim Paar nicht durch, ist der Auftrag unklar, strengt B sich für das Paar an und das Paar bleibt weg, dann ist das ein Fall für die Supervision. Auch wenn es B häufiger passiert, dass Paare abbrechen. Gelingt es B, in ständigem Beziehungskontakt zum Paar zu sein, so sind Abbrüche relativ selten. Und was wie ein Abbruch aussieht, muss nicht unbedingt ein Misserfolg sein. Gelegentlich stellt sich durch Zufall heraus, dass das Paar trotz eines Abbruchs von der Beratung durchaus profitiert hat.

■ **Abschiedsgeschenke.** Sind die Arbeitsabsprachen zwischen B und dem Paar klar, dann haben Geschenke der Klienten in der Beratung nichts zu suchen. Man kann da ganz strikt sein. Man kann, wenn die Arbeitsbeziehung positiv war, einen Blumenstrauß zum Abschied auch akzeptieren: Vielleicht will das Paar auf diese Weise seine »Dankesschuld« begleichen und kann B und die Beratung dann besser loslassen. In jedem Fall empfiehlt es sich jedoch zu fragen: »Was soll der Strauß sagen?«, und auf diese Weise zurückzukehren zum Thema: »Was haben Sie denn in dieser Zeit versucht oder erreicht?«

■ **Ungelöste Probleme.** Es kommt vor, dass B unter dem Eindruck steht: »Dieses Paar kann ich doch noch nicht entlassen. So viele Konflikte sind ungelöst!« Da stellt sich zunächst die Frage nach der Verantwortung für das Leben des Paares: Wer hat sie? Hat das Paar sie abgegeben, hat B sie übernommen? B kann dem Paar diese Verantwortung zurückgeben, indem B den Konflikt als eine Empfehlung zum Wohl des Paares formuliert. Zuvor wird B jedoch die Zustimmung des Paares zu diesem Schritt erfragen: »Sind Sie bereit, eine Empfehlung von mir mitzunehmen?« Ohnehin nehmen die Paare ihre Konflikte wieder nach Hause mit. Vielleicht kommen sie dank ihrer Arbeit in der Beratung in Zukunft etwas besser mit ihnen zurecht.

42 Erfolg und Erfolgsprüfung von Paarberatung

»Kurzberatung ist erfolgreich – für kurze Zeit«, meint der amerikanische Paarforscher John M. Gottman (mündliche Mitteilung). Ob das zutrifft, hängt natürlich auch davon ab, was man unter Kurzberatung oder Kurztherapie versteht. Und es stimmt sicher nicht immer. Ob eine Paarberatung Erfolg hatte, zeigt sich in der Regel erst ein halbes oder ein ganzes Jahr später. Dann jedoch hat die Beraterin oder der Berater normalerweise keinen Kontakt mehr zum Paar. Zwar kann man durch Zufall in einem Geschäft oder bei einem Spaziergang frühere Klienten treffen, die dankbar versichern, wie hilfreich die Beratungsgespräche waren. Aber das geschieht ausgesprochen selten.

Manch ein Berater wüsste jedoch gerne, wie wirksam seine Bemühungen mit diesem oder jenem Paar waren. Auch um lernen zu können. Zwar gibt es in der letzten Zeit international und national immer häufiger Forschung zum Beratungs- und Therapieerfolg (s. etwa Lücke 2001; Klann 2002; Weber 2012, S. 15 ff.). Doch haben solche Umfragen meist das Beraterverhalten allgemein oder bestimmte Beratungsverfahren im Auge. Sie geben wenig Aufschluss darüber, wie hilfreich die Gespräche und Projekte mit einem bestimmten Paar waren.

Es gibt jedoch Möglichkeiten, sich Rückmeldungen zu verschaffen. Eine dieser Möglichkeiten wäre: Sie erbitten in der Abschlusssitzung das Einverständnis des Paares, jedem Partner nach einem Jahr einen Bogen mit einigen wenigen gleichlautenden Fragen zu schicken. Sie sagen die Fragen noch nicht. Sie fügen jedoch hinzu, warum Sie diesen Vorschlag machen. Z. B.: Sie möchten Paaren ein möglichst wirksamer Begleiter sein. Darum ist Ihnen ein Rückblick dieses Paares auf die Paarberatung, aus zeitlichem Abstand, sehr wichtig.

Die Fragen können etwa lauten:

- Haben Sie den Eindruck, die Beratungsgespräche vor einem Jahr haben Ihrer Beziehung genützt? Haben sie dazu beigetragen, dass Sie Ihre Beziehungskrise meistern konnten? Ja/nein.
- Wenn nein: Was hätten Sie gebraucht?
- Wenn ja: *Was* hat bewirkt, dass Sie beide die Krise meistern konnten?
- Was haben *Sie selbst* dazu beigetragen?
- Was hat Ihr *Partner/Ihre Partnerin* dazu beigetragen?

Es ist nicht zu erwarten, dass Ihnen alle Paare antworten werden. Trotzdem kann die Vereinbarung auch für die Paare gewinnbringend sein. Es verlängert die Wirkung der Beratung, weil die Paare ihr Versprechen im Kopf behalten. Die Beantwortung der Fragen regt die Partner dazu an, nach einem Jahr noch einmal eine Bilanz ihrer Beziehung zu ziehen. Jeder Partner wird nach seiner Beteiligung und Aktivität gefragt: Was trage *ich* zum Gelingen unserer Beziehung bei? – Und wenn die Antwort des Paares auf die erste Frage negativ ist, wird trotzdem deutlich: Man kann über Misserfolg und Erfolg reden.

Zur Veranschaulichung gebe ich Ihnen die leicht gekürzten Antworten eines Paares auf die obigen Fragen wieder (die Vornamen wurden geändert):

Was hat bewirkt, dass wir beide die Krise meistern konnten?

Anna: Bei mir waren, auch als ich die Affäre von Jens entdeckt hatte, immer der Wunsch und Wille vorhanden, die Krise zu meistern. Ich wollte, dass wir zusammenbleiben. Ich war sehr verletzt. Trotzdem liebte und achtete ich meinen Mann nach wie vor.

Jens: Als die Affäre noch unentdeckt war, habe ich mich mit dem Gedanken getragen, meine Frau und Familie zu verlassen. Ich bin erst einmal davongelaufen, habe ganz allein einen Kurztrip zum Nachdenken gemacht. Da habe ich mich aufgrund meiner Werte für meine Frau und Familie entschieden.

Kurzfristig haben wir die Krise erst einmal selbst überstanden.

Bei einem gemeinsamen Kurzurlaub haben wir aber gemerkt: Wir drehen uns bei unseren Gesprächen irgendwie immer im Kreis. Wir hatten beide das Gefühl, wir brauchen professionelle Hilfe, um dieses einschneidende Erlebnis grundlegend aufzuarbeiten und unser weiteres Zusammenleben auf eine gesunde Basis zu stellen.

Jens: Die Gespräche in der Beratung haben mir gezeigt, was es bedeutet, miteinander zu reden, Anna zuzuhören, sich mit ihr auseinanderzusetzen. Es war sicherlich das erste Mal in unserer Beziehung, dass ich mich einerseits selbst so geöffnet habe und dass ich andererseits so viel von Anna erfahren habe wie in den Zwiegesprächen und den gemeinsamen Sitzungen. Das hat die gemeinsame Liebe erneuert, wesentlich vertieft und auf eine neue Ebene gehoben. Man konnte plötzlich über »alles« reden!!

Ein weiterer Punkt war, dass ich von meinem »Podest« heruntersteigen musste – die Zwiegespräche bedingten das. Damit habe ich mich kurzfristig, aber auch nachhaltig verändert.

Anna: Lernen, wie man miteinander redet, wie ich meine Wünsche, Sorgen, Gefühle usw. zur Sprache bringen kann, ohne dabei Anforderungen zu stellen bzw. Vorwürfe zu machen oder davor »Angst« zu haben, dass Jens verstimmt reagiert, war für mich wie eine Offenbarung. Ich bin dadurch erwachsener und selbstbestimmter geworden. Da Jens das Gleiche gemacht hat, hat es mir geholfen, ihn zu verstehen.

Fazit: Im Prinzip war es der beiderseitige Wille, zusammenzubleiben. Dieser Wunsch wurde sicherlich erleichtert durch die Tatsache, dass wir uns gegenseitig nach wie vor liebten. Professionelle Hilfe hat das unterstützt und uns beigebracht, richtig miteinander zu kommunizieren und bestimmte, wodurch auch immer bedingte Verhaltensmuster zu erkennen.

Was hat Anna dazu beigetragen?

Anna: Bei Unzufriedenheit in der Beziehung denke ich zunächst über mich nach. Ob der Grund bei mir liegt, ob ich mich vielleicht über etwas ganz anderes – z. B. über mich selbst – ärgere und nur versuche, meinen Unmut beim Partner abzulassen. Wenn es dann doch mit Jens zu tun hat, dann spreche ich das auch konkret, aber konstruktiv und sachlich an. Ich scheue mich nicht mehr, nur damit alles schön harmonisch ist, einen Konflikt sofort oder zu passender Zeit anzusprechen. Ich tue das, um ihn aus dem Weg zu räumen. Sicherlich habe ich die Affäre nicht vergessen. Aber ich reibe sie Jens nicht permanent unter die Nase und habe ihre Erwähnung nie als »Waffe« benutzt, sondern sie als etwas anscheinend Unvermeidliches (bedingt durch unser zwar Viel-, aber Aneinandervorbei-Reden!?) akzeptiert und aufgrund unserer positiv veränderten Beziehung sogar schätzen gelernt! – Lieben gelernt, wäre dann doch zu viel gesagt ☺.

Jens: Anna ist ein »unbequemerer« Partner geworden, was aber deutlich zu einer ausgewogeneren Partnerschaft beiträgt. Gleichzeitig ist sie ein »noch« hübscherer Partner geworden, da sich ihr Selbstbewusstsein u. a. auch in ihrem Kleidungsstil bemerkbar macht.

Was hat Jens dazu beigetragen?

Anna: Jens bringt sich seither mehr in die Partnerschaft und in die Familie ein – nicht unbedingt zeitlich, sondern, was viel wichtiger ist, emotional. Er hört bewusst zu und lebt jetzt mit mir und der Familie und nicht mehr vor allem mit sich allein. Er stellt sich von mir begonnenen »Streitgesprächen« und weicht nicht aus oder blockt ab, auch wenn er manchmal anfangs unwillig ist. Aber er geht dann trotzdem aus eigenem Antrieb darauf ein – entweder sofort oder nach einer von ihm bestimmten und von mir akzeptierten Pause. Er hat seither nie Zweifel bei mir aufkommen lassen, wie wichtig ihm unsere Liebe und Beziehung ist. Obwohl er viel geschäftlich unterwegs ist und zeitweilig auch in anderen Städten in WGs wohnt, ist nie das Gefühl von Eifersucht oder Misstrauen da.

Jens: Ich habe es zugelassen, eine gleichberechtigte Frau zu haben, die auf gleicher Augenhöhe ihre eigenen Wünsche hat und Anforderungen stellt. Diese gleichzeitige Verhaltensänderung von Anna und mir (sie selbstbewusster, ich unterordnender) war für mich nicht einfach, hat aber zu einer neuen Partnerschaft geführt.

Diese Rückmeldung von Anna und Jens lässt bei mir – wie die anderer Paare auch – drei Eindrücke zurück: Gute Rederegeln sind wichtig. Vorübergehend ist Beratung von Bedeutung. Doch bleiben wir als Beraterinnen und Berater bescheiden: Das Entscheidende leisten die Paare selbst.

TEIL 4

Spezielle Beziehungsmuster

Landkarten häufiger Problemfelder

43 Streitpaare

Während die Beraterin ein neues Paar begrüßt, durchzucken sie zwei Gedanken: Ob ich wohl die richtige Beraterin bin für dieses Paar? Zugleich: Beide wirken attraktiv und sehen nicht unsympathisch aus. B beginnt das Gespräch dann wie gewohnt:

B: »Sie haben sich bei uns angemeldet. Wer von Ihnen möchte anfangen und schildern, was Ihr Anliegen ist?«

Mann: »Fang du an.«

B: will etwas sagen, aber die Frau ist schneller.

Frau (F): »Also, wir haben Schwierigkeiten in unserer Ehe. Es gibt da dauernd Auseinandersetzungen und Streit. So geht das nicht weiter. Mein Mann ist viel beruflich unterwegs, dann leitet er noch einen Verein. Ich bin viel allein, muss alles allein machen, Haus und Garten. Außerdem bin ich ja auch berufstätig, ich habe auch einen verantwortungsvollen Job. Mein Mann hilft mir nie, alles muss ich allein machen. Er ist auch nie da, und wenn er mal frei hat, dann hat er noch seine Hobbys!«

Mann (M): »Also, das stimmt so nicht! Letztes Wochenende war ich sehr wohl zu Hause und habe dir geholfen. Da habe ich den Keller aufgeräumt!«

F: »Aufräumen nennst du das? Hinterher sah es schlimmer aus als vorher! Und dass du das ganze Wochenende gearbeitet hast, kann man ja wohl auch nicht sagen. Am Sonntag bist du gleich nach dem Frühstück verschwunden!«

M: »Was heißt hier gleich nach dem Frühstück? Es war immerhin halb zwölf!«

F: »Das stimmt nicht, es war höchstens elf. Den ganzen Kram im Keller musste ich dann aufräumen. Du bringst nie etwas zu Ende!«

M: »Ich hätte das schon noch fertig gemacht, aber du kannst ja nicht warten. Nie bist du mit etwas zufrieden. Deshalb mache ich ja oft nichts, weil du immer gleich sagst: Mach das so! Mach das jetzt! Da habe ich dann auch keine Lust mehr!«

F: »Das sagst du immer. Wenn ich warten würde, bis du mal etwas von alleine machst, dann sähe das ganze Haus so aus wie der Keller letztes Wochenende. Ein bisschen Ordnung und Sauberkeit muss einfach sein, finde ich.«

M: »Haha, ein bisschen! Du bist der reinste Putzteufel. Du hast ja überhaupt keine Zeit mehr für was anderes. Das ganze Wochenende bist du nur mit Saubermachen beschäftigt.«

F: »In der Woche habe ich ja auch keine Zeit dazu. Wenn du mir wenigstens ab und zu mal helfen würdest …«

M: »Wenn du mich nicht immer so unter Druck setzen würdest, dann würde ich dir auch helfen. Aber du nörgelst dauernd an mir rum. Und wenn dir was nicht passt, dann benutzt du auch noch die Sexualität, um mich unter Druck zu setzen. Du bist nur bereit, mit mir zu schlafen, wenn alles nach deinem Kopf geht.«

F: »Ja, wenn wir Streit haben, habe ich halt einfach keine Lust, mit dir zu schlafen!«

M: »Du hast ja nie Lust …«

So geht es eine ganze Zeit lang weiter. B holt zwischendurch Luft, hebt die Hand, setzt an, um etwas zu sagen, versucht zu unterbrechen. Aber das Paar lässt sich nicht stören.

Warum streiten Paare?

Es lassen sich *Anlässe* und *Gründe* zum Streiten unterscheiden. Besonders häufige *Streitauslöser* sind

- Stress im Alltag (und das Leben besteht zu mindestens 95 % aus Alltag)
- Stress durch Hausarbeit (als ungerecht empfundene Aufgabenteilung, unterschiedliche Vorstellungen davon, was nötig ist und was nicht)
- Stress im Beruf, Stress durch den Beruf oder Berufslosigkeit (Nichteinhalten von Verabredungen, spätes Heimkommen, Arbeitssucht, Arbeitslosigkeit usw.)
- Prioritäten während der Schwangerschaft und nach Geburt des ersten Kindes
- Kinder und Kindererziehung (unterschiedliche Erziehungsstile, Erziehungsziele)

- Abhängigkeit und Abgrenzung zu Herkunftsfamilie, Schwiegereltern, Freunden
- Worauf Zeit verwandt wird: Beziehung, Beruf, Kinder, Hobbys, Fernsehen, Geliebte

Im Grunde können Paare jedoch, wenn sie unbedingt streiten wollen, über alles streiten, eine nicht zurückgeräumte Nagelschere, eine unbezahlte Rechnung usw.

Besonders häufige *Gründe fürs Streiten* sind

- Mangel an Zuwendung, Aufmerksamkeit, Wertschätzung und Anerkennung in der Beziehung; der Wunsch, immer noch spüren zu wollen: Ich bin der/die Wichtigste für dich. Ich wohne in deinem Herzen.
- Mangel an Bedürfnisbefriedigung innerhalb der Beziehung; nicht genug Zeit für angenehme Gemeinsamkeit, für Spaß und Ruhe; mangelnde Pflege der Beziehung
- Mangel an Selbstvertrauen und Selbstsicherheit, oft schon aus der Kindheit mitgebracht. Durch Streiten versichert man sich immer wieder der Anwesenheit und Zuwendung des anderen.
- Unterschiede zwischen den Partnern und unterschiedliche Bedürfnisse nicht wahrhaben und respektieren wollen. Sehnsucht nach Übereinstimmung und Harmonie.

Manche Paare streiten, um Streit zu vermeiden.

- Entfremdung der Partner oder gegensätzliche persönliche Weiterentwicklung

Andere Paare streiten, um Leere zu vermeiden.

Die Dynamik bei Streit- und Kampfpaaren

Streitpaare sind hoch reaktiv. Jedes Verhalten des einen löst ein Verhalten beim anderen aus, das wiederum eine Reaktion des Ersteren hervorruft. Wie beim Tischtennis kann es pingpong pausenlos hin und her gehen. (Vgl. Kapitel 10, S. 94 ff.) Streitende liefern sich gegenseitig die Stichworte – das hält den Streitmotor am Laufen. Sie übertreiben, um ihren heftigen Gefühlen Ausdruck zu verleihen. Zugleich reagieren sie mit überwachem Gerechtigkeitssinn. Übertreibt der eine, sagt er etwas, das nur zu 99 % zutrifft, so kontert der andere sofort, weil das eine Prozent Ungenauigkeit sein Wahrheits- und Ausgewogenheitsempfinden verletzt. Zudem hören die Partner im Streit beim anderen nur, was nicht stimmt. Was stimmt, überhören sie gekonnt.

Bei Streitpaaren ist das Tempo meistens hoch (= ↑). Berater fühlen sich schnell überfahren.

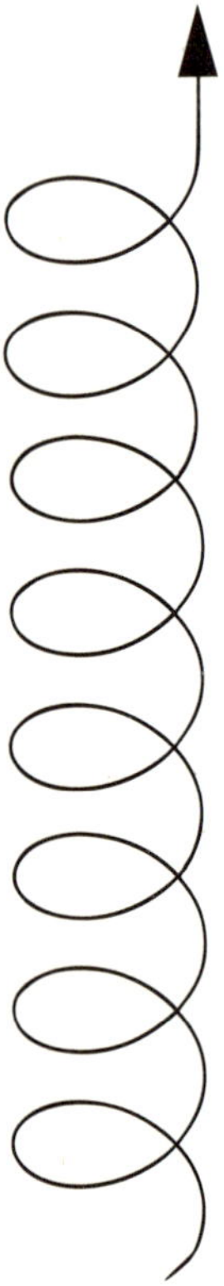

Tempo, Interaktionsgeschwindigkeit ↑
Interaktionsdichte ↑
Emotionalität ↑
Aggressivität ↑
Abwerten ↑
Positives ins Gegenteil verkehren ↑
Grenzen überschreiten ↑
Den anderen verletzen ↑
Verantwortung und Schuld zuweisen ↑
Dritte (Hilfstruppen) einbeziehen ↑
Alle Lebensbereiche einbeziehen ↑
Angreifen ↑
Einen draufsetzen ↑
Gegenhalten (»aber …«) ↑
Sich verteidigen ↑
Du-Botschaften senden ↑
Giftworte verwenden (alles – nichts, immer – nie) ↑
Polarisieren ↑
Verhalten und Charakter vermengen ↑
Drohen ↑
Erpressen ↑

Dagegen ist die Bereitschaft oder Fähigkeit, innezuhalten, ruhig zuzuhören, aufmerksam zu unterscheiden und die Position des anderen stehen zu lassen, meist erst einmal ziemlich gering (= ↓).

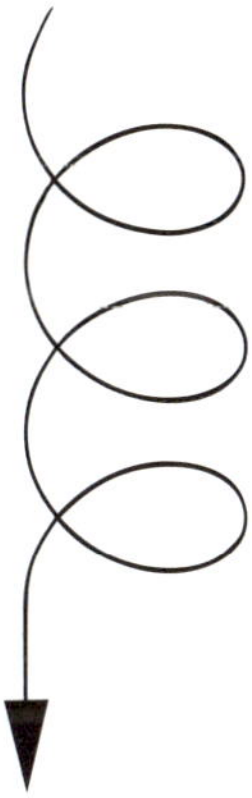

Sich beruhigen, sich besinnen ↓
Anhören, gelten lassen ↓
Einsicht haben, Einsicht zeigen ↓
Problembeteiligung eingestehen ↓
Verantwortung für das eigene Verhalten übernehmen ↓
Kompromissbereitschaft zeigen ↓
Spannungen ertragen ↓
Achtung, Respekt ↓
Wertschätzung geben ↓
Wertschätzung empfangen ↓

Streiten bringt Gewinn, Streiten kostet

Streit kann für Paare eine Menge *Vorteile* haben (s. auch S. 268): Streiten ist spannend. Streiten macht Spaß. Man spürt den anderen, man spürt sich selbst. Weil der andere sich nicht beherrscht, kann man ebenfalls unkontrolliert zuschlagen. Das bringt Lustgewinn – Streit- und Kampfeslust wird befriedigt. Die Aufforderung, Streit zu beenden, wird von den Beteiligten meist als Störung erlebt. Auch Berater, die versuchen, ein streitendes Paar zu unterbrechen, stören. Sie fügen dem Paar einen herben Lustverlust zu. Deswegen macht das Unterbrechen von Streit in der Beratung oft so viel Mühe. Streit zeigt weiter, dass die streitenden Partner sich nicht gleichgültig sind. Sie haben Interesse aneinander, sonst würden sie nicht streiten.

Man ist nie so ausschließlich mit dem anderen beschäftigt wie beim Streit – außer bei Zärtlichkeit und Sex.

Die Beteiligten sind intensiv im *Kontakt* miteinander, stellen zugleich jedoch sicher, dass sie *Distanz* halten und sich keine Nähe entwickeln kann. Nach Nähe sehnen sie sich zwar, haben davor aber zugleich panische Angst.

Andererseits ist Streiten mit *Kosten* verbunden. Für ihr Vergnügen am Streit müssen Streitpaare bezahlen. Streit mag Energie bringen. Dauerstreit indessen ist anstrengend. Er kostet Energie. Am Ende des Streits sind die Paare meist erschöpft, ausgelaugt oder frustriert. Ihre Erwartungen erfüllen sich nicht. Der Wunsch, vom Partner etwas zu bekommen – Wertschätzung, Anerkennung, Liebe, Zärtlichkeit, Recht –, wird nicht oder nicht ausreichend befriedigt. Die Sehnsucht nach Übereinstimmung und Harmonie bleibt ungestillt. Ungeduld macht sich breit. Auf Dauer ist Dauerstreit auch ziemlich langweilig. Die Partner fühlen sich vom anderen im Stich gelassen, einsam. Sie werden ihre Wut nicht los, sie bleiben auf Ärger und Racheimpulsen sitzen. Dauernder Streit stellt die Beziehung infrage. Die Partner kommen nicht mehr auf ihre Kosten. Vernarbte Wunden werden aufgerissen, neue Wunden werden geschlagen. Die Atmosphäre vergiftet sich nachhaltig, das Fundament an Gemeinsamkeit gerät in Gefahr.

Der Verzicht auf Streit hat ebenfalls Konsequenzen

Allerdings ist auch der Entschluss, sich nicht mehr zu streiten, mit Kosten verbunden. Während sich die Partner im Streit verschließen, sich schützen, sich verteidigen, sich einschließen, müssten sie sich öffnen, sofern sie zueinanderfinden wollen. Sie müssten zeigen, dass sie bedürftige, »schwache« Seiten haben und den Partner brauchen. Eigentlich wissen die Betroffenen aus den Erfahrungen zu Beginn ihrer Beziehung, dass sie Zuwendung und Wärme am ehesten bekommen, wenn sie Zuwendung und Wärme geben. Im Grunde ist ihnen auch bekannt, wie sich Konflikte lösen lassen: Den eigenen Anteil an den Problemen anerkennen, dem Anliegen des anderen Raum geben, statt Forderungen zu erheben und Vorwürfe zu machen; Wünsche äußern, nach vorne denken, dem anderen entgegenkommen, Kompromisse finden, kurz: sich wie ein erwachsener Mensch verhalten.

Doch dazu sind die Partner im Moment offensichtlich nicht in der

Lage. Jeder fühlt und verhält sich wie ein zu kurz gekommenes Kind, das recht hat und sein Recht einfordert. Jeder erwartet den ersten Schritt vom anderen.

> Streiten ist der unproduktive Versuch, vom Partner etwas Positives zu erhalten, das er zur Zeit nicht geben will oder kann.

Die Streitatmosphäre färbt auch auf die Berater ab

Streitpaare sind hochdynamische Paare. Ihre Atmosphäre überträgt sich oft blitzartig auf Außenstehende. Berater bilden da keine Ausnahme. Wenn B sich nicht wirksam schützt und fachlich angemessen interveniert, sitzt B plötzlich in einem Topf von Gefühlen, die nicht seine sind:

Ärger, Unzufriedenheit
Ungeduld, Langeweile
Sich ausgeschlossen fühlen
Sich überflüssig fühlen (»Was soll ich hier?«)
Anstrengung, Erschöpfung
Abwehr, Abwertung (»Ein unmögliches Paar!«)
Selbstabwertung (»Denen bin ich nicht gewachsen«)
bis hin zu Impulsen von Wut und Rache

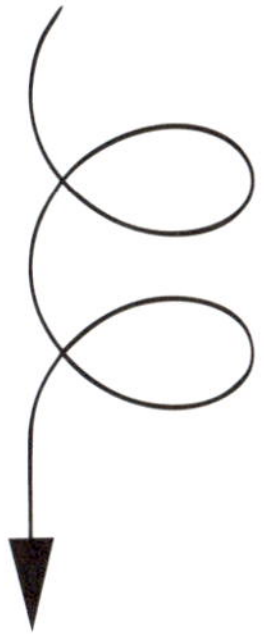

Unterscheidungen

Wie kann B sich schützen? Wie kann B wirksam intervenieren? Zunächst einmal wird B zwischen lösbaren und unlösbaren Aufgaben unterscheiden.

Es ist eine unlösbare Aufgabe, aus einem Streitpaar ein Nicht-Streitpaar zu machen,

also ein Paar, das stets friedlich, freundlich und in Ruhe seine Probleme regelt. Was Streitpaare in der Beratung möglicherweise erreichen können, ist: Streit früher stoppen, Gespräche über Konflikte von vorneherein zeitlich begrenzen, Situationen, die vorhersehbar Streit auslösen, so weit wie möglich meiden, Unterschiede besser ertragen, dem anderen und seinen empfindlichen Stellen achtsamer begegnen, Grenzen achten, sich weniger verausgaben, sich weniger verletzen, sich nicht so viel übelnehmen und einlenken. Das ist eine ganze Menge. Darum: Auch nach einer erfolgreichen Beratung werden Streitpaare normalerweise Paare mit hoher Dynamik und großer Interaktionsdichte sein. Sie werden immer wieder Feuer fangen und versuchen, den anderen davon zu überzeugen, dass er unrecht hat.

Streitpaare bleiben Streitpaare.

Streiten oder kämpfen?

Ein weiterer Schutz für B ist die Unterscheidung zwischen streiten und kämpfen.

Das Ziel von Streit ist: die Auseinandersetzung *mit* dem anderen und die Klärung unterschiedlicher Interessen, Bedürfnisse oder Ansichten.

Das Ziel von Kampf ist: Sieg *über* den anderen, d. h. seine Niederlage, die Unterwerfung oder Vernichtung des Gegners.

Streit hält sich letztlich an Regeln: Man kann unterbrechen und aufhören. Wie beim Fußball. Da weiß man: Nach 45 Minuten ist Pause, nach 90 Minuten ist Schluss. Nachher geht man zusammen ein Bier trinken. Beim Kampf dagegen ist erst Schluss, wenn einer am Boden zerstört ist. Dann sind meist aber auch beide verletzt oder verzweifelt. Kämpfende führen Krieg. Sie kämpfen rücksichtslos. Sie möchten treffen, um jeden Preis. Sie scheuen sich nicht, den anderen da fertigzumachen, wo es ihn am stärksten verletzt. Da sie sich gegenseitig genau kennen, gelingt das auch. Sie scheren sich wenig um Verständigungsmöglichkeiten oder Kompromisslösungen. Rettungsversuche des Partners (Gottman 2006, S. 35) werden ignoriert. Aus Angst unterzugehen, vielleicht auch aus Angst vor dem Untergang der Paarbeziehung, zerstören sie so den letzten Rest an gegenseitiger Zuneigung, d. h. die Grundlage ihrer Gemeinsamkeit.

»Die meisten ehelichen Streitgespräche enden ergebnislos. Paare verbringen Jahr um Jahr damit, den anderen umzustimmen, aber das ist nicht möglich.« Im Grunde ist solches Streiten Zeitverschwendung (Gottman 2006, S. 36).

Streitpaare müssen sich entscheiden: Wollen sie Partner oder Feinde sein?

Paare streiten über Unterschiede, aber Paare streiten auch unterschiedlich. Bei *symmetrischen Paaren* etwa (s. S. 98) wirken beide Partner gleichwertig, gleich stark (und verletzlich). Beide streiten aktiv. Aggressionen und heftige Wutgefühle stehen im Vordergrund, Erschöpfung und Ohnmacht sind erst einmal weniger zu spüren. Diese Streitpaare müssen streiten, weil sich die Partner (zu) ähnlich sind. Durch den Streit beleben sie Unterschiede, ohne die keine Beziehung auf Dauer im Gleichgewicht bleibt. Bei *komplementären Paaren* streitet eher einer aktiv. Dass der andere, der sich passiver verhält, ein durchaus gleichgewichtiger Streitpartner ist, lässt sich nicht immer gleich erkennen. Bei diesen Paaren steht oft mehr das Thema Macht – Ohnmacht im Vordergrund.

Ein weiterer Schutz für B ist sein wohlwollendes Verständnis von Streit. B weiß: Streiten hat nicht nur für jeden Partner, sondern auch für die Balance der Paarbeziehung eine lebensnotwendige Funktion.

Streiten ist oft der verzweifelte Versuch, ein aus dem Lot geratenes Beziehungssystem wieder ins Gleichgewicht zu bekommen.

Mögliche Beratungsschritte

Für streitende Paare gelten keine anderen Beratungsregeln als für Paare sonst auch. Allerdings erleben Berater Streitpaare oft als sehr mächtig. Darum werden sie sich ganz bewusst auf ihre beraterische (Ohn-) Macht besinnen: die beraterische Grundhaltung »Ich will nichts von Ihnen. Sie haben die Verantwortung. Sie haben die Wahl« und ihr Repertoire beraterischer Interventionen. Diese werden sie gezielter, deutlicher, nachdrücklicher einsetzen.

- **Beweglich bleiben**, in raschem Wechsel beim Paar sein (»Ich merke, Sie möchten einander sehr viel mitteilen«) und bei sich selbst sein (»Es geht mir etwas schnell« usw.). Sich nicht überfahren lassen, bei seinem bewährten Konzept der Gesprächsführung bleiben und die Zügel des Gesprächs in der Hand behalten. Sich auch mit Körperhaltung, Tonfall und Lautstärke nicht zu sehr in das Hochspannungsfeld des Paares hineinziehen lassen.
- **Sich dem hohen Tempo des Paares anpassen**, zumindest vorübergehend. Man kann einen ICE nicht mit einem Schlag von 300 Stundenkilometern auf 30 herunterfahren. Das geht nur nach und nach. B wird daher bei Paaren mit hohem Tempo erst einmal intervenieren wie sonst, aber schneller oder deutlicher als sonst: Verständnis äußern, entlasten, normalisieren, wiederholt zusammenfassen, die 5-zu-1-Regel und die anderen im zweiten Teil dieses Buches genannten Techniken verwenden. Wenn B das beharrlich tut, entstehen hin und wieder kleine Pausen – das Paar fühlt sich verstanden, oder es ist aus dem Konzept gebracht. Das Paar wird danach mit fast dem gleichen Tempo in die nächste Runde einsteigen – aber eben nur mit *fast* dem gleichen Tempo.
- **Das Tempo des Paares verlangsamen** (und zwar von Beginn an und nicht erst, wenn B anfängt, genervt zu sein): nachfragen, konkretisieren lassen, um Einzelheiten bitten, vertiefen, stoppen, unterbrechen, dazwischen oder auch einmal gleichzeitig reden.

> Bei hoch trainierten Streitpaaren sind Berater unhöflich, wenn sie zu höflich sind.

Es mag B ungewohnt und anstrengend vorkommen, das Paar zu bremsen oder immer wieder dazwischenzugehen. Doch es ist weniger anstrengend, *mit* dem Paar das Tempo herunterzufahren, als sich vom Paar überfahren zu lassen und dann *gegen* seine Geschwindigkeit anzukämpfen.

- **Das Tempo intensivieren.** Erfahrene Berater lassen Streitpaare auch erst einmal kommen. Das erhöht gewöhnlich das Tempo. Denn je weniger B interveniert, desto mehr hat jeder Partner den Eindruck: B hat mich noch nicht verstanden; ich muss noch einen draufsetzen. B kann so vorgehen, sollte dann aber auch wissen, wie B das Streitkarussell zum Stillstand bringen kann. Konfrontationen wie »Läuft das öfter so bei Ihnen zu Hause? – Was möchten Sie denn jetzt hier?« sind wirksam, nur muss sich das Paar auch verstanden fühlen.
- **Das Paar gemeinsam ansprechen.** Streitpaare sind miteinander verklammert oder ineinander verkrallt. Spontaner Impuls von B mag sein, die Partner voneinander zu trennen. Doch wird sich das Paar gegen einen solchen Versuch heftig wehren – B strengt sich unnütz an und bleibt zudem noch unwirksam. Wenn sich tatsächlich beide Partner vom anderen nicht verstanden fühlen, und dies schon seit Längerem, dann kann keiner es ertragen, wenn der andere das volle Verständnis von B erhält. Um beim Bild der Wippe zu bleiben: Äußert B nur gegenüber einem der Partner Verständnis, dann setzt B sich gewissermaßen zu ihm auf den Sitz – der andere »verhungert«. Da *muss* der Nicht-Angesprochene störend dazwischengehen.

  Darum wird B eher betonen, was beide *gemeinsam* betrifft oder was *zwischen* ihnen abläuft. B kann das als Eindruck äußern: »Ich merke, es geht Ihnen beiden nicht gut. Jeder von Ihnen versucht, sich Gehör zu verschaffen, und erreicht den anderen nicht. Zwischen Ihnen hat sich, so scheint mir, eine Menge Ärger und Missverständnis angesammelt. Keiner fühlt sich richtig verstanden …« usw. Oder B äußert dasselbe als Fragen: »Könnte es sein, dass es Ihnen beiden nicht gut geht? Dass jeder von Ihnen versucht …« usw. Beides, seinen Eindruck äußern und Fragen stellen, ist wirksam. Beim Eindruck Äußern steht mehr das zurückgegebene Verständnis im Vordergrund. Mit den Fragen werden die Partner stärker eingeladen, das Gesagte zu überprüfen und sich zu eigen zu machen.

- **Gemeinsames benennen.** Indem B Gemeinsamkeiten anspricht, bringt B eine Realität des Paares zum Ausdruck, die das Paar im Augenblick jedoch überhaupt nicht sehen kann, nämlich dass beide viel gemeinsam haben: heftiges Interesse aneinander, das Bemühen, den Partner zu erreichen, zu überzeugen, Verständnis vom ihm zu erhalten. Dass sie in ihrem Leben gemeinsam eine Menge leisten. Je mehr B wertschätzend Gemeinsamkeiten des Paares benennt, desto mehr Raum entsteht für die Unterschiede der Partner, für das Zulassen dieser Unterschiede und das Aussprechen der Position jedes Einzelnen.
- **Jedem Partner recht geben.** Meist hat jeder Partner aus seiner Sicht recht. Jeder kämpft so verbissen, weil er spürt: Wenn meine – unterschiedliche – Sichtweise nicht berücksichtigt wird, kann ich in dieser Beziehung nicht gut leben. Dann kann auch diese Beziehung nicht gut leben. Ein konstruktiver Streit führt oft dazu, dass jeder das Anliegen des anderen hört und im Alltag ein Stück mehr berücksichtigt. B kann dieses Akzeptieren von Unterschieden bestärken, wenn jeder das Berechtigte der gegensätzlichen Positionen unterstreicht.
- **Verständnis hineingeben.** Sind Mangelerfahrungen einer der Gründe für das Streiten, wie es oben hieß, dann sehnen sich Streitpaare danach, verstanden zu werden. Sie haben das Gefühl, vom anderen schon lange kein Verständnis mehr bekommen zu haben. Deshalb können sie auch keines geben: »Warum sollte ich dich verstehen, wenn du mich nicht verstehst?« B wird daher diesem Hunger nach Verstanden-Werden mit Verständnis antworten: »Könnte es sein, dass jeder von Ihnen enttäuscht ist? Dass ganz viel Missverständnisse zwischen Ihnen stehen? Dass Sie eine Menge Wünsche aneinander haben?« Das Paar reagiert vielleicht nicht sofort. Doch je mehr Verständnis B äußert, desto mehr kann sich das Gespräch nach und nach entspannen. Desto direkter kann B später auch konfrontieren. Außerdem sorgt B gut für sich: B drückt seine Eindrücke aus und gibt damit die Mangelatmosphäre, die auch B erreicht hat, an das Paar zurück.
- **Erschöpfung, Bedürftigkeit, Verzweiflung ansprechen.** Z. B.: »Sie beide geben sich so viel Mühe, den anderen zu erreichen, und Sie erreichen ihn nicht. Ist das nicht sehr anstrengend?« Oder: »Fühlen Sie sich da nicht sehr einsam?« »Jeder von Ihnen, so scheint mir,

sehnt sich nach Liebe und Wertschätzung, und keiner kann sie dem anderen geben.«

- **Vorwürfe, persönliche Angriffe und destruktives Verhalten sofort stoppen** (s. S. 164). Eventuell mit der Langeweile konfrontieren, die Streit hervorruft, der sich im Kreis dreht.
- **Positiv umdeuten.** »Ich spüre, Sie haben großes Interesse aneinander. Könnte es sein, dass Ihnen viel aneinander liegt? Und dass Sie sich nichts sehnlicher wünschen, als dass der andere Sie versteht? Und Ihnen das auch zeigt und zu verstehen gibt?« Oder Streiten als Ausdruck von Lebendigkeit verstehen.
- **Mit der Streitlust oder dem Streitgewinn konfrontieren.**

  B: »Kann ich Ihnen meinen Eindruck sagen? Ich merke, Streiten können Sie sehr gut. Sie beide sind gleichwertige Partner. Ich habe das Gefühl, Sie haben eine Menge Spaß dabei.«

  Paar: »Ja, aber es ist anstrengend!«

  B: »Das mag sein. Was Vergnügen und Spaß bereitet, strengt oft auch an.«

  Paar: »Aber wir wollen nicht mehr streiten.«

  B hat verschiedene Möglichkeiten: »Warum nicht? Es macht doch Spaß.« Oder: »Was möchten Sie denn stattdessen machen? Wenn Sie nicht mehr streiten, müssten Sie sich ja überlegen, was Sie stattdessen miteinander machen.« Oder: »Wirklich? Dann müssten Sie ja eine Menge ändern, jeder von Ihnen. Wollen Sie das wirklich? Das wird vermutlich auch sehr anstrengend.«
- **Immer wieder Auftrag geben lassen.** »Ich sehe, streiten können Sie gut. Ich komme noch einmal auf meine Frage von vorhin zurück: Weswegen sind Sie hier? Was möchten Sie erreichen?« Dies muss B meist mehrfach fragen.
- **Körperlich intervenieren.** Wenn das Paar ausdauernd streitet und sich absolut nicht von B stören lassen will, kann B auch mit Körpersignalen intervenieren. Je nach Beratungsstil gibt es verschiedene Möglichkeiten: Die Hand heben und sagen: »Hallo, ich bin auch noch da!« – Aufstehen, beide Hände vorstrecken, einen Schritt auf das Paar zu machen (allerdings nicht zwischen das Paar treten) und deutlich oder mehrfach »Stop!« sagen. – Mit seinem Stuhl zurückrutschen und sagen: »Da ist ja eine Menge an Gefühlen« usw. Mit dem Stuhl neben den erregteren Partner rutschen: »Ich merke, Sie sind ganz schön unter Dampf. Was ärgert Sie am meisten?« – Aufste-

hen, um das Zimmer zu verlassen, demonstrativ Zeitung lesen oder sich mit dem Rücken zum Paar drehen und sagen: »Geben Sie mir Bescheid, wenn Sie mich wieder brauchen.«
- **Verständnislosigkeit signalisieren.** Schlagen die Partner immer wieder aufeinander ein, so kann B sie auch einmal mit dem eigenen Empfinden konfrontieren, z. B.: »Ich möchte Ihnen gerne einen persönlichen Eindruck mitteilen. Ich vermute, Sie haben sich zusammengetan, um Liebe und Zuneigung zu erfahren. Ich bin erschrocken, wie gnadenlos Sie miteinander umgehen.«

Oft erfolgt, wenn die Zeit reif ist, nach einer starken Intervention ein Umschlag. Das Paar wird, zumindest für eine kurze Zeit, ganz still. Erschöpfung, Enttäuschung, Trauer werden spürbar, gelegentlich auch die Leere in der Beziehung, die das Paar mit seinem Streit bisher erfolgreich zugedeckt hat. Manchmal ist das der Zeitpunkt, zu dem B das Tabuthema Trennung ansprechen kann, das das Paar bisher krampfhaft vermieden hat.

Wenn Paare keinen Spaß mehr in der Beziehung haben, entwickeln sie Spaß am Streit. Es wird also darum gehen, wieder mehr Spaß und Befriedigung in der Beziehung zu installieren. Der Weg dahin kann heikel sein. Denn wenn einer Wünsche äußert oder Ambivalenzen zeigt, macht er sich angreifbar. B wird darum mit dem Paar gegenseitigen Schutz vereinbaren. Partner, die aufeinander hören, brauchen sich nicht anzuschreien und ihr Anliegen gewalttätig durchdrücken. Es wird also darum gehen, für praktische Fragen konkrete Lösungen zu suchen und zu verhandeln. Da Streitpaare häufig vorschnell reagieren und leicht Grenzen überschreiten, sollten sie Grundregeln des Streitmanagements einüben (z. B.: Nie länger als 15 Minuten über Konfliktthemen reden; nie nach 21 Uhr usw. [Koschorke 2011, S. 134 ff.]) Zugleich mit den generellen Themen wie Kommunikation, Verhandeln, Sich-selber-Schützen (s. S. 104 ff.), lassen sich dann auch die spezifischen Probleme des jeweiligen Paares angehen.

Zum Schluss möchte ich noch einmal unterstreichen: B wird sich weder von dem atemberaubenden Tempo der Streitpaare außer Atem bringen lassen. Noch wird B zulassen, dass die Atmosphäre des Paares auf B übergreift: Anstrengung (»die schaffen mich!«), Abwertung (»Ich gebe auf. Die sind mir über. Hoffentlich kommen sie nicht wieder«), Hilflosigkeit, Leid, Wut, Ohnmacht. B wird alle diese Gefühle dem

Eigentümer, d. h. dem Paar, zurückgeben, verständnisvoll und rasch – solange B das noch kann. B weiß: Streitpaare haben das Recht zu streiten. Kommen sie jedoch in Beratung, kann B sie immer wieder auffordern, Verantwortung für sich zu übernehmen, und fragen: »Was möchten Sie hier?«

44 Bewunderungspaare

Narcissos heißt der schöne Jüngling der griechischen Mythologie, der, von Verehrerinnen und Verehrern umworben, mit unstillbarer Selbstliebe gestraft, sich in sein eigenes Spiegelbild verliebt und darin untergeht. Die in Narcissos verliebte Bergnymphe Echo kann dem Sterbenden tatsächlich nur seine eigenen Worte als Echo zurückgeben: »Wehe, wehe« und »leb' wohl, leb' wohl«.

Bei modernen Paaren, die unter überhöhter Selbstliebe des einen und unter unterentwickelter Selbstliebe des anderen leiden, steht zwar häufig auch erst einmal die unstillbare Sehnsucht des einen, anerkannt und gesehen zu werden, im Vordergrund. Doch die Abhängigkeit oder Gier, Bewunderung zu erfahren, fällt in sich zusammen, wenn keiner da ist, der bewundert.

Ein Denkmal ohne Publikum, das das Denkmal bestaunt, ist sinnlos.

Soll sich Bewunderungssucht in Paarbeziehungen entfalten, so bedarf es zweier gleichgewichtiger Beteiligter. Darum nenne ich diese Paare »Bewunderungspaare«. In der Diskussion um das komplexe und kontroverse Konzept Narzissmus verleitet häufig schon diese Fachbezeichnung zu einer einseitigen Sicht der Dinge.

Selbstwertempfinden und eine Portion Eigenliebe gehören zur Grundausstattung des gesunden menschlichen Organismus. Sie zu bekräftigen und zu entwickeln ist eines der Ziele gelungener Sozialisation. Es ist eine alte Weisheit, dass der Mensch, ohne sich selbst zu lieben, andere nicht lieben kann. Ohne sich selbst wertzuschätzen, kann man andere nicht wertschätzen. In der Verliebtheitsphase der Paare geschieht es ziemlich regelmäßig, dass die Partner den anderen toll finden, ihn bewundern. Manche Paare können sich etwas von dieser Bewunderung als zärtliche Zuwendung bis in die spätere, erwachsene Partnerzeit bewahren. Nicht immer, aber auch nicht selten ist zu Beginn sie es, die vielleicht aus einem Anlehnungsbedürfnis heraus, aufgrund eigener Unsicherheit oder als Folge ihrer Rolle sich an ihm emporrankt und ihn bewundert, vor allem wenn sie jung ist. Häufig repräsentiert er als junger Mann, in seiner Geschlechtsrolle, erst einmal den, der weiß, wo es langgeht, der sie beschützen wird, selbst wenn er sich innen gar nicht so sicher fühlen mag, wie er sich gemäß seiner Rolle zu geben hat (s. a. S. 218).

Ein gemeinsames Thema

Bei Bewunderungspaaren ist das Bewundert-Werden des einen unlösbar daran gebunden, dass der Partner den anderen – insgeheim oder offen – bewundert. Die Unterschiede zwischen den Partnern erscheinen meist ziemlich rigide und stark polarisiert, obwohl beide an dem gemeinsamen Thema, wenn auch in unterschiedlichem Ausmaß, Anteil haben. Spielarten dieses einen Paarthemas können z. B. sein:

Sich als großartig empfinden	↔	durchschnittlich sein
Sich als außergewöhnlich betrachten	↔	sich minderwertig fühlen
Am (positiven) Urteil des anderen kleben	↔	Urteil des anderen missachten
Süchtig sein nach Lob, Anerkennung	↔	den anderen insgeheim verachten
Den anderen gefühlsmäßig ausbeuten	↔	Gefühle des anderen übergehen
Einfühlung erwarten	↔	unfähig sein zu echter Einfühlung
Sich nach Verschmelzung sehnen	↔	Trennung, Verlassenheit befürchten
Empfindsam, empfindlich sein	↔	andere verletzen

Kränkbar sein	↔	andere kränken
Arm an echten Gefühlen	↔	unsicher angesichts echter Gefühle

Eine Zeit lang sieht es bei Bewunderungspaaren so aus, als ergänzten sich die Partner perfekt. Der Bewunderte lebt nach außen Größe und Grandiosität, Selbstbewunderung, Selbstbestätigung und Selbstsicherheit. Der Bewunderer hat an all diesen Dingen Anteil, er lebt sie durch den anderen. So bekommt er etwas von dem Lob und der Anerkennung ab, die der Bewunderte sich in seinen Beziehungen zu besorgen weiß. Bezahlen muss der Bewunderer dafür, indem er den Partner aufwertet und sich den Entwertungen und manchmal auch den heftigen Gefühlsausbrüchen des Bewunderten unterwirft.

Der Bewunderer lebt nach außen die Abhängigkeit und Unsicherheit, die Durchschnittlichkeit und Minderwertigkeitsgefühle, die der Bewunderte sich nicht gestattet oder nicht bei sich zulässt. Der Bewunderte lebt sie, indem er sie an den Bewunderer abgibt. Bezahlen muss der Bewunderte mit seiner Abhängigkeit vom anderen, mit seiner Kränkbarkeit und seiner mangelnden Fähigkeit zu tiefer Anteilnahme und echten Gefühlen.

Viele Bewunderungspaare kommen so über eine längere Zeit hinweg auf ihre Kosten. Nicht selten ist der Bewunderte eine faszinierende Persönlichkeit, die seinem Partner oder der Umgebung echte Bewunderung entlockt. Trotz starker Polarisierung stimmt das Beziehungsgleichgewicht des Paares, denn die bei beiden Partnern fehlende Mitte bzw. Verankerung in sich selbst wird – vorübergehend oder auf Dauer – ausgeglichen durch die Gefühle und das Verhalten des anderen. Nur:

Niemand ist davor geschützt, zu wachsen und zu reifen.

Beginnt einer sich zu ändern – fängt er an, durchschnittliche Verhaltensweisen und Gefühle weniger zu fürchten, sieht der Bewunderer beim Partner neben dem Außergewöhnlichen zunehmend auch die alltägliche Kehrseite, wird er es vielleicht gar leid, den anderen immer nur anzuhimmeln und als Dank wie ein Fußabtreter oder Abfalleimer behandelt zu werden –, dann droht das Paar aus dem Gleichgewicht zu geraten.

Das Paar steht an einem Scheideweg. Häufige Reaktion des Bewunderten ist ein Ausbruch existenzieller Wut und Panik. Der Bewunderte ist von Bewunderung abhängig wie von einer Droge. Die, so empfindet er, verweigert ihm sein Partner mit einem Mal oder vielleicht schon seit einiger Zeit. Damit erfolgt beim Bewunderten ein Umschlag. In seinem Erleben existiert oft nur: total für mich – total gegen mich. Der Partner gibt mir nicht mehr, was ich lebensnotwendig brauche. Folglich ist er gegen mich. Er ist mein Feind. Die Folge dieser Einsicht können Hass und Wutausbrüche sein bis hin zu Racheaktionen und verbaler oder physischer Gewalt. In seiner Panik verfolgt der Gekränkte seinen Partner bisweilen gnadenlos. Dadurch gerät er tragischerweise in Gefahr, die Paarbeziehung, den Partner, die eigenen Kinder und das eigene Leben zu gefährden. Solche Ausbrüche erinnern an heftige Anfälle verzweifelnder Wut von Säuglingen oder 2- bis 3-Jährigen, die nicht erhalten, was sie unbedingt haben wollen.

Ein Ausweg aus dieser Art von Selbstzerstörung könnte sein: Dem Paar gelingt es, sich gemeinsam auf den Weg zu einer Lösung dieser Krise zu begeben: Der Bewunderer lässt sich von heftigen Reaktionen des Gekränkten nicht abschrecken. Der Gekränkte begreift – trotz seiner verletzten Gefühle – das Verhalten des Partners als eine Chance, die Beziehung weiterzuentwickeln und an persönlichen Schwachstellen zu arbeiten.

Allerdings können schon die Einsicht »Nicht der andere ist allein schuld« und das Eingeständnis »Ich bin an dieser Krise beteiligt, auch ich habe Schwachstellen« eine tiefe Kränkung bedeuten und damit eine hohe Hürde für beraterisch-therapeutische Schritte darstellen. Die enge Verflechtung von Bewunderer und Bewunderten lässt sich meist nur in einem wenig glanzvollen, mühsamen Prozess auflösen. Rigide Gefühlspositionen des einen oder des anderen, die auf tiefen und frühen Mangelerfahrungen beruhen können, benötigen in der Regel auch ein Stück therapeutischer Einzelarbeit. Das Instrument Paarberatung – sofern es als kurztherapeutischer Prozess verstanden wird, in dessen Rahmen Einzelarbeit nur zeitlich begrenzt durchführbar ist – gerät damit an seine Grenzen. Beratung von Bewunderungspaaren enden relativ häufig mit der Trennung der Partner. Chancen für ein Zusammenbleiben bestehen, wenn die Partner sich bereitfinden, gemeinsam einen längeren mühevollen Weg zu gehen, möglicherweise im Wechsel von Paar- und Einzelarbeit, um sich aus der gegenseitigen Gefühlsausbeutung zu lösen.

Ein Fallbeispiel: Jürgen hat als Jugendlicher im High-Tech-Bereich eine bahnbrechende Entdeckung gemacht. Ulrike war von seinen Ideen und seiner Kreativität angezogen. Die Dynamik, mit der er seine kleine Firma aufbaute und international etablierte, beeindruckte sie. Als sie heirateten, stieg sie selbstverständlich in seine Firma ein. Sie lernte viel, sie lernte schnell. Bald war sie mehr als nur seine rechte Hand. Ihr Kommunikationstalent glättete manchen Konflikt mit den Mitarbeitern und erwies sich auch bei internationalen Verhandlungen als Trumpf. Inzwischen hat sie am Markt mit eigenen Ideen ebenfalls Erfolg. Nach der Pubertät der Kinder will sie im Betrieb eine Abteilung selbstständiger übernehmen und gestalten. Für sie ist dieser Wunsch auch Ausdruck ihrer inzwischen gleichberechtigten Stellung in der Firma. Jürgen blockt ihre Versuche, mit ihm über ein anderes Geschäftsmodell zu verhandeln, u. a. um mehr private Zeit, z. B. mit ihm, zu gewinnen, total ab. Er

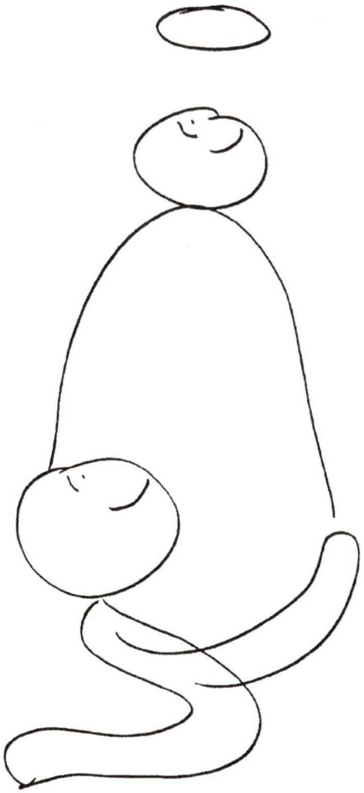

Bewunderungspaar

kann ihr nicht begründen, warum er darüber nicht einmal reden will. Sein einziges Argument ist ein heftiges: »Du zerstörst meinen Lebenstraum!«

Anstoß für Veränderung ist häufig der Bewunderer, der sich mit seiner Rolle als Sockel der Figur nicht mehr zufriedengeben will. Verweigert der Bewunderer seine Rolle, so kann der Bewunderte – nach einer erschreckenden und kränkenden Phase der Verlassenheit – sich einen neuen Bewunderer suchen, der hinfort den Sockel der gemeinsamen Figur bildet. Dem Bewunderer bleibt in diesem Fall nur eine schmerzliche Trennung. Die allerdings kann Schritte der Reifung auslösen und als deren Folge ein größeres Maß an Unabhängigkeit. Chancen zu einer gemeinsamen Lösung des Konflikts haben Paare, wenn – um bei dem obigen Bild zu bleiben – beide versuchen, auf eigenen Füßen zu stehen und durchs Leben zu gehen, wenn also jeder Partner bereit ist, mit Geduld und Ausdauer einen vom anderen unabhängigen Selbstwert zu entwickeln und auf diese Weise zu sich selbst und zu eigener Selbstsicherheit zu finden. Das kann gelingen, wenn sie auf diesem Weg von Beratern oder Therapeuten begleitet werden, die sich von Großartigkeitsfantasien nicht ablenken und von Entmutigung und Mühen nicht anstecken lassen und die in der Lage sind, echte Wertschätzung zu vermitteln.

45 Außenbeziehungen. Der, die, das Dritte im Bunde

Nichts – mit Ausnahme von verbaler und körperlicher Gewalt – kann so tief und so nachhaltig verletzen wie die, vielleicht überraschende, Entdeckung: »Meine Partnerin, mein Partner geht fremd.« Außenbeziehungen gehören neben Streiten, Nicht-miteinander-reden-Können und Trennungsimpulsen zu den häufigsten Anlässen, eine Paarberatung aufzusuchen.

Außenbeziehungen – eine rote Warnleuchte: Wir kommen zu kurz

Paare, die in einer Dreiecks-Krise stecken oder aus ihr auftauchen, sind regelmäßig zutiefst enttäuscht voneinander, voller Vorwürfe, Ärger und Wut, erfüllt von Resignation, unerfüllter Sehnsucht und Schuldgefühlen. Geht einer fremd, oder gehen beide fremd, so schrillt in der Beziehung eine Alarmglocke. Sie signalisiert: Wir bekommen nicht mehr genug voneinander.

Zwei Partner, die eine erfüllte Paarbeziehung leben und rundum glücklich sind miteinander, brauchen ihr Glück nicht anderswo zu suchen. Sie können wohl sehen: Außerhalb ihrer Partnerschaft gibt es auch attraktive Menschen. Vielleicht haben andere in bestimmten Bereichen sogar mehr zu bieten als der eigene Partner. Solange sie sich jedoch in ihrer eigenen Partnerschaft zugewandt sind und sich gegenseitig ausreichend »versorgen« und Raum lassen, brauchen sie nicht *außen* zu suchen, was nach beiderseitigem, wenn auch meist unausgesprochenem Einverständnis *in* die Beziehung gehört. In einer Ecke ihres Bewusstseins wissen oder spüren die Beteiligten ganz genau: Der Schritt nach draußen würde den anderen verletzen oder blockieren. Die Zuneigung innerhalb der Paarbeziehung würde beeinträchtigt oder zerstört, die gegenseitige Bedürfnisbefriedigung eingeschränkt oder aufgehoben.

Außenbeziehungen – ein Bruch gegebener Versprechen

Sowohl die Verliebtheitsphase als auch Außenbeziehungen rufen außergewöhnlich heftige Reaktionen und Gefühle hervor. Beides hängt eng zusammen. Mit den Worten »Ich liebe dich« haben die Partner sich einst fest versprochen: »*Du* bist meine Priorität. Niemand sonst. Du bist mir besonders wichtig, wichtiger als andere Menschen. Du kommst in meinem Herzen an erster Stelle, und zwar so, wie du bist. Denn du bist für mich einmalig und unaustauschbar« (s. S. 52). Im unausgesprochenen Partnervertrag (S. 57 ff.) haben die Verliebten vereinbart, die Befriedigung existenzieller Bedürfnisse (wie Zärtlichkeit und Sexualität, in gewissem Ausmaß auch die Wünsche nach Zuwendung und

Wertschätzung) ihrer Paarbeziehung vorzubehalten. Mit der Hochzeit oder durch den Entschluss, in Zukunft zusammenzuleben, haben die Partner die gegenseitige Zusage »Der andere ist meine Priorität« öffentlich kundgetan.

Mit einem Mal soll das alles nun nicht mehr gelten. »Ich bin nicht mehr deine Priorität. Ich werde ausgetauscht und ersetzt. Ich bin nicht mehr einmalig, sondern beliebig. Du liebst mich nicht mehr, wie ich bin. Etwas anderes ist dir wichtiger, oder gar ein anderer Mensch ist wichtiger als ich. Intimität, die wir uns exklusiv versprochen haben, die ausschließlich uns gehörte, lebst du jetzt mit jemand anderem. Und ich bin ausgeschlossen.« Wer das erfährt, erleidet Missachtung und Abwertung. Es ist ein absolut kränkender Tiefschlag für Selbstachtung und Selbstbewusstsein. Der oder die Betreffende fühlt sich getäuscht: »Du verrätst mich. Du verrätst unser gemeinsames Leben. Du verrätst unsere Kinder.« Das Gerechtigkeitsgefühl ist verletzt: »Du hältst das Treueversprechen nicht ein, das du mir gegeben hast. Du brichst ganz offensichtlich einen Vertrag, den wir in aller Öffentlichkeit geschlossen haben.«

Hinzu kommt oft noch das Empfinden jahrelangen Mangels (»natürlich habe auch ich mehr oder weniger bewusst mitbekommen, dass nicht mehr viel läuft bei uns«) und ein Gefühl unfairer Benachteiligung: »Ich habe mich noch an unser Versprechen gebunden gefühlt. Aus Rücksicht auf unsere Beziehung habe ich die Leere zwischen uns ertragen. Währenddessen amüsierst du dich ohne mich – das macht mich rasend!«

Beide fühlen sich betrogen

Nur fühlt sich auch der andere zu kurz gekommen und in gewissem Sinn betrogen. Er kann das aber meist nicht so laut sagen. Denn er hat sich ja ganz offensichtlich ins Unrecht gesetzt und die Versprechen an den Partner gebrochen. Sein Mangel ist daher verdeckter. Es sieht zunächst ja auch so aus, als ob er oder sie – je nachdem – sein Vergnügen schon hatte bzw. weiter hat. Selbst wenn es nicht immer ein reines Vergnügen ist. Man muss die Außenbeziehung verheimlichen oder verleugnen. Man muss mit Schuldgefühlen für die Außenbeziehung bezahlen. Man bekommt Vorwürfe zu hören. Beide Seiten mögen Druck machen, sich zu entscheiden, der bisherige Partner, der neue Partner. Vielleicht erfährt man massive Missbilligung durch die Kinder. Wie dem nun auch sei, auch derjenige, der fremdgeht, hat häufig schon seit Längerem empfunden, selbst wenn er das nicht so deutlich ausspricht: »Mir fehlt etwas in unserer Beziehung. Unser Vertrag besteht eigentlich nicht mehr, denn du gibst mir gar nicht, was du mir einst versprochen hast. Wie oft bin ich mit meinen Bedürfnissen bei dir abgeblitzt. Was du mir verweigerst bzw. was wir uns nicht mehr geben können oder wollen, habe ich mir eben anderswo geholt.«

In Paarkrisen mit Außenbeziehungen haben ziemlich regelmäßig *beide* Partner das tief sitzende Gefühl, ihre Person und ihre Bedürfnisse seien vom anderen nicht geachtet worden. Beide fühlen sich betrogen und hintergangen.

Diese Sichtweise ist umso wichtiger, als die öffentliche Moral oder die moralische Tradition unserer Kultur dem einen Partner als Verbündeter zur Seite tritt. Sie liefert ihm damit Waffen gegen den anderen. Dadurch hindert sie ihn möglicherweise erfolgreich an der Einsicht in die eigene Beteiligung an der Beziehungskrise. Beide indessen erheben Anspruch darauf, dass ihr verletztes Gerechtigkeitsempfinden Raum bekommt. Es ist nicht immer einfach, diesem Anspruch Genüge zu tun. Denn das gleichberechtigte Anrecht beider Partner auf Verständnis ist in dem Fall, dass nur einer die Außenbeziehung lebt, zunächst nicht so ohne Weiteres einsichtig zu machen. Genau dies aber erschwert die Verständigung zwischen den Partnern und damit die Überwindung der Außenbeziehungs-Krise. Jeder hat in gewissem Sinne recht. Jeder erlebt die Haltung des anderen als Unrecht, als Vertragsbruch.

Nur beide zusammen könnten weiterkommen. Das aber würde voraussetzen, dass jeder dem anderen zugesteht: Du hast auch recht. Ein solches Eingeständnis indessen ist im Augenblick tiefer Kränkung selten möglich. Häufig ist auch erst einmal kein gemeinsames Ziel mehr erkennbar. Bloß noch zwei Opfer stehen sich gegenüber mit ihren zu kurz gekommenen Bedürfnissen, ihren Enttäuschungen, ihrem Mangel an Anerkennung und Wertschätzung und oft genug mit der Frage: Was hält uns eigentlich noch zusammen?

Immer gehen beide fremd

Womit jeder Partner die meiste Zeit verbringt, kann offenbaren, wem die Liebe gilt, wo die Lebenspriorität liegt – faktisch. In diesem Sinne fremdgehen kann man mit fast allem. Es mögen kleine Kinder sein oder die Karriere, die die volle Aufmerksamkeit auf sich zieht, sodass der Partner nicht mehr an erster Stelle steht. Oder berufliches Engagement, Auslandseinsätze, die Suche nach Arbeit, eigene Krankheit oder Sucht, eine Beratung oder Therapie, die Verpflichtung zur Pflege eines nahen Verwandten, Hobbys, Sport, Telefonieren, Fernsehen, Computer usw. Es muss nicht böse Absicht sein – häufig sind es Pflichten, denen man sich nicht entziehen kann, die vergessen lassen, dass wir dem Partner Priorität versprochen haben. Bei Paaren in einer Außenbeziehungskrise ist fast immer zu beobachten, dass beide Partner sich aus den Augen verloren haben.

Besonders verletzend ist es stets, wenn eine dritte Person im Spiel ist. Aber auch hier gilt der Erfahrungssatz: Immer gehen beide fremd. Wie oft klagt der eine im Beratungszimmer: »Du hast ja noch gar nicht Schluss gemacht.« Oder greift an: »Immer noch kommen Anrufe auf dein Handy, du hast ja doch noch Kontakt!«, während der andere leugnet oder sich zu verteidigen sucht. Berater kennen die verschiedensten Variationen dieser Szene. B kann in Teufels Küche geraten, wenn sie oder er herauszufinden versucht, ob das nun stimmt oder nicht. Was jedoch ganz sicher ist: Beide leben eine Dreiecksbeziehung. Der eine hatte oder hat sie in der Realität und kann vielleicht nicht von ihr lassen. Der andere hat sie im Kopf – unablässig geht ihm die dritte Person im Kopf herum. Auch er kann von ihr nicht lassen. Jedes Mal, wenn er auf seinen Partner schaut, steht – unweigerlich und unsichtbar – der oder die Dritte hinter oder neben ihm.

> Vertrauen kann in einer Sekunde verloren gehen und Jahre brauchen, um wieder zu wachsen.

Neues Vertrauen lässt sich nur nach und nach aufbauen, durch neue positive Erfahrungen miteinander. In der Beratung steht jedoch erst einmal abgrundtiefes Misstrauen zwischen den Partnern. Beide bleiben zunächst auf die Außenbeziehung und damit auf die Vergangenheit fixiert. Der Gekränkte forscht nicht selten nach, was denn nun genau passiert ist und seit wann, reagiert eifersüchtig, kontrolliert den anderen, spioniert ihm nach, versucht also den Vertrauensverlust durch gesteigertes Misstrauen zu heilen. Dabei bringt der Streit über Fragen wie »Sag mir, was der/die andere hat, was ich nicht habe?« erfahrungsgemäß nur neue Verletzungen und Kränkungen. Der andere, der vielleicht schuldbewusst reagiert, die Affäre für abgeschlossen erklärt oder runterspielt, gibt durch sein Bagatellisieren dem Misstrauen des anderen Nahrung. Sein eigenes Misstrauen: Werde ich in dieser Beziehung noch einmal auf meine Kosten kommen? kann er auf diese Weise auch nicht besänftigen. Das Paar befindet sich in der Klemme: Das gegenseitige Misstrauen ist Realität und braucht seinen Raum – zugleich verhindert es, dass sich neues Vertrauen entwickeln kann.

Oft unterzieht das Paar auch B einem Test, um herauszufinden: Können wir B vertrauen? Zeigt B zu viel Verständnis für die Kränkung des Gekränkten, so verliert B möglicherweise den Kontakt zum anderen. Geht B zu wenig auf diese Kränkung ein, so fühlt sich der Gekränkte nicht ausreichend verstanden und zusätzlich gekränkt.

»Was fehlt Ihnen *in* der Beziehung?«

Nur ist für B auch in diesem Fall der Beratungsklient nicht der eine oder andere Partner, sondern die Paarbeziehung. Zu Beginn des Gesprächs mag B Fragen stellen wie: »Seit wann besteht diese Beziehung?« »Was war vorher?« »Wie haben Sie es erfahren?« »Warum haben Sie es ihm/ihr gesagt?« Hat B dem Paar genügend Verständnis gegeben, kann B eventuell auch mit seiner Verwunderung konfrontieren: »Sie fahren ihm/ihr hinterher? Sie kontrollieren sein Handy/ihre Handtasche? Ist das Ihre Art und Weise, neues Vertrauen zu schaffen? Hm.« Letztlich interessiert B die Außenbeziehung jedoch wenig oder nur im Nebenhinein. Denn B sieht als Grund für die Paarkrise nicht die Außenbeziehung, sondern den Mangel an Zuwendung und Verständnis füreinander, also das, was zwischen den Partnern läuft oder nicht läuft. B wird daher ganz viel Verständnis für die schwierige Situation des Paares zeigen, also beide Partner ansprechen, und *zugleich* den Kränkungsgefühlen des Gekränkten ganz viel Aufmerksamkeit widmen. B weiß: Lösungen für das Paar, ob sie nun gemeinsam einen neuen Weg finden oder nicht, liegen in der Zukunft. Nur kann sich das Paar nicht von der Vergangenheit lösen, wenn es seine Gefühle – Kränkung, Enttäuschung, Mangel, Ärger, Trauer usw. – nicht auch loswird. Denn genau diese – heftigen – Gefühle hatten bisher keinen Platz in der Beziehung. Sie jedoch binden die Energie, die jeder Partner zu einer positiven Gestaltung seiner Zukunft braucht.

B wird das Paar fragen: »Was fehlt Ihnen *in* der Beziehung?« B wird diese Frage an beide richten und beide ansehen. B wird in diesem Fall jedoch zuerst den Gekränkten um eine Antwort bitten und den anderen um Zustimmung zu dieser Reihenfolge. Denn der Gekränkte fühlt sich als Opfer des anderen und kann sonst nicht zuhören. Hat der Gekränkte ausreichend Zeit, Raum, Aufmerksamkeit und Verständnis erhalten, wobei B die ausgesprochenen Gefühle und Probleme in die Mitte zwischen die Partner legt, dann richtet B an den anderen dieselbe Frage: »Und was fehlt *Ihnen* in der Beziehung?« Nicht selten ist das Paar von diesem Vorgehen überrascht: Der Gekränkte nimmt zur Kenntnis, dass auch dem anderen etwas fehlt. Der andere muss sich nicht verteidigen und fühlt sich verstanden. Mit der Frage »Was fehlt Ihnen in Ihrer Beziehung?« spricht B die Anwesenden an, die Personen, die im Beratungszimmer sitzen. B lenkt das Gespräch weg vom Fremdgehen hin zu den Bedürfnissen des Paares.

Letzten Endes sucht das Paar eine Antwort auf die Frage nach seinem weiteren Weg. Diese Suche kann mit einer gemeinsamen Bilanz der Beziehung beginnen. Im Weiteren wird es darum gehen, Wünsche und Bedürfnisse zu äußern, Verhaltensweisen zu benennen, die diese Bedürfnisse befriedigen können. Auf diese Weise kann das Paar überprüfen: Ist es trotz der gegenseitigen Kränkungen und Verletzungen möglich, einen neuen Partnervertrag auszuhandeln und gemeinsam in die Zukunft zu gehen?

Sich Zeit einräumen

Zu solchen weiterführenden Überlegungen ist das Paar in der Regel zu Beratungsbeginn jedoch noch nicht bereit. Der Gekränkte, der dem anderen bisher vielleicht »blind« vertraut hat, erwartet vielleicht Befriedigung seiner Racheimpulse durch ein Schuldeingeständnis des Partners. Oder er rechnet mit augenblicklicher Entlastung von seinem als unerträglich erlebten Leidensdruck: »Hör sofort auf mit dieser Beziehung. Du verletzt mich immer weiter!« Der andere mag das versprechen oder versichern, alles sei doch schon längst zu Ende, er wird den Partner dadurch kaum überzeugen. Oder er wehrt sich: »Jetzt machst du schon wieder Druck – genau das, was ich absolut nicht vertrage!« Beide haben recht. Unvereinbare Erwartungen füllen den Raum und schaffen enormen Druck. Das nimmt auch B wahr. Doch B lässt sich durch die extrem angespannte Atmosphäre nicht handlungsunfähig machen. B übernimmt keine unlösbaren Aufgaben und auch nicht die Verantwortung für das Leben des Paares (s. S. 196). B kann z. B. wiederholen, was jeder gesagt hat, Verständnis für die Position und das berechtigte Anliegen jedes Partners äußern und die Gegensätze evtl. sogar zuspitzen. B wird die Verantwortung an das Paar zurückgeben: »Das sieht ja erst einmal so aus, als gäbe es keine Möglichkeit zum Kompromiss« (s. a. S. 187). B mag vermitteln und dafür werben, dass das Paar sich »zeitlichen Kredit« einräumt, etwa: »Wie lange dauert Ihre Krise jetzt schon?« – »Zwei Jahre.« – »Könnte es sein, dass eine wirklich gute Lösung dieser schmerzhaften Situation etwas mehr Zeit braucht als ein, zwei Wochen?« Oder: »Wie es weitergeht, ist ja eine sehr wichtige Entscheidung für Sie beide. Selbst wenn Sie den Eindruck haben: Ich halte die jetzige Situation keine Sekunde länger aus – vielleicht ist es doch besser, Sie nehmen sich Zeit, um alles in Ruhe zu überlegen, z. B. drei, vier Monate. Was meinen Sie?« (ähnlich Jellouschek 1995, S. 132, 144). Das wird vor allem der Gekränkte als Zumutung erleben. Darum verlangen manche Berater als Bedingung einer Beratung die Beendigung der Außenbeziehung vorab. Nur wird damit das mögliche Ergebnis einer guten Beratung als deren Voraussetzung eingefordert. Und wer stellt sicher, dass die Außenbeziehung nicht insgeheim weiterläuft? Ich schlage lieber vor, dass die Partner vereinbaren, sich für eine verabredete Zeitspanne gegenseitig und wirksam vor weiteren Verletzungen zu schützen. Z. B. setzt der eine seine Außenbeziehung für eine Weile aus oder sorgt zumindest dafür, dass der Partner durch Kontaktversuche der Außenbeziehung nicht zusätzlich verletzt wird. Der andere unterlässt in dieser Zeit Kontrollversuche, Nachspionieren usw. Beide bekommen die Aufgabe, eine Ärger- und Verletzungsliste (s. S. 206 f.) auszufüllen.

Sich gegenseitig Zeit einräumen ist keine Garantie für eine einigermaßen schmerzfreie Lösung der Krise. Zwar kann das zu einer guten Entscheidung beitragen. Doch mag sich jemand, der sich zunächst in der ebenso unbequemen wie vorteilhaften Lage befindet, zwei Beziehungen zugleich zu leben, und immer wieder zwischen dem einen und dem anderen schwankt, am Ende allein vorfinden, weil Partner *und* Geliebte(r) genug haben von dem Hin und Her. Bisweilen nimmt die Verliebtheit fast den Charakter von Besessenheit an – der Betreffende findet in der Außenbeziehung eine Erfüllung, nach der sein Wesen zutiefst verlangt und von der er nicht lassen kann. Doch enden auch solche Versuche, sich zu finden, oft in Einsamkeit – Verständnis und Geduld des Partners wurden überstrapaziert, und die Außenbeziehung war eher ein Mittel zum Zweck und keine Perspektive auf Dauer.

Verzeihen, Wiedergutmachen, Sichtrennen

Hat sich nach einigen Beratungsstunden die Atmosphäre zwischen den Partnern etwas entspannt, kann B den Gekränkten fragen: »Können Sie ihm/ihr verzeihen?« B erwartet eine ehrliche Antwort, also ein »Nein«. Ein »Ja« wäre gelogen. B kann dann weiter fragen: »Was konkret müsste Ihr Partner tun, damit Sie ihm verzeihen könnten?« Die Antwort wird normalerweise vage sein: »Ich müsste spüren, dass ich ihm wieder vertrauen kann.« B bleibt bei dem Versuch zu konkretisieren (vgl. S. 150, 153): »Was genau müsste Ihr Partner machen, damit Sie spüren: Ich kann ihm vielleicht doch vertrauen?« Diese Frage mutet dem Gekränkten etwas zu: Sie holt ihn aus seiner Opferposition heraus, aus seinem Selbstbedauern und dem Anspruch »Der andere ist schuld. Er muss etwas für mich tun« (ausführlicher zur Opferposition und ihren zahlreichen Vorteilen S. 372 f.). Der Gekränkte wird aufgefordert, aktiv zu werden, in die Zukunft zu blicken und zu einer Neugestaltung der Beziehung beizutragen. Aber auch der Partner wird plötzlich aufmerksam reagieren. Denn er erhält eine Chance. Dafür zu sorgen, dass der andere Vertrauen spürt – das ist hoffnungslos. Der Gekränkte kann immer sagen: »Nicht genug.« Ein konkretes Verhalten dagegen, eine überprüfbare Aktivität, das eröffnet Perspektiven.

Ähnlich wirkungsvoll wie die Frage »Können Sie ihm/ihr verzeihen?« ist es, wenn B wissen möchte: »Hat der andere eine Chance wiedergutzumachen, was er Ihnen angetan hat?« Auch hier wird die spontane Reaktion oft ein heftiges »Nein!« sein oder ein »Nie!« B lässt sich durch dieses Gefühl nicht beirren: »Ja, das sieht im Moment so aus. Sie sind noch ganz tief verletzt. Aber einmal angenommen, der andere möchte wiedergutmachen, was er Ihnen angetan hat: Was konkret müsste er tun?« B weiß, Annäherung besteht in Beziehungsarbeit, in konkreten Schritten, die im günstigen Fall nach und nach neues Vertrauen wachsen lassen. Zwar ist der Vertrauensbruch nicht ungeschehen zu machen. Wie bei einer zerbrochenen Vase wird immer eine Spur des Risses bleiben. Doch können konkrete Schritte die Beziehung wieder fest zusammenkitten.

Der Prozess von Verzeihen und Versöhnen

- Einsicht
- echtes Bedauern
- Ausdrücken, Aussprechen dieses Bedauerns

→ Voraussetzung für neues Vertrauen

- Angebot von Wiedergutmachung (reparatio), sofern diese möglich ist
- Verhandeln über Reparationen mit dem Ziel der Genugtuung (satisfactio)
- neues Verhalten
- Bewährung im neuen Verhalten

→ Wachsen neuen Vertrauens

- Überprüfung, ob Wiedergutmachung bzw. neues Verhalten
- Genugtuung (bzw. ein Stück Kontenausgleich) bewirkt hat
- Verzeihen
- Versöhnen

→ neues Vertrauen, Neubeginn der Beziehung unter Erfahrungs- und Bestätigungsvorbehalt

Mit der Aufforderung an den Gekränkten, konkretes Verhalten zu benennen, das ihn versöhnen könnte, steigen beide Partner in einen möglicherweise längeren Prozess ein. Sie verhandeln jetzt aktiv über neues Verhalten. Zu Hause werden sie versuchen, dieses Verhalten zu verwirklichen. Sie sind also dabei, ihre zukünftige Beziehung neu und befriedigender zu gestalten.

Aber, erinnern wir uns: Nicht nur einer ist gekränkt. Auch der andere ist zu kurz gekommen, selbst wenn er etwas getan hat, das den Partner tief verletzt hat. Damit die Neugestaltung der Beziehung ausgewogen ist, wird B auch dem anderen die gleiche Verzeihungs- oder Wiedergutmachungsfrage stellen, wenn B spürt, das ist jetzt möglich. Z. B.: »Ich möchte auch Sie fragen – und (zum Gekränkten) Sie werden sich über diese Frage an Ihren Partner vielleicht wundern –: Was müsste Ihr Partner tun, damit auch Sie ihm verzeihen können, dass er Sie – vielleicht ohne es zu wollen – wegen der Kinder (oder des Berufs) aus den Augen verloren hat und Sie damals zu kurz gekommen sind?« Erst wenn auch über diese Wünsche verhandelt worden ist, steht die neue Abmachung zwischen den Partnern auf zwei Beinen.

Mit Kränkungsgewinn oder Opferrolle konfrontieren

Kann sich der Gekränkte auch nach längerer Zeit nicht von seiner Kränkung lösen, dann könnte ein Stück Einzelarbeit angezeigt sein. Oder B konfrontiert mit dem Kränkungsgewinn. B wird noch einmal sein Verständnis ausführlich zusammenfassen: »Ich spüre, wie tief Sie das Verhalten Ihres Partners getroffen hat. Er gibt sich Mühe, und doch können Sie die Kränkung nicht hinter sich lassen … Ich möchte Ihnen jetzt etwas sagen, das vielleicht nicht leicht zu hören ist. Sie stehen vor einer schwierigen Wahl. Entweder Sie blicken nach vorne und geben sich selbst und Ihrer Beziehung eine Chance. Oder Sie halten an dem schmerzlichen Ereignis fest (bzw. Sie behalten, was geschehen ist, als Waffe gegen Ihren Partner in der Hand). Dann allerdings hat er keine Chance bei Ihnen und – so fürchte ich – Ihre Beziehung auch nicht. Sie haben die Wahl. Was meinen Sie?« »Und wie möchten Sie sich entscheiden?«

Mit einem Ritual abschließen

Es gibt Paare, die trennen sich nach einer Außenbeziehungskrise. Andere finden gemeinsam einen neuen Weg. In beiden Fällen kann es sinnvoll sein, dem Paar ein abschließendes Ritual vorzuschlagen. Rituale verdichten emotionale Prozesse. Sie helfen, Übergänge zu stabilisieren. Manche Paare greifen den Vorschlag eines Rituals dankbar auf. Vorschläge für ein Trennungs- und ein Wiedergutmachungsritual finden sich bei Jellouschek (1995, S. 161, 164: vgl. auch Welter-Enderlin/Hildenbrand 2004). Anderen Paaren entspricht ein Ritual nicht. Oder sie haben den Eindruck, vor allem wenn der Beratungsprozess sehr intensiv war, dass der Abschluss durch ein Ritual keinen zusätzlichen Gewinn bringt. Mit Paaren, die zusammenbleiben wollen, kann B einen einmaligen Termin in einem Jahr vereinbaren, um gemeinsam zu überprüfen, ob die Wiedergutmachungsbemühungen beider Partner zu einer dauerhaften Versöhnung geführt haben. Im Nachhinein kann sich der Gekränkte nicht selten mit dem Fremdgehen seines Partners sogar versöhnen, weil die Krise dazu geführt hat, dass die Beziehung wieder mit Leben gefüllt wurde (s. S. 338; Jellouschek 1995, S. 156).

46 Die Macht der Ohnmacht Depression als Beziehungsproblem

Niedergeschlagen – das ist der erste Eindruck, den das Paar S. vermittelt. Leicht gebückt, langsam, wie übermüdet, betritt Frau S. den Raum, den Kopf gesenkt, die Augen auf den Boden geheftet, nur ein kurzer Blick würdigt den Berater. Verlegen hilflos, auch irgendwie niedergeschlagen, steht Herr S. daneben. Ob sein überfestes Zupacken bei der Begrüßung den kraftlosen Händedruck seiner Frau ausgleichen soll?

Niedergeschlagen. Mit welchen Lasten schlägt sich dieses Paar herum? Wer oder was schlägt auf sie ein? Was hindert sie, sich aufzurichten? Sich gegenseitig klar und zupackend in die Augen zu schauen? Das Leben und seine Herausforderungen offen in den Blick zu nehmen?

»Ich habe eine Depression!!« Mit tonloser Stimme eröffnet Frau S. das Gespräch. Eine Fülle von Einfällen schwirren B durch den Kopf.

- »Das müssen wir erst noch sehen!« sagt B als Erstes (vgl. Minuchin 1983, S. 13). Denn:

Es ist nicht Aufgabe der Beraterin oder des Beraters, die Problemdefinition der Ratsuchenden ungeprüft zu übernehmen.

Es ist auch nicht Aufgabe von B, der Problemzuschreibung von Kollegen oder Fachleuten unhinterfragt zu folgen, bei allem Respekt vor deren Kompetenz. Wer weiß, was Frau S. unter Depression versteht. Wer weiß, wer ihr erzählt hat, sie habe eine Depression – Mann, Eltern, Vorgesetzte, Hausarzt, Psychiater … Wer weiß, was diese Personen meinen, wenn sie Depression sagen. Wer weiß, ob bei einer solchen Etikettierung nicht auch eigene Interessen eine Rolle spielen. Lässt B sich auf Fremddefinitionen ein, so besteht die Gefahr, dass B sich innerlich mehr mit den abwesenden Lieferanten dieser Zuschreibung auseinandersetzt als mit den Anwesenden. Dass B möglicherweise seine Aufmerksamkeit gar nicht mehr voll dem Paar schenkt.

- Frau S. leidet. Das ist unübersehbar. Es geht ihr wirklich schlecht. B spürt das – zugleich hat B den Eindruck: Frau S. stellt sich als Opfer dar.

Opfer sein ist etwas anderes als die Opferposition einnehmen.
Die Opferposition ist eine sehr wirksame unbewusste »Strategie«.

Wer sich in die Opferposition begibt, hat eine Menge Vorteile: Das Opfer kann mit Mitgefühl, Verständnis und Rücksichtnahme der Umwelt rechnen. Es kann Verhalten und Gefühle einfordern, die Nicht-Opfern nicht zugestanden werden. Es kann Verhaltensweisen zeigen, die Nicht-Opfern nicht gestattet sind. Das Opfer kann sich selber leidtun und sich beklagen. Es braucht sich erst einmal nicht anzustrengen, weil es ja unter Krankheit, Schicksalsschlägen, Kränkungen oder Fehlverhalten anderer leidet. Es hat Anspruch auf die wiedergutmachende Aktivität anderer, kann selbst aber passiv bleiben. Wer sich als Opfer in die Opferposition begibt – das geschieht meist weder absichtlich noch bewusst –, bezieht demnach aus dieser Position sozialen und emotionalen Nutzen. Langfristig kann der Verzicht auf diese Vorteile lohnen. Das erfordert jedoch Selbsteinsicht, Wachsen und Reifen und ist daher meist unbequem. Es ist so verführerisch, aus der Position des Opfers Gewinn zu ziehen.

- So schwach sich das Opfer erlebt, so stark ist seine Position. Subjektiv fühlt sich die betreffende Person ohnmächtig, zugleich ist sie jedoch sehr mächtig. Mit der Diagnose »Ich habe eine Depression« definiert Frau S. sich selbst, zugleich definiert sie die Personen ihrer Umgebung. Zwar legt sich Frau S. mit dem Etikett »Depression« selber fest: Sie schließt sich in eine Art Schublade ein und schließt damit Veränderung und Entwicklung erst einmal aus. Sie legt jedoch auch die anderen und deren Verhalten fest. Bei B versucht sie es zumindest.
- Der Opferposition wohnt eine sich selbst belohnende und verstärkende Dynamik inne. Zeigen die Mitmenschen nicht das Verständnis und Mitgefühl, das dem Opfer seinem Empfinden nach zusteht – und das kontrolliert das Opfer meist ganz genau –, so kann sich das Opfer mit tiefem Missverstanden-Fühlen und bisweilen feindseliger Abwertung rächen. Das Opfer schlägt, ohne auch nur ein Wort zu sagen, mit moralischem Anspruch um sich: Wie kann man gegenüber jemanden, dem es offensichtlich so schlecht geht, bloß so gefühllos sein? Das Nicht-Opfer wird zum Opfer des Opfers, das Opfer wird zum Täter. Das Täter-Opfer-Karussell setzt sich in Bewegung. Beim Gegenüber des Opfers löst diese passive Aggression häufig Verwirrung, Lähmung, Schuldgefühle oder unterdrückte Wut aus.

Auf dem Opfersessel ist nur Platz für einen

In der Paarberatung ist das Hauptproblem beim Stichwort Depression jedoch noch ein anderes. Um von seiner Opferposition zu profitieren, muss die Person, die sich in diese Position begeben hat, dafür sorgen, dass sie das einzige Opfer bleibt. Zumindest muss sie eindeutig das Hauptopfer sein. Denn wo alle Opfer sind, wird die Opferwährung wertlos. Der Einzelne hat keinen Vorteil und damit keinen Gewinn mehr von seinem Opferstatus.

> Der Run auf den Opferthron ist ein beliebtes Spiel bei Paaren.

»Mir geht es viel schlechter als dir!« »Was du getan hast, ist aber viel schlimmer, als was ich gemacht habe!« Der Wettlauf zum Platz dessen, der durch den anderen das größere Unrecht erlitten hat, ist ein verbreiteter Sport in Paarbeziehungen. Allerdings: Bei depressiver Dynamik ist das Spiel von vorneherein entschieden. Der Platz dessen, dem es am schlechtesten geht, ist fest in der Hand der Person, die sich erkennbar depressiv verhält. Überprüfen Sie selbst: Wem gilt die Aufmerksamkeit seit Beginn dieses Kapitels: Frau S. oder Herrn S.?

Depressive Paare verführen den Beobachter dazu, von der Paarbeziehung weg auf den Einzelnen zu schauen.

Genauer: Bei depressiven Paarbeziehungen leiden beide Partner unter den Depressionen des Paares. Jedoch zieht die Person, die das depressive Verhalten offen zeigt, ganz unwillkürlich die Aufmerksamkeit auf sich – und lenkt damit von der Paarbeziehung ab.

Depression ist ein Gummibegriff

»Depression« ist eines der wenigen psychologischen Fachworte, für die das Deutsche keine voll zutreffende Übertragung bereitstellt. Die Übersetzungen im Duden: »niedergeschlagen, traurig verstimmt, schwermütig«, bleiben allgemein und einseitig: Fast jeder Mensch ist im Laufe seines Lebens auch einmal niedergeschlagen, traurig oder verstimmt – und darum noch nicht depressiv. Beziehungsaspekte depressiver Befindlichkeit, z. B. die zurückgehaltene Aggression, geraten hier kaum in den Blick.

Depression gilt als die derzeit verbreitetste seelische Erkrankung in westlichen Gesellschaften. Millionen leiden darunter. Nur worunter leiden sie genau? Um die Verwirrung in Grenzen zu halten, lassen psychologische und psychiatrische Fachleute, wenn sie versuchen, Depression näher zu bestimmen, die Ursachen dieser Befindlichkeit neuerdings weitgehend beiseite. Sie beschränken sich vorwiegend auf beobachtbares Verhalten in der oder den depressiven Episoden. Dieses Vorgehen hat Vor- und Nachteile. Die Schwere der Erkrankung wird im Wesentlichen dadurch bestimmt, in welchem Ausmaß die betreffende Person in der Lage ist, für sich selbst zu sorgen. Der Hauptakzent bei der Klassifizierung von Depressionen liegt demzufolge auf dem Krankheitszustand des Individuums. Auch die Forschung verführt also dazu, vor allem auf den Einzelnen zu schauen. Beziehungsumfeld und sozialer Kontext treten in den Hintergrund.

Eines allerdings zeigt die Aufzählung der möglichen Symptome depressiver Reaktionen besonders deutlich: Der ganze Mensch leidet.

Depression beeinträchtigt alle Aspekte menschlicher Existenz.

Depressive Phasen lähmen

- **Empfinden und Fühlen** (emotional-affektiver Aspekt): Zupacken und Antriebskräfte sind gehemmt. Die Welt erscheint freudlos, trostlos, farblos, grau und triste. Betroffene erleben sich als minderwertig, unfähig, sind mutlos, nicht selten unruhig.
- **Denken und Vorstellungen** (kognitiver Aspekt): Das Denken ist verlangsamt, gehemmt, unkonzentriert, dreht sich im Kreis oder in immer denselben Schleifen. Probleme sind riesengroß und übermächtig, es ist aussichtslos, sie zu lösen. Die Zukunft macht Angst. Betroffene erleben sich als überflüssig. Die Perspektive »Das Leben, mein Leben ist sinnlos« kann zu Suizidwünschen, -versuchen und -verhalten führen.
- **Verhalten und Beziehungen** (transaktionaler Aspekt): Betroffene sind oft empfindsam oder empfindlich, unzufrieden und missgestimmt. Machen Vorwürfe, nörgeln, kritisieren, haben gerne Schuldgefühle, werten sich und andere ab, richten zugleich gnadenlos hohe Erwartungen an sich selbst und an Beziehungen.
- **Körperempfinden und -äußerungen** (somatischer bzw. biochemischer Aspekt): Verhalten ist verlangsamt und gedrückt. Tages- bzw. Biorhythmus sind oft gestört. Das äußert sich in Störungen beim Schlaf, beim Aufstehen, in Müdigkeit und Kraftlosigkeit. Nichts schmeckt, nichts macht Appetit. – Ein Großteil dieser Störungen lässt sich neurobiologisch erklären.

Depression – ein Beziehungsleiden

Die Beschränkung auf beobachtbare Symptome erleichtert es nicht unbedingt zu erfassen, worum es bei depressivem Verhalten in Beziehungen im Grunde geht. Darum sei hier noch eine andere Sichtweise geschildert.

Depressive sehnen sich nach Beziehung. Sie wollen Beziehung so intensiv leben wie nur möglich.

Aus diesem Grundimpuls heraus bemühen sie sich häufig, für den anderen eine Atmosphäre von Geborgenheit und Wärme zu schaffen. Sie versorgen den Partner, sie umsorgen und bemuttern ihn, bisweilen mit einem Überangebot. Sie interessieren sich für andere und sind in der Lage, sich in sie hineinzuversetzen. Um anderen Menschen das Leben angenehm zu gestalten, nehmen sie Absprachen nicht zwanghaft genau. Nach Möglichkeit vermeiden sie Konflikte, Auseinandersetzungen, Gegensätze und Streit oder versuchen sie herunterzuspielen. Sie leben mit einem Ideal enger Beziehungen zum Partner, zu den Kindern, zu Familienangehörigen, mit einem Bild von Harmonie, heiler Familie und heiler Welt. Trennungen und Abschiede, das Ende des Tages, das Ende eines Telefongesprächs werden, wenn möglich, hinausgezögert oder umgangen. Denn:

Jeder Abschied ist ein kleiner Tod.

Diese Lebenseinstellung hat positive Seiten, aber eben auch eine Kehrseite. Ist die Beziehung zum Partner überlebenswichtig, bildet das Für-den-anderen-da-Sein die Lebens- und Daseinsberechtigung, dann leben Depressiver und Co-Depressiver in einer fesselnden Bindung gegenseitiger Abhängigkeit. Aus Angst, den Partner zu verlieren, muss der Depressive alles tun, um ihn nicht zu verlieren. Er darf sich ihm nicht verweigern. Er darf nicht »Nein!« sagen. Er lebt in der Vorstellung: Ich muss die Erwartungen des Partners, auch die unausgesprochenen, erfüllen bis zur Erschöpfung. Aus Angst, nicht geliebt zu werden, passt er sich an oder unterwirft sich. Masochistische Neigungen beim Depressiven wecken oder fördern nicht selten sadistische Tendenzen beim Partner. Ein Mangel an Selbstsicherheit und Autonomie liefert ihn der Trägheit des Partners bzw. der Ausbeutung durch den Partner aus.

Aus Angst vor Selbstständigkeit und Alleinsein macht der Depressive oftmals sich selbst und den Partner zum abhängigen Kind.

Einerseits machen also die Trennungsängste den Depressiven zum abhängigen Kind; dabei ruft er durch sein Klammern die befürchteten Trennungsimpulse des Partners selber hervor oder nährt sie. Andererseits macht der Depressive auch den Partner zum abhängigen Kind.

Dabei überfordert er sich leicht oder lässt sich überfordern, oft ohne es selber zu merken. Doch auf Dauer lässt sich der Körper das Verbot, gegen andere aggressiv zu sein, nicht gefallen: Die dem Organismus innewohnende zupackende Energie, die der Lebensbewältigung dienen soll (Aggression im positiven Sinne, nicht zu verwechseln mit Aggression als Feindseligkeit), wendet sich gegen sich selbst.

Depression ist gegen sich selbst gerichtete Wut.

Häufig hat das Bewusstsein, das Ich, nicht angemessen oder rechtzeitig reagiert. Oder es ist dazu nicht in der Lage, weil es sich zu schwach fühlt. Dann meldet sich der Körper mit psychosomatischen Beschwerden. Oder die Seele zieht die Notbremse und entwickelt Depression oder Burn-out. Im Extremfall zerstört der Betreffende sich selbst (im Suizidversuch oder Suizid).

Kommen Paare mit Depression in die Beratung, so werden Paarberater wissen wollen: Hat sich die Depression zwischen den Partnern erst *innerhalb* der Paarbeziehung entwickelt? Oder ist depressives Verhalten schon aufgetreten, *bevor* die Partner einander kannten? (Selbst wenn man auch dann fragen kann: Was hat den einen an der empfindsamen und feinfühligen, also potenziell depressiven, Persönlichkeit des anderen angezogen?)

Im Gefängnis unaussprechbaren Ärgers

Kehren wir noch einmal zu dem oben erwähnten Paar S. zurück. Frau S. hatte nach Abschluss ihrer Ausbildung kurze Zeit sehr erfüllt in ihrem Beruf gearbeitet. Dann kamen die drei Kinder. Sie setzte aus. Das tat sie mit großem Bedauern. Zugleich wollte sie Kinder. Sie mag Kinder. Ganz selbstverständlich betrachtete sie es als ihre Aufgabe, sich um die Kinder zu kümmern. Angebote des Mannes, seine Arbeitstätigkeit zu reduzieren, lehnte sie ab. Sie wollte seine berufliche Entfaltung nicht behindern. Als die Kinder größer waren, versuchte sie, wieder in ihrem Beruf Fuß zu fassen – ergebnislos. Sie galt als zu alt. Sie unternahm eine mehrjährige Berufsausbildung als Erzieherin. Mit großer Mühe fand sie einen Job in einem Heim für behinderte Jugendliche. Dort arbeitete sie sich mit Eifer und Engagement ein. Aber die Arbeitsbedingungen blieben schwierig. Fünf Jahre später war sie weiter denn je davon entfernt, aus ihrem Beruf die erhoffte Befriedigung zu beziehen. Zur gleichen Zeit war ihr Mann erfolgreich und zufrieden und stieg in seinem Betrieb auf.

Sie konnte ihm keinen Vorwurf machen: Sie selbst hatte die Kinder gewollt. Er hatte ausdrücklich angeboten, sich mehr um die Kinder zu kümmern. Sie selbst hatte gewünscht, dass er beruflich vorwärtskäme. Auch ihrem ersten Arbeitgeber konnte sie keinen Vorwurf machen – sie hatte gewusst, dass sie keine Chance hatte, nach so vielen Jahren in den alten Beruf zurückzukehren. Niemandem konnte sie einen Vorwurf machen – als sich selbst. Und sich selbst eigentlich auch nicht.

Depressive Paarbeziehungen sind knallharte Beziehungssysteme

Was kann Paarberatung bei Paaren mit depressivem Verhalten bewirken? Aus den bisherigen Überlegungen legen sich verschiedene Folgerungen nahe.

- Unabhängig davon, wie leicht oder schwerwiegend eine Depression erscheint, wie nachhaltig eine längere depressive Phase oder wiederkehrende depressive Episoden das Paar und seine Beziehung belasten – beide Partner leiden unter den Depressionen und deren Auswirkungen auf die Beziehung. In dieser Situation kann Paarberatung nützlich oder sogar notwendig sein, um das Paar zu entlasten. Paarberatung kann das Paar darin unterstützen, den Alltag besser zu bewältigen, Beziehungsblockaden aufzulockern, offener über Probleme, Unterschiede und Lebensziele zu sprechen, Abgrenzungen und Freiräume zu schaffen. Im Paargespräch lässt sich erkunden, ob Probleme *in* der Beziehung die depressive Lähmung, Niedergeschlagenheit, Antriebslosigkeit, Ohnmacht bzw. Ohnmachtswut verursachen oder verstärken.

- Wie schon betont, sind depressive Paarsysteme sehr mächtige Systeme. Die Partner hingegen fühlen sich machtlos und verzweifelt. Oft sind sie in rigiden Gefühls-, Denk- und Verhaltensabläufen gefangen und zeigen massive körperliche Reaktionen. Bei mittelschwerer oder schwerer Depression wäre daher ein Stück intensiver Einzelarbeit mit jedem Partner erforderlich – in einem Ausmaß, das den Rahmen von Paarberatung sprengt (vgl. S. 316 ff.).

> Bei schweren depressiven Störungen reicht Paarberatung allein nicht aus.

Zusätzlich oder nach Abschluss der Paarberatung ist ein Stück Einzelbehandlung notwendig. (Weitere Themen, bei denen Paarberatung allein meist nicht genügt, sind alle Formen starker Abhängigkeit: von Alkohol, Drogen usw., Spiel-, Computer- und Bewunderungssucht [Narzissmus], tief greifende Gewalt- und Missbrauchstraumata.)

- Depressive Paarbeziehungen brauchen keine spezielle Beratungsmethodik. Allerdings sollte B seine übliche Vorgehensweise besonders konsequent und entschlossen einsetzen. Guter Wille oder beraterische Homöopathie reicht bei depressiven Paaren nicht aus. Ein striktes Beachten der Grundbewegung von Beratung ist besonders hilfreich: verständnisvoll beim Paar sein – dem Paar ein sehr klares Gegenüber sein. Sonst wird B vom Paar eingewickelt: B wird in die Lähmung des Paares hineingezogen und dort eingeschlossen. Oder B wird vom Paar ausgeschlossen und verliert den Zugang zum Paar. In beiden Fällen bleibt B ohnmächtig – und das Paar auch.

Konkrete Schritte

- **Verständnis:** Paare mit Depressionen brauchen ganz viel Verständnis, noch mehr als andere Paare. Denn beiden Partnern, dem Depressiven und dem Co-Depressiven, geht es wirklich schlecht. Beide leiden. Beide fühlen sich hilflos, zu kurz gekommen und erschöpft. Es ist außerordentlich anstrengend, Lebensenergie, die nach außen will, immer wieder zurückzuhalten, sie zu unterdrücken. Depressive haben meist wenig gute Erfahrung mit direktem Zupacken und positiver Aggression. So ist die Angst groß, von Aggressionen überschwemmt zu werden.
- **Klare Abgrenzung:** Zugleich brauchen Paare mit Depressionen ein respektvolles, aber klar abgegrenztes Gegenüber, ebenfalls mehr als andere Paare.

> Paare mit depressiven Problemen überschreiten immer wieder Grenzen.

Beraterinnen und Berater können ihre Arbeit nicht tun ohne eine im positiven Sinne eigene »depressive Mindestausstattung«. Verstehen und Einfühlen setzen voraus, dass B über Grenzen hinweg gehen und denken kann. Darum achten Beraterinnen und Berater im Gespräch mit depressiven Paaren besonders darauf, bei sich zu bleiben: Nicht in den depressiven »Sumpf«, die depressive Gefühlswelt des Paares, mit hineinzurutschen. Auch nicht genervt, widerwillig, aggressiv zu werden, also die Aggression zu leben, die das Paar sich nicht gestattet. B passt sich auch in Tonfall und Sprechgeschwindigkeit nicht dem Paar an, sondern bleibt bewusst bei seiner gewohnten Stimmlage, Lautstärke und Deutlichkeit – und damit ein Gegenüber.

- **Genaues Nachfragen** mag von Depressiven als bedrohlich und daher als aggressiv erlebt werden. Denn es fördert zwangsläufig Konflikte und Widersprüche zutage, was Depressive ja ängstlich vermeiden. B lässt sich jedoch nicht in die Position einer kritischen Elternfigur oder eines Über-Ichs schieben, was Depressive schnell tun. B bleibt bei seiner doppelten Sicht: das subjektive Leiden depressiver Klienten ernst nehmen und zugleich wissen, dass depressives Verhalten oder die Opferposition unbewusste »Strategien« darstellen, die den Betroffenen Vorteile bringen, sie vor noch schmerzlicheren Erfahrungen schützen und von denen sie sich aus diesen Gründen auch nur schwer lösen können.

- **Beziehungsfallen vermeiden:** Depressive Systeme testen häufig Kompetenz und Standfestigkeit der Beraterin oder des Beraters. Das ist wichtig für sie: Um neue Schritte auf unsicherem Grund zu tun, müssen sie sicher sein, dass B Sicherheit vermittelt. »Sie können uns auch nicht helfen!« »Es geht uns ja so schlecht, darum wollen wir alles tun, was Sie uns sagen. Aber wir haben schon alles versucht. Es bringt ja doch nichts!!« »Die letzte Stunde hat uns so gutgetan. Aber leider hat es ü-ber-haupt nichts geholfen!!!« B nimmt die in diesen Sätzen enthaltenen Abwertungen und Abbruchsangebote nicht an. B versteht sie als emotionale Aussagen, denen am besten mit einer Haltung »Ja, das sieht im Augenblick so aus«, weiterem Nachfragen oder dem Anpacken konkreter Vorhaben zu begegnen ist. – Hilfloses Schweigen des Paares verführt B auch nicht zum Ausfragen. Selbst eine Flut von Beschwerden oder eine Fülle von Details kann B nicht verwirren.

  Depressive sind Spezialisten für Schuldgefühle.

Schuldgefühle sind Aggressionen im Kopf.

In der Sprache der Transaktionsanalyse: Ein kritisches Eltern-Ich beschuldigt den Kind-Anteil der Person. Depressive versuchen manchmal, auch der Beraterin oder dem Berater Schuldgefühle zu machen. Doch Berater haben keinen Grund, sich Schuldgefühle machen zu lassen.

- **Konkrete Situationen und Vorhaben anschauen:** Bei depressiven Paaren ist es besonders sinnvoll, genau zwischen lösbaren und unlösbaren Aufgaben zu unterscheiden. Leben, Zukunft und Aufgabenfülle steht vor den Betroffenen oft wie ein unüberwindbarer Berg. B wird aus dem großen Haufen von Problemen kleine überschaubare Häufchen machen und dabei positive Bereiche und Fähigkeiten des Paares einbeziehen und bestärken. Die folgende Übersicht stellt mögliche Probleme und Dynamik depressiver Beziehungssysteme dar. Sie gibt eine Fülle von Fragerichtungen vor und zugleich Hinweise für Projekte, die mit dem Paar geplant und ausgeführt werden können. Z.B.: Müssen die Ziele, die das Paar sich steckt, wirklich so hoch sein? Steht wirklich so wenig Energie zur Verfügung? Ist tatsächlich so viel Harmonie notwendig? Sind Meinungsverschiedenheiten oder Zeiten ohne den Partner wirklich so existenzbedrohend? Usw.

Das Kreuz des Depressiven

Diagnostische Übersicht zum Verständnis depressiver Systeme:

Lebensziele ↑
Ideale ↑
Ansprüche ↑
Anforderungen ↑
Erwartungen ↑

Konfliktbereitschaft ↓
Auseinandersetzung ↓
Unterschiede ↓
Für sich sorgen ↓
Für sich sein ↓
Trennung ↓
Loslassen, Abschied ↓
Klare Abgrenzung ↓
Direkte Aggression ↓
Klare Absprachen ↓
Lust an Lebensfreude ↓

Harmonie ↑
Übereinstimmung ↑
Anpassung ↑
Für andere sorgen ↑
Mit anderen sein ↑
Kontrolle ↑
Über Grenzen hinweg ↑ denken/handeln
Indirekte Aggression ↑
Schuldgefühle ↑
Lust an Problemen ↑

Aktivität ↓
Lösungsfähigkeiten ↓
Lebensenergie ↓
Interaktionsgeschwindigkeit ↓
Selbstwert ↓

- **Vor Aggressionen nicht erschrecken:** Beratungsziel mit depressiven Paarsystemen ist es unter anderem, verschüttete oder gelähmte Lebensenergie zu wecken. Wichtig ist es, Erfahrungen zu vermitteln und zu fördern, dass die Beziehung und die Partner gewinnen, wenn Wünsche deutlich angemeldet, Ärger ausgesprochen, Grenzen klar gezogen, Probleme offen benannt werden, kurz: dass direkte Aggression eine positive Lebenskraft sein kann. Hat die Beratung Erfolg, so wird sie vielleicht zu einem Übungsfeld solcher Aggressionsversuche. Es könnte daher sein, dass B auch einmal unreife Wut oder Ärger abbekommt. Reagiert B jetzt erschreckt oder empört, dann sitzt das Paar in der Falle der Ausweglosigkeit: »Aggression nach innen richten« ist nicht in Ordnung, »Aggression nach außen richten« aber auch nicht. B wird sich darum über jeden Schritt in die richtige Richtung freuen und wenn einer der Partner sich kräftig über B ärgert und das zu erkennen gibt, z. B. sagen: »Jetzt erlebe ich Sie ganz lebendig!«

- **Abwertungen nicht einstecken:** Darauf möchte ich noch einmal hinweisen. Man kann mit Fanita English (mündliche Mitteilung) vier Formen von Abwertungen unterscheiden: Abwertungen der eigenen Person, Abwertungen anderer, Abwertungen der Situation und Abwertungen der Realität. Paare mit depressivem Verhalten haben oft alle vier Formen von Abwertung erfahren. Durch die Brille dieser Lebenserfahrung sehen sie auch die Beratung. »Ach, wir stecken in einer ausweglosen Lage. Es ist ganz unrealistisch, auf Besserung zu hoffen. Das haben wir schon zu oft erfahren. Mein Partner gibt sich ja Mühe, aber letztlich bringt das gar nichts. Und ich selbst habe überhaupt keine Kraft mehr.«

  Was würden Sie auf eine solche Äußerung antworten?

47 Trennung oder Neubeginn

Wenn nichts mehr geht, wenn Ärger, Enttäuschung und Erschöpfung überhandnehmen, wenn alle Versuche, den Partner zu erreichen oder zu bewegen, vergeblich bleiben, sehen viele Paare nur noch den Ausweg: »Wir müssen uns trennen.« Oder einer kommt allein zu dem Schluss: »Ich trenne mich.«

Doch dieser Vorsatz ist schneller gedacht als getan. Denn der Trennungsimpuls im Paar ruft sogleich Gegenkräfte auf den Plan. Die frühere Liebe des Paares, die miteinander verlebte Zeit hat Bindungen geschaffen. Gemeinsame Kinder, das miteinander Erreichte, durchstandene Krisen und vieles andere schweißen zusammen. So geraten die Partner unter Ambivalenzdruck: Zusammenbleiben geht nicht, Auseinandergehen geht aber eigentlich auch nicht: Sehr viele Paare, die mit einem Trennungsvorsatz in Beratung kommen, wollen sich im Grunde nicht trennen.

Viele Paare trennen sich zu früh

Aber was wollen sie dann? Zu Recht spüren sie: »So geht es nicht weiter!« Trennung muss sein. Aber wovon? Das herauszufinden wäre vielleicht ein erstes Thema für die Beratung: Was genau meint ein Paar, wenn es mitteilt: »Wir müssen uns trennen!«? Ein weiteres Thema könnte sein: Ist Auseinandergehen tatsächlich die angemessene bzw. einzig denkbare Lösung, der Unerträglichkeit der Konflikte und dem dauernden Streit zu entkommen? Die Betroffenen – oder einer von ihnen – denken es. Oft stehen sie am Ende eines langen schmerzlichen Weges der Auseinander-Entwicklung. Nur liegt hier in vielen Fällen eine Verwechslung vor:

> Paare, die von Trennung sprechen, verwechseln oft: Trennung vom Partner mit: Trennung von einem unerträglichen Zustand.

Diese Verwechslung ist nachvollziehbar: Früher war der andere die Quelle meines Glücks – jetzt ist er die Quelle allen Unglücks. Da liegt der Schluss nahe: Schluss damit, wenn ich wieder glücklich sein will. Trennung vom Partner und Trennung von Konflikten sind jedoch zwei ganz verschiedene Dinge. Als Folge dieses Missverständnisses trennen sich viele Paare zu früh.

Das Bergmodell – drei Phasen des Trennungsprozesses

In welchem Stadium des Prozesses von Trennung oder Auflösung befindet sich die Paarbeziehung wirklich? Ein Drei-Phasen-Modell kann B helfen, angesichts der heftigen Gefühle im Beratungsraum Ruhe und

Überblick zu bewahren und die richtigen Fragen zu stellen. Das Modell hat sich in der Praxis bewährt. Es liefert Hinweise, welches beraterische Vorgehen in welcher Phase vorteilhaft ist oder eher kontraindiziert.

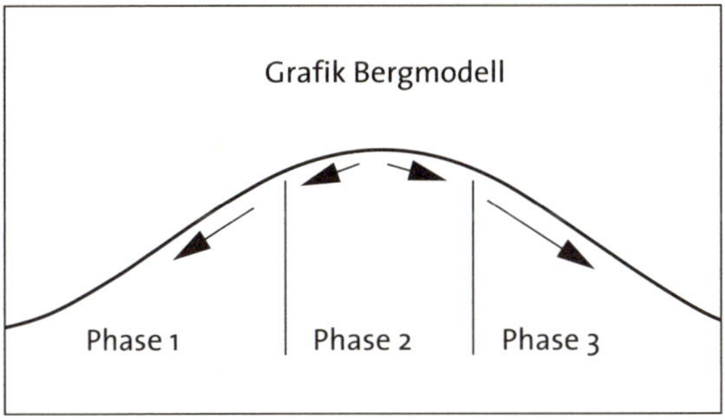

Phase 1: Trennendes steht zwischen den Partnern.
Das Paar durchlebt eine Krise.

Die Beziehung ist gekennzeichnet von Enttäuschung, Unzufriedenheit und Entfremdung. Es ist etwas abgestorben oder blockiert zwischen den Partnern. Im Grunde jedoch wollen beide an ihrer Partnerschaft festhalten.

Phase 2: Die Entscheidung über eine Trennung ist offen.
Das Paar ist stark polarisiert oder es schwankt hin und her.

Das Paar ist hoch ambivalent. Die Frage »zusammenbleiben oder auseinandergehen?« beschäftigt die Partner ständig. Im Augenblick (dieser Augenblick kann lange währen oder sogar Dauerzustand sein) sind sie jedoch nicht in der Lage, sich in die eine oder andere Richtung zu entscheiden.

Phase 3: Die Entscheidung über eine Trennung ist getroffen.

Die Partner – meist einer deutlicher als der andere – haben sich zur Trennung entschlossen. Sie sind dabei, sich emotional voneinander zu lösen und auch die praktischen Folgen ihres Entschlusses zu regeln.

An die dritte Phase können sich weitere Stadien anschließen. Eine vierte Phase könnte sein: Die Trennung ist vollzogen. Trotzdem oder gerade deswegen tauchen Probleme auf, oft im Zusammenhang mit der Versorgung der Kinder (Unterhalt, Besuchsregelungen usw.). Damit wird ein neues Thema eröffnet, das ich hier beiseite lassen möchte.

In welcher der drei Phasen befindet sich das Paar?

Das ist für das praktische Vorgehen in der Beratung die große Frage. Sie lässt sich auch nach einer ausführlichen Problemerkundung nicht immer eindeutig beantworten. Selbst das genaueste Hinhören oder Nachfragen in der Eröffnungsphase der Beratung fördert nicht all das zutage, was jeden der Partner vielleicht schon seit Langem bewegt oder bedrückt. Außerdem kann sich die Einstellung des Paares bzw. der Partner im Verlauf der Beratungsgespräche ändern, und zwar in beiderlei Richtung. So ist B gut beraten, sich innerlich nie festzulegen, selbst wenn B sich seiner Einschätzung ziemlich sicher ist.

Ausdruck dieser Behutsamkeit sind Formulierungen wie: »Ich weiß nicht, in welche Richtung Ihr Weg gehen wird; ob Sie wieder zusammenfinden oder ob Sie sich trennen werden. In beiden Fälle wird es eine Reihe von Dingen geben, über die Sie in Ruhe miteinander sprechen sollten.« Eine Berateräußerung wie diese nimmt den Beratungsanlass (»Wir müssen uns trennen«) ernst, ernster vielleicht als das Paar selbst. Sie signalisiert weiter: B kennt das Ergebnis der Beratung nicht. Sinn der Beratung wird also sein, eine für das Paar lebenswichtige Entscheidung in Ruhe zu prüfen. Auf die Partner kommt Arbeit zu. Schließlich schützen die obigen Sätze B davor, das Paar mehr oder weniger bewusst in die eine oder andere Richtung zu bringen. B wird dadurch freier und offener und strengt sich nicht unnötig an. Denn die Entscheidung des Paares ist ja tatsächlich offen.

Jede der drei Phasen des Bergmodells beinhaltet spezifische beraterische Ziele und Vorgehensweisen.

Trennendes steht zwischen den Partnern: Ziele und beraterisches Vorgehen in Phase 1

Ziele in der 1. Phase könnten sein: Den Paarkonflikt bearbeiten, Enttäuschungen, Verletzungen usw. aufarbeiten, das Verständnis der Partner füreinander und die Verständigung zwischen ihnen verbessern.

Dazu eignen sich grundsätzlich alle kommunikationsintensivierenden Gesprächstechniken (Zuhören lernen, kontrollierter Dialog, Unterschiede aushalten, Aushandeln lernen usw.). Wird in diesem Stadium auf Ablösung hingearbeitet, wird die für den Fall einer Trennung notwendige selbstständige Entwicklung der Partner in den Vordergrund gestellt, so wird das Paar möglicherweise um die Chance gebracht, sich neu zu verstehen und einen Schritt in Richtung auf eine Neugestaltung und Weiterentwicklung der Partnerschaft zu tun.

Im Einzelnen lohnt es sich, folgende Gesichtspunkte zu beachten:

- **Klären: Wovon will das Paar sich trennen?** Paare in dieser ersten Phase sind von ihren Gefühlen oft so überwältigt, dass sie nicht wissen, wie sie die Krise gemeinsam bewältigen können. Die Unterscheidung zwischen »Trennung von einem unerträglichen Zustand« und »Trennung vom Partner« hilft, die Paarsituation besser einzuschätzen. Die Überprüfung: Sind wir wirklich schon so weit? verändert den Blickwinkel: weg vom Partner und seinem Verhalten, hin zur gemeinsamen Perspektive: Wie steht es um unsere Beziehung?

  Dabei werden die Gefühle, die trennend zwischen den Partnern stehen, nicht beiseite geschoben. Das Empfinden »Uns trennt etwas« wird zugelassen und angeschaut. Kann – anders als zu Hause – das Trennende ausgesprochen werden, so kommt häufig auch die andere Seite, die noch bestehende Verbindung zwischen den Partnern, zum Vorschein.

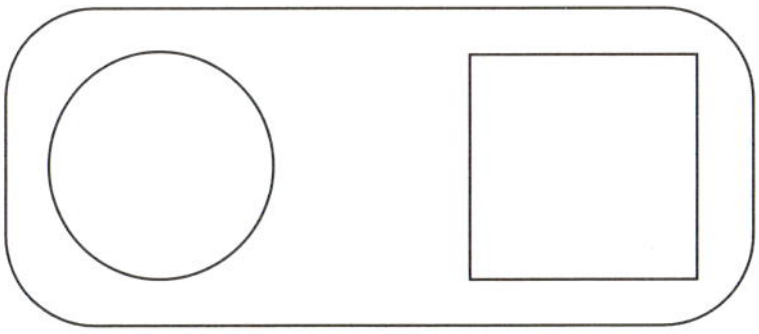

B nimmt auch Trennungsandeutungen ernst. Äußerungen wie »Dann trenne ich mich eben von dir«, eher als Ausdruck von Ärger oder als Drohung gemeint, werden genau befragt. Der Berater spricht beides, Zusammenbleiben *und* Sich-Trennen, als realistische Möglichkeiten an. Dadurch wird das Paar mit dem Ernst der Situation konfrontiert und herausgefordert, sich der Frage zu stellen:

Können wir uns noch einmal eine Chance geben und was würde das kosten? Was würde andererseits eine Trennung für jeden bedeuten?

- **Mit den Gedanken an Trennung teilt das Paar etwas Existenzielles mit.** Zugespitzt kann man Trennung als Suizid der Paarbeziehung bezeichnen. Trennung bedroht die Existenz der Beziehung, der Familie, so wie sie jetzt ist. Das macht Angst. Angst führt vielfach zu Kurzschlussreaktionen. Wie bei Selbsttötungsandeutungen wird B daher auch beim Thema Trennung hellwach reagieren. Stehen Trennungsabsichten unausgesprochen im Raum, wird B von sich aus das Unausgesprochene ansprechen: »Haben Sie schon einmal an Trennung gedacht?« Die Frage geht stets an beide. Weicht B dem Thema Trennung aus, etwa indem B es nicht anspricht, so reagiert B im Erleben des Paares möglicherweise genauso wie der Partner, der vom Ernst der Situation nichts wissen will.
- **In der Beratung wird genau erkundet, was alles an Trennendem zwischen den Partnern steht.** Das ist oft mehr, als es zunächst den Anschein hat. Zugleich kann das Gespräch über Trennendes Gemeinsamkeit zutage fördern: Wünsche, Bedürfnisse, gegenseitige Erwartungen.

> Genaues Nachfragen nach dem, was zwischen den Partnern steht, entlastet das Paar.

Die Partner können endlich einmal loswerden, was sie ärgert oder beschwert.

- **Negative Gefühle gehören rein in die Beratung, nicht raus aus der Beratung.** B wird sich für die Bestandsaufnahme des Trennenden viel Zeit nehmen, bis ein genaues Bild der Situation des Paares entstanden ist. Das langsame Vorgehen vermittelt dem Paar: Man muss vor Ärger und Frust nicht weglaufen. Man kann Schmerzliches in Ruhe anschauen. B weiß: Gibt man unangenehmen Gefühlen und Polarisierungen nicht den Raum, den sie brauchen, dann nehmen sie sich ihn mit den entsprechenden Folgen (vgl. auch S. 146).

Gelegentlich äußert einer der Partner (nach meiner Erfahrung eher die Frau als der Mann) in dieser Phase des Gesprächs, er oder sie habe »keine Gefühle mehr« für den anderen. Kann es sein, dass

Partner sich einst heiß geliebt haben, dann tief enttäuscht wurden, danach keine Gefühle mehr füreinander haben? Was ist mit der Aussage »keine Gefühle mehr« gemeint? Bei genauerem Nachfragen kommen oft stark gegensätzliche Empfindungen gleichzeitig, also ein Ambivalenzkonflikt, zum Vorschein.

- **Paare, die an Trennung denken, sind zu kurz gekommen.** Sie sind meist ratlos, erschöpft und ausgelaugt. Sie haben oft schon alles ihnen Mögliche getan, um Trennung abzuwenden. Sie sehnen sich nach Verständnis vom Partner. Der hat jedoch dieselben Erwartungen. B wird daher dem Paar verstärkt mit Verständnis begegnen und die entsprechenden beraterischen Techniken nutzen (Eindrücke zurückgeben, Zusammenfassen, Entlasten, Normalisieren usw.; s. S. 185 ff.)
- **Paare, die an Trennung denken, sind sich oft viel zu nahe.** In Jahren der Partnerschaft kann eine Verbundenheit entstehen, die die Luft zum Atmen knapp macht. Streitphasen verstärken erstickende Nähe. Die kann unerträglich werden. Jeder ist nur noch mit dem anderen beschäftigt. Auch wenn das Paar nicht miteinander spricht, geht der innere Dialog mit dem anderen weiter, bisweilen Tag und Nacht (s. S. 343 f.).

  Partner, die über Trennung streiten, spüren etwas Richtiges: Sie müssen sich voneinander trennen in dem Sinne, dass sie Raum schaffen zwischen sich. Sie müssen sich »auseinander-setzen«, damit jeder wieder etwas zu sich selbst findet und Eigenständigkeit sowie eigene Identität zurückgewinnt. B wird daher danach fragen, wie sich das Paar Raum und Zeit aufgeteilt hat. Ob die Partner genügend angenehme Zeit als Paar miteinander verbringen. Ob jeder genügend Zeit für sich selber und seine Interessen hat. Ob Räume und Bereiche klar abgegrenzt sind, ob Unternehmungen ohne den Partner zugestanden oder ausgehandelt werden können. Ob das Paar noch mit den Nähevorstellungen der Verliebtheitsphase lebt oder bereits den Schritt in die Phase erwachsener Partnerschaft getan hat usw. Das Vereinbaren einer ausgeglichenen Balance zwischen Gemeinsamkeit und Eigenständigkeit in der Beziehung sind Schritte auf dem Weg zu einer Partnerschaft, die beide gut akzeptieren können.
- **Sich von Trennendem zu trennen hat mit Abschied und Trauer zu tun.** Von welchen Wünschen, Idealen, Illusionen, Familientradi-

tionen, Idealvorstellungen im Blick auf den Partner, im Blick auf Sexualität muss sich das Paar verabschieden? Von welchen Erwartungen, behindernden oder überfordernden Gewohnheiten, unrealistischen Versprechungen, von welcher überholten Rollen- oder Aufgabenteilung muss das Paar sich lösen, damit seine Beziehung eine Chance hat? Häufig ist auch Trauer um Versäumtes, nicht Nachholbares zu leisten.

Abschied nehmen und Trauern tut weh. Wer Trauerarbeit zu bewältigen hat, ist besonders angeschlagen, bedürftig, verletzlich und verunsichert. Daher:

- **Paare, die sich mit Trennendem auseinandersetzen und Trauerarbeit leisten, sind schutzbedürftig**. Sie brauchen einen Schutzraum. In der Beratung wird B die Partner vor gegenseitigen Verletzungen und Attacken aufmerksam schützen (s. S. 292 ff.). Außerhalb der Beratung sollten sie selbst darauf achten, sich sowohl gegenseitig als auch jeder sich selbst zu schützen. B kann veranlassen, dass das Paar entsprechende Schutzregeln für zu Hause vereinbart (s. S. 206, 354).

  Besonders wichtig ist der *Schutz der Kinder*. Es empfiehlt sich, mit den Eltern eine Vereinbarung zum Schutz der Kinder zu erarbeiten, die einzelnen Schritte genau durchzusprechen und zusätzlich ein Informationsblatt mitzugeben (z. B. Koschorke 2003, S. 280 f.).
- **Paare, die an ihrer Krise arbeiten, müssen auch etwas bekommen.** Entfremdung zwischen den Partnern ist schmerzlich, Beratung auch anstrengend: Wo bekommt jeder Kraft und Energie her? Hin und wieder gelingt es einem Paar, Gemeinsames zu unternehmen, auch wenn Trennendes zwischen ihnen steht und darüber in der Beratung verhandelt wird. Diese Paare halten sich streng an die Regel: Wenn wir etwas gemeinsam machen, für uns und unsere Beziehung, dann wird dabei auf keinen Fall über Konflikte oder Probleme geredet. Ein solches Verhalten ist jedoch für die meisten Paare eine Überforderung. Darum:
- **Partner, die an ihrer Krise arbeiten, müssen lernen, für sich selbst zu sorgen,** selbst wenn sie sich nach Zusammensein sehnen. Die Frage ist: Kann jeder etwas für sich tun – und dies mit dem Partner absprechen, damit es nicht als Aktion gegen den anderen missverstanden wird?

Im Grunde geht es bei all diesen Schritten darum, dass die Partner sowohl ihren unbewussten Partnervertrag erneuern als auch Verantwortung für sich selbst übernehmen und auf diese Weise ihre Paarbeziehung weiterentwickeln.

Die Entscheidung ist offen. Ziele und beraterisches Vorgehen in Phase 2

Paare, die in dieser zweiten Phase mit dem Thema Trennung in die Beratung kommen, sind in der Regel hoch ambivalent. Oftmals reden sie schon seit Langem von Trennung, ohne sich allerdings eindeutig zu entscheiden (»Eigentlich wollte ich dich ja gar nicht heiraten …«). Bisweilen hat das Paar eine Serie von Trennungen oder gar eine Scheidung hinter sich und lebt trotzdem irgendwie gemeinsam.

Ziele in der 2. Phase könnten sein: Lernen, Trennendes auszuhalten und auf angemessene Weise auszusprechen, Verbindendes zu finden. Die Konsequenzen eines Entschlusses abwägen und zu einer eindeutigen Entscheidung gelangen. Oder, wenn das Paar sich nicht entscheiden kann oder will, den Gewinn eines Zustandes ewiger Entscheidungslosigkeit und dauernden Schwankens erkennen und die Kosten akzeptieren.

Für diese Paare gelten fast alle der zu Trennungsphase 1 genannten methodischen Hinweise. Zusätzlich ist auf Folgendes zu achten:

- **Hoch ambivalente Paare leben das Wechselspiel zwischen Zusammen-Sein und Für-sich-Sein in extremer Zuspitzung.** Ohne ein Mindestmaß an Zusammensein ist ein Paar kein Paar. Ohne ein Mindestmaß an Für-sich-Sein wird das Zusammenleben für den Einzelnen unerträglich. Das normale Pendeln zwischen »Wir« und »Ich«, zwischen Sehnsucht nach Geborgenheit und Wunsch nach Selbstständigkeit ist hier extrem polarisiert. Paare in Phase 2 können

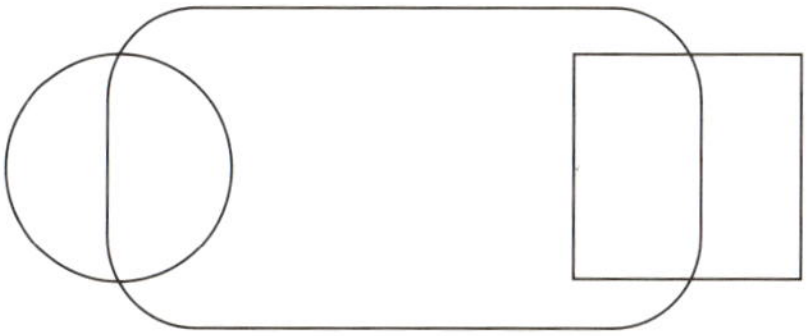

oft weder zusammen noch allein sein. Sind die Partner beisammen, so halten sie es miteinander nicht aus. Leben sie getrennt, so halten sie den Abstand nicht aus.

- **Auch der Spannungsbogen Bewahren – Verändern erscheint in dieser Phase in extremer Zuspitzung.** Wie alle Beziehungssysteme brauchen Paare ein Mindestmaß an Beständigkeit. Sonst lösen sie sich auf. Zugleich befinden sich Paare in einem andauernden Prozess der Entwicklung und Veränderung. Sonst erstarren sie. Leben ist ein Pendeln zwischen diesen beiden Polen. Paare in Trennungsphase 2 sind indessen häufig so polarisiert, dass eine Bewegung zwischen den beiden Polen ausgeschlossen zu sein scheint.
- Die *extreme Polarisierung* innerhalb des Paares erzeugt insgesamt *hohe Unbeweglichkeit bei hohem Kraftaufwand.* Als ob zwei gleich starke Personen Tauziehen veranstalten: Extremer Energieeinsatz, aber fast keine Bewegung. Die Unerträglichkeit dieser Spannung setzt das Paar unter *starken Druck* – und manchmal auch B.
- Die *Ambivalenz* der Partner äußert sich *polarisiert.* Wenn das Paar miteinander diskutiert, gibt sich jeder Partner relativ eindeutig und ambivalenzfrei – der Partner vertritt ja den Gegenpol zur Genüge. Im Verhalten indessen ist die Ambivalenz jedes Partners zu erkennen. Der eine fordert vehement Trennung, trennt sich jedoch nicht oder kehrt nach Trennungen immer wieder zurück. Der andere fordert Zusammenbleiben ein, trägt mit Wortwahl, Tonfall, Körperhaltung oder Verhalten dagegen dazu bei, dass der Abstand zwischen dem Paar bestehen bleibt. Um im Bild des Bergmodells zu bleiben: Die Partner haben sich auf der Wasserscheide häuslich eingerichtet. Der eine ruft in Richtung Osten zum Fenster hinaus: »Zusammenbleiben!«, der andere in Richtung Westen: »Trennen!« Doch keiner bewegt sich.
- **B legt sich auf keinen der beiden Pole fest.** B ruft sich zwischendurch immer wieder den Satz ins Gedächtnis: »Ich weiß nicht, in welche Richtung Ihr Weg gehen wird. In beiden Fällen gibt es zwischen Ihnen eine Menge zu besprechen«, oder spricht diesen Satz auch aus.
- **Das methodische Vorgehen entspricht der Bewegung der Phase.** Die Ambivalenz gibt die Fragerichtungen vor. B wird im Beratungsgespräch immer wieder in beide Richtungen gehen, in die eine *und* die andere. Einerseits setzt B kommunikationsintensivierende Tech-

niken ein: Die Partner erhalten die Möglichkeit zu überprüfen, ob sie sich besser verstehen können und noch einmal aufeinander zugehen wollen. Zugleich bespricht B ernsthaft Trennungsschritte für das Paar und gegebenenfalls die Kinder. Für das Paar ergibt sich so die Gelegenheit, die eigenen Ambivalenzen auszuloten und zu klären, ob vielleicht doch ein eindeutigeres Beziehungsverhalten möglich ist.

- **Umschläge, Rückschläge, überraschende Gegenbewegungen sind typisch für diese Phase.** Hat die eine Stunde Annäherung gebracht und den Vorsatz, es noch einmal ernsthaft miteinander zu versuchen, so kommt das Paar zum nächsten Mal mit dem festen Entschluss, sich zu trennen, und umgekehrt. Gegenreaktionen oder Rückschläge erfolgen oft in schnellem Wechsel. B rechnet damit und ist davon weder verwirrt noch enttäuscht.
- Die Überlegung *Was steht wohl hinter der Anhäufung der Probleme des Paares?* hilft bisweilen, das Paar besser zu verstehen. Verbirgt sich hinter den Auseinandersetzungen, die das Paar präsentiert, ein zumindest phasenweise relativ erträgliches Paarleben? Hat B ein eingespieltes Streit- oder Kampfpaar vor sich, das ein Mindestmaß an Kontroversen braucht, um den anderen zu spüren oder sich lebendig zu fühlen? Verhindern starke Ängste, sich zu binden oder sich zu verlieren, eine klare Entscheidung? Oder ist Trennung das einzige Thema, das das Paar noch beisammenhält? Je nach Einschätzung werden sich unterschiedliche vertiefende Vorgehensweisen nahelegen.
- **Klare Kontrakte** (Auftrag erfragen, Auftrag überprüfen) *sind bei Paaren dieser Phase besonders wichtig.* Die Beratung chronischer Ambivalenzpaare zielt ohnehin mehr auf Klärung bzw. auf Konfrontation mit den Vorteilen ambivalenten Verhaltens ab als auf Veränderung. Darum schützt sich B vor einer Inflation der Paardynamik durch klare Begrenzungen.
- Auf das *Einhalten von Zeitabsprachen bzw. das Beendigen der Beratung nach der abgesprochenen Stundenzahl* wird B besonders achten. »Hoch trainierten« Ambivalenzpaaren gelingt es immer wieder, ihre Entschlusslosigkeit in die Beratung hineinzutransportieren und Ausweitungen der ursprünglichen Themen- und Zeitabsprachen zu erreichen. Spätestens nach 15 oder 20 Stunden wird B die Beratung abschließen: »So, jetzt versuchen Sie es mal wieder allein.«

Die Entscheidung ist getroffen. Ziele und beraterisches Vorgehen in Phase 3

Die Entscheidung ist gefallen: Das Paar geht auseinander. Manchmal gelangen beide Partner zu diesem Entschluss. Häufiger hat sich einer endgültig entschieden: »Ich will mich trennen. Wir tun uns nicht mehr gut. Lieber ein Ende mit Schrecken als ein Schrecken ohne Ende.«

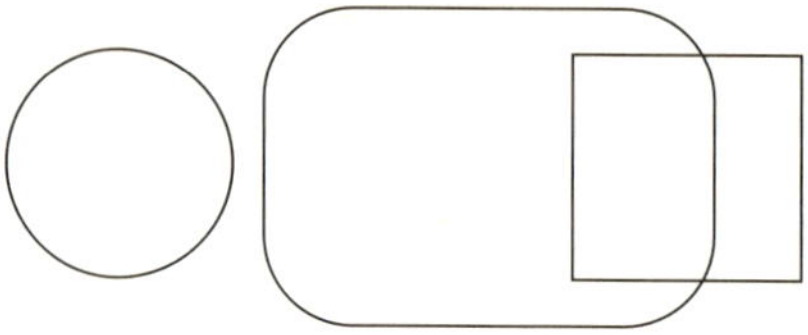

Ziele der 3. Phase könnten sein, auf würdige Weise auseinandergehen und einander freigeben: Die innere und äußere Trennung (Johnston/Campbell 1988) vollziehen, die Ablösung voneinander verkraften sowie faire Regelungen aushandeln und Absprachen für die Zukunft treffen. In dieser Phase sind kommunikationsintensivierende Vorgehensweisen kontraindiziert. Denn sie verstärken meist nur negative Gefühle und verlängern den Streit des Paares. Die inneren Schritte, die anstehen, würden hinausgezögert: voneinander und von der Beziehung Abschied nehmen bzw. über das Scheitern der Beziehung trauern, sich voneinander lösen und ggf. einen Blick in die individuelle Zukunft werfen. Im Einzelnen empfiehlt sich, auf Folgendes zu achten:

- **Vergewissern: Befindet sich das Paar tatsächlich in Trennungsphase 3?** Häufig wird die Entscheidung zum Auseinandergehen nur von einem der Partner deutlich ausgesprochen. Da ist es Aufgabe der Beratung, diesen Entschluss mit dem Paar noch einmal zu überprüfen (s. o. Trennungsphase 1). Die folgenden zwei Fragen können dabei helfen, das zu klären.
- **Wie weit ist die Trennung gedanklich vorbereitet?** Haben die Partner über eine Trennung bzw. Scheidung miteinander gesprochen? Haben sie sich Gedanken gemacht, was finanziell und organisatorisch auf sie zukommt? Haben sie bereits mit den Kindern geredet? Haben sie die Verwandtschaft, Freunde, Kindergarten oder Schule

usw. von ihrer Absicht in Kenntnis gesetzt? Haben sie sich schon nach einer neuen Wohnung umgeschaut?

- **Wie weit ist die Trennung äußerlich vollzogen?** Leben die Partner bereits getrennt? Handelt es sich dabei um eine Übergangs- oder eine dauerhafte Lösung? Hatten sie schon Kontakt zu Anwälten, zu Mediation? Haben sie ihre finanziellen Verpflichtungen geregelt, Konten, Versicherungen usw. getrennt, zumindest vorläufige Absprachen über Wohnort, Besuchsrecht, Betreuung der Kinder usw. getroffen? Haben sie sich die Schlüssel der gegenseitigen Wohnungen zurückgegeben?

> In der Phase der Trennung leben viele Paare in einer Ungleichzeitigkeit von Gefühlen und Verhalten.

Ein Blick auf das Verhalten des Paares kann Aufschluss darüber geben, an welcher Stelle des Trennungsprozesses sich das Paar tatsächlich befindet.

- **Das Auseinandergehen des Paares erleichtern.** Für Paare, die zur Trennung entschlossen sind, geht es darum, die Trennungskrise einigermaßen unbeschädigt zu überstehen und für alle Betroffenen die Grundlagen für eine künftige positive Entwicklung zu legen.

> Das Paar bzw. die Familie hat sowohl eine innere als auch eine äußere Trennung zu vollziehen und zu verkraften.

Äußere Trennung ist zu verwirklichen, während die innere Trennung noch nicht abgeschlossen ist, möglicherweise nicht einmal begonnen hat. Häufig ist einer der Partner zu einer inneren Trennung auch nicht bereit, während er oder sie doch schon die äußere Trennung in Angriff nehmen muss. Trotz heißer Gefühle haben die Partner mit kühlem Kopf lebenswichtige Dinge vernünftig zu regeln. Als *Liebespaar* müssen sie ihre Beziehung beenden. Als *Lebensgefährten* gilt es, für Verpflichtungen, die die Partnerschaft überdauern, realistische und faire Zwischen- oder Folgeregelungen in die Wege zu leiten. Als *Eltern* stehen sie, vielleicht ein Leben lang, vor der Aufgabe, unabhängig von gegenseitiger Zu- oder Abneigung konstruktiv miteinander zu kooperieren. (Zu diesen drei Ebenen s. S. 107 ff.) Beim

Verhandeln über praktische Lösungen kann sich neben Paarberatung auch Mediation als nützlich erweisen.

Die innere Trennung ist meist ein längerer Prozess von Auseinandergehen, Einander-Loslassen, Abschiednehmen und Trauern. Enttäuschungen, Kränkungen, Verletzungen, Wut und Schmerz sind zu verarbeiten. Die Partner müssen sich vielleicht eingestehen, sich im Partner oder in sich selbst getäuscht zu haben. Oft ist es schwierig, den eigenen Anteil am Scheitern anzuerkennen. Angst vor Neuem, Unwilligkeit zurückzuschauen vermischen sich. Alle diese Empfindungen stellen sich fast gleichzeitig ein, Befreiungsgefühle und Niedergeschlagenheit wechseln sich ab. Der Prozess des Trauerns und Sich-wieder-Findens wird Monate, wenn nicht Jahre in Anspruch nehmen.

- **Vom Paar zum Einzelnen:** Trennung *in* der Beratung (Welches Setting? Welche Kontrakte?). Bisher war es angemessen, Konflikte und Probleme gemeinsam zu regeln und Gefühle, die mit dem Partner zu tun haben, auszusprechen. Genau das wird jetzt nicht mehr gehen: Die Partner müssen sich voneinander lösen. Sie müssen wieder ein Stück erwachsen werden in dem Sinne, dass jeder lernt, für sich allein zu sorgen und zu leben. Was in der jugendlichen Ablösungsphase im Blick auf die Eltern galt, sich nämlich auch im inneren Gespräch nicht immer wieder an die Eltern zu wenden und sie für eigenes Befinden verantwortlich zu machen, das gilt jetzt für die Ablösung vom Partner. Jeder muss lernen, mit seinen Gefühlen und Problemen allein klarzukommen, Schmerz, Wut und Trauer allein, ohne den anderen, zu verarbeiten.

  Daher macht eine lange Serie gemeinsamer Beratungsstunden in dieser Trennungsphase wenig Sinn. Sie widerspricht dem Beratungsziel. Ich empfehle niedrige Stundenzahlen sowie beschränkt erneuerbare Vereinbarungen mit klaren inhaltlichen Kontrakten: Verarbeitung der inneren Lösung der Partner voneinander, Erarbeitung der äußeren Trennung, Vermittlung von Informationen und Prävention. Es ist günstig, wenn die Anzahl der vereinbarten Stunden durch die Zahl 2 teilbar ist: Es ist nicht immer zu verhindern, dass einer der Partner in der einen Stunde mehr Raum einnimmt als der andere.
- **Der Wunsch mancher Paare, »die Vergangenheit aufzuarbeiten«** bzw. »die Trennung zu verstehen«. Äußern Paare diesen Wunsch, so

ist genau zu fragen, wozu das gut sein soll. Die gemeinsame Bewältigung der Vergangenheit ist eigentlich nur im Blick auf eine gemeinsame Zukunft sinnvoll. Häufig liegt dem Anliegen »Vergangenheit aufarbeiten« der verdeckte Wunsch zugrunde, die anstehenden Schritte des Sich-voneinander-Lösens hinauszuschieben.

Anders ist die Situation, wenn der eine Partner zwar mitbekommen hat, dass eine Trennung unvermeidlich ist, jedoch überhaupt noch nicht verstanden hat warum. Da kann es angebracht sein, sich ein, zwei Stunden Zeit zu nehmen, damit der Betreffende die Gründe für diesen folgenreichen Entschluss wenigstens einmal – oder noch einmal – hört.

- Die *Schritte des Auseinandergehens und die Zeit nach der Trennung in Gedanken und mit konkreten Absprachen vorbereiten.* In der Trennungsphase sind die Partner gefühlsmäßig meist stark miteinander verstrickt. B jedoch bewahrt einen kühlen Kopf und wird darum gemeinsam mit dem Paar überprüfen, welche Schritte der äußeren Trennung bereits getan bzw. welche (evtl. unter Hinzuziehung von Familien- oder Gütermediation) noch zu tun sind bzw. welche Informationen und Hinweise die Partner noch brauchen. Darüber hinaus ist es sinnvoll, auch die nächste Phase des Auseinandergehens und die der Scheidung ganz konkret vorzubereiten, etwa: Wie lange kann Partner A seine Sachen noch in der bisher gemeinsamen Wohnung lassen? Wann genau wird er sie abholen? Wo wird Partner B zu diesem Zeitpunkt sein? Wie will sich Partner B auf den »Schock des leeren Zimmers« vorbereiten? – Wie wollen die Partner ihre Scheidung, den Abschied voneinander gestalten? Werden die Kinder oder Jugendlichen beteiligt? (Es wird ja nicht nur die Partnerschaft, sondern auch die Familie geschieden.) Wollen die Partner sich schützen, indem sie zu diesem Anlass je eine Vertrauensperson mitbringen? Wollen sie ein Trennungsritual, evtl. ein kirchliches Ritual vornehmen lassen? – Wie soll der Kontakt zu bisher gemeinsamen Freunden, zu den Herkunftsfamilien aussehen? Wie wollen sie sich angesichts von Festen, Geburtstagen, Familientraditionen der Herkunftsfamilien, der eigenen Familie in Zukunft verhalten? Wie wollen sie in einer Zeit, in der sie Kontakte zu Freunden stabilisieren können, ihre Bekannten über ihre Trennung informieren – gemeinsam, allein? Usw.

Der künftige Umgang mit den Kindern ist ein besonders wichtiges Feld der gedanklichen Vorbereitung. Vor, während und nach einer Trennung/Scheidung sind die Erwachsenen meist so mit sich selbst beschäftigt, dass sie die Kinder oder Jugendlichen aus dem Blick verlieren. Nun müssen die Partner nicht nur eine neue Elternrolle lernen. Im Interesse der Kinder sollen sie als Eltern ab sofort auch noch konstruktiv miteinander kooperieren. Bei stark miteinander verstrickten Paaren hat es sich bewährt, die Eltern verständnisvoll mit der Frage zu konfrontieren: »Wollen Sie Ihrem Kind schaden?« B schaut dabei jedem Elternteil in die Augen und fügt hinzu: »Dann werden Sie nichts gegen die Mutter/den Vater Ihres Kindes unternehmen (selbst wenn Sie als Liebespartner enttäuscht sind voneinander).« Die meisten Eltern haben selber ein Interesse daran, die Kinder vor Elternstreit und Schaden zu bewahren. Nur sind sie ratlos, wie das konkret aussehen kann. B kann anhand einer Liste Verhaltensempfehlungen besprechen, die jeder Elternteil zum Abschluss als Blatt in die Hand bekommt (Beispiel eines solchen Textes auf der Homepage des Verlags; Anleitung zum Herunterladen S. 2 dieses Buches: »Wie Eltern ihren Kindern bei Trennung oder Scheidung helfen können«). Klare Informationen helfen, Schuldgefühle zu bearbeiten und zu mindern.

- **Trennungsberatung mit den Partnern einzeln.** Wie reagiert B, wenn ein Partner – oder beide – die Beratung einzeln bei B fortsetzen möchten? Mit beiden Partnern gleichzeitig einzeln weitermachen geht nicht. Denn auf diese Weise bleibt das Paar über die Person des Beraters zusammen, statt sich zu trennen. Am günstigsten ist es, wenn die Nacharbeit von anderen Beratern übernommen wird. Das Paar kann dann auch später noch einmal zu seinem Paarberater zurückkommen, falls es ein gemeinsames Anliegen klären möchte. Nur wenn solche künftigen Paargespräche völlig unwahrscheinlich sind, kann der Paarberater mit einem Einzelnen weiterarbeiten – und das vorab mit dem Paar besprechen.

Paare fragen den gemeinsamen Paarberater vor allem dann nach weiterer Einzelberatung, wenn innerhalb des Paares die Trennungsbereitschaft stark polarisiert war und zu einer Ungleichzeitigkeit der Partner geführt hat: Der eine hat sich in Gedanken schon lange mit Trennung befasst, der andere hat sich dieser Option bisher verweigert und ist dementsprechend unvorbereitet. Doch auch für diesen Fall gelten die genannten Setting-Empfehlungen.

- **Die Verarbeitung von Trennung und Trauer braucht Zeit.** Trennung und Scheidung sind mit schmerzlichen Gefühlen verbunden. Es ist verständlich, wenn die Partner diese Gefühle schnell hinter sich lassen wollen. Aufgabe der Beratung ist es, darüber zu informieren, dass ein Trauerprozess Zeit beansprucht und dass er nicht gradlinig verläuft.

> In der Phase nach der Trennung leben viele Menschen in einer Gleichzeitigkeit widersprüchlicher Gefühle.

  Hochs und Tiefs, »Löcher«, Phasen der Leere und der Erleichterung lösen einander ab, oft in raschem Wechsel. Rückschläge und Stimmungsumschwünge treten auf, die der Betreffende nicht versteht – und das ist normal. Gerade Partner, die sich schon länger mit Trennungsgedanken trugen und glauben, sich gut auf die Trennung vorbereitet zu haben, sind vor Stimmungswechseln nicht geschützt. Vielleicht hatte bisher der Partner das Trauern übernommen. Nun muss es der Betreffende selber leisten.
- **Männer sind in der Phase nach Trennung oder Scheidung besonders gefährdet.** Sie leben häufig nach dem Motto: »Ich habe keine Probleme, und wenn, dann löse ich sie durch Tun und mache das allein.« Sie sind daher weniger darin geübt, sich Hilfe zu suchen. Zudem können sie im Allgemeinen Ohnmacht nicht gut ertragen. Werden sie von der Partnerin verlassen, so reagieren Männer immer wieder gewalttätig: nach außen bis hin zu körperlicher Gewalt, Morddrohungen und Mord. Oder sie richten die Gewalt nach innen, gegen sich selbst. Bei Männern ist die Suizidhäufigkeit nach dem Scheitern der Partnerschaft höher als während der Partnerschaft. Bei Frauen ist das umgekehrt. Männer müssen deshalb lernen, die Krise nicht allein bewältigen zu wollen, sich nicht zurückzuziehen. Sie sollten sich im Gegenteil gerade in dieser Situation regelmäßige Kontakte schaffen, mit Freunden reden, ausgehen und gegebenenfalls Hilfe in Anspruch nehmen.
- **Informationen über Hilfen, Scheidungsfolgenregelung als Prozess. Selbstschutz.** B wird die Ratsuchenden darüber informieren, an wen genau sie sich mit weiteren Beratungsanliegen wenden können. Für Notfälle nennen sie die Nummer der Telefonseelsorge oder

ähnlicher Einrichtungen. Alles, was mit den Kindern zu tun hat, lässt sich nicht ein für allemal regeln, sondern bedarf stets neuer Verhandlungen (ggf. unter Einbezug von Beratung oder Mediation). Darum weist B darauf hin, dass Vereinbarungen, speziell was die Kinder anbelangt, zunächst auf Probe getroffen und in der Folge regelmäßig überprüft und evtl. neu gefasst werden müssen. Auch hierzu muss das Paar Hinweise und hilfreiche Adressen kennen. Schließlich sollte mit jedem Ratsuchenden besprochen werden, wie der Betreffende in dieser Zeit emotionaler Belastung gut für sich selber sorgen und sich stabilisieren kann.

Die Erfahrungen des Paares von den eigenen Erfahrungen trennen

Ob Beratungen zum Thema Trennung und Neubeginn so offen verlaufen, wie das für die Ratsuchenden wünschenswert ist, hängt auch davon ab, welche Einstellung B zu diesem Thema mitbringt. Wie sehen die persönlichen Erfahrungen von B mit Partnerschaft, mit Trennung von Partnern aus? Möchte B – vielleicht ohne es zu wissen oder zu wollen – Leute eher dazu bringen, sich zu trennen? Oder zusammenzubleiben?

Je besser B sich kennt, desto lockerer wird B nicht nur beim Thema Trennung beraten können. Fühlt B sich dafür verantwortlich, dass es den Ratsuchenden gut geht in der Beratung? Oder reicht es, dass das Paar eine möglichst kompetente Begleitung bei der Suche nach eigenen Entscheidungen erfährt? Kann B die Ratsuchenden ihre eigenen Wege gehen lassen, auch wenn B sie für falsch hält oder aus Erfahrung weiß, wie viel unnötige Schmerzen sie bereiten werden? Kann B den Paaren zugestehen – was ohnehin Realität ist –, dass sie selber ihr Leben führen?

Literaturempfehlungen

»Und welches dieser entsetzlich vielen Bücher sollte ich unbedingt lesen?«, fragen mich manchmal Fortbildungsteilnehmer mit verzweifeltem Blick auf lange Literaturlisten. Wem es ähnlich geht, dem empfehle ich gerne eine kleine Auswahl von Titeln.

Paarberater sollten wissen, wie Paarbeziehung und Partnerschaft funktioniert oder funktionieren könnte. Dazu erfahren Sie eine Menge bei

- Vansteenwegen, Alfons: Bevor die Liebe Alltag wird. Anregungen für eine gelungene Partnerschaft, Heidelberg 2007, oder bei
- Gottman, John M.: Die 7 Geheimnisse der glücklichen Ehe, Berlin 2006

Diese Bücher sind für ein allgemeines Publikum geschrieben, darum leicht und großenteils auch mit Vergnügen zu lesen. Ich glaube, das Lesen meines Buches kann Spaß ebenfalls machen:

- Koschorke, Martin: Wie Sie mit Ihrem Partner glücklich werden, ohne ihn zu ändern. Führerschein für Paare, Freiburg (Br.) 2011

Fanita English hat vor allem mit Gruppen und Einzelnen gearbeitet. Ihr Blick auf Gefühle, Ersatzgefühle und Ausbeutungstransaktionen in Paarbeziehungen und ihre Beobachtungen zur Verquickung übersicherer und untersicherer Persönlichkeiten ergänzt hervorragend die Perspektive des Paares als ein Beziehungssystem.

- English, Fanita: Es ging doch gut – was ging denn schief? Beziehungen in Partnerschaft, Familie und Beruf, Gütersloh 2000

Paarberater sollten auch wissen, was ihre Arbeit wirksam macht und wie sie mithilfe klarer Vereinbarungen sich selbst und die Paare vor Ergebnislosigkeit und Gefühlsüberflutung schützen. Das beste mir bekannte Buch zum Thema Kontrakte ist ein Sammelband, den es leider nur auf Englisch gibt:

- Sills, Charlotte (Hg.): Contracts in Counselling, London usw. 1997

Literatur

Bakker, Cornelis B. / Bakker-Rabdau, Mariann K.: No Trespassing! Explorations in Human Territoriality, London 1973

Bateson, Gregory: Steps to an Ecology of Mind, New York 1972

Berne, Eric: Principles of Group Treatment, New York 1966

Bleicher, J. u. a.: »… das machte mir Mut …« Psychologische Beratung im Rückblick von Ratsuchenden und Beraterinnen, Stuttgart 2000

Bordin, Edward S.: Theory and Research on the Therapeutic Working Alliance, in: Horvath, O. / Greenberg, S. (Hg.): The Working Alliance: Theory, Research and Practice, New York 1994

Curvello, Tatiana Lima / Merbach, Martin: Psychologische Beratung bikultureller Paare und Familien. Anforderungen, Kompetenzen, Methoden, Frankfurt a. M. 2012

Damasio, Antonio R.: Ich fühle, also bin ich. Die Entschlüsselung des Bewusstseins, München 2002

Damasio, Antonio R.: Der Spinoza-Effekt. Wie Gefühle unser Leben bestimmen, München 2005

Dicks, Henry: Marital Tensions, New York 1967

English, Fanita: Es ging doch gut – was ging denn schief? Beziehungen in Partnerschaft, Familie und Beruf, Gütersloh 2000

English, Fanita / Karnath, Joachim: Lebenscoaching, Salzhausen 2009

English, Fanita: S'épanouir tout au long de sa vie, Paris 2010

Festinger, Leon: Theorie der kognitiven Dissonanz, Bern 1978

Freud, Sigmund (1999): Zur Einführung des Narzissmus, Gesammelte Werke X, Frankfurt/Main 1999, S. 137 – 170

Goldberg, Care: Therapeutic Partnership: Ethical Concerns in Psychotherapy, New York 1977

Gottman, John M.: What Predicts Divorce? The Relationship between Marital Processes and Marital Outcomes, Hillsdale (New Jersey) 1994 a

Gottman, John M.: Why Marriages Succeed or Fail, New York 1994 b

Gottman, John M.: A Scientifically-Based Marital Therapy, Seattle 1997

Gottman, John M. / Silver, Nan: Die 7 Geheimnisse der glücklichen Ehe, Berlin 2006

Hargens, Jürgen: Aller Anfang ist ein Anfang. Gestaltungsmöglichkeiten hilfreicher systemischer Gespräche, Göttingen 2006

Horvath, Adam O. / Greenberg, Leslie S. (Hg.): The Working Alliance: Theory, Research and Practice, New York 1994

Jellouschek, Hans: »Warum hast Du mir das angetan?« Untreue als Chance, München 1995
Jellouschek, Hans / Jellouschek-Otto, Bettina: Wau! – Was Paare von Hunden lernen können, Freiburg 2012
Johnston, Janet R. / Campbell, Linda E. G.: Impasses of Divorce. The Dynamics and Resolution of Family Conflict, New York 1988
Kant, Immanuel: Rechtslehre, Tugendlehre und Erziehungslehre, Band I, Leipzig 1836, S. 90 ff.
Klann, Notker: Institutionelle Beratung. Ein erfolgreiches Angebot, Freiburg 2002
König, René: Die Familie der Gegenwart. Ein interkultureller Vergleich, München 1974
Koschorke, Martin: Supervision in der Eheberatung, Berlin 1983
Koschorke, Martin: Unterschichten und Beratung, Berlin 1984
Koschorke, Martin: Trennung oder Neubeginn? Konzepte und Methoden der Paarberatung beim Thema Trennung, in: Ötker-Funk, Renate u. a. (Hg.): Psychologische Beratung. Beiträge zu Konzept und Praxis, Freiburg (Br.) 2003, S. 255 – 286
Koschorke, Martin: Sind Verliebte verrückt? Über Sinn und Notwendigkeit der Verliebtheitsphase, in: EZI-Korrespondenz Nr. 21, Herbst 2005, S. 18 – 20
Koschorke, Martin: Abgestufte Elternschaft. Das Konzept der inneren Landkarten als Hilfe bei der beraterischen Arbeit mit Zweiten bzw. Stieffamilien, in: Familiendynamik 33/2008, S. 372 – 385
Koschorke, Martin: Wie Sie mit Ihrem Partner glücklich werden, ohne ihn zu ändern. Führerschein für Paare, Freiburg (Br.) 2011
Laing, Ronald D.: Das Selbst und die Anderen, Köln 1973
Lipton, Bruce H.: Intelligente Zellen. Wie Erfahrungen unsere Gene steuern, Burgrain 2009
Lücke, Heiner: Was bringt Beratung? Ein Überblick über Untersuchungen und Umfragen, in: Naaf, Siegfried (Hg.): Leben in der Beratungsgesellschaft. Mut zu eigener Verantwortung, Düsseldorf 2001, S. 34 – 37
Lüders, Wolfram: Psychotherapeutische Beratung, Göttingen 1974
Minuchin, Salvador: Familie und Familientherapie. Theorie und Praxis struktureller Familientherapie, Freiburg (Br.) 1983
Peichl, Jochen: Destruktive Paarbeziehungen. Das Trauma intimer Gewalt, Stuttgart 2008
Rhoda, Sonya L.: A Developmental Approach to the Life Cycle of the Family, in: Social Casework 1977, S. 301 – 311
Shazer, Steve de: Der Dreh. Überraschende Wendungen und Lösungen in der Kurzzeittherapie, Heidelberg 2006
Sills, Charlotte (Hg.): Contracts in Counselling, London usw. 1997

Stewart, Ian: Outcome-Focused Contracts, in: Sills, Charlotte (Hg.): Contracts in Counselling, London usw. 1997, S. 79 – 93

Vansteenwegen, Alfons: Bevor die Liebe Alltag wird. Anregungen für eine gelungene Partnerschaft, Heidelberg 2007

Volger, Ingeborg / Merbach, Martin: Die Beziehung verbessern. Beratung von Paaren, die unter ihrer Kommunikation leiden, Göttingen 2010

Watzlawick, Paul / Beavin, J. H. / Jackson, D. D.: Pragmatics of Human Communication, New York 1967

Watzlawick, Paul / Wheatland, J. H. / Fisch, R.: Change Principles of Problem Formation and Problem Resolution, New York 1970

Weber, Roland: Paare in Therapie. Erlebnisintensive Methoden und Übungen, Stuttgart 2008

Weber, Roland: Navigieren auf Sichtweite – Prozesssteuerung in der Paartherapie. Ein Handbuch für die Praxis, Stuttgart 2012

Welter-Enderlin, Rosmarie / Hildenbrand, Bruno (Hg.): Rituale – Vielfalt in Alltag und Therapie, Heidelberg 2004

Welter-Enderlin, Rosmarie: Deine Liebe ist nicht meine Liebe. Partnerprobleme und Lösungsmodelle aus systemischer Sicht, Paderborn 2005

Willi, Jürg: Die Zweierbeziehung, Reinbek 1975 (2012)

Willi, Jürg: Koevolution. Die Kunst gemeinsamen Wachsens, Reinbek 1985

Willi, Jürg: Was hält Paare zusammen, Hamburg 1991

Wills, Frank: Cognitive Counselling: a Down-to-earth and Accessible Therapy, in: Sills, Charlotte (Hg.): Contracts in Counselling, London usw. 1997, S. 51 – 64

Dank

Mit Dankbarkeit denke ich an meinen 1992 verstorbenen Kollegen Bernd Löffler, der mir Anfang der 1970er-Jahre die Perspektive von Paaren als Beziehungssysteme vermittelt hat.

Seit jener Zeit habe ich zusammen mit meinen Kollegen vom Ev. Zentralinstitut für Familienberatung (EZI) in Berlin Paarberater aus- und fortgebildet. Dabei haben wir zusammen, in Kontakt mit Kollegen aus der Schweiz, England und den USA, ein Konzept von Paarberatung entwickelt. Meine Fassung dieses Konzepts findet sich in diesem Buch wieder. Ich danke meinen Kollegen vom Zentralinstitut für gute Zusammenarbeit und für viele Anregungen.

Dagmar Solyga hat das Manuskript dieses Buches aufmerksam und genau gelesen und mir zahlreiche Verbesserungsvorschläge gemacht, ebenso meine Kollegen Sabine Hufendiek und Dr. Martin Merbach vom EZI. Dafür danke ich ihnen sehr.

Mit Fanita English, San Matteo, Kalifornien, habe ich oft und ausführlich über Kontrakte und Kontrakthaltung (und vieles andere) diskutiert. Ich denke an sie mit großer Dankbarkeit.

Die Illustrationen des Buches stammen zum großen Teil von Klaus Martin Janßen. Er hat meine Vorgaben mit leichter Hand in Zeichnungen umgesetzt. Dafür danke ich ihm.

Schließlich danke ich den Teilnehmerinnen und Teilnehmern meiner Aus- und Fortbildungen. Sie haben mich durch ihre Fragen und ihr Interesse immer wieder angeregt, Grundlagen, Methoden und Haltung in der Paarberatung noch genauer zu durchdenken und verständlich darzustellen.

www.martin-koschorke.eu

www.klett-cotta.de/lebenlernen

Roland Weber

Navigieren auf Sichtweite – Prozesssteuerung in der Paartherapie

Ein Handbuch für die Praxis

Leben Lernen 249. 280 Seiten, broschiert. ISBN 978-3-608-89125-6

»Im ersten Teil wird der Frage nach der Wirksamkeit von Paartherapien und Paarberatung nachgegangen ...
Im zweiten und umfangreichsten Teil wird auf die therapeutische Prozesssteuerung eingegangen. Hierzu wird beispielsweise die Rolle des Therapeuten, Fragen der Positions- und Zielbestimmung, Hilfen zur Problembewältigung, die Wechselbeziehung zwischen Selbst- und Beziehungsklärung, der Therapieverlauf wie auch unterschiedliche Methoden erläutert.«
Sucht

Hartwig Hansen

A bis Z der Interventionen in der Paar- und Familientherapie

Ein Praxishandbuch

Leben Lernen 196. 240 Seiten, broschiert, ISBN 978-3-608-89037-2

»Die Seiten laden darüber hinaus zum Durchblättern, raschem themenspezifischen Nachlesen, Erwecken von Vergessenem und Entdecken von Neuem geradezu ein.«
Hans-Georg Pflüger, systhema

Leben LERNEN
Klett-Cotta

www.klett-cotta.de/lebenlernen

Roland Weber

Paare in Therapie

Erlebnisintensive Methoden und Übungen

Leben Lernen 191. 276 Seiten, broschiert. ISBN 978-3-608-89028-0

»... ein sehr anregendes, integratives und wunderbar unkompliziertes Buch mit einem soliden Fundus an Körper- und Gefühlsübungen vom Praktiker für Praktiker. Paar- und PsychotherapeutenInnen, SeelsorgerInnen, Fachleute aus dem psychologischen und psychosozialen Arbeitsfeld im weitesten Sinne und wer immer an guten Ideen ein Interesse hegt, werden bei der Lektüre ihre Freude und Nutzen haben.«
Wolfgang Traumüller, systemagazin.de

Gisela Hötker-Ponath

Trennung und Scheidung

Prozessbegleitende Interventionen in Beratung und Therapie

Leben Lernen 223. 304 Seiten, broschiert. ISBN 978-3-608-89086-0

»Mein Fazit: Das Buch macht nicht nur Mut, sondern weckt auch Lust auf diese nicht immer leichte Arbeit mit den Trennungs- und Scheidungsfamilien. Das Schwere kann mit kreativen Ansätzen aufgefangen werden und das macht dann auch den Betroffenen wieder Mut.«
Isabelle Überall, Beratung Aktuell

Leben LERNEN
Klett-Cotta